全国高职高专药品类专业"十二五"规划教材

供高职高专药学类专业及相关医学专业使用

中医药学概论

第 2 版

主　编　侯志英　李　淼
副主编　李培源　李莲英　王艳锋　张金莲
编　者　（以姓氏笔画为序）
　　　　丁宝刚（滨州医学院）
　　　　王红娟（甘肃医学院）
　　　　王艳锋（山西医科大学汾阳学院）
　　　　李　淼（漳州卫生职业学院）
　　　　李俊雅（湘潭职业技术学院）
　　　　李莲英（甘肃医学院）
　　　　李培源（张掖市中医院）
　　　　李德双（甘肃医学院）
　　　　杨春花（长春医学高等专科学校）
　　　　汪　斌（河西学院医学院）
　　　　张金莲（江西中医药大学药学院）
　　　　侯志英（河西学院医学院）

第四军医大学出版社·西安

图书在版编目（CIP）数据

中医药学概论/侯志英，李淼主编. —2 版. —西安：第四军医大学出版社，2015.7
全国高职高专药品类专业"十二五"规划教材
ISBN 978 - 7 - 5662 - 0783 - 8

Ⅰ. ①中…　Ⅱ. ①侯…②李…　Ⅲ. ①中国医药学 - 高等职业教育 - 教材　Ⅳ. ①R2

中国版本图书馆 CIP 数据核字（2015）第 145919 号

zhongyiyaoxue gailun
中医药学概论

出版人：富　明　　责任编辑：王　雯　黄　璐

出版发行：第四军医大学出版社
　　　　　地址：西安市长乐西路 17 号　邮编：710032
　　　　　电话：029 - 84776765　　传真：029 - 84776764
　　　　　网址：http：//press. fmmu. edu. cn

制版：绝色设计
印刷：西安永惠印务有限公司
版次：2011 年 7 月第 1 版　2015 年 8 月第 2 版第 4 次印刷
开本：787×1092　1/16　　印张：26　　字数：600 千字
书号：ISBN 978 - 7 - 5662 - 0783 - 8/R·1578
定价：54.00 元

再版说明

为适应我国高职高专药品类专业教材建设及改革需要,全面贯彻落实国务院及教育部等相关文件精神,第四军医大学出版社邀请全国50余所院校,于2011年共同编写出版了"全国高职高专药品类专业'十二五'规划教材",全套教材共包含18个科目。

2013年,本套教材中的《药物化学》等9种教材入选教育部"十二五"职业教育国家规划选题立项教材。经过所有编写人员的共同努力,上述教材均通过了教育部专家委员会审定,正式被确立为教育部"十二五"职业教育国家规划教材,并于2014年8月出版发行。同年底,我社在深入调研及广泛征集各参编院校意见的基础上,决定对剩余的9种教材进行改版。

本次改版充分考虑教学对象的职业特点,并严格依据"十二五"职业教育国家规划教材的修订要求进行,改版教材具有以下特点:

1. 适应教学改革需求,依然坚持"实用为主,必需、够用为度"的原则,教材的广度、深度和难度符合学生的实际情况和专业、职业需要。

2. 在广泛、深入调研的基础上,总结和汲取了一版教材的编写经验和成果,尤其是对一些不足之处进行了修改和完善,力争实现"求实创新、精益求精、彰显特色"的目标。

3. 依据最新版《中国药典》《国家基本药物目录》《国家非处方药目录》等权威性著作,使药物名称、化学名词、专业术语规范统一,物理量及单位均采用国际单位制和国家标准。

4. 参照了《高等职业学校专业教学标准(试行)》《药品管理法》《国家执业药师资格考试大纲》,确保教材内容与岗位实际有效衔接,满足社会对药学专业学生职业能力的需求。

全套教材于2015年7月正式出版发行。

全国高职高专药品类专业"十二五"规划教材
建设委员会

前　　言

中医药学是中华民族在长期的医疗、生活实践中积累总结而成、具有独特理论风格和卓越诊疗效果的医学理论体系，是我国卫生事业的重要组成部分，与现代医学共同承担着提高人民健康水平的重要任务。作为药学专业的基础课，希望通过本课程的教学活动，使学生能够理解中医药学的整体观念及辨证论治的精华，初步掌握中医药学的基本理论和诊断、治疗、用药常识，加深对人类复杂生命现象的认识，理解不同医药学体系对于生命现象认知的差异，拓宽视野、开阔思路，增加临床诊疗知识和技术，为今后的专业学习和工作打下基础；同时，加深对中国传统文化思想的理解，提高医学生的传统文化素质。

本书编写着力构建具有专科层次药学专业特色的课程系，以职业技能的培养为根本，与新的执业资格考试大纲紧密结合，力求满足学科、教学和社会三方面的需求。本教材以现行各版本的教材为基础，吸取各家的长处，又在内容与形式上做了一些改进，努力做到既有继承性、连续性，又适应与满足学生的学习需求。本教材参考计划课时76学时，主要介绍中医学的基础理论、中药方剂常识以及在临床中的综合运用。希望通过对本课程的学习，使学生能够掌握一定的中医药学基本理论和基本技能，并能初步运用中医药防治常见病和多发病。本教材主要内容有阴阳五行精气学说、藏象学说、气血津液、经络、病因病机、四诊、辨证、治则与治法、中药、方剂、常见病证。书末附有实训指导、模拟测试卷及答案供师生学习、教学参考；还附有常用方剂、参考书目，以备查阅。

本课程教学以课堂讲授为主，结合多媒体教学和讨论式教学，适当安排实践教学。课堂讲授要用通俗准确的语言，由浅入深、循序渐进地阐述各章内容，做到条理清楚，既要深入细致，又要重点突出，讲清重点及难点，力求使学生弄清基本概念，熟练掌握基本内容。应努力保持中医药学理论体系的科学性和完整性，分析中医药学产生和发展的人文背景、哲学思想，介绍中医药学的生命观、疾病观、诊疗技术及应用实践，必须围绕"整体观念"和"辨证论治"进行教学，突出中医药学的学术特点，使学生明确中医、西医两个不同医学体系因为哲学基础的不同，所以对自然社会、对人体生理病理、对疾病的诊断治疗等也存在有不同的理论体系，使学生能在比较中初步掌握中医药学的基础知识。教师除完成大纲所规定的内容及任务外，可结合自己的临床经验，适当补充讲述，激发学生学习中医药的兴趣，提高本课程的教学质量。

本教材的编写强调科学性，力求保持中医药学原有特色。此外，基于教材的特殊性，在内容取舍上，主张积极、稳妥、谨慎，对个人经验或争议较大的内容，一般不列入正文。章前有"学习目标"，主要让学生在学习每章内容之前首先了解所要学习的知识和掌握的技能，知道与后续课程或职业岗位的联系，并了解在知识、能力方面的要求，以增强学生学习的目的性和主动性。适当穿插"课堂互动"，针对课堂涉及的知识，联系生活实际、岗位实际和社会实际,以老师提问、学生回答或学生间相互讨论等多种形式给出题目,在师生或学生之间进行互动,以提高学生理论联系实际和增强学生应用知识分析问题、解决问题的能力,同时激发学生学习兴趣,提高学生学习的自觉性和目的性;根据内容进行"案例分析",对临床实践应用进行分析说明和提示。增强教材内容的实用性和可读性;同时适当增补有关知识,做一个"知识链接"让学生了解与职业有关的理论、技术的发展前沿;结合执业药师考试,选编历年考试真题进行解析,提高学生对重点、考点内容的实际应用,进行"考点链接"并提供答案,便于学生强化理解记忆。

全书由主编单位河西学院医学院负责统稿编审。在筹划、审订过程中,亦曾邀请本校省级教学团队——中医药教学团队老师参与部分编审工作,在此一并表示感谢。

由于编者水平有限,时间紧迫,人员分散,疏漏错误在所难免,敬请各医学专科学校或卫生职业技术学院的老师及广大中医同道提出宝贵意见,以利进一步修订完善。

《中医药学概论》2 版教材编写组
2015 年 5 月

目　　录

绪　论

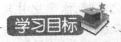

学习目标

1. 能够说出中医学的基本特点。
2. 能够准确描述证、症状、疾病三者的含义及其联系。
3. 知道中医学的理论框架。
4. 知道中医药学的发展概况。

　　"中医药学"简称"中医学"，是研究人体生理病理、疾病诊断与防治以及摄生康复的一门传统医学科学，至今已有数千年的历史。按照全国科学技术名词审定委员会审定的名词，中医学是"以中医药理论与实践经验为主体，研究人类生命活动中健康与疾病转化规律及其预防、诊断、治疗、康复和保健的综合性科学"。数千年来，它不仅为中国人民的健康事业和世界医学的发展做出了巨大贡献，而且成为中国文化的一个重要组成部分，是中华民族五千年文明史中的一颗璀璨明珠。

知识链接

　　中华民族在四大发明以外还有一项伟大的发明，那就是中医学，这是中国人的第五大发明。这项发明将彻底改变未来人类对生命的看法，进而影响人类的发展方向。

一、中国医药学的发展概况

（一）中国医药学的起源

　　人是通过物质生产活动，逐渐地了解和认识自然界的现象、性质和规律的。医学知识是人们对疾病过程和治疗方法的认识。因此医学的起源也离不开人类的物质生产活动。

　　在原始社会，早期人类为了生存要与自然界进行斗争，对于产生的伤痛自发采用简单的处理方法，并逐步积累形成了原始的医学卫生知识。例如：与野兽搏斗、部落战争及寻找食物过程中必然有外伤发生，对负伤部位本能的抚摸、按压则为最原始的按摩止痛、止血之法；使用泥土、野草、树叶、树皮等敷裹伤口，为外治法的开始；石器的出现，利用砭石切开脓疱是外科的雏形；在此基础上，逐渐发展为石针、骨针，成为针刺术的萌芽。人们烤火取暖时，不仅身体感到舒服，而且一些疼痛得以减轻，于是用火烤热砂石、用树皮或兽皮包上烧热的砂石进行疼痛之处的局部温熨,为最初的"熨法"。进而利用树枝和干草做燃料,进行局部固定部位的灸熨以治疗疾病,对火的被动应用到主动应用,为"灸法"的开始。并且"火"使人类由茹毛饮血的时代进入熟食时代,促进了身体大脑的发育,减少了胃肠疾病的发生。原始社会,人们为了生活,采集植物根茎、果实、花叶来充饥,由于盲目和饥不择食,有的出现呕吐、腹泻,甚至昏迷、死亡的中毒现象,有的则解除了某些疾病和痛苦,经过无数次的反复实践,认识到了某些植物对人体的益处和害处,从而发现了许多草药。《淮南子·修务训》记载:"神农氏尝百草之滋味,水泉之甘苦,令民知所避就。当此之时,一日而遇七十毒"。随着生产工具的不断改进,有了石刀、石锄、石杵、弓箭等,狩猎、捕鱼逐渐增多。肉食类食物的丰富,人们逐渐认识了某些动物药。《山海经》有"河罗鱼……食之已痈"和"有鸟焉……名曰青耕,可以御疫"的记载。后随着金属冶炼时代的到来,矿物药也相继出现。

　　总之,我国医药的起源和农业、畜牧业的发展是分不开的。药物疗法起源于农产品的加工制作。针灸疗法则和骨器(畜牧业的副产品)的制作有关。而砭石的应用时间更早,很可能是在石器时代就出现了。由此可见,中医药学起源的历史,是人类文明史的一部分,是古代劳动人民为了生存、生活、发展长期与疾病做斗争的创造史,是在生产劳动和生活实践中产生、积累、创造并发展起来的。

(二)中医药理论体系的确立

　　随着人类自身智能的发展、社会的进步、生产力的提高、经济的发展和文明的进步,社会科学、自然科学、生物科学及哲学、文学的积累等均取得了一定成就。人类也由生存救护发展到有意识、有目的、有组织的医疗行为,为中医药理论的确立奠定了基础。战国至秦汉时期,是中医学理论体系的形成时期。这一时期问世的《黄帝内经》《难经》《伤寒杂病论》《神农本草经》等医学典籍,标志着中医学理论体系的确立,即理、法、方、药体系的基本形成。

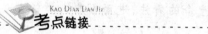

考点链接

　　常被称为"中医四大经典"著作的是
　　A.《难经》　　　　　　B.《内经》　　　　　　C.《伤寒杂病论》
　　D.《神农本草经》　　　E.《千金要方》
　　答案及解析:《黄帝内经》《难经》《伤寒杂病论》《神农本草经》等医学典籍,标志着中医学理论体系的确立,即理、法、方、药体系的基本形成,常被称为"中医四大经典"。故答案为 ABCD。

　　1. 理论框架的构建　我国现存医学文献中最早的一部典籍《黄帝内经》(简称《内经》)的问世,是先秦医学发展的必然结果。此书约成书于战国至秦汉时期,东汉至隋唐仍有修订和补充。《内经》包括《素问》和《灵枢》两部分,共 18 卷 162 篇。它是几代医学家共同劳动创造的,是先秦医学经验和理论的总结,内容十分丰富。该书全面论述了人与自然的关系,人体的生理、病理及疾病的诊断、防治等,不但为中医学理论体系的确立奠定了基础,同时也是中医学在理论与实践诸方面继续发展的基石。

《内经》注重整体观念，既强调人体自身是一个有机整体，又强调人与自然、社会环境密切相关。《内经》认为，人体结构的各个组成部分都不是孤立的，而是彼此相联的，这种联系表现在生理与病理、脏腑与经络等各个方面。《内经》将人体内的脏腑与体表的组织器官一一作了关联，并认为某一部分发生的局部病变，可以影响到整个身体或其他器官，因而在治疗上重视局部与整体的联系。《内经》又提出了人与自然、社会环境相统一的观点，人的健康与疾病，直接受到四时气候变化、地理环境优劣以及社会政治经济地位变化的影响，因而强调在医疗实践中，必须因时、因地、因人制宜，才能作出正确的诊断和适宜的治疗。

《内经》系统地将阴阳五行学说引入医学领域，以解释人体的生理功能、病理变化及指导疾病的诊断和防治。《内经》把阴阳的对立统一看成是世界万物的普遍规律，指出："阴阳者，天地之道也，万物之纲纪，变化之父母，生杀之本始，神明之府也"。《内经》认为，在正常情况下，人体内的阴阳两方面是平衡协调的。一旦这种平衡遭到破坏，人体就会生病。论病因，则说"夫邪之生也，或生于阴，或生于阳"（《素问·调经论》）；论发病，则说"合而病至，偏害阴阳"（《素问·著至教论》）；论病机，则概括为："阳胜则热，阴胜则寒，阳虚则寒，阴虚则热"。诊断时应辨明病证之属阴属阳，而治疗时则要调整阴阳，使之恢复平衡协调。《内经》运用五行学说，解释人体的生命活动与自然界变化的关系，将世间各种事物和现象，包括四季气候的变化、人体的生理病理乃至精神状态，都分归于五行中，并认为人体内的脏腑器官也存在着"相生相克"的联系。因此，《内经》将五行学说引入医学，其最大的特点就是说明人体各脏腑组织器官，并非彼此孤立，而是相互联系的。在生理上相互资助，相互制约，维持了人体内环境的稳定及内外环境的统一；在病理上相互影响，一脏有病，可影响其他脏器。这无疑是符合辩证法思想的。并且，《内经》创立了藏象经络学说。《内经》较详细地描述了五脏六腑各自不同的生理功能，这是总结了秦汉以前古人整体观察的结果，并与古代解剖知识相结合得出的。如《内经》指出："心主身之血脉"；"心者，君主之官也，神明出焉"。前者的发现无疑与当时解剖进步有关，而后者则是通过整体观察得出的。《内经》在提倡人体解剖的基础上，更重视用整体观察的方法来认识脏腑的生理功能，把呼吸、循环、消化、排泄、生殖、免疫、精神等各种功能活动分属于五脏，从而建立起以五脏为中心的五大生理系统，初步形成了藏象学说。《内经》对经络学说有精辟的论述，不但对十二经脉的循行走向、络属脏腑及其所主病证均有明确记载，而且对奇经八脉、十二经别、十二经筋、十二皮部及十五别络的走向、分布、功能亦有记叙。与长沙马王堆汉墓出土的《足臂十一脉灸经》和《阴阳十一脉灸经》相比，《内经》不仅由十一条经脉发展为十二条经脉，而且其循行走向很有规律，各经之间相互衔接，起到了联络表里上下、运行气血及调节身体各部功能活动的作用。《内经》总结了秦汉以前人们对经络的认识，并使之系统化、理论化，创立了经络学说。

《难经》是继《内经》之后的又一部以质疑问难方式探究中医药学理论的专著。相传系秦越人（扁鹊）所作。该书内容简要，辨析精微。全书所述以基础理论为主，涉及生理、病理、诊断、治疗等各个方面，尤其对脉学有较详悉而精当的论述，对经络学说以及脏腑学说中的命门、三焦的论述，则在《内经》的基础上有所阐扬和发展。该书补充了《内经》的不足，与《内经》一样，成为后世指导临床实践的理论基础。

《内经》在人体形态结构方面,对人体骨骼、血脉长度、内脏器官的大小和容量记载,与实际基本相符。如食管和肠管的比例为 1:35,与现代解剖学 1:37 非常接近。在血液循环方面,"心主身之血脉",血液在脉管内"流行不止,环周不休"的观点,比英国哈维在公元 1628 年发现血液循环早 1000 多年。

《伤寒杂病论》是中医学中成功运用辨证论治的第一部著作。该书为东汉时期张机(字仲景)所著。他以六经论伤寒,以脏腑辨杂病,提出了"观其脉证,知犯何逆,随证治之"的辨证论治原则,使中医学的基础理论与临床实践紧密结合起来,促进了医学的进步,为临床医学的发展奠定了坚实的基础。

综上所述,《黄帝内经》讨论了整体观念,将阴阳五行学说引进医学领域并加以发展,精辟地论述了脏腑经络,确定了中医学的基本理论。张机《伤寒杂病论》又确立了辨证论治的原则。因此,秦汉时期这两部医学巨著的问世,标志着中医学发展的飞跃,即由原先零散的医学知识和医疗经验,上升为系统的理论,并建立起独特的医学理论框架,推动着医学沿着正确方向继续发展。

2. **治疗技术的发展**　随着中医学理论框架的建立,治疗技术也得到相应的发展提高。在整体观念与辨证论治理论的指导下,中医学确立了一整套治疗原则。如治病求本、正治反治、扶正祛邪、标本缓急及调整阴阳等,《内经》中有较全面的论述。在治疗手段方面,《内经》提出了十几种治疗方法,如饮药、刺法、灸法、熏洗、热熨、吐纳、导引、按摩、食疗、意疗等等;而《伤寒杂病论》提出了除内服给药外的 14 种用药方法,即洗身法、药摩法、含咽法、着舌下法、点络法、坐浴法、坐药法、烟熏法、渍脚法、外擦法、蜜煎导法、搐鼻法、灌耳法、灰埋法。这都标志着当时的医疗技术已经发展到一个较高的水平。在当时诸多治疗方法中,饮药与针灸发展最快,取得的成就也最大。

由于辨证论治这一临床治疗体系的确立,药物疗法从单一的"对症治疗"发展为有规律的用药,并多采用按一定法度组成的复方,从而提高了治疗效果,也推动了对药物的深入研究。

药物研究方面的重大进展,主要表现为《神农本草经》的成书。《神农本草经》是我国第一部药物学专著,记载了 365 种药物,并根据药物毒性的大小分为上、中、下三品:上品药无毒,主益气;中品药或有毒或无毒,主治病、补虚;下品药有毒,主除病邪、破积聚,不可久服。该书不但准确记载了每种药物的性能、主治,为临床用药提供了方便,而更重要的是提出了"四气五味"的药性理论,明确了"疗寒以热药,疗热以寒药"的用药原则,使"药"与"病"密切结合,使中医学理论体系更加充实。同时,该书提出单行、相须、相使、相畏、相恶、相反、相杀等"七情和合"的药物配伍理论,为组方提供了重要的理论依据。

药物理论的提高,促进了方剂的发展。虽《内经》仅记载药方 13 首,而先于《内经》的《五十二病方》约载有方剂 280 余首。这些方剂是古代医学家治病经验的总结,反映了汉代以前的方剂学成就。然依中医辨证论治理论组方疗病者,当推张机的《伤寒杂病论》,该书现分为两部分,其中《伤寒论》部分记载药方113首,《金匮要略》部分记载药方262首,去其重复者,实载方269首。张氏因证立法,依法组方,随方选药。所用方剂,君臣佐使,配伍严谨,疗效确凿,故被奉为"经方",该书则被誉为"方书之祖"。

中医的针灸疗法早于药物疗法。针灸疗法约产生于新石器时期,春秋战国时期有了较快的发展。当时的许多著名医生都用针灸治疗疾病,如战国时期的扁鹊就善于针灸。他用针刺急救了虢太子的尸厥病,用砭石割除了秦武王面部之疾等等。

《内经》中叙述治疗疾病也多用针灸。书中所载治病方法,除了用"毒药治其内"以外,还有九针、砭石、灸焫(爇)等方法。对每一个具体疾病的治疗,绝大部分采用针刺,而用药仅有13方。《内经》对针灸理论及穴位的论述颇为详细,记载了365个腧穴(但实际计算与之不符),并提出五俞穴及十二原穴。对于刺法,特别强调补泻手法,提出逢时补泻(气来为泻,气去为补)、迎随补泻(迎为泻,随为补)、疾徐补泻(疾而徐为泻,徐而疾为补)、深浅补泻(深刺为泻,浅刺为补)、呼吸补泻(吸进呼退为泻,呼进吸退为补)、开阖补泻(开大针孔为泻,按闭针孔为补)、提插补泻(上提为泻,下按为补)等多种操作方法。

《内经》在积累了汉代以前针灸方面丰富经验的基础上,总结出一些实用理论,对后世针灸术的发展起了重要的奠基作用。

中医系统理论的形成促进了治疗技术的发展,而治疗技术的进步和药物方剂学的发展,又进一步验证理论、修正理论,使中医理论能更好地指导临床实践。从战国至秦汉时期问世的《黄帝内经》《难经》《伤寒杂病论》《神农本草经》等医学典籍所载的内容来看,当时的医家们不但已构筑起中医学的理论框架,而且已卓有成效地运用了药物、针灸等治病技术,并善于理论联系临床实践,在临床实践中不断更新、完善医学理论,终于形成了中医学的理、法、方、药为一体的独特的医学理论体系。

至此,历经先秦、秦、汉时期,中医药学已经在其基础理论体系方面渐趋完整,在其临床实践的各个领域方面也积累了丰富的经验,为以后的发展奠定了坚实的基础。

二、中医学的科学性

中医学对自然界中许多植物、动物、矿物对人体生理病理的影响做了最广泛而初步的观察、积累与整理,其内容之浩瀚,其工程之浩大,甚至于世界医学史上,都是罕见的。其为世界医学的发展提供了最原始的经验和资料的积累。这是中华民族值得自豪的地方之一。在这个角度上,可以说,中医学是一个经验积累的医学,是一个伟大的宝库。应用现代科学的成果,研究和整理中医学原始的经验和资料积累,发展现代医学,为人类的健康服务,是医学科学工作者不可推卸的责任。

(一)中医学具有完整的理论体系

中医学以形、气(精)、神理论,脏腑理论和经络理论为核心,构建完整的理论体系。首先对人体本质认识上的科学性就在于人体是一个形、气、神的统一体,不仅有物质上的形,而且有信息上的气和意识上的神,对形、气(精)、神相互关系的认识与现代物质、信息、意识相互关系的认识是基本一致的。充分显示其认识上的科学性和合理性。其次在对人体功能结构认识上,中医学将整个人体的功能系统概括为以五脏为核心的脏腑系统,其所谓的五脏并非以独立的形体结构存在,而是以功能活动存在,五大系统的功能活动又是多个形体结构相互协作的结果。这是中医学对人体功能系统的科学揭示,从脏腑的角度阐明了人体功能系统的基本构成及其活动的基本规律。经络理论则揭示了人体形、气(精)、神之间,脏腑之间及形、气(精)、神与脏腑之间的相互联系和相互作用的途径和机制。这三大理论将意识科学和人体科学相结合,更注重功能活动的整体性,实现了它对整个人体全面系统的科学认识和把握;再加上阴阳五行学说作为说理工具,突出整体观念和辨证论治,显示了中医学理论体系的完整性、系统性、科学性。

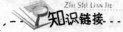

知识链接

　　有关"科学"一词,大致有以下几方面的含义:一是对宇宙万事万物规律的探讨,一是分科的学问,一是符合逻辑推理、数学描述和实验检验的要求。中医属于前者。有学者认为,中医的科学性不在于它对物质、能量的剖析,而在于它对人体系统信息的分析和调整。

(二)中医学理论来源于实践

能被称为科学的,一是从实践中来,到实践中去;二是有完整的理论体系。中医学理论体系的形成主要来源于实践,它是我国劳动人民长期以来和各种疾病斗争的经验总结。从中医学的起源到理论体系的形成、发展,始终是建立在实践这一坚实基础上的。但其发展都从未完全停留在实践和经验之上,而是通过长期的发展完善,不断把实践经验上升为理论,并用于指导实践,而实践的结果验证了治疗疾病、保证健康的有效性。因此,来源于实践并不断完善又可指导实践并有卓效的理论是科学的。

(三)中医学具有丰富的诊疗经验

中医学的真正基础,是长期积累的经验总结,包括对人体生理病理的研究、实际的诊断和治疗。诊病时,直接把切脉、望诊、问诊等诊断方法和病证、药物的疗效直接联系。从中医学的起源至今,这些诊疗经验的积累一天也未中断过。正是从这些浩如烟海的直接来源于临床实践的诊疗经验中,总结出了完整而科学的理论体系,历代众多医家留下的个人诊疗经验是中医学宝贵的财富,是中医科学发展的基石。

三、中医学的基本特点

中医学理论体系具有两个基本特点,即整体观念和辨证论治。

(一)整体观念

整体是指统一性、完整性和相互联系性。中医学理论认为人体是一个有机整体,同时人与自然界息息相关,人与社会密切联系。这种机体自身整体性的思想及其与自然、社会环境的统一性,即整体观念。

1. 人是一个有机的整体　具体体现在三个方面。

(1)人体形体结构的整体性　人体形态结构的严密、科学、合理,是千万年来生物进化的结果。人体是由若干脏腑器官共同组成的有机的统一整体,每一个组成部分均可作为一个独立器官,但所有的器官在结构上是不可分割、相互联系的,各自都是整体不可分割的一部分,离开整体而不能独立存在。

(2)人体功能活动的整体性 形体结构的整体性决定了功能活动的统一性。中医学认为,其功能活动的实现是以五脏为中心,配合六腑、形体、官窍,以一脏配一腑、一体、一窍构成五个子系统,既完成各自的生理功能,又相互制约,以其相生相克的关系维持其功能的动态平衡,共同完成人体的各种功能活动。心理和生理是人体的两大基本功能活动,五脏以心为最高统帅,"心主神",心身之间存在着相互依赖、相互促进、相互制约的协调关系,形神合一是中医整体统一、功能协调的核心表现。各脏腑、组织、器官各自发挥着不同的生理功能,而这些功能又是整体功能活动的组成部分,每个脏腑器官的功能均受整体功能活动的制约和影响,同时又影响着其他脏腑器官的功能活动,通过其相互协调、制约,维持其生理平衡,从而表现出人体局部与整体之间辩证的统一。

(3)人体疾病诊断治疗的整体性 人体组织结构和生理功能的整体统一,决定了疾病状态的相互影响,从而表现出整体性。所以中医学在分析疾病的病因病机、疾病的诊断、治疗和预防等方面,亦立足于整体,重视局部病变的整体病理反应,重视整体联系的治疗方法。在病理上,各脏腑组织器官相互联系、相互影响。所以,脏腑病变可通过经络反应于体表,体表病变可通过经络影响脏腑,脏腑之间亦可互相传变。这种互相影响和传变体现了中医病理上的整体观念。在诊断上,运用"有诸内必形于诸外"的以表知里的思维方法,通过五官、形体、舌、脉等外在变化来把握内在疾病的变化规律,创望、闻、问、切四诊,测知内脏及全身病理变化的诊病方法。治疗上,在治疗局部病变的同时,重视整体的调治。例如,"肝开窍于目",眼病多从肝调治而可取得满意疗效。

2. 人与外界环境的密切联系性 主要体现在两个方面。

(1)人与自然界的相关性 人生活在自然环境之内,是整个物质世界的一部分,外界环境为人提供了赖以生存的必要条件。所以,环境的变化必然影响人体而发生相应变化。人与天地是一个不可分割的整体,人受自然变化的影响并与之相适应。自然变化对人体的影响主要体现在季节气候、昼夜、地理环境等方面。

人秉天地之气而生存。可知人是天地正常作用而产生的,并接受天地间正常变化规律,顺应四时变化法度而完成其生命活动。如果天地间异常变化则对人体产生相应影响,变化严重反常,则人无法生存。

季节气候对人体的影响:自然界季节气候的变化规律表现为春温、夏热、秋凉、冬寒,自然界万物与之相适应呈现出春生、夏长、秋收、冬藏的规律。反映到脉象上,则有春弦、夏洪、秋毛、冬石之不同。古医籍中很多论述足以说明人体生理活动与季节气候相应的变化。

晨昏昼夜对机体的影响:晨昏昼夜一日的变化,人体亦必与之相应。"以一日分为四时,朝则为春,日中为夏,日入为秋,夜半为冬"(《灵枢·顺气一日分为四时》)。以四季而喻一日的气温升降,"故阳气者,一日而主外,平旦人气生,日中而阳气隆,日西而阳气已虚,气门乃闭"(《素问·生气通天论》),反映了人体因昼夜影响而产生阴阳消长变化,人体体温的升降与精神的兴奋、抑制,代谢的增强衰减等相适应。

地理区域对人体的影响:不同的地域有不同的气候环境,其人的生活习惯亦不同。就我国来说,江南水乡,地势低平,气候温暖湿润,则人体腠理疏松,皮肤细腻,体格瘦削;

西北地区,地高山多,气候寒冷干燥,则人体腠理多致密,皮肤粗糙,体格彪悍、壮实。这是长期居住在特定地理环境下所形成的。如若改变其地域,则初期多感不适应,久之方逐渐与新的地域环境相适应。

人与天地相应,不是消极的、被动的,而是积极的、主动的。人不仅能够主动适应环境,而且能积极地改造自然环境以利于人的生存和健康。但人的适应能力和改造自然的能力是有限的,而且个体之间差异也是巨大的,一旦与之不适应,又无力调整机体时,则会产生疾病。

(2)人与社会的统一性　人是社会的组成部分,人能够改造社会,社会变革的主要力量是人,而社会的变迁对人也会产生影响。其中较明显的有社会制度和社会的进步与落后,社会的安定与动乱,人的社会地位及不同的生活方式等。

首先,优越的社会制度,经济发达,食品衣着供给丰富,居住环境优雅舒适,则有利于健康。社会关注健康,政府重视,投入医疗保健的人力、物力大,人们对卫生、预防、保健知识了解多,人类文明程度高,寿命必然延长,身心健康状况必然提高。同时,社会的进步,发达的经济也会对人类产生一些不利因素。如水、土壤、大气、食品的污染,生物资源衰退,温饱效应,臭氧层破坏,噪声、农药、放射性污染等,都会影响人体健康状况,改变人体生理功能,产生许多新的疾病。而社会制度不优越,经济落后,人类赖以生存的基本物质条件得不到保障,食不饱,衣不暖,医疗保健条件落后,则人类健康必然受到影响,体质差,体格虚弱,抵抗能力低,疾病发生率高。其次,社会安定,则人们的生活稳定、规律,心理安静,有利于身心发展,健康状况自然良好,体格壮实,不易患病。反之,社会动荡不安,战争、灾荒、瘟疫不断,生活不定,流离失所,饥饱失常,则人体体质下降,疾病增多。第三,个人社会地位的变化,也会带来物质和精神方面的变化而影响人体。社会激烈的竞争带来就业、升迁、贫富、人际关系、家庭等变化,时时刻刻在对人体产生影响,给人以心理、精神上的压力。人体必须进行自我调节,与之相适应,才能维持其生活活动的稳定、有序、平衡和协调。否则,必然影响其生理功能导致疾病的发生。第四,不良的生活方式,如膏粱厚味,嗜烟酗酒,久逸熬夜,情绪波动剧烈,长期过度紧张,工作过度繁忙,身心疲惫等均会影响人体,产生疾病。第五,个体的差异、对社会的认知水平、心理活动等等也会影响人体,产生疾病,并影响疾病的转归预后。

总之,中医学的整体观贯穿于中医生理、病理、诊断、治疗、养生各个方面,它把人体看作是以五脏为中心的统一的有机整体;同时,认为人与自然界、社会密切相关,互相影响,也是一个统一的整体。

(二)辨证论治

辨证即是认证、识证的过程。证是对机体在疾病发展过程中某一阶段病理反映的概括,包括病变的部位、原因、性质以及邪正关系,反映这一阶段病理变化的本质。因而,"证"比"症状"更全面、更深刻、更正确地揭示疾病的本质。所谓辨证,就是根据四诊所收集的资料,通过分析、综合,辨清疾病的病因、性质、部位,以及邪正之间的关系,概括、判断为某种性质的证。辨证论治是中医诊断和治疗疾病的基本原则,是中医对疾病的一种独特的研究和处理方法,也是中医学理论体系的基本特点之一。

论治又称施治,是根据辨证的结果,确定相应的治疗方法。辨证和论治是诊治疾病过程中相互联系不可分离的两部分。辨证是决定治疗的前提和依据,论治是治疗的手段和方法。通过论治的效果可以检验辨证的正确与否。辨证论治是认识疾病和解决疾病的过程,是理论与实践相结合的体现,是理法方药在临床上的具体运用,是指导中医临床工作的基本原则。

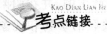

考点链接

中医的"证"可反映疾病的

A. 病变的过程　　　B. 病变的原因　　　C. 病变的部位

D. 病变的性质　　　E. 邪正的关系

答案及解析:证,是机体在疾病发展过程中的某一阶段的病理概括。由于它包括了病变的部位、原因、性质,以及邪正关系,反映出疾病发展过程中某一阶段的病理变化的本质。故答案为 BCDE。

中医临床认识和治疗疾病,既辨病又辨证,但主要不是着眼于"病"的异同,而是将重点放在"证"的区别上,通过辨证而进一步认识疾病。例如,感冒是一种疾病,临床可见恶寒、发热、头身疼痛等症状,但由于引发疾病的原因和机体反应性有所不同,又表现为风寒感冒、风热感冒、暑湿感冒等不同的证型。只有辨清了感冒属于何种证型,才能正确选择不同的治疗原则,分别采用辛温解表、辛凉解表或清暑祛湿解表等治疗方法给予适当的治疗。

中医认为,同一疾病在不同的发展阶段,可以出现不同的证型;而不同的疾病在其发展过程中又可能出现同样的证型。因此在治疗疾病时就可以分别采取"同病异治"或"异病同治"的原则。"同病异治"即对同一疾病不同阶段出现的不同证型,采用不同的治法。例如,麻疹初期,疹未出透时,应当用发表透疹的治疗方法;麻疹中期通常肺热明显,治疗则须清解肺热;而至麻疹后期,多有余热未尽,伤及肺阴胃阴,此时治疗则应以养阴清热为主。"异病同治"是指不同的疾病在发展过程中出现性质相同的证型,因而可以采用同样的治疗方法。比如,心悸与闭经是两种完全不同的疾病,但均可出现血瘀的证型,治疗都可用血府逐瘀汤进行活血化瘀。这种针对疾病发展过程中不同性质的矛盾用不同的方法去解决的原则,正是辨证论治实质的体现。

四、中医理论的基本框架

中医理论体系的基本框架结构主要包含四个部分,即精气论、阴阳五行学说、脏腑经络理论及其他相关理论。

(一)精气论是中医理论体系的基石

精气论作为我国古代认识宇宙的方法论和哲学之一,对中医的影响是巨大的,它贯穿于中医理论体系的各个方面。精气论认为:气是构成宇宙万物的基本物质元素。气是不断运动、变化的,从而引起世界万事万物的不停地运动和变化,气作为天、地、万物之间的中介,使它们相互联系、相互感应,成为一个整体。人是天地之精气相合而产生的,所以,精气论用以说明生命过程的物质性和运动性,说明人体的整体性和联系性,用以解释人体的各种生理、病理现象,用于疾病的诊断和治疗。因此,成为中医理论体系的基石。

(二)阴阳五行学说是中医理论体系的方法论

阴阳五行是人们用以认识世界和解释世界的一种世界观和方法论。阴阳学说认为世界是物质的,构成世界的所有物质都是由阴阳二气的相互作用而产生的,并在阴阳二气的相互作用和推动下运动、发展和变化着。阴阳是自然中相互关联的事物和现象对立双方、属性的概括。古代医家把阴阳学说运用于中医学领域,用以说明人体的组织结构、生理功能、病理变化,分析致病因素,用于疾病的诊断、治疗和预防,划分药物的属性等,运用阴阳双方既对立又统一的观点来阐释人的生命活动,说明生命机体的物质性、整体性、运动性、联系性。

五行学说认为世界是由木、火、土、金、水五种物质为基本元素构成的,这五种物质的运动变化形成了世界万物的不同特征。它们之间具有相互资生和相互制约的关系,从而促进了自然界事物的生发和发展,维持着它们的协调平衡。运用于中医学领域,通过取象比类和演绎推理的方法,抽象地将人体的组织结构、生理功能归结为以五脏为中心的五个生理、病理系统,用以阐明五脏的生理功能及相互的关系、病理的相互影响,指导疾病的诊断治疗。所以,阴阳五行学说是中医理论体系的方法论。

(三)脏腑经络理论是中医理论体系的核心

脏腑经络理论是指"藏象学说"和"经络学说"。"藏",通"脏",是指藏于体内的内脏;"象"是指表现于外的生理功能和病理现象。藏象学说是以五脏为中心的整体观,它主要阐述脏腑的生理功能、病理变化及其相互关系和精、气、血、津液、神的生理功能、病理变化和脏腑的关系。经络学说是阐述经络的组织结构、生理功能、病理变化及其与脏腑形体官窍、气血津液等的相互关系,经络具有运行全身气血,联络脏腑器官,沟通上下内外,传导感应信息,调节功能平衡的作用。

脏腑经络是人体生命活动的具体体现。人在生物学中作为一个鲜活的机体,是以脏腑经络为中心的。在社会学中社会诸多因素也直接影响其脏腑经络的生理功能。在生理学中人具有思维和智慧,其心理活动亦直接影响脏腑经络的功能,人的机体、社会制度、心理活动均处于不断变化之中,而这种变化所引起的生理功能的改变、病理现象的发生,其最本质的东西就是脏腑经络功能的改变和以脏腑经络为中心的各种平衡失调及联系失控。因此,脏腑经络理论是中医理论体系的核心,离开脏腑经络,中医理论将是空谈。

(四)其他组成部分是中医理论体系的框架支撑

中医理论体系以精气论为基石,阴阳五行学说为方法,脏腑经络理论为核心,形成了完整的理论体系。此外,其他的组成部分:中药学的采集炮制,四气五味,升降浮沉,归经功效及配伍理论;方剂学的方剂与治法理论,方剂的君、臣、佐、使配伍理论;临床各科独特的诊疗理论;气功推拿、腧穴理论;养生保健理论等,极大地补充和丰富了中医理论体系。在中医整个理论体系中,既有其"基础""核心""方法"这一框架的主体结构,又有辅助的各个支撑部分,主辅结合,指导着中医的整个临床诊疗、预防保健,为人类的健康起着巨大的作用。

五、中、西医学的比较

中、西医学是目前世界医学科学领域中的两大相对独立的理论体系,各自有着自己独特的发展形成过程和认识生命活动的观点方法。比较二者的异同点,剖析其实质差异,认识各自的长短,把握其各自的发展方向,对更进一步探索中医,寻找中西医结合的切入点,创造新的医学都将有十分重要的意义。

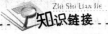
知识链接

> **传统医学**
>
> 在历史上,中医学和印度医学、阿拉伯医学、西医学的前身(希腊医学和罗马医学)处于同一个水平,即同样为传统医学,各有其特色。中国传统医学是中国各民族医学的统称,主要包括汉族医学、藏族医学、蒙古族医学、维吾尔族医学等民族医学。在中国传统医学中,由于汉族人口最多,文字产生最早,历史文化较长,因此,汉族医学在中国以至在世界上的影响最大。在19世纪西方医学传入中国并普及以后,汉族医学又有"中医"之称,以此有别于"西医",即西方医学。

(一)中、西医学不同的形成与发展过程

中医学的形成与发展已如前述,经历了数千年漫长的发展过程,是由实践经验上升为理论,再反过来指导实践,这样不断完善的结果。它形成和发展的整个过程,始终以哲学推理的方法作为主要思维方法,从宏观的角度即整体对人体的生命和疾病进行研究,使用的具体研究方法是比较、演绎、类比、以表知里、反证等,形成了目前区别于西医学的独特的理论体系。而西医的形成同样也经历了一个漫长的过程,它是从古希腊医学发展而来。在18世纪前,西方医学的发展众说纷纭,没有形成一个统一的体系,因而发展亦缓慢,处于一个多极的低水平状态。从17世纪列文·虎克发现微生物到19世纪巴斯德病原微生物的探索,并在此基础上发明了预防酒变酸的加热消毒法——"巴氏消毒法",找到了预防狂犬病使用的狂犬疫苗;从17世纪罗伯特·虎克和列文·虎克细胞的发现到19世纪施莱和施万细胞学说、魏尔啸病理细胞学说的创立;自然科学的突破性发展,显微镜技术广泛应用,使生命科学的研究从微观角度取得了突破性进展。从弗莱明首次发现的抗生素——青霉素到今天,人们找到了2000余种抗生素,使抗感染出现了空前的进展。消毒法、麻醉法、解剖学、影像学等的应用为临床诊治的发展奠定了基础。所以,西医学是以自然科学的发展为基础的,它及时汲取了同一时期自然科学的众多成果,与自然科学的发明创新紧密相连。基础研究主要是分析为主的实验研究,临床应用先进的仪器设备和技术,取得了今天划时代的发展,形成了门类齐全、分析精细、完整统一、科学严谨的理论体系。

(二)中、西医学的不同社会政治背景

中医学萌芽期形成于原始社会、奴隶社会,成长、成熟于封建社会之时。以儒家学说作为上层建筑,封建专制占统治地位,以农耕自然体制为经济基础,这样就形成了政治相对统一、稳定、封闭、保守、专制的社会制度,在这样的社会制度下,自然科学发展缓慢,

工业落后,在这种社会政治背景下形成发展起来的中医学,也同样具备保守、封闭,只在自己整体理论框架内求同存异,尊经崇古,以古代"经典"为法典,不敢越雷池一步的特点。众多医家只在临床实践中以个体为中心,不断探索,积累经验,虽然取得了一定的成果,但创新突破者较少。尤其是不能融入自然科学的成果,更加使中医学的发展呈孤立之势。

而西方社会,政治结构比较松散,资本主义社会出现较早,社会制度开放,自由竞争,崇尚科学技术,以工业、机械化带动经济发展,西医学形成发展建立在自然科学技术基础上,政治制度宽松,自由探索,百家争鸣,勇于创新,不互相保守,自然科学成果应用迅速,使西医学的发展突飞猛进。

(三)中、西医学不同的文化地理环境

中医学的形成发展与中国独特的文化地理环境有着密切的关系。首先,从中国古代地理环境来看,作为文化的发源地中原地带,东南为两大洋所包围,西北为高山沙漠所阻隔,将中国与世界许多文明古国隔绝,只能与邻国发生一些零星的经贸往来和极有限的文化交流。这种特殊的地理环境使得交通条件不便,自然形成了封闭的状态,只在自成体系的传统文化框架中寻求发展,持续了几千年,一直未中断,也未被异化。而中医学同样作为中国传统文化的一个重要组成部分,依靠实践经验的不断积累,形成了自己独特的理论体系。其次,中国的传统文化从先秦诸子百家到后世的发展,虽然丰富多彩,但始终处在自我封闭中,并且形成了自身的特点,崇尚自然力,源于自然,顺应自然,缺乏改造自然、创新的精神;崇拜权威,易于附和,缺乏突破精神;泥古,把祖先的思想奉为"圣典",不敢超越,缺乏趋前意识;注重人伦、礼乐、诗书、文学,而轻视探索、自然、发明、数理;注重思辨推理、抽象概括、顿悟想象,轻视逻辑论证、数据证明、因果分析;重视现实实用,轻视原理探讨;这些特点同样直接影响着中医学的形成和发展,以至于中医独特的理论体系较难和自然科学的发展相一致,在一定程度上影响了中医学的迅速发展。因此,我们必须给这个古老的理论体系注入新鲜的血液,与现代科技成果相结合,创造出一个全新的理论体系。

西医学的形成发展由于地理文化的不同而有诸多差异。首先,处于海陆交错的国家,交通便利,如尼罗河流域的古埃及、爱琴海地区的古希腊、两河流域的古巴比伦、濒临印度洋的印度等,成为最早的文化发达地区。且由于各国之间战争频繁、民族迁徙、经贸往来不断,统治更替频繁,使得文化、医学、自然科学技术不断得到交流,相互学习,相互融合。给西医学的发展创造了有利条件。近代,世界西方众多国家文化开放、技术开放、人才开放,不受地域限制,使西医学的发展空前繁荣。其次,西医学以希腊文化作为原始起点,以"原子论"为指导思想,形成西方文化的特点。其重视形态结构,认为有其结构才有其功能;注重严密的公理,以形式逻辑的推理方式认识世界;重视实验研究,以实验的手段验证理论的正确性,完善理论体系并不断创新;和自然科学同步发展,及时应用自然科学成果。这些特点决定西医学重视基础研究,因此其理论严谨,因果关系明确,理论和实践结合紧密,发展迅速。

(四)中、西医学不同的自然观、生理观、病理观

东西方不同的文化差异,导致中、西医学不同的自然观。中医学是以"精气论"作为

其自然观的,西医学是以"原子论"作为其自然观的,对其不同之处,张岱年有形象的描述:"西洋哲学中的原子论,谓一切气皆由微小固体而成;中国哲学中的元气论则谓一切固体皆是气之凝结……"

自然观的不同,导致了中、西医学不同的生理、病理观。"精气论"在中医学中认为生命是由"气"聚合而成的,"气"是运动变化的精微物质,一切生理功能的产生均离不开"气","精气"是维持人体生命活动的最基本物质。禀受于父母,构成胚胎的原始物质称作"先天之精气",吸入自然界之"清气"、汲取"水谷之精气"称为"后天之精气"。推动、温煦、防御、固摄、气化、营养诸般功能皆为"气"之作用。精气充足则各种生理功能正常。

维持其正常生理功能的气称作"正气",而导致疾病的致病因素称作"邪气"。中医学认为疾病的发生、发展、预后、转归有两个方面起着决定的因素,即"正气"和"邪气",一方面是"正气"自身不足或失和,一方面是"邪气"的干扰。所以,在运用药物治疗时,也将药物归纳为寒、热、温、凉"四气",说明中医学中的"气"在生理、病理、诊断治疗中均起着主导作用。

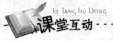

传统医学都会被高度发达的现代医学所替代吗?

传统医学在发展过程中,表现为两种形态:①演变为现代西医学;②与西医学并存,各自发展。希腊医学和罗马医学已演变为西医学,它们作为历史发展过程的阶段产物,已经完成历史使命,消亡了,取代它们的是现代西医学。而中医学、印度医学和阿拉伯医学都因本身具有生命力,有好的临床疗效,有理论的指导,有丰富的治疗手段,如草药、针灸等,还有广泛的群众基础,再加上有对众多的西医学无法治愈的难治病和慢性病的独特治疗手段,使得传统医学有用武之地,而且以后长期还会如此,如印度的蛇根草,中国的青蒿素、麻黄素,已经变成了西医学的一部分。所以只要并存,互相渗透、发展就是不可避免的。

中、西医学的这种对生命过程的认识角度不同,而出现的不同结果,各有长短。中医学注重整体统一,注重人与自然、社会的不可分割性,注重人体脏腑器官的高度统一性,动态地综合认识生理、病理过程是其特点。但其诊断上依据医者自身感官感触,直观定性,笼统定位,量化模糊,治疗上手段单一,针对性不强,药证对应程度不够;技术上不能应用自然科学成果,在一定程度上阻滞了进一步的发展。西医学借助自然科学的手段,注重形态结构,微观精细地研究人体生命、健康和疾病;注重机体生物学上的改变,借助仪器,科学定性,准确定位,量化精确,诊断、治疗手段多种多样,针对性强,是其特点,但忽视了人与自然、社会的关系,人体内在的系统性、联系性,静态地认识活体生命活动,忽略功能活动的相对性和生命活动的时空特征,过分注重实验研究,其成果在临床应用时往往在治疗的同时给机体又造成新的伤害,毒副作用较大,亦给学术发展带来不利影响。

总之,中、西医学的差别整体来说是文化、科学、技术差别所造成的。但在历史发展中均有糟粕。西医治病,中医治人。西医找致病因子细菌、病毒,中医以药的偏性纠正人体偏性。中医讲顺四时、节饮食、调情志、慎用药,是哲学影响医学;西医讲结构、讲层次分析、讲循证医学,是自然科学影响医学。中国医学善于采用整体的、全息的、系统的方法,而不是局部的、解剖的、分析的方法。如中医疗法,头痛可能医脚(足穴)、医耳(耳穴)、医全身(针灸);五行的"木、火、土、金、水"构成一个相生相克的整体,对应于人体的"肝、心、脾、肺、肾"的系统整体;中医认为一些穴位包含了整个人体的信息,这符合宇宙中任何一点即包含整个宇宙信息的全息理论。在中医学人与自然、社会是一个整体,不可分别,此即"天人合一"集体主义的思想基础。整体观、系统观当然很好,但我们还应学会局部的、解剖的、微观的、严谨的、分析的方法。

中医学植根于中国的传统文化,随着西方文化和科技的冲击,现在许多人忽视甚至拒绝中国传统的东西。可是如果没有中国传统文化的支持,中医就是无源之水、无本之木。重要的是,只要中医临床保持特色、疗效好,就会得到人们的尊重。中医药学的科学定位源于历史证明的临床价值,是靠实践传承得到民众的信赖。这是文化的余脉,珍惜与保护比简单的否定更重要。在回归自然的生活理念下,越来越多的人倾向使用植物药,全世界已有124个国家和地区建立了各种类型的中医药机构。美国替代/互补医学(CAM)的原则是:关怀健康应致力于综合方法和循证两方面。无论西方医学或互补医学,均应按同样原则和标准接受检验,通过严格的科学方法,探索和研究CAM的疗效,包括CAM的选择、设计和指导。3000多年实践经验的中医学要获得国际标准认可尚须时日。李政道教授展望21世纪时指出,"有人认为找到最基本的粒子就知道最大的构造,其实不然"。比如对真空的研究就必须在微观的粒子与宏观的真空两个层面同时进行。生命科学也一样,仅是基因不能揭开生命之谜,因为生命同时是宏观的。如果说20世纪的文明是宏观的,那么21世纪应是微观与宏观结合成一体。从微观走向宏观,目的在于回答基因的功能是什么。要用微观世界中细胞和分子水平的研究结果来阐明完整机体的各种生命活动,甚至纠正各种异常活动或病理过程。要用中医的模式、西医的方法,把不同水平的研究结果互相比较、互相联系,最后才能对整体生理功能得到更加全面完整的科学认识。

综合测试

1. 中医学中成功运用辨证论治的第一部著作是
   A.《黄帝内经》　　　　　　　　B.《难经》　　　　　　　　　C.《神农本草经》
   D.《伤寒杂病论》　　　　　　　E.《小儿药证直诀》

2. 哪部著作的问世标志着中医学理论体系的初步形成
   A.《金匮要略》　　　　　　　　B.《伤寒论》　　　　　　　　C.《黄帝内经》
   D.《神农本草经》　　　　　　　E.《难经》

3. 我国第一部药物学专著是
   A.《神农本草经》　　　　　　　B.《新修本草》　　　　　　　C.《黄帝内经》
   D.《千金要方》　　　　　　　　E.《本草纲目》

4. 药物的"四气""五味"是在哪部著作中首次提出的
   A.《本草纲目》　　　　　　　　B.《神农本草经》　　　　　　C.《新修本草》
   D.《神农本草经集注》　　　　　E.《医学纲目》

5. 我国现存医学文献中最早的一部典籍是
   A.《伤寒杂病论》　　　　　B.《黄帝内经》　　　　　C.《难经》
   D.《神农本草经》　　　　　E.《温疫论》
6. 中医诊治疾病主要着眼于
   A. 症　　　　　　　　　　B. 病　　　　　　　　　　C. 病因
   D. 证　　　　　　　　　　E. 体征
7. 中医学认为构成人体有机整体的中心是
   A. 命门　　　　　　　　　B. 脑　　　　　　　　　　C. 经络
   D. 六腑　　　　　　　　　E. 五脏

（侯志英）

第一章　中医理论体系的哲学基础
——精气、阴阳、五行学说

1. 能够准确表达精气、阴阳、五行的基本概念，精气、阴阳、五行学说的基本内容。
2. 知道事物的五行归类。
3. 能够说出精气、阴阳、五行学说在中医学中的应用。

精气学说、阴阳学说和五行学说是对中医学理论体系的形成和发展最有重大影响的古代哲学思想，也是中医学重要的思维方法。

精气学说着重探讨了物质世界的本源，它以无形之气的聚（凝聚）与散（弥散）来阐释有形之物与无形之物的内在联系，从而肯定了世界的物质同一性。

阴阳学说采用"二元"的分析方法，着重用"一分为二"的观点来说明相关事物或一事物内部阴阳两个方面所存在着的阴阳对立制约、阴阳互根互用、阴阳消长平衡、阴阳相互转化等关系。

五行学说采用"多元"的分析方法，以"五"为基数来阐释事物之间生克制化的相互关系，认为宇宙间一切事物都是由木、火、土、金、水五种基本物质所构成的，都是这五种物质不断运动和相互作用的结果。在解释人的生命活动时，以五行特性归类五脏、五体、五志等，来阐述五行间的相生相克、制化与胜复的关系，从而对五脏的生理功能与相互关系、病理变化有了更进一步的阐释，并进一步指导疾病的诊断和治疗。

第一节　精气学说

一、精气学说的基本概念

精气是构成宇宙万物的基本物质元素。精气学说是研究精气及其聚散、运动以及和万物（包括人）关系的一门科学。精气学说是中国传统文化的精髓，是古代认识宇宙的方法论和占主导地位的哲学思想。中国朴素科学（包括医学）的发展和成就，受到精气学说的极大影响。

精气学说认为精气是构成宇宙万物的本原。宇宙万物的生存或消亡来自精气的聚散，出入升降的气化运动是万物新陈代谢的基本形式，精气学说除了以唯物论的观点揭示了万物的本原外,还以辩证法的思维解释了宇宙万物生长消亡的客观规律。

精气学说渗透到医学,成为中医学理论的基石。《内经》运用精气学说的基本理论来说明人体的生理、病理、诊断、治疗,使医学沿着唯物主义的道路向前发展。

ZHI SHI LIAN JIE
知识链接

精气学说始于战国,形成于汉,至明清得到不断的补充和完善。老子最先提出"道"的概念:"有物混成,先天地生,寂兮寥兮,独立而不改,周行而不殆,可以为天下母,吾不知其名,字之曰道。"他认为"道"是宇宙的本原。到战国后期稷下学者将老子的"道"解释为"气",并提出了万物根本的"精气学说"。东汉哲学家王充在此基础上,对"精气学说"重新进行了唯物主义的解释,使之臻于完善。

二、精气学说的基本内容

(一)精气是构成万物的基本物质元素

精气学说认为天地和自然界万物都是由精气构成的,精气是构成万物的一种统一的物质元素。精气所以称之为无形无质,是因它极其微小,无法察觉到它的存在,但它确实以物质的形式存在着,正因为有它的存在,事物才能从无形中变化为有形;亦即老子所说的"有生于无"。精气学说认为,万物的生成是由于精气的聚合,万物的消亡是由于精气的离散。《难经》也说:"气聚则形成,气散则形亡。"万物的生死在于精气的聚散,但作为物质元素的"精气",是不生不死,永恒存在的。

精气是永恒存在的,其运动变化也是永恒存在的。原始的混沌的精气演化为性质相反的阴阳二气,阴阳二气再进一步以不同形式和结构排列组合,演化为更多的物质,以至无穷,也即老子所说的"道生一,一生二,二生三,三生万物"。这种演化,是按同气相求、以类相从的形式排列组合而成,就产生了各种不同形质的万物。

(二)气化理论

精气的运动除了精气的聚散之外,还有精气的"气化"。它是机体生命活动的根本形式,也是机体生死存亡的关键所在。什么是气化呢?气化指气由运动而产生的变化。气聚合而成万物,同时又推动和激发着万物的生化运动;故气化可泛指气作用下的一切物质形态的运动变化,即物质之间某种功能活动转换形式。气化理论大致包括如下内容:

1. 气化是机体最根本的生命运动形式,机体有序、稳定的气化运动,是保持健康的最基本前提。

2. 气为形之本源。"气聚则形成,气散则形亡。"形、气又可相互转化,无形之气可聚合而成有形之物,有形之物离散而成无形之气。在形气相互转化的过程中,都存在着气化运动过程。

3. 升降出入是气化运动的基本形式,是机体新陈代谢的基本过程。所谓升降,是指机体内部的气机运动形式;所谓出入,是指机体与外界环境的气机运动形式。机体的气化,既要有内部气机的升降运动,又要有机体与外界环境气机的出入交换。升降出入,四者缺一不可,相互协调运动,才能保持机体的有序稳定,才能维持正常的生命活动。故而气化运动始终贯穿于机体的生命全过程。它一方面维持着机体与外界环境的统一;另一方面维持着机体本身有序的新陈代谢,从而赋予机体正常的生命活动。

三、精气学说在中医学中的应用

(一)说明人体的基本构成

哲学永远驾驭着自然科学。古代精气学说的哲学理论,也自然而然地渗透到医学,并且成为中医学理论的基石。宇宙万物由精气构成。人作为万物之灵,其构成同样是禀受了精气,组成了人体的五脏六腑、筋骨肌肉、四肢百骸等组织器官以及精、气、血、津液等人体的基本物质。其间主要是通过生理功能和病理现象这样一个动态过程来感知生命物质——精气的存在。精气,就其来源而言,有先天和后天之分。先天之精气,先身而生,禀受于父母,是构成胚胎的原始物质;后天之精气,包括饮食中的营养物质和自然界中的清气,是在人体出生之后,被摄取和利用,用以补充先天之精气,作为维持人体生命活动物质和能量的源泉。就其生成、分布和功能而论,又可分元气、宗气、营气、卫气及五脏六腑之气。精气既是物质的元素,又是功能的体现,所以由精气构成的五脏六腑等组织器官和精、气、血、津液等物质就具有物质的和功能的双重概念。

(二)说明人体的生理功能

中医学是把人体当作一个运动着的过程来认识和把握的。人体的生理功能是通过气的运动变化来实现的。因此,精气也就不单是物质和结构的概念,同时含有功能和作用的含义,是物质与运动、结构与功能的辩证统一;所以,精气就不仅仅是构成人体的物质基础,也是人体生理活动的根本动力。精气充沛则功能旺盛,人体健康;反之,精气不足,则功能衰减,人体羸弱。人体的生命是个运动变化的过程,其生、长、壮、老以及繁殖过程,主要取决于精气的盛衰,尤其是肾中精气。各脏腑的功能活动也是通过脏腑的气机运动来完成的。总之,人体的一切生理功能,都是气化运动的反映。人体的生理活动解释以气化学说为核心,人的生命即是由气化活动构成的恒动过程。而气化活动的形式主要是升降出入。这部分内容在《精气学说》一节中已经论述,这里不再赘述。需要特别指出的是,中医学用气化理论解释人体的生理活动,是把人体解释为一种活结构,得出了与现代耗散结构理论相同的认识。

(三)说明人体的病理变化

人体的病理变化主要是气化失常、气机失调的结果,所以气机失调是人体功能障碍、疾病产生的根本缘由。临床上众多疾病都是直接或间接地由于气化失常、气机失调所造成的。《素问·举痛论》曰:"余知百病生于气也。怒则气上,喜则气缓,悲则气消,恐则气下,寒则气收,热则气泄,惊则气乱,劳则气耗,思则气结。"气机的协调与不调,主要是从升降出入几个方面来考察。升降出入四种气机运动,决定着气化的整体性功能。气机的变化,关系到脏腑、经络、气、血、津液等全身各个方面。就脏腑而言,肺的宣发与肃降,肝的疏泄与升发,脾的升清,胃的降浊,心火之下济,肾水之上承,都是气机升降出入运动的表现。升降失常,则影响五脏六腑、表里内外、四肢九窍的正常功能。肺失宣降则胸闷喘咳;胃失和降则呕恶嗳腐;肝失疏泄则气血上冲、眩晕昏仆;心火不降,肾水不升,则心肾不交、水火不济而心烦失眠。

气机的失调,往往先出现气虚、气陷、气郁、气滞、气逆等气机本身的病变,继则波及形质,影响津血,可造成痰凝、血瘀,甚而发展为器质性病变。但不论何病,总由气机失调为先导。故《医原》曰:"大凡形质之失宜,莫不由气行之失序。"总之,中医学对生理、病理的认识都是以精气学说为理论根据的。

(四)用于疾病的诊断和治疗

疾病根之于内,症状形诸于外。诊断即是通过证候的外在表现,经过去伪存真,由表及里的分析,推断疾病的原因、部位、性质以及发展变化趋向,探求疾病本质的过程。在这个过程中,也充分运用了精气学说的理论。如临床见到少气懒言、神疲乏力等均为气虚;若兼有惊悸怔忡、胸闷气短,多属心气虚;若兼有咳喘无力、少气不足以息,多属肺气虚;若兼有纳呆、食少、腹胀、便溏,多属脾气虚;若兼呼多吸少、腰膝酸软、小便清长,多属肾气虚。

精气学说把精气不足和气机失调看作是疾病产生的根源和本质。培护精气和调理气机就成为治疗疾病的基本原则。

精气是构成人体的基本物质,精气的亏乏,必然导致疾病的发生,这即"正虚"。治疗就必须根据正虚的程度和性质,予以补益精气,这即"扶正"。精气对于人至关重要,故《素问·疏五过论》曰:"治病之道,气内为宝"。即是指在治疗过程中,应把扶正固本、固护精气放在极其重要的地位。在正与邪的关系上,正为本,邪为标。"正气存内,邪不可干","邪之所凑,其气必虚"。邪不得正气之虚不能单独侵害人体。一切邪气都是通过正气不足而发挥其致病作用的,所以扶正的治法就成为治疗的一个中心环节。具体治法如补中益气、益气固表、温补肾阳、填精补髓等等,都是围绕这一指导思想进行的。

调理气机是治疗的另一个关键环节。所谓调理,是在气化理论的指导下,调其失序,理其不顺,恢复气机的正常升降出入。在具体治法的运用上主要是以通为顺,因势利导。气机的失调无不因"不通"所致,故调理气机即在于变"不通"为"通",变"不顺"为"顺"。在这个原则指导下的具体治法很多,如疏肝理气、升阳举陷、和胃降逆等等。因势利导则是顺其脏的气机升降出入的趋向,就近排邪,给邪以出路的治疗方法。如《素问·阴阳应象大论》所述的"其高者,因而越之;其下者,引而竭之"等都是在调理气机原则指导下的具体应用。

一切致病因素必须通过干扰人体的正气才能导致疾病的发生。同样,一切治疗措施,也都必须通过机体作出相应的反应才能起作用。故一切治法,均应以气化功能为基础。这种认识,仍是把正气作为疾病治愈的主导方面。依靠、保护、增强人体的正气和气化功能是中医治疗学的一贯原则。

中医治疗的另一特点是不直接对病因和病灶进行特异性治疗,而是利用药物,能量、信息的输入,作用于机体的气化,推动机体气化功能旺盛而达到治病的目的。这种治疗,即是把"气化功能"作为"中介",用药物、针灸、气功等治疗手段触发"中介"做出反应来取得治病目的。实际也是根据气化理论而采取的一种启发人体自愈能力的治疗原则。

第二节 阴阳学说

一、阴阳学说的基本概念

阴阳是对自然界相互关联的某些事物和现象对立双方属性的概括。它既可以代表相互关联且对立的两个事物,也可以代表同一事物内部所存在的相互对立的两个方面。阴阳的最初涵义是指日光的向背,即向日为阳,背日为阴。根据这一特点加以引申,凡是光明、温暖的事物或现象属阳,黑暗、寒冷的事物或现象属阴。如昼为阳,夜为阴;晴天为阳,阴天为阴;春夏为阳,秋冬为阴;火为阳,水为阴等。这样引申归纳的结果,使古人发现自然界的一切事物或现象都有正反两个方面,因其状态、性质、位置、趋势、作用、功能等的不同,都可以用阴阳来概括。一般地说,凡是温热的、明亮的、运动的、外在的、上升的、兴奋的、功能亢进的、强大的、功能的都属于阳;反之,寒冷的、晦暗的、静止的、内在的、下降的、抑制的、功能衰退的、弱小的、物质的都属于阴(表1-1)。

表 1-1 事物的阴阳属性举例

自然界	天地	日月	水火	左右	上下	昼夜	四季	温度	明暗	动静	内外	升降	状态	功能
阳	天	日	火	左	上	昼	春夏	温热	明亮	运动	向外	上升	兴奋	亢进
阴	地	月	水	右	下	夜	秋冬	寒冷	晦暗	静止	向内	下降	抑制	衰退

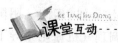
课堂互动

《素问·阴阳应象大论》中讲:"阴阳者,天地之道也,万物之纲纪,变化之父母,生杀之本始,神明之府也。"同学们如何理解呢? 其实质也就是说阴阳是天地运行的道理、是万物生死的规律、是产生各种变化的根本,是生死的源头。

由此可见,阴阳是一对抽象的概念,是对事物不同属性的概括。既具有普遍性,又具有相对性。任何事物和现象,都可用阴阳属性加以区别。虽然如此,阴阳属性的划分必须是在相互关联的一对事物或现象之间进行的,如果两者不是相互关联的事物,不是统一体的对立双方,就不能用阴阳来划分其阴阳属性。如白天与黑夜之间,相互对立、相互依存,便可用阴阳属性来概括;而白天和水之间,就不属于既对立又互相关联的事物,不在一个统一体当中,就不能用阴阳来确定其属性。

知识链接

　　一般认为阴阳最早见于八卦之中。八卦的思想最晚在殷周之际已形成,分别代表天、地、雷、火、风、泽、水、山八种常见的自然事物,作为世界万物生成的根源,八卦的基础是阴阳。

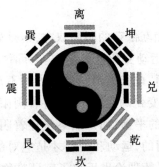

　　事物的阴阳属性并不是绝对的,而是相对的。这主要表现在两个方面:一是在一定条件下,阴阳可以相互转化,阴可以转化为阳,阳也可以转化为阴。如寒属阴,热属阳,寒极可以转化为热,热极可以转化为寒;向日为阳,背日为阴,但由于日光的移动,向日的可变为背日,背日的可变为向日,事物的阴阳属性也就发生了变化。二是阴阳的无限可分性,也就是说,在阴阳之中,还可再分阴阳,阴中有阴阳,阳中也有阴阳。如昼为阳,而再以上下午来区分,上午为阳中之阳,下午为阳中之阴;夜为阴,而前半夜为阴中之阴,后半夜为阴中之阳。宇宙间的任何事物都可以概括为阴和阳两类属性,任何一种事物内部又都可分为阴和阳两个方面,事物内部阴或阳的任何一方,还可以再分阴阳,如此往复,无穷尽也。

二、阴阳学说的基本内容

(一)对立制约

　　自然界的一切事物和现象都存在着互相对立的阴阳两个方面。阴阳的相互对立,主要表现在它们之间的互相制约、互相斗争上。如温热可以驱散寒冷,冰冷可以降低高温。事物的变化和发展也正是阴阳之间相互对立和制约的结果。如夏季阳气隆盛,但夏至以后阴气渐生,用以制约炎热的阳气;冬季阴寒盛,但冬至以后阳气渐复,用以制约严寒的阴气。这样产生了体现对立双方在制约关系中力量消长变化的寒、热、温、凉四季。也就是说,阴阳对立制约的形式,主要是通过阴阳之间的相互消长来实现的。任何事物互相对立着的一方面,总是通过消长对另一方面起着制约作用。

(二)互根互用

　　阴阳两个方面,既是互相对立的,又是互相依存的,双方互为存在的前提条件和依据,任何一方都不能脱离另一方而单独存在。如上为阳,下为阴,没有上,也就无所谓下;没有下,也就无所谓上。热为阳,寒为阴,没有热,就无所谓寒;没有寒,也就无所谓热。与此同时,阴阳之间还存在着相互为用、相互促进的关系。如气为阳,血为阴,血的循行要靠气的推动和统摄,气的运行要靠血为载体。体现于物质和功能之间的关系上,物质属阴,功能属阳,功能活动是物质运动的结果,物质是功能活动的基础。世界上没有不运动的物质,因而也就不存在没有功能的物质和离开物质运动的功能,二者之间同样存在着互相依存的关系。阴阳之间这种相互依存、互为前提和需求的关系,称为阴阳的互根互用。阳根于阴,阴根于阳,如果阴阳双方失去了互为存在的条件,即所谓"孤阴不生"和"独阳不长",也就不能再生化和滋长了。阴阳的互根互用,又是阴阳转化的内在依据。

（三）消长平衡

阴阳消长是指相互对立又相互依存的阴阳双方,不是处于静止不变的状态,而始终处于"阴消阳长"或"阳消阴长"的运动变化状态之中。所谓"消长"是说一方增长,会削弱对方的力量,导致对方相对不足,即"此长彼消";或一方的不足,导致对方的相对亢盛,即"此消彼长"。阴阳双方在这种消长变化的运动中,维持着阴阳之间的相对平衡,所以说,阴阳之间的平衡,不是静止的和绝对的平衡,而是始终贯穿着阴阳双方的消长变化,是动态的、相对的平衡。静止和平衡是相对的,运动和消长才是绝对的,因此把阴阳之间的这种平衡关系称为消长平衡。阴阳消长平衡理论也反映了辩证唯物主义关于物质的绝对运动和相对静止的观点。阴阳消长平衡运动是普遍存在的,如以四时气候变化而言,从冬到春再到夏,气候由寒逐渐变暖,即是阴消阳长的过程;由夏到秋再到冬,气候由热逐渐变凉变寒,即是阳消阴长的过程,从而维持了一年四季气候的正常交替。在正常情况下,这种阴阳消长是处于相对平衡的状态,如果这种消长关系超过一定限度,不能保持其动态平衡,便会出现阴阳某一方的偏胜或偏衰,从而出现气候的反常和疾病的发生。

（四）互相转化

阴阳转化是指阴阳对立的双方,在一定条件下可以向着各自相反的方向转化,即阴可转化为阳,阳也可以转化为阴。阴阳互相转化,一般表示事物发展的物极阶段,即所谓"物极必反"。阴阳的转化,大多数也是一个由量变到质变的发展过程,而阴阳消长就是这一量变过程,是阴阳转化这一质变过程的准备阶段。阴阳的转化必须具备一定的条件才能发生,即阴阳的消长必须超过一定的限度才能发生。如"重阴必阳,重阳必阴""寒极生热,热极生寒",在这里"重"和"极"就是它们转化的必要条件,即对立双方的力量消长必须达到极限,才可发生根本变化,没有这一条件,阴阳的转化便不可能实现。

综上所述,阴阳的对立制约、互根互用、消长平衡和互相转化等是阴阳学说的基本内容,这四个方面既有区别又有联系,阴阳之间的对立制约形式,要通过阴阳的消长来实现,阴阳消长又是阴阳转化的量变过程,阴阳互根互用是阴阳转化的内在依据,以上内容说明阴和阳之间的关系不是孤立的、静止不变的,它们之间是互相联系、互相影响、相反相成的。因此,理解了这些基本观点,才能更好地理解阴阳学说在中医学中的运用。

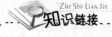

知识链接 ZHI SHI LIAN JIE

"二元"对立性质结构

以阴阳相互作用过程产生出的一系列变化,总结梳理后成为了一条标准化的程序和规范化的规律,由于任何事物的千变万化,其发生运动变化的最基本条件都为"二元"对立性质结构的相互作用,因此它们必然地要遵循阴阳的变化程序和变化规律。

三、阴阳学说在医学中的应用

（一）阐明人体的组织结构

人体是一个有机的整体，人体内部充满着阴阳对立统一的现象，它的组织结构也可以用阴阳两方面加以概括说明。一般而言，人体上部属阳，下部属阴；外侧属阳，内侧属阴；体表属阳，内脏属阴；六腑属阳，五脏属阴。五脏之中，居于上部的心、肺属阳；居于下部的肝、肾属阴。具体到每一脏腑，又有阴阳之分，如心有心阴、心阳；肾有肾阴、肾阳等。以此类推，只要是人体相对而又相联系的两个方面，都可用阴阳来概括。

（二）说明人体的生理功能

人体正常的生命活动，是阴阳两个方面保持着对立统一协调关系的结果。如属于阳的功能与属于阴的物质之间，就是这种阴阳对立统一关系的体现。人体的生理活动是以物质为基础的，没有物质的运动就无以产生生理功能，而功能活动的结果，又不断促进着物质的代谢。阴阳对立统一关系可以用来作为人体的生理功能与物质之间关系的概括，两者协调，人体的正常生理功能才能得以正常发挥，否则便会导致疾病的发生。

（三）说明人体的病理变化

疾病的病理变化虽然复杂，但究其本质是阴阳之间动态平衡遭到破坏的结果，因此都可用阴阳失衡加以概括和说明。疾病的过程，多为邪正斗争的过程，其结果则引起机体的阴阳偏盛偏衰。

1. 阴阳偏胜　胜，指邪气盛。阴阳偏胜即阴邪或阳邪偏盛，是指属于阳或阴任何一方高于正常水平的病理状态。而阴或阳任何一方病邪的亢盛，必然导致另一方的相对不足，即"阳胜则阴病，阴胜则阳病"。阳性为热，阴性为寒，因此，阳热之邪侵犯人体可出现发热、面红、脉数等热证；而阴寒之邪侵犯人体可出现形寒、面白、脉迟等寒证，即"阳胜则热，阴胜则寒"。

2. 阴阳偏衰　衰，指正气虚。阴阳偏衰即阴虚或阳虚，是指属于阴或阳任何一方面正气低于正常水平的病理状态。而阴或阳任何一方的不足，必然导致另一方的相对亢盛，即"阳虚则寒，阴虚则热"。此外，由于阴阳互根，当阴阳任何一方虚损到一定程度时，也常可导致对方的不足，即所谓"阴损及阳，阳损及阴"，最终示可导致"阴阳俱虚"。阴阳两虚并不是阴阳的对立处于低水平的平衡状态，同样存在着偏于阳虚或偏于阴虚的不同。

3. 阴阳的转化　由阴阳偏胜偏衰所致的病证。在一定条件下，偏胜偏衰的双方还可向各自相反的方向转化，阳证可以转化为阴证，阴证也可以转化为阳证。

（四）用于疾病的诊断

1. 阴阳是归纳四诊的首要方法　正确的诊断，首先要在繁杂的四诊内容当中分清其阴阳两大属性，才能执简驭繁，抓住本质。如望诊中色泽鲜明者属阳，晦暗者属阴；闻诊中声音洪亮、呼吸气粗者属阳，语声低微、呼吸无力者属阴；问诊中自觉发热恶热、渴喜冷饮者属阳,畏寒怕冷、不渴或渴喜热饮者属阴;切诊中浮、数、有力之脉属阳,沉、迟、无力之脉属阴。

2. 阴阳是辨证的总纲　由于疾病的发生和发展是阴阳失去其相对平衡的结果,所以无论疾病的变化多么复杂,临床表现怎样千变万化,但就其本质而言,总不外阴阳两类。临床上常用的"阴、阳、表、里、寒、热、虚、实"八纲辨证,是各种辨证的纲领,而阴阳又是其中的总纲,统领其他六纲,即表、热、实属阳,里、寒、虚属阴,抓住了阴阳这一总纲,就是把握住了疾病诊断的精髓。

(五)用于疾病的治疗和预防

1. 确定疾病的治疗原则　中医学认为,疾病的本质就是阴阳失调,因此,治疗的根本原则就是调整阴阳、补偏救弊、恢复阴阳的相对平衡状态。针对疾病阴阳偏胜偏衰的状况,采取"实则泻之""虚则补之"的治疗原则,以达到恢复其平衡的目的。

2. 归纳药物的性能　阴阳学说在临床治疗上还可用来概括中药的性能,根据药物四气(性)、五味、升降沉浮等性能划分其阴阳属性。如药物的"四气"中,温、热属阳,寒、凉属阴。"五味"中,辛、甘、淡属阳,酸、苦、咸属阴。升降沉浮中,具有上升发散作用的属阳,具有下降收敛作用的属阴。临床治疗时则是依据药物的阴阳属性来调整机体阴阳偏胜偏衰的状况。

3. 指导疾病的预防　中医学认为,人以正气为本,"正气存内,邪不可干",善于保养阴精阳气,则邪气不侵。而养护正气的根本法则就是要求人体内部的阴阳变化与天地自然之间的阴阳变化协调一致,也就是说善于调整阴阳,是防病摄生的根本。

第三节　五行学说

一、五行的基本概念

(一)五行和五行学说的含义

五行,即是木、火、土、金、水五种基本物质及其运动变化。所谓五行学说,即是古人用人们日常生活中最熟悉的木、火、土、金、水五种物质的功能属性为代表来归类事物或现象的属性,并以五者之间相互资生、相互制约的关系来论述和推演事物之间或现象之间的相互关系及其复杂的运动变化规律。五行学说亦是我国古代的唯物主义哲学的重要范畴。

(二)五行的特性

五行的特性,是古人在长期的生活和生产实践中,在对于木、火、土、金、水五种物质朴素的认识基础上,进行抽象而逐渐形成的理论概念,是用以分析各种事物的五行属性和研究事物之间相互联系的基本法则。因此,五行的特性,虽然来自木、火、土、金、水,但实际上已经超越了木、火、土、金、水这五种具体物质的本身,而是作为事物属性的抽象概念来应用,因而具有更广泛的涵义,五行属性如表1-2。

表1-2　五行的特性

五行	特性概括	特性解说
木	升发、条达	古人称"木曰曲直"。曲直,实际上是指树木的生长形态,都是枝干曲直,向上、向外周舒展。因而引申为凡具有生长、升发、条达、舒畅等作用或性质的事物,均属于木
火	炎热、向上	古人称"火曰炎上"。炎上,是指燃烧之火,其性温热,其焰上升,因而引申为凡具有温热、升腾作用或性质的事物,均属于火
土	长养、化育	古人称"土爰稼穑"。稼穑,是指土有播种和收获农作物的作用,因而引申为凡具有生化、养育、承载、受纳作用或性质的事物,均归属于土。故中医学有"土载四行""万物土中生""万物土中灭"和"土为万物之母"的说法
金	清肃、敛降	古人称"金曰从革"。从革,其本义是指金的可熔铸变革特性。但渗透于中医学之后,则演变引申为凡具有清洁、肃降、收敛等作用或性质的事物,均属于金
水	滋润、下走	古人称"水曰润下"。润下,指水性湿润,由上向下流动,因而引申为凡具有寒凉、滋润、向下运行等作用或性质的事物,均属于水

二、五行学说的基本内容

(一)对事物的五行分类

古人根据具体事物或现象的特性,与五行相类比,最终把世界上的各种事物和现象都归纳分成五大类。五行分类的方法主要有以下两种:

1. **取象比类法**　即是以事物之间的某一点相似之处加以归类,也就是将事物的特有征象与五行各自的特性相比较,找出其相似之处,加以归类,确定其属性。如:以方位配五行,日出于东,与木的升发特性相类似,故东方归属于木;南方炎热,与火的炎上特性相类似,故南方归属于火;日落于西,与金的肃降特性相类似,故西方归属于金;北方寒冷,与水的寒凉特性相类似,故北方归属于水。以五脏配五行,肝气主升发、条达,归属于木;心阳主温煦,归属于火;脾主运化,为气血生化之源,归属于土;肺气主降,归属于金;肾主藏精,滋润周身,归属于水。

2. **推演络绎法**　即是根据已知的某些事物的五行属性,推演出与它相关联事物的五行属性。如:已知肝属木,由于肝合胆、主筋、开窍于目,其华在爪,所以可推演出胆、筋、目、爪的五行属性也都属木;已知心属火,由于心合小肠、主血脉、开窍于舌、其华在面,所以可推演出小肠、脉、舌、面的五行属性也都是火;已知肾属水,由于肾合膀胱、主骨、开窍于耳及二阴、其华在发,所以膀胱、骨、耳及二阴、发的五行属性也都是水。以自然现象分,如冬季寒冷,冬属水,那么寒亦归为水。依此类推。

事物的五行分类是把自然界千变万化的复杂事物,归结为木、火、土、金、水五大类。对人体来说,可以将人体的各种组织和功能,归结为以五脏为中心的五个生理、病理系统,以便更好地揭示中医学的整体观念。自然界和人体某些有关事物或现象的五行归属见表1-3。

表1-3 事物属性的五行归类

自然界							五行	人体					
五音	五味	五色	五化	五方	五季	五气		五脏	六腑	五官	五体	五志	五声
角	酸	青	生	东	春	风	木	肝	胆	目	筋	怒	呼
徵	苦	赤	长	南	夏	暑	火	心	小肠	舌	脉	喜	笑
宫	甘	黄	化	中	长夏	湿	土	脾	胃	口	肌肉	思	歌
商	辛	白	收	西	秋	燥	金	肺	大肠	鼻	皮毛	悲	哭
羽	咸	黑	藏	北	冬	寒	水	肾	膀胱	耳	骨	恐	呻

KAO DIAN LIAN JIE
考点链接

下列哪些可归入五行的"木"行
A. 夏　　　　B. 目　　　　C. 肉　　　　D. 怒　　　　E. 西
答案:BD。

(二)五行的生克乘侮

五行学说主要是以五行的相生、相克制化来说明事物和现象之间平衡协调关系的,同时又以相乘、相侮来解释事物和现象的失调异常变化。

1. **五行的生克和制化**　相生,是指五行之间具有促进、助长和资生的作用;相克,是指五行之间具有抑制和制约的作用。正常情况下,五行之间的相互促进、相互制约,维持平衡协调的关系,即是五行的制化(图1-1)。

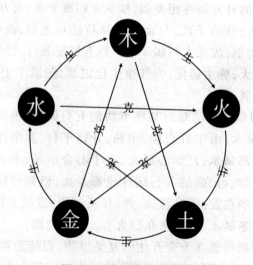

图1-1　五行相生相克图

五行相生的次序是:木生火、火生土、土生金、金生水、水生木(图1-1)。在相生的关系下,任何一行都有"生我"和"我生"两方面的关系,即"母子"关系,"生我"者为"母","我生"者为"子"。以火为例,由于木生火,故"生我"者为木;由于火生土,故"我生"者为土。这样,木为火之母,而土为火之子。

五行相克的次序是:木克土,土克水,水克火,火克金,金克木(图1-1)。在相克的关系中,任何一行都有"克我"和"我克"两方面的关系。在《内经》中被称为"所不胜"和"所胜","克我"者为"所不胜","我克"者为"所胜"。以火为例,由于水克火,故"克我"者为水,水为火之"所不胜";由于火克金,故"我克"者为金,金为火之"所胜"。

在以上的生克关系中,由于五行之间存在着相生相克的关系,因此对五行中的任何一行来说,都存在着"生我""我生""克我""我克"四个方面的联系。

五行中的生克关系,是事物不可分割的两个方面。没有生,就没有事物的发生和成长;没有克,也就不能维持事物的协调和发展。因此,生中有克,克中有生,才能维持事物的协调与发展。如在相生关系中,"生我"和"我生"两者之间又存在着相克的关系,以木为例,"生我"者为水,"我生"者为火,而水能克火。在相克的关系中,"克我"和"我克"的两者之间又存在着相生的关系,以木为例,"克我"者为金,"我克"者为土,而土能生金。五行学说就是用相生和相克关系的结合,来说明事物之间互相资生和互相制约的联系,起到整体调节作用,以防止其太过或不及,从而维持事物的协调和平衡,这种相生相克关系的调节作用,又被称为"制化"。

2. 五行的乘侮　乘侮是五行之间正常的生克制化现象遭到破坏以后出现的异常现象。

相乘:即以强凌弱或乘虚侵袭,是指五行中的某一行对被其克制的一行克制太过,超过正常限度的异常相克状态。因此相乘的次序与相克的次序是一致的,表现为:木乘土、土乘水、水乘火、火乘金、金乘木。引起相乘的原因主要有两个方面:一是五行中的某一行本身过于强盛,因而造成对被其克制一行的克制太过,导致被克一行的虚弱。如木气亢盛,过度克制土,导致土的不足,即为"木乘土",此即以强凌弱。二是五行中的某一行本身虚弱,使克制它的那一行相对亢盛,产生克制太过,使其本身更加虚弱。如木本不过于强盛,但由于土本身的不足,使木气相对亢盛,对土的克制相对增强,使土更加虚弱,即为"木乘土",也称"土虚木乘",此即乘虚侵袭。

相侮:即欺负、侮弄之意,在此指反侮,是指五行之间的克制次序遭到破坏,出现逆向克制的异常现象,又称"反克"。因此,相侮的次序与相克的次序正好相反,表现为:木侮金、金侮火、火侮水、水侮土、土侮木。发生相侮的原因也主要有两个方面:一是五行中的某一行过于强盛,对原来"克我"的一行进行反克。例如,正常情况下木应受到金的克制,若因木气亢盛,不仅不受金的克制,反而对金产生克制,称为"木侮金"。二是五行中的某一行过于虚弱,不仅不能克制应克的一行,反而受到被克一行的反克。例如,正常情况下,金应克木,若金气虚弱,不仅不能克木,反而受到木的反侮,称为"木侮金",也叫"金虚木侮"。

五行之间的乘侮现象可以同时发生。如木过强时,既可以乘土,又可以侮金;金虚时,既可受到木的反侮,又可受到火乘。

三、五行学说在医学中的应用

(一)说明五脏的生理功能与相互联系

1. 说明五脏的生理功能　五行学说将五脏分别归属于五行,以五行的特性来说明五脏的生理功能特点。如肝喜条达而恶抑郁,有疏泄的功能,木性可曲可直,枝叶条达,有生发的特性,故肝属木,是以木条达生发的特性来说明肝主疏泄而恶抑郁的生理功能;心阳有温煦的作用,火性温热,性上炎,故心属火,是以火的特性来说明心阳温煦的生理功能;脾有运化水谷精微、营养五脏六腑、四肢百骸的功能,为气血生化之源,土有生化万物的特性,故脾属土,是以土的特性来说明脾的化生气血的功能;肺性清肃,肺气以肃降为顺,金有清肃、收敛的特性,故肺属金,是以金的特性来说明肺气清肃下降的生理功能;肾主藏精、主水,有滋润周身的作用,水有滋润下行的特性,故肾属水,是以水的特性来说明肾藏精、主水的生理功能。

2. 说明五脏之间的相互联系　五脏的功能活动不是孤立的,而是相互联系的,既相互资生,又相互制约,这种相互联系就是利用五行学说的生克制化理论来说明的。

五脏相互资生的关系:用五行相生的关系说明五脏之间相互资生、相互为用的关系。如木生火是指肝可以资生心,即肝藏血以济心,又叫肝生心;火生土是指心火可以温养脾土,又叫心生脾;土生金是指脾吸收、输布水谷精微,营养肺脏,又叫脾生肺;金生水是指肺气清肃下行,通调水道,使水液下归于肾,以助肾水,又叫肺生肾;水生木是指肾藏精以滋养肝脏阴血,又叫肾生肝。

五脏相互制约的关系:用五行相克的关系说明五脏之间相互制约、相互克制的关系。如木克土就是指肝的疏泄功能可以防止脾土的壅滞,土克水就是指脾运化水湿的功能可以防止肾水的泛滥,水克火就是指肾水上济于心可以防止心火的过亢,火克金就是指心阳的温煦功能可以防止肺的清肃太过,金克木就是指肺气的肃降功能可以防止肝气的升发太过。

此外,五行学说还将人体的组织结构,分别配属五行,同时又将自然界的五方、五时、五气、五味、五色等与人体的五脏、六腑、五体、五官、精神、情志等联系起来,组合成以五脏为中心的五行系统,以五行的特性和相互联系来说明它们的特性和联系,进一步体现了中医学的人体内部以及人与外在环境之间的整体观念。

(二)说明五脏疾病的相互传变

五脏在生理上相互联系,在病理上相互影响。一脏有病,可以传至他脏,这种病理上的相互影响称为"传变"。用五行学说来说明五脏疾病的传变,可以分为相生关系的传变和相克关系的传变。

1. 相生关系的传变　在相生关系中,每一行都存在着"生我"和"我生"两种联系,有"母"和"子"的双重属性。因此相生关系的传变又包括"母病及子"和"子病犯母"两个方面。

母病及子:是指疾病从母脏传于子脏。如肾属水,肝属木,水生木,故肾为母脏,肝为子脏。肾病传肝,即是母病及子。如临床上常见先有肾精不足,不能滋养肝阴,导致肝肾阴虚,又叫"水不涵木"。

子病犯母：是指疾病由子脏传于母脏，又称"子盗母气"。如肝属木，心属火，木能生火，故肝为母脏，心为子脏。心病及肝，即是子病犯母。临床上常见先有心血不足，累及肝脏，导致肝血不足而成心肝血虚；或先有心火旺盛，累及肝脏，引动肝火，导致心肝火旺，均属"子病犯母"，或"子盗母气"。

2. 相克关系的传变　在相克关系中，每一行都存在着"克我"和"我克"两种联系，因此相克关系的传变又包括"相乘"和"相侮"两个方面。

相乘：是指克制太过而为病。相克太过有两种情况：一种是由于一方的力量过强，导致被克的一方受到过分的克伐；另一种是由于被克的一方本身虚弱，而使克我的一方相对亢盛，从而对被克的一方克制太过。如肝属木，脾属土，正常情况下，木克土，即肝气的疏泄功能，可以制约脾气的壅滞。若是肝气亢盛，影响脾的运化功能，叫"木乘土"，或叫"木旺乘土"；若脾气先虚，不能耐受肝的相克，叫"土虚木乘"。

相侮：是指逆向克制而致病。相侮亦有两种情况：一种是由于一方过于强盛，不仅不受克己一方的克制，而且对其反克；另一种是由于一方的过于虚弱，不仅不能对被克一方进行克制，反而受到对方的反克。如肺属金，肝属木，正常情况下，金克木，即肺气肃降，可制约肝气升发太过。若肝火过亢，销铄肺金，导致"肝火灼肺"，称为"木火刑金"或"木火侮金"；若先由肺金不足，不能克制肝气，反受其侮，称为"金虚木侮"。

需要明确的是：五脏之间在生理功能上相互影响，相互配合，达到协调平衡的目的，但是它们之间的联系并不能单纯地运用五行学说的生克制化理论来说明，因为其同样离不开脏腑、经络、气血的理论。在病理状况下，五脏疾病的传变也并不是完全按照五行的生克乘侮规律依次相传，而是受到感受病邪的性质、程度、患者体质的强弱等多方面因素的影响。

（三）用于疾病的诊断

人体是一个有机的整体，内脏有病可以反映到体表相应的组织器官，出现色泽、声音、气味、形态、脉象等方面的异常变化。由于五脏与五色、五音、五味等都是以五行进行了分类归属，因此，在诊断疾病时，就可以用望、闻、问、切四诊所得来的资料，用五行的归类和生克乘侮规律来推断疾病。如面见青色、喜食酸味、脉见弦象，多为肝病；面见赤色、口苦、心烦、脉洪，多为心火亢盛；面见黄色，多为脾病；面见白色，多为肺病；面见黑色，多为肾病。青色多属寒证、痛证、瘀血、惊风，赤色主热证，黄色主虚证、湿证，白色主虚证、寒证，黑色主水饮、肾虚。脾虚的患者面见青色，为木乘土；心脏病患者，面见黑色，为水乘火等。

（四）用于疾病的治疗

1. 控制疾病的传变　疾病的发生是人体脏腑组织功能失调的结果，脏腑组织功能失调必然导致内脏生克关系的失常。因此在治疗时，除对本脏的病变进行治疗以外，还应考虑到其他有关脏腑的传变关系，根据五行的生克乘侮规律来调整其太过与不及，控制其传变，防止其病传入他脏。例如：肝气亢盛，可致木旺乘土，传病于脾，故在泻肝时要补脾，以防止其传变。

2. 确定治则和治法　五行学说用以确定治疗原则和治疗方法，有根据相生和相克关系的不同。

(1)根据相生规律确定治疗原则　因为五脏疾病相生关系的传变无外乎"母""子"两个方面，即"子盗母气"和"母病及子"。所以临床上运用相生规律来治疗疾病，其基本治疗原则是补母和泻子，即"虚则补其母，实则泻其子"。"补母"用于母子关系的虚证，"泻子"用于母子关系的实证。

(2)根据相生规律确定的治疗方法　常用的有：①滋水涵木法，即滋养肝肾法，是通过滋补肾阴以养肝阴，适用于肝肾阴虚及肝阳偏亢之证。②培土生金法，即补脾益肺法，是通过补益脾气来补肺气，适用于脾肺气虚证。

(3)根据相克规律确定治疗原则　临床上无论出现何种相克规律异常的病理变化，总的来说，无非是强、弱两个方面，即"克"者属强，"被克"者属弱。因此，其基本治则为"抑强"和"扶弱"。

根据相克规律确定的治疗方法，常用的有以下几种。①抑木扶土法：即疏肝健脾法，是通过疏肝健脾来治疗肝旺脾虚的一种方法，适用于木旺乘土的肝郁脾虚证。②培土制水法：即补脾制水法，是通过温运脾阳或温肾健脾来治疗脾虚水停的一种方法，适用于脾虚水泛证。③佐金平木法：即泻肝清肺法，是通过清肃肺气以抑制肝气的一种治疗方法，适用于木旺侮金之证。

3. 用于情志疾病的治疗　情志生于五脏，分属于五行，故情志之间也存在着相生相克的关系。因此，在临床上可利用情志互相抑制的关系来治疗某些情志疾病。如怒为肝志属木，喜为心志属火，思为脾志属土，悲为肺志属金，恐为肾志属水。木能克土，故怒胜思；土能克水，故思胜恐；水能克火，故恐胜喜；火能克金，故喜胜悲；金能克木，故悲胜怒。在临床上若见狂喜不休者，可用恐惧来制约；大怒不止者，可用悲忧来制约；思虑过甚者，可用愤怒来制约等。

综上所述，五行学说对于疾病的预防与治疗，有很大的指导意义，但并非所有的疾病都完全适用于五行的生克规律。中医学确定疾病治则治法的理论依据是多方面的，除五行学说外，还有阴阳学说、脏腑学说、经络学说、病因学说等，临床上要针对具体病情辨证施治，绝不可机械地搬套五行学说。

第四节　精气、阴阳、五行三学说的相互关系

精气、阴阳和五行学说都属我国古代的哲学范畴，是朴素的唯物论和自发的辩证法思想。精气学说是对构成世界的本原物质的概括，用气的运动变化来概括世界万物的发展变化。阴阳学说主要是对自然界相互关联的某些事物或现象对立双方的概括。阴阳既可以代表相互对立的两个事物或现象，又可用于分析同一事物或现象内部存在的相互对立的两个方面，表明它们之间存在着对立制约、互根互用、消长平衡和转化的关系。一般来讲，阴阳学说是纲领性的，自然界的一切事物和现象，包括人体在内，都可以用阴阳来概括。五行学说认为木、火、土、金、水五种基本物质的运动变化构成了自然界的万事万物。五行学说较精细，其个性差异也较大，主要用来概括事物各自的特性以及事物之间的相互联系。三者比较而言，精气学说更为具体，重在说明事物构成的物质属性，而阴阳和五行学说重在说明事物内部以及不同事物之间的辩证关系。

在实际运用过程中,三者又是相互联系、不可分割的。气的运动变化,只有用阴阳、五行的特性加以概括才更加准确,阴阳、五行的辩证关系,也只有通过气的描述才更加具体。换句话说,阴阳、五行的辩证关系是建立在气这种基本构成物之上的,离开构成物的关系,也就失去了研究意义。如在研究脏腑的生理功能时,也离不开三者的相互联系。以心和肾为例,它们都是由气构成的,又都有阴阳属性和五行属性的不同,从阴阳属性来分,一为阳,一为阴;以五行归属来看,一属火,一属水。若肾之阴气(水)不足,不能上济于心,则心阳(火)亢盛,就会出现阴阳失调、水火不济的症状。也就是说,阴阳之间的相互对立也好,五行之间的相互制约也好,重在概括它们之间的特性和关系。这种特性和关系的发生,还必须通过气的作用来实现,只有把三者结合起来,才能更深入、更具体地阐明这种极为复杂的病理变化。在疾病的辨证治疗当中,同样依靠三者的联系。任何脏腑的病理变化,都是气的运动变化失常所致,概括地讲是阴气阳气偏盛偏衰的结果,辨清脏腑的阴阳盛衰,就抓住了疾病的本质。但为防止疾病的发展传变,要利用五行学说的生克乘侮规律来指导治疗。如肾气虚可有阴气虚和阳气虚的不同,若肾阴虚,"母病及子"可导致肝阴虚,肝阴虚"阴不制阳",又可导致肝阳上亢。因此治疗时,在补肾阴的同时又要补肝阴,并酌加柔肝潜阳之品;只有阴阳、五行和精气学说相互联系、相互补充,才能更准确地解释人体复杂的生理和病理现象,指导临床诊断和治疗。

必须指出,阴阳、五行和精气学说是我国古代的哲学思想,毕竟受到当时社会历史和科技条件的限制,还属于朴素的唯物论和自发的辩证法思想。因此,它在全面、准确地概括人体的生理现象以及病理变化规律方面存在着一定的局限性,还需以历史唯物主义和辩证唯物主义的立场、观点和方法,取其精华,弃其糟粕,使之更好地为人类健康事业服务。

综合测试

1. 以下哪种说法不正确
   A. 火为阳,水为阴
   B. 南为阳,北为阴
   C. 木为阳,土为阴
   D. 气为阳,味为阴
   E. 动为阳,静为阴

2. 事物的阴阳两个方面的相互转化是
   A. 绝对的
   B. 有条件的
   C. 必然的
   D. 属于量变
   E. 单方面的

3. 属于阴中之阳的时间是
   A. 上午
   B. 前半夜
   C. 下午
   D. 后半夜
   E. 中午

4. 下列哪种情况不宜用阴阳概念来说明
   A. 昼与夜
   B. 天与地
   C. 表与风
   D. 水与火
   E. 左与右

5. 言人身脏腑中阴阳,则肝为
   A. 阳中之阳
   B. 阳中之阴
   C. 阴中之阳
   D. 阴中之阴
   E. 阴中之至阴

6. 不属于阳的症状是
   A. 声高气粗   B. 多言而躁动   C. 面色鲜明
   D. 脉细涩   E. 舌苔黄燥

7. 下列阴阳失调的病理变化，"阴"的含义为"阴邪"的是
   A. 阴虚则阳亢   B. 阳盛则阴病   C. 阴盛则阳病
   D. 阴损及阳   E. 阳盛格阴

8. 可用阴阳的对立制约来解释的是
   A. 寒极生热   B. 阴损及阳   C. 寒者热之
   D. 重阳必阴   E. 阴中求阳

9. 下列哪项不能说明阴阳互根互用关系
   A. 阳在外，阴之使也   B. 孤阴不生，独阳不长   C. 阴在内，阳之守也
   D. 重阴必阳，重阳必阴   E. 阴损及阳，阳损及阴

10. "寒极生热，热极生寒"可用阴阳学说中哪一个观点来解释
   A. 对立制约   B. 互根互用   C. 消长平衡
   D. 相互转化   E. 阴阳格拒

11. "阴中求阳"是指
   A. 阴寒证用阳热之药   B. 虚热证用滋阴药
   C. 虚寒证用补阳药   D. 在补阳时适当配以补阴之品
   E. 在滋阴时适当配以补阳之品

12. 下列除哪一项外都属五行之土
   A. 五脏之脾   B. 六腑之胃   C. 五志之悲
   D. 五官之口   E. 五气之湿

13. 五行学说中金的特性是
   A. 炎上   B. 稼穑   C. 润下
   D. 从革   E. 曲直

14. 按五行木、火、土、金、水次序归类，下列哪项不妥
   A. 青赤黄白黑   B. 筋脉肉皮骨   C. 生长化收藏
   D. 怒喜悲思恐   E. 角徵宫商羽

15. 下列五行生克关系中哪项是错误的
   A. 木克土   B. 火生土   C. 火克水
   D. 金生水   E. 金克木

16. 肺气的肃降可以抑制肝阳的上亢，是属于五行的
   A. 相生关系   B. 相乘关系   C. 相克关系
   D. 相侮关系   E. 母子关系

17. 五行相乘的基本概念是
   A. 母病其气有余而乘其子   B. 子病其气有余而乘其母   C. 其气有余则乘己所胜
   D. 其气有余则乘己所不胜   E. 其气不及则己所胜者侮而乘之

18. 下列不符合五行生克规律的是
   A. 木为水之子   B. 水为火之所不胜   C. 火为土之母
   D. 金为水之所胜   E. 金为土之子

19. 土壅导致木郁属于
   A. 相乘   B. 相克   C. 相侮
   D. 相生   E. 相胜

20. 根据五行生克乘侮规律,以下哪种说法是错误的
    A. 木火刑金　　　　　　　B. 肝木乘土　　　　　　　C. 心火亢盛,反侮肺金
    D. 心火不盛,肾水乘之　　E. 心肝火旺

21. "肝火犯肺"是属于
    A. 子病犯母　　　　　　　B. 相克　　　　　　　　　C. 相乘
    D. 相侮　　　　　　　　　E. 母病及子

22. 肝病色青见沉脉为
    A. 主　　　　　　　　　　B. 客　　　　　　　　　　C. 逆
    D. 顺　　　　　　　　　　E. 色脉相符

23. 泻南补北法适用于
    A. 肾阴虚而相火妄动　　　B. 心阴虚而心阳亢盛　　　C. 肾阴虚而心火旺
    D. 肾阴虚而肝阳上亢　　　E. 肾阳虚损而心火浮越

24. 下列情志相胜中哪一项是错误的
    A. 惊胜怒　　　　　　　　B. 恐胜喜　　　　　　　　C. 怒胜思
    D. 喜胜忧　　　　　　　　E. 思胜恐

25. 下列不属于相克规律确定的治法是
    A. 泻南补北　　　　　　　B. 抑木扶土　　　　　　　C. 滋水涵木
    D. 培土制水　　　　　　　E. 佐金平木

26. 对中医学构建整体观念最有影响的学说是
    A. 阴阳学说　　　　　　　B. 五行学说　　　　　　　C. 精气学说
    D. 经络学说　　　　　　　E. 三因学说

27. 天、地、万物之间相互联系的中介是
    A. 天气　　　　　　　　　B. 气　　　　　　　　　　C. 气化
    D. 神　　　　　　　　　　E. 地气

（侯志英）

第二章　中医理论体系的核心——藏象

1. 能够说出藏象、奇恒之腑的概念。
2. 知道藏象学说的内容、脏腑的总体功能特点。
3. 能够准确表达五脏、六腑生理功能,并说出与志、体、窍、液的联系。

第一节　藏象概述

"藏"与"脏"同,属古今字,后以脏为胸腹内诸器官之总称,故加肉月旁以与"藏"别。藏是指藏于体内的内脏,象是指内脏的生理活动和病理变化反映于外的形象、征象。"藏象"一词,反映了中医学对人体生理、病理活动的认识方法。

藏象学说,是研究人体各脏腑的生理功能、病理变化及其相互关系的学说,是中医理论体系的核心,是辨证论治的基础,对指导临床实践具有普遍意义。

藏象学说的内容主要包括三个部分:一是脏腑的生理、病理及其相互关系;二是脏腑、形体、五官九窍之间的相互关系;三是精、气、血、津液的生理、病理及其与脏腑的关系。

脏腑是人体内脏的总称,按照脏腑的结构和生理功能特点的不同,可分为脏、腑、奇恒之腑三类。脏,即肝、心、肺、脾、肾,合称为五脏;腑,即胆、胃、小肠、大肠、膀胱、三焦,合称为六腑;奇恒之腑,即脑、髓、骨、脉、胆、女子胞。五脏多为实质性脏器,其共同生理特点是化生和贮藏精气;六腑多为中空性器官,其共同生理特点是受盛和传化水谷;奇恒之腑是形态似腑,功能似脏,有贮藏精气的作用,故名奇恒之腑。

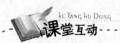
课堂互动

中医学的脏腑与西医学脏器的概念有什么不同?

中医学中一个脏腑的功能,包含了现代解剖学中多个脏器或系统的内容;西医学一个脏器的功能,可能分散在中医学几个脏腑的功能之中,这是要特别注意的。

第二节　脏　腑

一、五脏

(一) 心

心居胸腔之内,膈膜之上,形如倒垂之莲蕊,外有心包卫护;主宰人体生命活动,称为"君主之官"。心在五行属火,手少阴心经与手太阳小肠经经脉相互络属,故心与小肠相表里。

1. 心的主要功能

(1) 主血脉　心主血脉,是指心有推动血液在脉中运行以营养全身的作用。人体各脏腑组织器官皆有赖于血液的濡养,才能发挥其正常的生理功能,以维持正常的生命活动。而心脏的搏动主要依赖于心气的推动,心气是推动血液运行的动力。其次,是脉道的通利和血液自身的充盈。只有心气充沛,脉道通利,血液充盈,心主血脉的功能才能正常。反之,若以上任何一个因素出现了异常,均会导致心主血脉的功能异常,而使血液运行失常。由此可见,心、脉、血三者构成了一个相对独立的系统,在这个系统中,心起着主导作用。

心主血脉的功能正常与否,主要从面色、舌象、脉象、心胸部的感觉等几方面来观察。若心主血脉的功能正常,则面色红润光泽,舌质淡红荣润,脉象和缓有力,心胸部无不适感;若心气不足,或脉道痹阻,或血液亏虚,致使心主血脉的功能失常,则见面色无华或面色青紫,舌质淡白,或青紫,或见瘀点、瘀斑,脉象细弱无力,或见涩、结、代脉,心胸部憋闷、刺痛,或见心悸、怔忡等症。

(2) 主神志　又称主神明、心藏神。神,有广义和狭义之分。广义的神,泛指整个人生命活动的外在表现,包括面色、眼神、言语、意识、肢体活动姿态等。狭义的神,是指人的精神、意识、思维活动。心主神志,主要是指心有主管和调控人的精神、意识、思维活动和整个生命活动的作用。具体体现在两个方面:一是心主管着人的整个精神、心理活动,尤其是对人的精神、意识、思维、睡眠等具体的心神活动和过程起着调控作用。这是心主神志理论中最为实质的内容。二是主宰整个生命活动。心为人的生命活动的主宰,五脏六腑必须在心的统一指挥下,才能进行统一协调的正常生理活动,从而维持整个人体生命活动的正常进行。

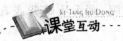

课堂互动

哪些成语体现了心主神志的生理功能?

心想事成、心灰意冷、心旷神怡、心领神会、心血来潮等,这些成语均体现了心主神志的生理功能。

心之所以具有藏神的生理功能,是因为血液是神志活动的物质基础,而心主血脉,由此决定了心具有藏神的生理功能。二者相互影响,密不可分。

心藏神的生理功能正常,则精神振奋,神识清晰,思维敏捷,反应灵敏,睡眠安稳。若心藏神的功能异常,不仅可以出现精神、意识、思维活动的异常,如失眠、多梦、神志不宁,甚至谵狂,或反应迟钝、精神萎靡,甚则昏迷、不省人事等,而且还可以影响其他脏腑的功能活动,甚至危及生命。

2. 心的生理联属

(1)心志为喜　志,是指情志活动;喜,是一种喜悦、愉快的情绪和心境。适度的喜乐,有助于血流的畅通和心主血脉的功能正常。若过喜、暴喜,则可伤及于心,损伤心神,轻者可导致心气涣散,表现为思想注意力不集中;严重者可致神志异常,而见神识错乱、喜笑不休,甚或诱发心疾,累及五脏。

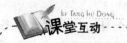
课堂互动

范进中举,为什么疯了呢?

好好的一个人,这么好的事情,他高兴还来不及,又怎么会突然发病了呢? 原来这是喜极而疯,他盼望中举这一天对他来说是十分漫长的,整整35年过去了,到第36个年头他才盼到了中举这件大事,对他来说简直是不可思议,他没有任何的心理准备。他只有原来的一次次考不上的心理准备,考不上再考,他没有想过一旦考上了怎样。一旦他考上了,脆弱麻木的神经无法经受巨大的欢喜,所以他是喜极而狂,喜极而疯。

(2)在体合脉、其华在面　脉,指脉管,是血液运行的通道,故又称血府。脉的生理功能可概括为两方面:一是气血运行的通道;二是运载水谷精微,滋养全身。这些功能全赖于心气的作用。脉管靠血液来充盈,脉管的搏动靠心气来鼓动,故脉搏的强弱、快慢、节律能反应心气的盛衰,且与心搏保持一致。若心气充沛,则脉象均匀和缓有力;若心气不足,则脉象虚弱无力;若脉道瘀阻,血运不畅,则脉律不齐,可见涩、结、代脉。

其华在面,是指心的生理功能是否正常,以及气血的盛衰,可以从面部的色泽变化反映出来。由于头面部的血脉极为丰富,当心气旺盛,血脉充盈时,则面部红润光泽;若心气血不足,则可见面色淡白、晦滞;心血瘀阻,则面色青紫;心火亢盛,则面部红赤。

(3)开窍于舌　舌为心之外候,又有"舌为心之苗窍"之说。舌体脉络非常丰富,舌体得心之气血濡养,则能发挥其司味觉、表达语言的功能,从而表现为舌体红活荣润,柔软灵活自如。若心有病变,也可反应于舌,如心的阳气不足,则舌质淡白胖嫩;心的阴血不足,则舌质红绛瘦瘪;心火上炎,则舌尖红,甚则口舌生疮;心血瘀阻,则舌质暗紫或有瘀斑;心神失常,则可见舌强语謇或失语等。

(4)汗为心液　汗是阳气蒸迫津液从毛窍排出者,故中医有"阳加于阴谓之汗"之说。由于汗为津液所化生,而血液又由津液和营气化生而成,它们都来源于饮食水谷,故称"汗血同源"。而血又为心所主,故有"汗为心之液"之说。由于心、血、汗三者在生理上密切联系,因此在病理上必然相互影响,当心有病变时,可表现为异常的出汗。

(二)肺

肺居胸腔,左右各一,五脏之中,肺位最高,覆盖诸脏,称为"华盖"。因肺叶娇嫩,不耐寒热,易被邪侵,又有"娇脏"之名。肺在五行属金,手太阴肺经与手阳明大肠经经脉相互络属,故肺与大肠相表里。

1. 肺的主要功能

(1)主气、司呼吸　肺主气,是指肺有主持人体之气的功能,包括主呼吸之气和主一身之气两个方面。

主呼吸之气:是指肺有司呼吸的作用,是体内外气体交换的场所。肺通过呼吸运动,吸入自然界的清气,呼出体内的浊气,实现了体内外气体的交换,促进气的生成,调节气的升降出入运动,保证人体新陈代谢的正常进行。肺司呼吸的功能正常,则呼吸调匀,气息平和;反之,则可见胸闷、咳嗽、喘促、气短等呼吸不利之象。

主一身之气:是指肺有主持和调节全身之气的作用。这一作用主要体现在两个方面:一是参与气的生成,尤其是宗气的生成,依靠肺吸入的自然清气与脾运化产生的水谷精气结合而成,积于胸中,通过肺的作用,出入于咽喉以司呼吸,贯注心脉以行气血,并通过心脉周流全身。二是调畅全身气机。肺有节律地一呼一吸的宣肃活动,对全身气机的升降出入运动产生重要的调节作用。而气机调畅与否,又影响着气能否正常发挥其生理功能,进而影响着整个人体的生命活动。

由此可见,肺的呼吸功能对于生命的维持至关重要。肺的呼吸均匀和调,是气的生成和气机调畅的重要条件。只有当肺司呼吸的功能正常时,肺主气的功能才能得以实现,人体一身之气的生成和运行才能正常。反之,则会影响气的生成和运行,而出现一系列的病理变化。如果肺丧失了呼吸的功能,则清气不能吸入,浊气不能呼出,人的生命活动也就将终结。

(2)主宣发肃降　宣发,是指肺有宣布卫气和津液于全身,散发浊气和剩余水分于体外的作用。肃降,是指肺气有向下通降及维持呼吸道洁净的作用。

肺的宣发主要表现在三个方面:一是将脾上输的水谷精微和津液布散全身;二是宣发卫气外合皮毛,开合腠理,调节汗液排泄,维持体温恒定;三是呼出体内浊气。

肺的肃降亦表现有三:一是吸入自然界清气;二是肃清呼吸道异物;三是向下布散清气、津液、水谷精微,一方面供体内各脏腑组织所用;另一方面将代谢后的水液不断地下输到肾,在肾的气化作用下生成尿液而下输膀胱,排出体外。

肺的宣发与肃降相反相成,是一个过程的两个方面,宣发有利于肃降,肃降促进宣发。若两者失调就会发生"肺失宣降"的病理变化,出现咳、喘、痰、闷等病症。

(3)通调水道　是指肺对水液的输布和排泄有疏通和调节的作用。肺的这一作用,也是通过肺气的宣发和肃降来实现的。肺通过宣发,将水液布散于体表和人体上部,并促进代谢后的水液以汗的形式、呼出之气的形式排出体外;通过肃降将水液布散于体内和人体下部,并促进代谢后的水液,下输到肾,转化为尿经膀胱排出。肺的这种作用促进了水液在体内的正常输布、运行和排泄,对维持人体水液代谢的平衡起着重要作用。故有"肺主行水""肺为水之上源"之说。若肺气失于宣发肃降,则可影响肺的通调水道的功能,致使水液代谢失常,从而引发水液的停聚而生痰成饮,甚则水湿泛溢肌肤而成水肿等病变。

(4)朝百脉、主治节　朝,是朝向、汇聚之意。肺朝百脉,是指全身的血液均通过血脉汇聚于肺,通过肺的呼吸,吐故纳新,进行清浊交换,然后将富含清气的血液再输送到全身的作用。全身的血和脉虽统属于心,心气是血液在脉中运行的基本动力,但还需肺的协助与配合。这是因为肺司呼吸,主一身之气,调节着全身的气机,气行则血行,血液的正常运行也有赖于肺气的敷布与调节,肺有助心行血的作用。若肺气充足,宣降正常,呼吸调匀,气机调畅,则血行正常;反之,肺气虚弱,肺失宣肃,致使呼吸不利,气机不畅,每可影响心主血脉的功能,出现血行障碍,而见胸闷、心悸、唇舌青紫等症状。

"治节",即治理和调节。肺的治节作用,主要体现在四个方面:一是调节呼吸功能;二是治理和调节全身的气机运动;三是辅助心脏,推动和调节血液的运行;四是治理和调节津液的输布、运行和排泄。肺主治节,实际上是对肺的整个生理功能的高度概括。

2. 肺的生理联属

(1)肺志为忧(悲)　忧与悲都是消极不良的情感表现,虽是不同的情绪,但对机体的影响却相似,都对肺产生不良影响。因肺主气,过度悲忧易耗伤肺气,出现呼吸不利、气短、音哑、干咳、咯血等病症。

(2)在体合皮、其华在毛　皮毛,包括皮肤、毫毛、汗腺等组织。为一身之表,依赖卫气和津液的温润滋养。行使着保护机体、抵御外邪侵袭、调节津液代谢与恒定体温、司部分感觉和辅助呼吸等功能。肺的生理功能正常,则皮毛致密,毫毛光泽,抵御外邪侵袭的能力亦较强;若肺气虚弱,肌表失于温养,则卫表不固,抵御外邪侵袭的能力就低下,可出现多汗和易于感冒,或皮毛憔悴枯槁等现象。

(3)开窍于鼻　鼻是肺的门户,为气体出入的通道。肺开窍于鼻是指鼻的通气和嗅觉功能,主要依靠肺气宣发的作用才能正常发挥。肺气通利,则呼吸畅顺,嗅觉灵敏;外邪犯肺,肺气不利,则见鼻塞、流涕、嗅觉不灵;邪热壅肺,常见鼻流浊涕,甚至鼻翼扇动等。由于"鼻为肺之窍",故外邪袭肺,常以鼻为通道。

(4)涕为肺液　涕由鼻腔所分泌,有润泽、清洁鼻腔之功。涕由肺之阴液所化,故涕为肺之液。当肺阴充足时,则能上濡于鼻,使涕液的分泌适度,濡养鼻腔。反之,当肺出现病变时,每可见涕液的异常。如肺为风寒所袭,则鼻流清涕;肺热,则涕液黄稠;肺为燥邪所伤,则鼻干无涕。

(三)脾

脾位于中焦,在膈之下,左季肋的深部,附于胃的背侧左上方;在五行属土,足太阴脾经与足阳明胃经经脉相互络属,故脾与胃相表里。脾胃合称"后天之本""气血生化之源"。

1. 脾的主要生理功能

(1)主运化　运,即转运输送;化,即消化吸收。脾主运化,是指脾具有把水谷化为精微,并将精微物质吸收转输至全身的生理功能。脾的运化包括运化水谷和运化水液两个方面。

运化水谷:是指脾对饮食物的消化、吸收和输布作用。饮食入胃后,主要在胃和小肠内进行消化,经过胃的"腐熟"和小肠的"化物"而分解成水谷精微和糟粕,但是,必须依赖于脾的运化功能,才能将水谷化为精微。同样,也有赖于脾的转输和散精功能,才能把水谷精微上输于肺,经肺的宣发与肃降使水谷精微得以输布至全身。而水谷精微,又是人体维持生命活动所需要的营养物质的主要来源,也是生成气血的主要物质基础,所以说"脾为后天之本,气血生化之源"。因此,脾的运化功能正常(脾气健运),才能为化生精、气、血、津液,提供足够的养料,使机体组织得到充分的营养。若脾的运化功能减退(脾失健运),则机体的消化吸收功能就会失常,可出现食欲不振、腹胀、便溏、倦怠乏力等病症。

运化水液:是指脾具有吸收、输布水液,防止水液在体内停滞的作用。这是水液代谢的一个重要环节。脾既可以帮助胃肠吸收水液,又可以把水液转输、布散至全身而发挥滋养和濡润作用;同时,又有助于把各组织器官利用后的多余水液及时转输至肺和肾,化为汗和尿排出体外,从而防止了水湿浊液在体内的停滞潴留。这也是脾虚生湿,"脾为生痰之源"和脾虚水肿的机制所在。脾主运化水谷和运化水液是一个功能的两个方面,二者可分而不可离。

(2)主升清 升,指上升;清,指水谷精微等营养物质。脾主升清,是指脾具有将水谷精微等营养物质向上输至心肺头目,以发挥其濡养作用;又有升提内脏,防止其下垂的作用。脾之升清,是和胃的降浊相对而言的。脾气升则健,胃气降则和。二者既对立又统一,共同完成饮食物之消化吸收和输布。另一方面,脏腑之间的升降相因、协调平衡是维持人体内脏位置相对恒定的重要因素。因此,脾的升清功能正常,水谷精微才能正常吸收和输布,人体气血才能充盛。同时,内脏位置恒定而不下垂。若脾不升清,则水谷不能运化,气血生化无源,可出现神疲乏力、眩晕、泄泻等症状。脾气下陷,则可见久泄脱肛甚或内脏下垂等病症。

(3)主统血 统,指统摄、控制之意。脾主统血,是指脾具有统摄、控制血液在脉中正常运行,防止溢于脉外的功能。脾统血的机制,究其实质是通过脾主运化能化生人体之气,气能摄血而实现的。若脾气健旺,则气血生化有源,气旺则能统血,使血行脉中而不外溢;若脾失健运,则气的生化乏源而亏虚,气虚则固摄作用减弱,统摄无权,就会导致血溢脉外而出血的脾不统血证。

2. 脾的生理联属

(1)脾志为思 思,即思考、思虑,是人体精神、思维活动的一种状态。人们要认识客观事物,处理问题就必须思考,因此,思是正常的思维活动。一般来说,思考、思虑对机体的正常生理活动无不良影响;但在思虑过度或所思不遂等情况下,就会影响气的升降出入,而致气机郁结,脾的运化升清功能失常,而出现不思饮食、脘腹胀闷、头晕失眠等症。

(2)在体合肉、主四肢 脾为气血生化之源,全身的肌肉,都需要依靠脾所运化的水谷精微来营养,才能使肌肉发达,丰满健壮,活动有力。所以人体肌肉的健壮与否,与脾的运化功能密切相关,若脾的运化功能障碍,必致肌肉消瘦、痿软不用。

四肢与躯干相对而言,是人体之末,故又称"四末"。人体的四肢,同样需要脾运化的水谷精微濡养,以维持正常的生理活动。若脾气健运,营养化生充足,则四肢轻劲,灵活有力。若脾气虚弱,营养化生不足,则四肢乏力,甚或痿弱不用。

(3)开窍于口、其华在唇 脾开窍于口,是指饮食口味与脾运化功能有密切关系。若脾气健旺,则食欲、口味正常;若脾失健运,则食欲不振、口淡乏味。脾有湿热,可觉口甘、口腻。

口唇的色泽,与全身的气血是否充足有关。由于脾为气血生化之源,所以口唇的色泽是否荣润,不仅是全身气血状况的反映,而且也是脾运化水谷精微功能状态的反映。若脾气健运,气血充足,营养良好,则口唇红润光泽;若脾失健运,气血不足,营养不良,则口唇淡白无华或萎黄不泽。

(4)涎为脾液 涎为口津,润泽口腔,有助于食物的吞咽和消化。在正常情况下,涎液上行于口,但不溢于口外。若脾胃不和,则涎液分泌剧增,而发生口涎自出;脾不生津,则口干。

(四)肝

肝位于腹部,横膈之下,右胁之内;具有体阴而用阳的生理特点;在五行属木,足厥阴肝经与足少阳胆经经脉相互络属,且肝胆直接相连,故肝与胆相表里。

1. 肝的主要功能

(1)主疏泄 疏,即疏通;泄,即宣泄。肝主疏泄,其关键是调畅气机。气机,指气的升降出入运动。机体脏腑经络器官的活动,均有赖于气机调畅。肝性主升主动,有助于全身气的调畅,从而促使气血和调,经脉通利,脏腑器官的功能活动健旺与协调。若肝的疏泄失常,常表现为两个方面:一是疏泄不及,而致气行不畅,气机郁结,出现胸胁、两乳或少腹等部位胀痛不适,甚则刺痛或为癥积。二是疏泄太过,即肝气的升发太过,而形成肝气上逆的病理变化,出现头目胀痛、面红目赤、烦躁易怒等症。气升太过,则血随气逆,而致吐血、咯血,甚则猝然昏仆,不省人事。

具体表现在以下几个方面:一是调节情志。情志活动,由心所主,但与肝的疏泄功能密切相关。肝脏通过调节气机而调理气血,进而调畅人的情志。肝的疏泄正常,则气机调畅,气血和调,心情舒畅;肝的疏泄功能减退,则肝气郁结,心情郁闷;肝的升泄太过,则急躁易怒。反之,持久的情志异常,亦影响肝的疏泄功能,而致肝气郁结,或疏泄太过的病理变化。二是促进消化。肝的疏泄有助于脾升胃降和胆汁的分泌、排泄,以维持正常的消化、吸收功能。若肝失疏泄,则影响脾胃之气的升降和胆汁的排泄,而出现消化功能异常的表现。临床常见的病证有:肝胃不和、肝脾不调等。

此外,肝的疏泄,还有利于三焦水道的通利;调畅气血,调理冲任,调节月经与孕育;调节男子精液的正常排泄等。

(2)主藏血 肝主藏血,是指肝具有贮藏血液、调节血量及防止出血的功能。人体内各部分的血液,常随着不同的生理状态而改变其血流量。当人体处于安静状态时,机体的血液需要量减少,部分血液就回流到肝脏并贮藏起来;当人体处于活动状态时,机体的血液需要量增加,肝内的血液又被运送到全身,供给各组织器官的需要。肝藏血功能失常,可出现两种情况:一是藏血不足,而见头晕目眩、夜盲、筋肉拘挛、肢体麻木、屈伸不利、女子月经不调、闭经等症;二是肝不藏血,导致多种出血病症。

2. 肝的生理联属

(1)肝志为怒 "怒"是人们在情绪激动时的一种情志变化。"怒"对于机体生理活动来说,属于一种不良刺激。"怒"对机体的主要影响为:"怒则气上"。若突然大怒,或经常发怒,势必造成肝的阳气升发太过而伤肝;反之,肝的阴血不足,肝的阳气升泄太过,则稍有刺激,极易发怒。

（2）在体合筋、其华在爪　筋,即筋膜,有连接和约束骨节、肌肉,主持运动等功能。在五脏中,肝与筋关系最为密切,这是因为全身筋膜有赖于肝血的滋养。若肝血充盛,筋膜得养,则筋力强健,运动自如,且能耐受疲劳。若肝血不足,筋膜失养,则表现为四肢无力、动作迟缓、手足震颤、肢体麻木、抽搐拘挛、屈伸不利等症。

爪,即爪甲,包括指甲和趾甲,乃筋之延续,故称"爪为筋之余"。肝血充盛,则爪甲红润,坚韧明亮;肝血不足,则爪甲软薄,色泽枯槁,甚则变形、脆裂。

（3）开窍于目　肝的经脉上连目系,"肝气通于目",目能视物,有赖于肝血的濡养。故肝的功能正常与否,可表现在目的病变上。如肝的阴血不足,则两目干涩、视物不清或夜盲;肝火上炎,则目赤肿痛;肝阳上亢,则头晕目眩;肝风内动,则两目上视等。

（4）泪为肝液　肝开窍于目,泪为目液,所以说肝在液为泪。正常情况下,泪可濡润和保护双目,而不溢出。泪的过多过少均属病态。肝阴不足,泪液分泌减少,则两目干涩;肝经风热,则目赤痒痛或迎风流泪;肝经湿热,可见目眵增多等。

（五）肾

肾位于腰部脊柱两侧,左右各一,故称"腰者,肾之府";在五行属水,足少阴肾经与足太阳膀胱经经脉相互络属,故肾与膀胱相表里。

1. 肾的主要功能

（1）藏精,主生长、发育与生殖　肾藏精,是指肾具有贮存和封藏精气的作用。这为精气在体内充分发挥其生理效应创造了必要的条件。肾所藏之精包括"先天之精"和"后天之精"。"先天之精"是禀受于父母的生殖之精,与生俱来,是构成胚胎的原始物质,所以称"肾为先天之本"。"后天之精"来源于饮食所化生的精微物质,用以营养脏腑,维持人体生命活动,所余部分藏之于肾,即所谓"肾者主水,受五脏六腑之精而藏之"。

"先天之精"与"后天之精"是相互为用的,"先天之精"有赖于"后天之精"的不断充养,才能充分发挥其生理效应;"后天之精"又依赖于"先天之精"的活力资助,才能不断摄入和化生。二者相辅相成,紧密结合而藏之于肾。

肾藏精,精能化气,肾精所化之气叫肾气。肾中精气的生理作用:一是促进机体的生长、发育与生殖,二是促进脏腑的功能活动。

> **知识链接**
>
> "天癸"是肾发育到肾气充满时,而由肾精化生的一种促进生殖功能的物质,等到肾衰弱,肾精不足到某种程度时,天癸也就不能再产生了。人体也同时丧失了生殖能力。

促进机体的生长、发育与生殖:《素问·上古天真论》说"女子七岁,肾气盛,齿更发长;二七而天癸至,任脉通,太冲脉盛,月事以时下,故有子;三七,肾气平均,故真牙生而长极;四七,筋骨坚,发长极,身体盛壮;五七,阳明脉衰,面始焦,发始堕;六七,三阳脉衰于上,面皆焦,发始白;七七,任脉虚,太冲脉衰少,天癸竭,地道不通,故形坏而无子也。丈夫八岁,肾气实,发长齿更;二八,肾气盛,天癸至,精气溢泻,阴阳和,故能有子;三八,肾气平均,筋骨劲强,故真牙生而长极;四八,筋骨隆盛,肌肉满壮;五八,肾气衰,发堕齿槁;六八,阳气衰竭于上,面焦,发鬓斑白;七八,肝气衰,筋不能动;八八,天癸竭,精少,肾脏衰,形体皆极,则齿发去。"所以人的整个生命过程,就是肾中精气盛衰的反映。若肾中精气不足,可见小儿生长发育迟缓,成人生殖功能减退或早衰。

促进脏腑的功能活动:肾中精气是人体生命活动的根本,从阴阳属性的角度,又可把肾中精气分为肾阴、肾阳两个方面,其中对各脏腑组织起滋润作用的称之为肾阴,又称"元阴""真阴",是人体一身阴液的根本;对各脏腑组织起温煦、生化作用的称之为肾阳,是人体一身阳气的根本,又称"元阳""真阳"。肾阴、肾阳相互依存,相互制约,共同维系着肾及全身阴阳的相对平衡。若肾的阴阳失调,既可出现内热、眩晕、耳鸣、腰膝酸软、遗精、舌红少津等肾阴虚证;亦可出现神疲乏力、形寒肢冷、腰膝冷痛、水肿、阳痿、女子宫寒不孕、舌淡等肾阳虚证。

(2)主水　肾主水,是指肾具有主持和调节人体水液代谢的功能。在正常情况下,水液通过胃的受纳,脾的运化,肺的宣降,肾的气化,三焦的决渎,膀胱的开合等共同作用,清者布于脏腑组织,浊者化为汗和尿液排出体外。所有这些均有赖于肾的气化作用,故称"肾者主水"。

(3)主纳气　呼吸虽为肺所主,但必须依赖于肾的纳气作用,才能保持呼吸均匀,气道通畅,故肾主纳气。实际上就是肾的封藏作用在呼吸运动中的具体体现。肺司呼吸要保持一定的深度,有赖于肾的纳气作用。因此,肾的纳气功能正常,则呼吸均匀和调。若肾的纳气功能减退,摄纳无权,呼吸表浅,可出现动则气喘,呼多吸少等肾不纳气的表现。所以说"肺为气之主""肾为气之根"。

考点链接

肾主纳气的主要生理作用是
A. 使肺的呼吸保持一定的深度　　　　B. 有助于元气的固摄
C. 有助于固摄精液　　　　　　　　　D. 有助于元气的生成
E. 促进肺气的宣发
答案:A。

2. 肾的生理联属

(1)肾志为恐　恐,是一种恐惧、害怕的情志活动,与肾的关系密切。《素问·举痛论》说:"恐则气下",是指人在恐惧的状态中,气不得升而转降,导致遗尿、大小便失禁等。

(2)在体合骨,生髓通脑,其华在发　肾藏精,精生髓,髓养骨。肾中精气充盈,则骨髓、脑髓、脊髓得以充养。髓海得养,脑的发育就健全,表现为头聪目明,思维敏捷;骨得髓养,则坚强有力;反之,肾中精气亏虚,则生髓不足,不仅可见头晕耳鸣、健忘、思维迟钝,还会出现骨骼软弱无力,甚至发育不良。

"齿乃骨之余"。齿是骨的延续,均赖肾中精气充养。肾中精气充沛,则"齿牙完坚";肾中精气不足,则齿浮易松,甚至脱落。

其华在发,是说肾的荣华反映在头发。肾藏精,精化血,精血旺盛,则发长润泽。若久病而见发稀、发枯、发落、发白者,多属肾精亏虚和血虚。

(3)开窍于耳及二阴　耳是听觉器官。肾开窍于耳,是指耳的听觉功能,依赖于肾中精气的充养。肾中精气充盛,髓海得养,则听觉灵敏。若肾中精气不足,髓海空虚,耳失所养,则出现耳鸣、听力减退,甚至耳聋。老年人由于肾中精气虚衰,故多见听力减退。

二阴,指前阴和后阴。前阴有排尿和生殖的功能,后阴有排泄粪便的作用。尿液的贮存和排泄虽在膀胱,但必须依赖于肾的气化才能完成。而人的生殖功能亦由肾所主。若肾精气不足,可出现遗精、遗尿、早泄、尿清长、尿频、尿少等症。大便的排泄,亦与肾的气化作用有关。若肾阳虚,脾失温煦,水湿不运而致大便溏泄;肾阴不足,可见大便秘结。

(4)唾为肾液　唾为口津,指唾液中较稠厚的部分。能润泽口腔,并与食物搅拌而下咽。唾由肾精所化,咽之又有滋养肾精之功,故善养生者,常以吞咽唾液的方法以养肾精。而多唾或久唾,易耗伤肾精。病理上,肾阴不足,可见口舌干燥;肾气虚失于固摄,可见唾液增多。

吞唾滋肾法

　　方法是早晚闭目养神,调息后,用舌搅拌廉泉穴(舌体下的穴位),然后将从舌下廉泉穴涌出的唾液缓缓吞下,这样可以起到滋养肾阴的作用,因为唾液属肾,为肾精所化。古代养生家早晨都要吞津咽唾液,就是这个道理。

附:命门

命门,有生命的根本之意。"命门"一词,首见于《内经》。尽管历代医家对命门的认识不同,争议颇多,但归纳起来不外两个方面:一是命门与肾的关系密切,二是命门是人体生命的根本。"肾为先天之本",所以命门之火,即指肾阳;命门之水,即指肾阴。临床上补命门之火,就是温补肾阳。故提出命门,无非是强调肾中阴阳的重要性。正如《景岳全书·传思录》中所说:"命门为元气之根,为水火之宅。五脏之阴气非此不能滋,五脏之阳气非此不能发"。

二、六腑

(一)胆

胆为六腑之一,又属于奇恒之腑,附于肝之右叶下,呈中空的囊状器官。其主要功能为:

1. **贮存和排泄胆汁**　胆汁由肝之精气所化,贮存于胆,根据消化的需要适时施泄于小肠,起到助消化的作用。中医学认为,胆汁的化生与排泄全赖于肝的疏泄功能的控制和调节。若肝主疏泄正常,则胆汁分泌排泄畅达,脾胃消化功能正常。反之,若肝失疏泄,导致胆汁分泌排泄不利,并影响脾胃的运化功能,而出现胁下胀满疼痛、腹胀、纳减、便溏等症;若肝胆气逆,则胆汁外溢,可见口苦、呕吐黄绿水及黄疸等症。

2. **主决断**　决断属于思维的范畴。胆主决断,是指胆具有判断事物,并作出决定的作用。中医理论认为,肝主谋虑,胆主决断,肝胆必须相互配合,才能进行正常的思维活动。故胆气虚者,常易惊善恐,遇事不决,失眠多梦。

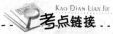

(二)胃

胃又称胃脘，位于上腹部，上连食管，下接小肠。胃的上口为贲门，下口为幽门。胃分为上、中、下三部，上部称上脘，包括贲门；中部称中脘，即胃体部分；下部称下脘，包括幽门。其主要功能为：

1. **主受纳，腐熟水谷**　受纳，是接受和容纳的意思。因其容纳食物故称"水谷之海""太仓"。腐熟，是饮食物经胃初步消化，形成食糜的意思。胃主受纳、腐熟水谷，是指胃有接受、容纳饮食物并对饮食物进行初步消化的作用。饮食入口，经食管下达容纳于胃，在胃中阳气的作用下，经过胃的初步消化而形成易于吸收的食糜。胃对食物的这种消化，须在脾的运化协助下才能完成，以利于饮食物的进一步消化和吸收，脾胃的这种功能称为"胃气"。胃气强，则食欲旺盛，食易消化；胃气弱，则纳呆、食少、脘胀、消化不良。

2. **主通降**　通降，是指胃气以通畅下降为顺。这一特点，不仅体现于胃能将初步消化后的食物向下送至小肠，以利于在小肠内进一步的消化吸收；还包括小肠将食物残渣下输于大肠，以及大肠排泄糟粕的功能在内。胃正常的通降是继续受纳的前提。因此，胃主通降正常，实为保证整个消化系统功能正常的重要条件。若胃失通降，不仅影响食欲，而且浊气在上可引起口臭，在中可见脘腹胀闷或疼痛等，在下可见大便秘结。若胃气上逆，又可见嗳气、恶心、呕吐、呃逆等症。

(三)小肠

小肠位于腹中，上通于胃，下连大肠，包括现代医学的十二指肠、空肠、回肠。其主要功能为：

1. **受盛化物**　受盛，是接受、以器盛物之意。化物，即变化、消化食物之意。这一功能是指小肠接受从胃传下的初步消化的食物，并将其进一步消化。当食物从胃进入小肠后，要在小肠内停留相当长的时间，在脾主运化的作用下，食糜被进一步消化成为能被机体吸收的水谷精微。若化物功能失调，可导致消化不良。

2. **泌别清浊**　是指小肠将消化后形成的水谷精微和食物残渣分开，并将水谷精微吸收，食物残渣则下传至大肠。由于小肠所吸收的水谷精微多呈液态状，因此，小肠在吸收水谷精微的同时，也吸收了大量的水液，故有"小肠主液"之说。因而，人体大便的干薄和尿量的多少与小肠主液的功能密切相关。若小肠主液的功能异常，则水液吸收障碍，常表现为小便短少而大便稀薄以及全身津液不足之象。

(四)大肠

大肠位于腹腔，上端在阑门处与小肠相接，下端紧接肛门，是一个管道器官。其主要功能为传化糟粕。

大肠接受小肠泌别清浊后剩下的食物残渣,再吸收其中多余的水液形成粪便,经肛门排出体外。大肠功能失调,主要表现为传导失常和粪便的改变。大肠湿热,气机阻滞,可见腹痛下痢,里急后重;大肠实热,肠液干枯,可见便秘;大肠虚寒,可见腹痛、肠鸣、泄泻。

(五)膀胱

膀胱位于下腹部,上通过输尿管与肾相通,下连尿道,开口于前阴。其主要功能为贮尿和排尿。

津液经肾的气化生成尿液,下注膀胱。膀胱内尿液充盈至一定程度时,可自主地排出体外。然而,膀胱的贮尿和排尿功能,全赖于肾气的固摄与气化作用。若肾气不固,膀胱不约,可见遗尿、尿后余沥,甚则小便失禁。若肾与膀胱气化失司则膀胱不利,可见尿痛、淋涩、排尿不畅,甚则癃闭。

(六)三焦

三焦是上、中、下三焦的总称,为六腑之一。在人体脏腑中三焦最大,有"孤腑"之称。从部位来划分,膈肌以上为上焦,包括心肺;膈肌以下脐以上为中焦,包括脾胃、肝胆;脐以下为下焦,包括肾、膀胱、小肠、大肠。三焦与心包相表里。其主要功能为:

1. **主持诸气,总司人体气化**　三焦是元气通行的道路,是人体之气升降出入的通道,亦是气化的场所。所以说:"三焦者,气之所终始也"。

2. **为人体水液运行的道路**　三焦还有疏通水道。运行水液的作用,是水液升降出入的通路。体内的水液代谢是由肺、脾、肾等许多脏腑的协同作用完成的,但必须以三焦为通道,才能正常地升降出入。

此外,三焦的部位划分有其各自的功能特点。上焦主宣发,敷布水谷精气于周身,如雾露之溉,故称"上焦如雾"。中焦主消化、吸收并输布水谷精微,以化气血,如酿酒发酵,故称"中焦如沤"。下焦主泌别清浊,排泄精粕和尿液,有如水浊不断向下疏通,向外排泄,故称"下焦如渎"。

附:奇恒之腑

奇恒之腑,包括脑、髓、骨、脉、胆、女子胞。髓、骨、脉、胆前已论述,在此仅对脑、女子胞简要介绍。

(一)脑

脑居颅内,由髓汇集而成,故称"脑为髓之海"。其主要功能为:

1. **主持精神活动**　《素问·脉要精微论》谓"头者,精明之腑",是说脑是汇聚精髓而主神明的处所。这说明中医学既强调心主神明,又重视脑主精神活动的功能。脑主精神活动正常,则精力充沛、思维敏捷、记忆力强。脑髓不充,则出现精神萎靡、反应迟钝,健忘。

2. **主感觉运动**　《本草纲目》谓"脑为元神之腑","元神"即"元始之神",是说人的视、听、言、行、动等本能与脑密切相关。脑主感觉运动的功能正常,则视物清晰,听力聪颖,嗅觉灵敏,言语清晰,肢体灵活;反之,则可出现视物不清,听觉失聪,嗅觉不灵,感觉迟钝,运动迟缓,言语謇涩等症。

(二)女子胞

女子胞,又称胞宫、子处、子宫,位于小腹正中,是女性的内生殖器官。其主要功

能为:

1. **主月经**　女子"二七而天癸至,任脉通,太冲脉盛,月事以时下"。"天癸"是由肾中精气所化生的一种促进人体生殖功能成熟的物质。在天癸的作用下,胞宫发育完善,任脉通,冲脉气血盛,月经应时来潮。所以说,女子胞是女子发育成熟后,主持月经的主要器官。

2. **孕育胎儿**　月经正常来潮后,女子胞就具有生殖和养育胎儿的能力。女子受孕以后,胎儿在母体子宫中发育,女子胞就聚集气血以养胎,成为保护胎儿和孕育胎儿的重要器官,直至十月怀胎期满分娩。

第三节　脏腑之间的关系

一、脏与脏之间的关系

1. **心与肺**　心与肺的关系,主要是气和血的关系。心主血,肺主气,两脏配合,以保证气血正常运行。血的循行依赖气的推动,气的输布又需血的运载。所以说"气为血之帅,血为气之母"。若肺气虚弱,宗气不足,运血无力,则见胸痛、心悸、唇青、舌紫等症;若心血不畅,亦会影响肺的宣降,出现咳、喘、胸闷等症。

2. **心与脾**　心与脾的关系,主要表现在血液的生成和运行两个方面。心主血,脾统血、生血。脾气健运,血有所生,则心血充盈,脾气摄血,则血行脉道而不外溢;心行血于脾,则脾运健旺。病理上脾虚可致心虚,心虚可致脾虚,最终导致心脾两虚,出现心悸、失眠多梦、食少、腹胀、便溏等症。

3. **心与肝**　心与肝的关系,主要表现在血液生理和神志活动两方面。心血充足,则肝有所藏,肝藏血,调节血量,则心有所主,两脏配合,以维持血液正常生理活动。心主神志,肝能调节情志,心肝协作,共同维持神志活动的正常。故病理上有心肝血虚、心肝火旺等证。

4. **心与肾**　心在上属火,肾居下属水。生理状态下,心火必须下降于肾,使肾水不寒;肾水必须上济于心,使心火不亢。这种阴阳相交、水火相济的协调关系,称为"心肾相交""水火既济"。若这种平衡协调关系失调,则会出现心烦、失眠多梦、遗精等心肾不交证。

5. **肺与脾**　肺与脾的关系,主要体现在气的生成和津液代谢两方面。气的生成需肺的呼吸和脾的运化配合;水液代谢需肺的宣降,通调水道与脾的运化协作。病理上,脾失健运,水液停滞,聚而成痰,影响肺的宣降,可见咳、喘、痰、闷等症,故有"脾为生痰之源,肺为贮痰之器"之论。反之,肺病日久亦可导致脾虚,出现食少、腹胀、便溏、水肿等症。

6. **肺与肝**　肺与肝的关系,主要体现在气机调节方面。肺主降,肝主升,共同维持气机的平衡协调。若肝升太过,肺降不及,导致气火上逆,可见咳嗽、咯血等"木火刑金"之象。反之,若肺失清肃可致肝失疏泄,出现咳嗽、胸胁胀痛、头晕目眩等症。

7. **肺与肾**　肺与肾的关系,主要表现在水液代谢和呼吸运动两方面。

(1)水液代谢方面　肺主宣降,通调水道,使在上之水津宣降有度,所以说"肺为水之上源"。肾主水,下达于肾之水,通过肾阳气化,使清者升,浊者流入膀胱变成尿液。

如此肺肾协作,共同维持水液代谢正常。若肺失宣降,通调失职累及于肾,可见水肿、尿少;肾不主水累及于肺,可见水肿、喘满等症。

(2)呼吸运动方面　肺司呼吸,肾主纳气,肾气充足,才能助肺吸气和降气,所以说"肺为气之主,肾为气之根"。若肾气不足或肺虚久咳伤肾,均可出现呼多吸少、动则气喘等肾不纳气的表现。

此外,肺肾之阴也是相互滋生的,故有"金水相生"之说。病理情况下亦常相互影响,如肺肾阴虚证。

8. 肝与脾　肝与脾的关系,主要表现在气机的协调和消化方面。肝的疏泄可促进脾的运化;脾气健运,气血化源充足,则肝血充盈,从而保证肝气条达。若肝失疏泄,木不疏土,可见精神抑郁、胸胁胀满、纳呆、腹胀、腹痛、溏泄等症。反之,脾病也可影响到肝。如脾失健运,水湿内停,蕴而化热,湿热郁蒸肝胆,可形成黄疸。

9. 肝与肾　肝与肾的关系,主要体现在精血互化和藏泄相济两方面。

肝藏血,肾藏精,精血可以互相转化,所以说"肝肾同源""精血同源"。病理上两脏互损,常见肝肾阴虚证。

肝主疏泄,肾主封藏。两者共同维持女子月经、男子排精的生理现象。若藏泄失调,可见女子月经不调、男子排精异常等病象。

10. 脾与肾　脾与肾的关系,主要表现在先天、后天相互滋生,相互促进。脾为后天之本,肾为先天之本。先天生后天,后天养先天。若肾阳不足,不能温煦脾阳,或脾阳虚久,损及于肾,均可导致脾肾阳虚而见腹部冷痛、便溏腹泻,甚或五更泄等。

二、脏与腑之间的关系

1. 心与小肠　心与小肠通过经络相互络属构成表里关系。心与小肠的关系表现在病理方面较为明显。如心火循经下移小肠可见尿少、尿赤、尿痛、排尿灼热等小肠实热证。反之,小肠有热,也可循经上炎,出现心烦、舌赤、口疮等病症。

2. 肺与大肠　肺与大肠通过经络相互络属构成表里关系。肺气的肃降可促进大肠的传导;大肠的传导,有利于肺的肃降。若肺失肃降,津不下达,可见大便秘结;若大肠壅滞不通,又可引起肺气不利,出现咳喘。

3. 脾与胃　脾与胃通过经络相互络属构成表里关系。脾主运化,胃主受纳;脾主升清,胃主降浊;脾为湿土属阴,喜燥恶湿;胃为燥土属阳,喜润恶燥。两者纳运协调,升降相因,燥湿相济,阴阳相合,共同完成饮食物的消化、吸收以及水谷精气的输布,合称"后天之本""气血生化之源"。

病理上常相互影响,如脾运失职,可影响胃的受纳与和降,出现纳呆、恶心、呕吐、脘胀;反之,胃失和降,又会影响脾的运化与升清,而见腹胀、泄泻等症。

4. 肝与胆　肝与胆通过经络相互络属构成表里关系。肝的疏泄,分泌胆汁,调畅气机,促进胆囊排泄胆汁;胆汁排泄通畅,又有利于肝之疏泄。病理上肝胆常相互影响,如肝胆火旺、肝胆湿热证等。

5. 肾与膀胱　肾与膀胱通过经络相互络属构成表里关系。膀胱的贮尿和排尿,依赖于肾的固摄与气化。肾气充足,则固摄有权,膀胱开合有度,水液代谢正常。若肾气不足,气化失常,膀胱开合失度,可见小便失禁、尿频、遗尿或小便不利。

三、腑与腑之间的关系

六腑,以"传化物"为其生理特点。六腑之间的关系,主要体现于饮食物的消化、吸收和排泄过程中的相互联系和密切配合。

1. 生理上 饮食入胃,经胃的腐熟和初步消化,下传于小肠,小肠受盛胃下移的食糜,再进一步消化,泌别清浊。其清者为精微物质,经脾的转输以营养全身。其浊者为剩余的水液和食物残渣,经肾的气化,水液形成尿液渗入膀胱,及时排出体外;而糟粕残渣,由小肠进入大肠,经大肠的燥化和传导,形成粪便,由肛门排出体外。在饮食物的消化过程中,还有赖于胆汁的排泄以助消化。三焦不仅是水液传化的道路,更重要的是三焦的气化,推动和支持着传化功能的正常进行。因此,人体对饮食物的消化、吸收和排泄,是由六腑分工合作共同完成的。

2. 病理上 六腑是相互影响的。胃有实热,消灼津液,可使大便燥结,大肠传导不利。反之,肠燥便秘,腑气不通,亦可影响胃气通降,而见恶心、呕吐等胃气上逆之症。若胆火炽盛,也可犯胃,使胃失和降,呕吐苦水。

综合测试

1. 心主神志的物质基础是
   A. 营气　　　　　　B. 宗气　　　　　C. 津液　　　　　D. 精液　　　　　E. 血液
2. 肺主一身之气,取决于
   A. 生成宗气　　　　B. 调节全身气机　C. 宣发卫气　　　D. 肺气通于天　　E. 肺主呼吸
3. 维持呼吸功能正常必须依赖于哪两脏的共同作用
   A. 肺、脾　　　　　B. 肺、肾　　　　C. 心、肺　　　　D. 肝、脾　　　　E. 脾、肾
4. 既是奇恒之腑又是六腑之一的是
   A. 胃　　　　　　　B. 胆　　　　　　C. 脉　　　　　　D. 骨　　　　　　E. 髓
5. 与水液代谢相关的脏腑是
   A. 心、肝、肾　　　B. 肺、脾、肾　　C. 心、肝、脾　　D. 肝、脾、肾　　E. 脾、胃、肾
6. 具有升清功能的是
   A. 心　　　　　　　B. 肝　　　　　　C. 脾　　　　　　D. 肺　　　　　　E. 肾
7. 主宰生命活动的是
   A. 心　　　　　　　B. 脉　　　　　　C. 脑　　　　　　D. 肾　　　　　　E. 髓
8. 胆的主要生理功能是
   A. 贮藏胆汁以助消化　B. 传化水谷　　　C. 主决断　　　　D. 泌别清浊　　　E. 主疏泄
9. 肝其华在
   A. 爪　　　　　　　B. 面　　　　　　C. 唇　　　　　　D. 毛　　　　　　E. 发
10. 肾为气之根依赖于肾
    A. 藏精　　　　　　B. 主水　　　　　C. 主纳气　　　　D. 化生元气　　　E. 主生殖

（侯志英）

第三章　脏腑经络的物质基础——气、血、津液

学习目标

1. 能够说出气、血、津液的基本概念,生成、功能。
2. 知道元气、宗气、营气、卫气的组成、分布、生理功能及津液的生成、分布、排泄及生理功能
3. 准确描述气、血、津液相互间的关系。
4. 能够说出气、血、津液失常的主要病理表现。

"精""气""血""津液"是构成人体和维持人体生命活动的基本物质,它们既是脏腑功能活动的物质基础,也是脏腑功能活动的产物。在人的生命活动中,精、气、血、津液不断地被消耗,又在不断地化生和补充。精、气、血、津液的代谢,有赖于脏腑经络及组织器官的生理活动,而脏腑经络及组织器官的生理活动,又必须依靠精、气的推动、温煦,以及血、津液的滋养和濡润。

第一节　精

在中国古代哲学思想发展史上,精是指最细微而能变化的气,是最细微的物质存在,是世界的本原,是生命的来源。中医学精、气、血、津液学说中,精或称精气,泛指人体内一切有用的精微物质,其基本含义有广义和狭义之分。

1. **广义的精**　泛指构成人体和维持生命活动的精微物质,包括精、气、血、津液在内,涵盖了先天之精、后天之精以及五脏六腑之精。

2. **狭义的精**　主要指肾藏之精,即生殖之精,禀受于父母,充实于水谷之精,而归藏于肾者,谓之先天之精,是促进人体生长、发育和生殖功能的基本物质。

3. **后天之精**　由饮食物化生的精,称为水谷之精。脾胃为人生后天之根本,人之生赖水谷精微以养,故脾胃强健,饮食增则津液旺,才能充血生精。

4. **脏腑之精**　由饮食物摄入于人体的水谷之精,通过脾胃的运化及脏腑的生理活动,化为精微,并转输到五脏六腑,维持脏腑的生理活动,故称为脏腑之精。其盈者藏于肾中,所以人体之精虽有先天和后天之分,但两者相互依存,相互促进,借以保持人体之精气充盈。

5. **人体之正气**　《素问·通评虚实论》曰"邪气盛则实,精气夺则虚"。《类经·疾病类》曰:"邪气有微甚,故邪盛则实;正气有强弱,故精夺则虚"。在中医学中,精还指人

体之正气,具有防御外邪入侵和驱邪外出,促进机体恢复的功能。

第二节 气

古代哲学认为,气是一种至精至微的物质,是构成世界万物的本原,宇宙间的一切事物都是由气的运动变化而产生的。古代医家接受这种观点,逐步形成中医学"气"的认识:气是构成人体和维持人体生命活动的最基本物质。"气"的含义可概括为两个方面:一是指构成人体和维持人体生命活动的精微物质,如呼吸之气、水谷之气等;二是指脏腑组织的生理功能,如经络之气、脏腑之气等。两者是相互联系的,前者是后者的物质基础和动力,后者是前者的功能表现。换言之,气既是人体赖以生存的基本物质,又是脏腑功能活动的外在表现,人体各部的功能以及机体的一切生命活动过程,无不体现于气的作用。

(一)气的生成与运动

1. 人体的气来源 首先来源于先天之精气,从父母而来,藏于肾,称为"元气",又称先天之气;其次,肺吸入自然界之清气与脾胃化生水谷的精微之气,藏于胸中、结合于肺,由肺所主,称为宗气,亦即后天之气。

先天之气与后天之气两者结合起来,作用于人体称"真气",亦称"正气"。因为人体的气是通过肺、脾、肾的生理作用把自然界之清气、水谷的精微之气与先天之元气结合而生成,因此肺、脾胃和肾等任何一方的生理功能失常,都会影响到气的生成。

2. 气的运动 气在人体内时刻不停地运动着。气的运动,称为"气机",具有"升""降""出""入"四种基本形式。升,是气由下向上的运动;降,是气由上向下的运动;出,是气由内向外的运动;入,是气由外向内的运动。如肺的呼气是出,吸气是入,宣发是升,肃降是降;脾的升清功能是升,胃的降浊功能是降。机体的水液代谢过程也是气的升降出入运动的具体体现。气的升降出入运动一旦停止,人的生命活动也就终止而导致死亡。

气的升降出入运动虽然在各脏腑功能活动中侧重不同,但气的升和降、出和入之间必须统一协调,保持平衡,称为"气机调畅"。若气的升降出入失去平衡,即"气机失调",就会发生病变。气机失调有气滞、气逆、气陷、气脱、气闭等表现形式,表现于各种脏腑中,就有肺失宣降而出现咳嗽而喘,脾气下陷则见胃下垂或泄泻,胃气上逆则呕吐,肾不纳气则虚喘不停,肝气郁结出现不通则痛而表现胸胁窜痛,心肾不交则失眠多梦等。

(二)气的功能

1. 推动作用 推动作用是指气的激发和推动功能。人体的生殖、生长、发育,以及脏腑、经络、组织器官的生理活动,还有血的生成、运行,津液的生成输布和排泄都有赖于气的激发和推动。气的推动作用减弱会出现生长发育迟缓或早衰,脏腑功能减退,血和津液生成不足,血行不畅,导致水液停滞和瘀血。

2. 温煦作用 温煦作用是指气的温煦、熏蒸的作用。气是人体热量的来源,其温煦作用能维持人体正常体温,促进血和津液的运行及脏腑组织器官的生理功能。若阳气不足,温煦作用减弱,就会出现体温降低、畏寒怕冷、四肢不温的现象。

3. 防御作用　气的防御作用主要体现在两个方面：一是能护卫全身的肌表，防御外邪的入侵；二是邪气入侵后发生了疾病，正气与之进行斗争，驱邪外出或战而胜之，防止邪气对机体的进一步损害，促进健康的恢复。若正气虚弱，防御作用减弱，则抵抗力下降，易于感受外邪而发病，或在发病后正不敌邪，就有可能使病位由浅入深，病证由轻转重，甚至导致恶化的结局。

4. 固摄作用　气的固摄作用指气对体内的精、血、津液具有固摄、保护和控制的作用。

（1）固摄血液　维持血液在脉管中正常运行，防止血液溢出脉管之外。如气不摄血，可出现便血、尿血、崩漏、肌衄等各种出血。

（2）固摄体液　控制汗液、小便、唾液、胃液等，防止体液丢失。气不摄津，可出汗、遗尿、流涎、吐清水等症。

（3）固摄精液　使肾精不妄泄。气不固精，可出现遗精、滑精、早泄。

（4）固摄脏腑之气　使其升降正常，保持脏腑在体内位置的恒定。气虚下陷导致胃、肾、子宫下垂、脱肛等症；脾不固摄，可出现泄泻、滑脱；气虚冲任不固，可出现滑胎、小产等妇科疾患。

5. 气化作用　气化，指通过气的运动而产生的各种变化。气的气化作用既能促进饮食物转化为水谷精微，然后再化生为气、血、津液；又能促使精、气、血、津液的相互转化，还能促进津液经过代谢转化成汗液和尿液，还可促进食物残渣转化为糟粕。气化功能失常，可导致气、血、津液的代谢障碍，饮食的消化吸收，汗液、尿液、粪便排泄的异常。

（三）人体之气的分类与分布

人体之气，由于其生成、分布、功能特点的不同，因而有不同的名称。大致分为元气、宗气、营气、卫气。此外，还有脏腑之气，系指脏腑的功能活动，故称"脏气"。如肺的呼吸功能称为"肺气"；脾胃属于中焦，故脾胃的运化功能称为"中气"，其他还有心气、肝气、肾气等。

其中营卫之气，营行脉中，卫行脉外。营主内守而属阴，卫主卫外而属阳。两者必须互相协调，才能维持正常的腠理开合、体温恒定及防御外邪的能力。如营卫不和，则可出现恶寒发热、无汗或多汗，反复感冒等症。

1. 元气　又名原气、真气、真元之气、生气，为生命本始之气，源于先天而根于肾，在胚胎中已经形成，是人体生命活动最根本，最原始的动力，包括元阴、元阳之气。

（1）生成　元气根于肾，其组成以肾所藏的精气为主，依赖于肾中精气所化生，又赖于后天水谷精气之培育。故元气之盛衰，与先天之禀赋及后天之调养，尤其是肾、脾胃的功能密切相关。临床上常用滋养补益的药物培补元气。

（2）分布　元气发于肾间（命门），通过三焦，沿经络系统和腠理间隙循行全身，内而五脏六腑，外而肌肤腠理，无处不到，以作用于机体各部分。

（3）主要功能　元气是构成人体和维持人体生命活动的最基本物质，有推动人体的生长和发育，温煦和激发脏腑、经络等组织器官生理功能的作用，为人体生命活动的原动力。如果元气亏少，影响到人体的生长发育，会出现生长发育障碍，如发育迟缓、筋骨痿软等；成年则出现未老先衰，齿摇发落。

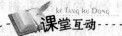

气势汹汹、气吞山河、气壮如牛、气急败坏、心平气和、气息奄奄、气宇轩昂、气度不凡等成语都是关于什么的成语？都是关于"气"的成语，都是说明"气"即人体生命活动的外在体现。

2. 宗气　宗气在胸中积聚之处，称作"上气海"，又名膻中。宗气为后天之气运动输布的本始。

(1)生成　宗气是由水谷精微和自然界的清气所生成。饮食物经过脾胃的受纳、腐熟化生为水谷精气，水谷精气赖脾之升清而转输于肺，与由肺从自然界吸入的清气相互结合而成。肺的呼吸功能和脾胃之腐熟运化功能正常与否，直接影响着宗气的盛衰。

(2)分布　宗气积聚于胸中，贯注于心肺之脉。其向上出于肺，循喉咙而走息道，经肺的作用而布散于胸中(上气海)，向下赖肺之肃降而蓄于丹田(下气海)，并注入足阳明之气街(相当于腹股沟部位)而下行于足。

(3)主要生理功能　一是走息道而司呼吸：宗气上走息道，推动肺的呼吸。所以凡言语、声音、呼吸的强弱，均与宗气的盛衰有关。临床上对语声低微、呼吸微弱、脉软无力之候，称肺气虚弱或宗气不足。二是贯心脉而行气血：宗气贯注入心脉之中，帮助心脏推动血液循行，所以气血的运行与宗气盛衰有关。由于宗气具有推动心脏的搏动，调节心率和心律等功能，所以临床上常常以"虚里"的搏动和脉象状况，来测知宗气的旺盛与衰少。宗气不足，不能助心行血，就会引起血行瘀滞。宗气不足常用补益心肺之品治之。

3. 营气　是血脉中具有营养作用的气，故称为营气。由于营气行于脉中，而又能化生血液，故常常"营血"并称。营气与卫气相对而言，属于阴，故又称为"营阴"。

(1)生成　营气是由来自脾胃腐熟运化的水谷精气中的精粹部分所化生。

(2)分布　营气分布于血脉之中，通过十二经脉和任督二脉而循行于全身，贯五脏而络六腑。

(3)主要功能　一是化生血液：营气经肺注入脉中，成为血液的组成成分之一。二是营养全身：营气循脉流注全身上下内外，流行于中而滋养五脏六腑，布散于外而浇灌皮毛筋骨。

关于营气的循行速度根据《灵枢·五十营》记载有两种计算方法：

其一，"呼吸定息"计算法：人体经脉的总长度为十六丈二尺，一呼一吸(谓之一息)营气运行六寸。一昼夜呼吸次数为一万三千五百息，故以呼吸次数计，营气循行一周为二百七十息，那么一昼夜营气循行的周次为五十周。

其二，"漏下百刻"计算法：漏下百刻，指漏水下百刻而言的。铜壶滴漏，是古代计时器，以一昼夜分为一百刻，每昼夜铜壶滴水下注一百刻。营气循行十四经一周的时间，则漏下二刻，故每昼夜营气循行于人体五十周。

　　4. 卫气　有护卫、保卫之义。卫气与营气相对而言,是行于脉外之气属于阳,故又称"卫阳"。其性慓疾滑利,活动力强,流动迅速。

　　(1)生成　卫气同营气一样,也是由水谷精微和自然之气所化生。

　　(2)分布　卫气行于脉外,内而五脏六腑,外而皮肤肌腠及分肉,无所不到。

　　(3)主要功能　一是防御作用:既可抵御外邪的入侵,又可驱邪外出。二是温煦作用:对肌肉、皮肤等的温煦,可以使肌肉充实,皮肤润滑;保持体温,维持脏腑进行生理活动所适宜的温度条件。三是调节控制肌腠的开合、汗液的排泄,以维持人体内环境与外环境的平衡。

　　营气和卫气,都以水谷精气为其主要的物质来源,但在性质、分布和功能上,又有一定的区别。营气,其性精专,行于脉中,具有化生血液、营养周身之功。而卫气其性慓疾滑利,行于脉外,具有温养脏腑、护卫体表之能。营主内守而属于阴,卫主外卫而属于阳,二者之间的运行必须协调,不失其常,才能发挥其正常的生理作用。如营卫不和,则可出现恶寒发热、无汗或多汗,反复感冒等症。

第三节　血

　　血,即血液,是循行于脉管内而富有营养的红色液态物质,是构成人体和维持人体生命活动的基本物质之一。

　　(一)血的生成

　　血的第一个生成来源是水谷精微物质,所谓"中焦受气取汁,变化而赤是谓血"。血主要由营气和津液所组成,营气和津液都来源于脾胃所化生的水谷精微,食物的优劣以及脾胃功能的盛衰决定着血液的生成。饮食物经过脾胃的消化吸收后,其精微部分,通过脾的运化功能,上输于肺,通过心、肺的气化作用,变化为赤色的血液。

　　其次,肾之精髓为化血之源。肾主骨生髓,肾藏精,精生髓,髓生血。血液的生成与肾精的盛衰密切相关。另外,精血同源,精血之间存在相互资生、相互转化的关系。如肾精充盈,肝有所养,肝血才能充盛;肝血充盛,肾有所滋,肾精才能充盈。

　　(二)血的功能

　　血具有营养和滋润全身的生理功能。血中含有人体所需要的各种营养成分,通过气的推动作用周流全身,运载精气、津液等物质滋养全身各部,凡皮肤、肌肉、筋骨、经脉、脏腑、五官等无不受其养,发挥其营养和滋润的作用,使脏腑组织器官的生理功能得以正常进行,以维持其功能活动。不同人的血液充盈亏虚状态不一,表现上均有差异。若血液充盈,在面色上表现出红润而有泽,皮肤毛发润泽有光华,肌肉丰满壮实,感觉运动灵活协调。若血液亏虚,血脉不充,则见面色苍白、无华或萎黄,肌肉瘦弱,头晕眼花、目眩,皮肤干燥而毛发干枯、肢体麻木、运动失灵等。

　　血又是神志活动的物质基础,如血液充盛、神得所养,则精力充沛、思维敏捷、语言清晰。任何原因所致的血虚或运行失常,则神失所养,出现不同程度的精神神经症状,如心悸、健忘、失眠、多梦等。若失血严重,可见烦躁不安、神志恍惚,甚则谵妄、昏迷。

　　(三)血的运行

　　血循行于脉管中,运行于全身各处,环周不休,运行不止。血液所以能在脉中正常循行,主要是靠心气的推动,肺气的宣降,肝气的调节,脾气的统摄。心气是推动血液运行的原动力;肺朝百脉,主一身之气,调节全身气机的升降,使气行则血行;脾统血,使血液循行于脉管内,而不致溢出脉外;肝主藏血,贮藏和调节血流量,以适应身体在不同状态下的需要,同时肝主疏泄的功能对血液的运行也起着促进的作用。总之,血液的正常循行,必须在心、肺、脾、肝的相互协同作用下,才能顺利进行,任何一脏的病变,都可使血行失常,而导致疾病的发生。

气与血不是孤立的,气必须以血为物质基础,"血为气之母"。血的运行又依靠气的推动,"气为血之帅"。如气不足,不能摄血,则见出血;气滞则可见血瘀;血虚则脏腑组织失去濡养,全身的功能活动就会减弱,影响气的生成而形成气虚证。气足则血旺,血盛则气充,两者的关系是相依相存,相互为用,保持着相对的协调平衡,共同促进人体的生长发育,维持人的生命活动。

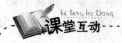 课堂互动

中医学里所讲的血与西医学中的血液,是有区别的。中医学中的血强调:一是血液的营养功能,二是循行于脉管内的红色液体。西医学关于血液主要是分析其主要成分,即血液有四种成分组成:血浆、红细胞、白细胞、血小板,又根据其含氧量和所在部位将血液分为静脉血和动脉血。

第四节　津　液

津液是体内正常水液的总称,也是构成人体和维持人体生命活动的基本物质。津和液虽然同属水液,同源于脾胃的转输作用,但其性状、功能、分布又有一定的区别。一般认为质地较清稀,流动性大,主要分布于体表皮肤、组织、肌肉和孔窍等部位,起滋润作用的,称之为津;其质地稠浊,流动性小,主要灌注于骨节、脏腑、脑、髓等组织,起濡养、滑利作用的,称之为液。津液之间可以互相转化,在病理状态下又可互相影响,伤津可以耗液,耗液也可伤津,故常津液并称。

(一)津液的生成、输布和排泄

津液的生成、输布和排泄是一个由众多脏腑参与的复杂的生理过程。

1. 津液的生成　津液来源于胃对饮食水谷的受纳腐熟,经小肠的分清别浊,大肠吸收部分水液,脾的运化,肺的宣发,生成体内需要之津液。

2. 津液的输布　津液主要通过脾运化水液,上输于肺,肺宣发上至头目诸窍,通过肃降而通调水道,下输至肾,经肾的气化水液作用,使清者重新吸收利用,浊者形成尿液下输膀胱。另外肝主疏泄,调畅气机,气行则水行,推动津液的输布环流。整个过程以三焦作为水液的通道来共同完成水液输布代谢。

3. 津液的排泄　津液通过肺的宣发化为汗液,肺亦呼出部分水液,肺肃降通调水道,肾的气化作用使代谢后的水液下输膀胱,形成尿液,排出体外。

正如《素问·经脉别论》说:"饮入于胃,游溢精气,上输于脾,脾气散精,上归于肺,通调水道,下输膀胱,水精四布,五经并行。"因此,水液的生成、输布和排泄,是诸多脏器一系列的生理功能的协调平衡,尤其是肺、脾、肾、三焦相互配合作用的结果,维持了体内

津液代谢的相对平衡。因此,不论其中任何一个脏腑的功能失调,均可影响津液的生成、输布和排泄,导致体内津液代谢失衡。如津液的生成不足,或损耗过多,则可见口干、口渴、皮肤干燥、大便干结等津亏的表现;若津液输布和排泄障碍,津液停滞,则可形成痰饮、水湿,甚则全身水肿。

(二)津液的生理功能

1. 滋润和濡养作用　津以滋润为主,液以濡养为主,津液能够滋润濡养皮毛、肌肤、各脏腑组织器官,润滑保护眼、鼻、口等孔窍,充养脑、髓,滑利关节等。

2. 化生血液　津液经孙络渗入血脉之中,成为血液的一个重要组成部分,具有滋养和滑利血脉的作用,使血液在脉管内环流不息。

3. 调节人体阴阳平衡　人体内部阴阳处于一个相对的平衡状态。津液属于阴精,通过其代谢的过程(如汗液和尿液的排出),调节着体内阴阳的协调平衡。

4. 排泄代谢产物　津液在自身的代谢过程中,通过尿液、汗液将机体的代谢产物排出体外,从而维持体内物质代谢的正常进行。

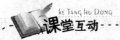

第五节　气、血、津液的关系

一、气和血的关系

气属阳,血属阴,气与血相互依存,相互为用,故称"气为血之帅""血为气之母"。气属阳,血属阴,二者相互依存,相互资生,相互影响。具体而言,即存在着气能生血、行血、摄血和血能载气、养气五个方面的关系。

1. "气为血之帅"

(1)气能生血　指气的运动变化是血液生成的动力。饮食物转化为水谷精微,水谷精微化为营气和津液,最后营气和津液转化为血液。整个过程都是气运动的结果,所以气旺则血旺,气虚则血少,故临床上常见气血两虚之证。而且,治疗血虚证时,常须配合补气药,使气旺则血生。

(2)气能行血　气对血液的运行起着推动的作用,即"气行则血行",气的推动作用是血液循行的动力。血属阴而主静,血不能自行,须赖气的推动。气既能直接推动血行,如宗气贯心脉以行气血;又能促进脏腑的功能活动,通过脏腑的功能活动推动血行,如心气、肺气、肝气。若气虚血行无力,或气滞血行不畅,均可导致瘀血内阻。故在治疗瘀血内停证时,常在活血药中配伍行气药,使气帅血行。

(3)气能摄血　气的固摄作用是防止血液逸出,统摄血液循行于脉管内而不溢出脉外的作用。气的这种作用是通过脾主统血的作用来实现的。若脾气虚弱不能固摄血液，可见吐血、衄血、便血、尿血、妇女月经量多或崩漏等出血的表现。故临床上治疗气虚出血证时，常采用补气摄血之法。

2."血为气之母"

（1）血能载气　血是气的载体，气须依附于血液而载运全身。若气失去对血的依附，则漂浮无根而外脱。故大失血时，血不载气，气将易于涣散，无以所归，常见气随血脱的表现，治宜益气固脱。

（2）血能养气　血为气的功能活动提供了物质基础，气的充盛及其功能发挥离不开血液的濡养，血盛则气旺。如血虚则气亦虚，治以养血益气。

二、气与津液的关系

1. 气能生津　气是津液生成和输布的动力。津液的生成依赖于气的推动作用。脾胃等脏腑之气健旺，化生有力，津液充足；脾胃等脏腑之气虚弱，化生无力则津液不足，所以气旺则津充，气虚则津亏。

2. 气能行津　气是津液在体内正常输布运行和排泄的动力，津液输布运行离不开肺的宣发肃降、脾的散精、肾的蒸腾气化、肝的疏泄等。气虚、气滞引起的津液停聚，形成水湿、痰饮、水肿等病证，即"气不行水"；反之，津液停聚而导致气机不利，即"水停气滞"，故临床上治疗水湿停滞证，常常理气和利水之法并用。

3. 气能摄津　气防止体内津液无故大量流失，通过对津液排泄的有节控制，气能够控制津液的排泄，维持津液在体内代谢的相对平衡。若气虚对津液失去固摄、约束作用，可出现多汗、漏汗、多尿、遗尿等病理现象，治疗上常采用益气摄津之法。

4. 津能载气　津液为气的载体之一，气须依附于津液而存在。多汗、多尿和吐泻等津液大量流失时，气亦将失其依附而外脱，即"气随液脱"。

5. 津能生气　津液在输布过程中受到各脏腑阳气的蒸腾温化，可化生为气，敷布全身促进正常生理活动。如津液亏耗则引起气的衰少，治宜气阴双补。

三、血与津液之间的关系

津和血之间又可相互渗透，相互转化。津液渗入脉管中，成为血液的主要组成部分；血的一部分渗于脉外，又转化为津液，故有"津血同源"之说。血与津液都来源于水谷精气，与气相对而言都属于阴，均有滋润和濡养的作用。津液在心肺作用下进入脉中，与营气相合变化而赤为血。"夺汗者无血（《灵枢·营卫生会》）"，此时不能用放血、破血疗法以防止津液及血液耗伤。"夺血者无汗"（《灵枢·营卫生会》），对失血者不能用汗法，以防止津液和血液进一步耗竭。此外："衄家不可发汗"，"亡血家不可发汗"。

病理情况下，津血之间又可以互相影响，而导致津血互损。如失血过多，脉外之津液大量渗注于脉内，则出现口渴、尿少、皮肤干燥，即"耗血伤津"；若大吐、大汗、大泻等导致津液大量的流失，又可使脉内血的一部分渗出脉外，形成血脉空虚之证，而见面白、脉弱的表现，所谓"津枯血燥"。汗为津液所化生，所以失血的患者，不宜发汗，因汗多伤血；津亏者，不可轻用破血逐瘀之法，以免伤津，故"夺血者无汗，夺汗者无血。"

综合测试

1. 宗气积于
   A. 息道　　　　　　　B. 喉咙　　　　　　　C. 胸中　　　　　　　D. 气街
2. 具有推动呼吸和血行功能的是
   A. 心气　　　　　　　B. 宗气　　　　　　　C. 肺气　　　　　　　D. 营气
3. 脏腑之气和经络之气的物质基础是
   A. 元气　　　　　　　B. 宗气　　　　　　　C. 先天之精　　　　　D. 后天之精
4. 推动人体生长发育及脏腑功能活动的气是
   A. 宗气　　　　　　　B. 营气　　　　　　　C. 卫气　　　　　　　D. 元气
5. 激发机体脏腑、经络生理活动是气的
   A. 温煦脏腑　　　　　B. 推动作用　　　　　C. 气化作用　　　　　D. 防御作用
6. 具有温煦脏腑,润泽皮毛,控制腠理开合等功能的是
   A. 元气　　　　　　　B. 宗气　　　　　　　C. 卫气　　　　　　　D. 营气
7. 易于感冒,是气的什么功能减弱的表现
   A. 温煦功能　　　　　B. 防御功能　　　　　C. 固摄功能　　　　　D. 气化功能
8. 以肺吸入的清气与水谷精气为主要组成部分的气称作
   A. 营气　　　　　　　B. 中气　　　　　　　C. 宗气　　　　　　　D. 卫气
9. 机体精神活动的主要物质基础是
   A. 精　　　　　　　　B. 气　　　　　　　　C. 血　　　　　　　　D. 津液
10. 血的生成与哪个脏腑的关系最密切
   A. 肝　　　　　　　　B. 气　　　　　　　　C. 肺　　　　　　　　D. 脾
11. 润泽脑髓和滑利骨节的主要是
   A. 精　　　　　　　　B. 血　　　　　　　　C. 津　　　　　　　　D. 液
12. 津液输布的主要通道为
   A. 血管　　　　　　　B. 经络　　　　　　　C. 三焦　　　　　　　D. 腠理
13. "吐下之余定无完气"的理论根据为
   A. 津能载气　　　　　B. 气能生津　　　　　C. 气能行津　　　　　D. 气能摄津
14. 在治疗大出血时,用益气固脱之法,其机制在于
   A. 气能生血　　　　　B. 气能摄血　　　　　C. 血能载气　　　　　D. 气能行血
15. 与血的运行没有直接关系的脏是
   A. 心　　　　　　　　B. 脾　　　　　　　　C. 肝　　　　　　　　D. 肾
16. 治疗血瘀、吐血病症时常酌配补气、行气、降气等药物的依据是
   A. 气能生血　　　　　B. 气能行血　　　　　C. 气能摄血　　　　　D. 血能载气
17. 与气的生成密切相关的脏是
   A. 心、肺、肾　　　　B. 肺、肝、肾　　　　C. 肺、脾、肾　　　　D. 肝、脾、肾
18. 人体生命活动的原动力是
   A. 水谷精气　　　　　B. 营气　　　　　　　C. 卫气　　　　　　　D. 元气
19. 下列哪一项不属于气的作用
   A. 滋润　　　　　　　B. 推动　　　　　　　C. 气化　　　　　　　D. 固摄
20. 具有慓悍滑疾特性的气是
   A. 营气　　　　　　　B. 卫气　　　　　　　C. 元气　　　　　　　D. 宗气

（汪　斌）

第四章 经络系统

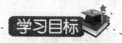

1. 说出经络、奇经八脉的概念。
2. 知道经络系统的组成。
3. 能够准确描述出十二经脉的走向交接规律、分布规律、属络关系及流注次序。
4. 能够说出经络的生理功能。

经络学说是研究人体经络的概念、组成、循行分布、生理功能、病理变化及其与脏腑形体官窍、精、气、血、津液、神之间相互关系的学说，是中医学理论体系的重要组成部分。对临床各科，尤其是针灸、推拿，有着重要的指导作用。《灵枢·经脉篇》即有："经脉者，所以决死生，处百病，调虚实，不可不通"的记载，后人更有"学医不知经络，开口动手便错"之说。

一、经络的概念

经络是经脉和络脉的总称，是人体运行全身气血、联络脏腑形体官窍、沟通上下内外、调节人体功能、感应传导信息的通路系统。

经，有路径之意，经脉是经络系统中的主干，多循行于人体的深部，且有一定的循行路径；络脉有网络之意，是经脉别出的分支，多循行于人体的浅部，纵横交错，网络全身。经络相贯，遍布全身，通过有规律的循行和复杂的联络交会，把人体脏腑、肢体、官窍等组织紧密地联结成统一的有机整体，从而保证了人体生命活动的有序进行。

知识链接

关于经络实质的研究，国内中西医工作者做了大量的工作，主要包括：①经络实质与神经、脉管的关系；②经络与中枢神经功能的关系；③经络与神经－体液调节功能的关系；④经络与机体生物电的关系。一般认为经络包括了现代医学中的脉管系统、神经系统、神经－体液调节系统的部分形态、生理功能及病理现象。目前对经络的实质还有着不同的看法，有待于进一步研究，以便更好地指导医疗实践。

二、经络系统的组成

经络系统是由经脉、络脉及其连属部分组成的（表4-1）。

（一）经脉

正经有十二条，是经络系统的主体部分，包括手三阴经、手三阳经、足三阴经、足三阳经。十二正经有一定的起止，一定的循行部位和交接顺序，一定的分布和走向规律，与脏腑有直接的属络关系，相互之间也有表里关系，是人体气血运行的主要通道。

经别即别行的正经，是十二经脉别行分出的重要支脉，分别起于四肢肘膝以上部位，循行于体内，联系脏腑，上出颈项浅部。阳经之经别从本经别出循行体内，上达头面后，仍回到本经；阴经之经别从本经别出循行体内，上达头面后，与相为表里的阳经相合。为此，十二经别具有加强十二经脉中相为表里的两经之间的联系，又因其联系了某些正经未循行到的器官与形体部位，从而补充了正经之不足。

奇经有八条，即任脉、督脉、冲脉、带脉、阴跷脉、阳跷脉、阴维脉、阳维脉，合称"奇经八脉"。奇经八脉有统率、联络和调节十二经脉气血的作用。奇经与正经不同，与脏腑没有直接的属络关系，相互之间也没有表里关系。

（二）络脉

经脉，包括别络、孙络和浮络。别络，有本经别走邻经之意，是络脉系统中较大者，共有十五条，即十二经脉和任督二脉各有一支，加上脾之大络，合称"十五别络"。其功能是加强表里阴阳两经之间在体表的联系和渗灌气血。

孙络，是络脉中最细小的分支。

浮络，是络脉中浮行于人体浅表部位的分支。

表4-1 经络系统简表

		手三阳经	手太阴肺经	
			手厥阴心包经	气血运行的主要通道，同内在脏腑有直接的络属关系
			手少阴心经	
	十二经脉	手三阴经	手阳明大肠经	
			手少阳三焦经	
			手太阳小肠经	
		足三阴经	足太阴脾经	
			足厥阴肝经	
经脉			足少阴肾经	

经脉
- 十二经脉
- 奇经八脉——十二经脉以外的另一些重要经脉，包括任脉、督脉、冲脉、带脉、阴跷脉、阳跷脉、阴维脉、阳维脉，有统率、联络和调节十二经脉的作用
- 十二经别——从十二经脉别出的经脉，有加强十二经脉中相表里的两经之间联系的作用

络脉
- 十五别络——从十二经脉及任脉、督脉各分出一支别络，再加上脾之大络，有加强表里两经在体表的联系和渗灌气血的作用
- 孙络——细小的络脉
- 浮络——浮现于体表的络脉

- 十二经筋——十二经脉之气结、聚、散、络于筋肉、关节的体系，有联络四肢百骸、主司关节运动的作用
- 十二皮部——十二经脉的功能反映于体表的部位

（三）连属部分

经筋，是十二经脉之气"结、聚、散、络"于筋肉、关节的体系，是十二经脉的附属部

分,具有联缀百骸、维络全身、主司关节运动的作用。

皮部,是十二经脉及其所属络脉在体表的分区,也是经络之气的散布所在,是机体的卫外屏障,具有保卫机体、抵御外邪的功能。

三、十二正经

(一)十二经脉的名称

1. 命名原则　内为阴,外为阳。阴阳理论贯穿于整个中医理论,经络系统亦以阴、阳来命名。其分布于肢体内侧面的经脉为阴经,分布于肢体外侧面的经脉为阳经。一阴一阳衍化为三阴三阳,相互之间具有相对应的表里相合关系,即肢体内侧面的前、中、后,分别称为太阴、厥阴、少阴;肢体外侧面的前、中、后分别称为阳明、少阳、太阳。

脏为阴,腑为阳。内脏"藏精气而不泻"者为脏,为阴,"传化物而不藏"者称腑,为阳。每一阴经分别隶属于一脏,每一阳经分别隶属于一腑,各经都以脏腑命名。

上为手,下为足。分布于上肢的经脉,在经脉名称之前冠以"手"字;分布于下肢的经脉,在经脉名称之前冠以"足"字。

2. 具体名称　十二经脉根据各经所联系的脏腑的阴阳属性以及在肢体循行部位的不同,具体分为手三阴经、手三阳经、足三阴经、足三阳经四组。

十二经脉的名称是:手太阴肺经、手厥阴心包经、手少阴心经、手阳明大肠经、手少阳三焦经、手太阳小肠经、足太阴脾经、足厥阴肝经、足少阴肾经、足阳明胃经、足少阳胆经、足太阳膀胱经。循行分布于上肢的称手经,循行分布于下肢的称足经。分布于四肢内侧的(上肢是指屈侧)称为阴经,属脏;分布于四肢外侧(上肢是指伸侧)的称阳经,属腑。

(二)十二经脉的走向和交接规律

1. 十二经脉的走向规律　手三阴经循行的起点是从胸部始,经臑(上臂内侧肌肉)臂走向手指端;手三阳经从手指端循臂臑(经穴名)而上行于头面部;足三阳经,从头面部下行,经躯干和下肢而止于足趾间;足三阴经,从足趾间上行而止于胸腹部。"手之三阴,从胸走手;手之三阳,从手走头;足之三阳,从头走足;足之三阴,从足走腹"这是对十二经脉走向规律的高度概括。

2. 十二经脉的交接规律

(1)阴经与阳经交接　即阴经与阳经在四肢部衔接。如手太阴肺经在食指端与手阳明大肠经相交接;手少阴心经在小指与手太阳小肠经相交接;手厥阴心包经由掌中至无名指端与手少阳三焦经相交接;足阳明胃经从跗(即足背部)上至大趾与足太阴脾经相交接;足太阳膀胱经从足小趾斜走足心与足少阴肾经相交接;足少阳胆经从跗上分出,至大趾与足厥阴肝经相交接。

(2)阳经与阳经交接　即同名的手足三阳经在头面相交接。如手足阳明经都通于鼻,手足太阳经皆通于目内眦,手足少阳经皆通于目外眦。

(3)阴经与阴经交接　即阴经在胸腹相交接。如足太阴经与手少阴经交接于心中,足少阴经与手厥阴经交接于胸中,足厥阴经与手太阴经交接于肺中等。

　　走向与交接规律之间亦有密切联系,两者结合起来,则是:手三阴经,从胸走手,交手三阳经;手三阳经,从手走头,交足三阳经;足三阳经,从头走足,交足三阴经;足三阴经,从足走腹、胸,交手三阴经,构成一个"阴阳相贯,如环无端"的循行径路(图4-1)。

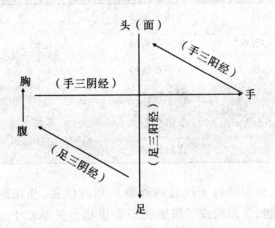

图4-1　十二经脉的走向和交接规律

　　总之,十二经的循行,凡属六脏(五脏加心包)的经脉称为"阴经",多循行于四肢内侧及胸腹。上肢内侧者为手三阴经,由胸走手;下肢内侧者为足三阴经,由足走腹(胸)。

　　凡属六腑的经脉称为"阳经",多循行于四肢外侧及头面、躯干。上肢外侧者为手三阳经,由手走头;下肢外侧者为足三阳经,由头走足。阳经行于外侧,阴经行于内侧。

(三)十二经脉的分布和表里关系

　　1. 十二经脉的分布规律　十二经脉在体表的分布是有一定规律的,具体从以下三方面叙述。

　　(1)头面部　手三阳经止于头面,足三阳经起于头面,手三阳经与足三阳经在头面部交接,所以说:"头为诸阳之会"。

　　十二经脉在头面部分布的特点是:手足阳明经分布于面额部,手太阳经分布于面颊部,手足少阳经分布于耳颞部,足太阳经分布于头顶、枕项部。另外,足厥阴经也循行至顶部。即十二经脉在头面部的分布规律是:阳明在前,少阳在侧,太阳在后。

　　(2)躯干部　十二经脉在躯干部分布的一般规律是:足三阴与足阳明经分布在胸、腹部(前),手三阳与足太阳经分布在肩胛、背、腰部(后),手三阴、足少阳与足厥阴经分布在腋、胁、侧腹部(侧)。

　　(3)十二经脉在四肢分布的一般规律　阴经分布在四肢的内侧面,阳经分布在外侧面。在小腿下半部和足背部,肝经在前,脾经在中线。至内踝8寸处交叉之后,脾经在前,肝经在中线(表4-2)。

　　2. 十二经脉的表里关系　手足三阴、三阳十二经脉,通过经别和别络相互沟通,组成六对,"表里相合"关系,即"足太阳与少阴为表里,少阳与厥阴为表里,阳明与太阴为表里,是足之阴阳也。手太阳与少阴为表里,少阳与厥阴(手厥阴心包经)为表里,阳明与太阴为表里,是手之阴阳也。"

表4-2 十二经脉在四肢的分布规律及表里关系表

	阴经 （属脏）	阳经 （属腑）	循行部位 （阴经行内侧、阳经行外侧）	
手	太阴肺经	阳明大肠经		前缘
	厥阴心包经	少阳三焦经	上肢	中线
	少阴心经	太阳小肠经		后缘
足	太阴脾经	阳明胃经		前缘
	厥阴肝经	少阳胆经	下肢	中线
	少阴肾经	太阳膀胱经		后缘

相为表里的两经,分别循行于四肢内外侧的相对位置,并在四肢末端交接;又分别络属于相为表里的脏腑,从而构成了脏腑阴阳表里相合关系。十二经脉的表里关系,不仅由于相互表里的两经的衔接而加强了联系,而且由于相互络属于同一脏腑,因而使互为表里的一脏一腑在生理功能上互相配合,在病理上可相互影响。在治疗上,相互表里两经的腧穴经常交叉选用。

（四）十二经脉的流注次序

流注,是人身气血流动不息,向各处灌注的意思。经络是人体气血运行的通道,而十二经脉则为气血运行的主要通道。气血在十二经脉内流动不息,循环灌注,分布于全身内外上下,构成了十二经脉的气血流注,又名十二经脉的流注。其流注次序为:从手太阴肺经开始,依次流至足厥阴肝经,再流至手太阴肺经。这样就构成了一个"阴阳相贯,如环无端"的十二经脉整体循行系统(表4-3)。

表4-3 十二经脉流注次序表

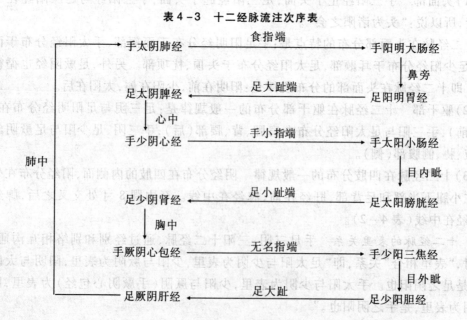

(五)循行部位

1. 手太阴肺经

（1）循行部位　手太阴肺经起于中脘部,下行至脐（水分穴）附近络于大肠,复返向上沿着胃的上口,穿过横膈膜,直属于肺,上至气管、喉咙,沿锁骨横行至腋下（中府、云门二穴）,沿着上肢内侧前缘下行,至肘中,沿前臂内侧桡骨边缘进入寸口,经大鱼际部,至拇指桡侧尖端（少商穴）。

（2）分支　从腕后（列缺穴）分出,前行至食指桡侧尖端（商阳穴）,交与手阳明大肠经（图4-2）。

（3）联系脏腑　属肺,络大肠,通过横膈,并与胃和肾等有联系。

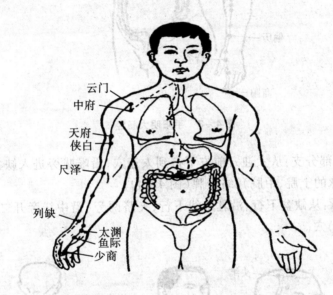

图4-2　手太阴肺经

2. 手阳明大肠经

（1）循行部位　手阳明大肠经起于食指桡侧尖端（商阳穴）,沿食指桡侧上行,经过合谷（第一、二掌骨之间）进入两筋（拇长伸肌腱和拇短伸肌腱）之间,沿上肢外侧前缘,上行至肩前,经肩髃穴（肩端部）过肩后,至项后督脉的大椎穴（第7颈椎棘突下）,前行纳入足阳明经的缺盆穴（锁骨上窝）,络于肺,下行通过横膈,属于大肠。

（2）分支　从缺盆上行,经颈旁（天鼎、扶突）至面颊,入下齿龈中,复返出来夹口角,通过足阳明胃经地仓穴,绕至上唇鼻中央督脉的水沟穴（人中）,左脉右行,右脉左行,分别至鼻孔两旁（迎香穴）,与足阳明胃经相接（图4-3）。

（3）联系脏腑　属大肠,络肺,并与胃经有直接联系。

3. 足阳明胃经

（1）循行部位　足阳明胃经起于鼻翼两侧（迎香穴）,上行至鼻根部,旁行纳入足太阳膀胱经（睛明穴）,向下沿鼻的外侧（承泣、四白）,进入上齿龈内,复出绕过口角左右相交于颏唇沟（承浆穴）,再向后沿着下颌出大迎穴,沿下颌角（颊车穴）,上行耳前,经颧弓上行,沿着前发际,到达前额（神庭穴）。

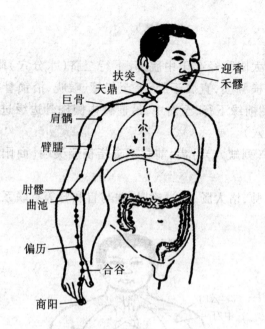

扶突
天鼎
巨骨
肩髃
臂臑
肘髎
曲池
偏历
商阳
迎香
禾髎
合谷

图4-3 手阳明大肠经

（2）分支 面部分支：从大迎穴前方下行到人迎穴，沿喉咙旁进入缺盆，向下通过横膈，属于胃（会任脉的上脘、中脘），络于脾（图4-4）。

缺盆部直行脉：从缺盆下行，沿乳中线下行，夹脐两旁（沿中线旁开二寸），至鼠蹊部的气冲（又名气街）穴。

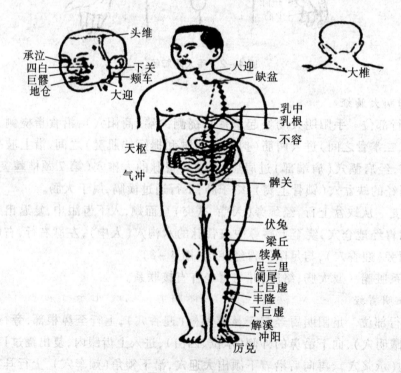

头维
承泣
四白
巨髎
地仓
下关
颊车
大迎
人迎
缺盆
大椎
乳中
乳根
不容
天枢
气冲
髀关
伏兔
梁丘
犊鼻
足三里
阑尾
上巨虚
丰隆
下巨虚
解溪
冲阳
厉兑

图4-4 足阳明胃经

胃下口分支：从胃下口幽门处附近分出，沿腹腔深层，下行至气街穴，与来自缺盆的直行脉会合于气冲（气街穴），再由此斜向下行到大腿前侧（髀关穴）；沿下肢外侧前缘，经过膝盖，沿胫骨外侧前缘下行至足背，进入第二足趾外侧（厉兑穴）。

胫部分支：从膝下三寸足三里穴分出，下行至第三足趾外侧端。

足背分支：从足背（冲阳穴）分出，进入足大趾内侧（隐白穴），与足太阴脾经相接。

（3）联系脏腑　属胃，络脾，并与心和小肠有直接联系。

4. 足太阴脾经

（1）循行部位　足太阴脾经起于足大趾内侧端（隐白穴），沿足内侧赤白肉际上行，经内踝前面（商丘穴），上小腿内侧，沿胫骨后缘上行，至内踝上八寸处（漏谷穴）走出足厥阴肝经前面，经膝股内侧前缘至冲门穴，进入腹部，属脾络胃，向上通过横膈，夹食管旁（络大包，会中府），连于舌根，散于舌下（图4-5）。

（2）分支　从胃部分出，向上通过横膈，于任脉的膻中穴处注入心中，与手少阴心经相接。

（3）联系脏腑　属脾，络胃，与心、肺等有直接联系。

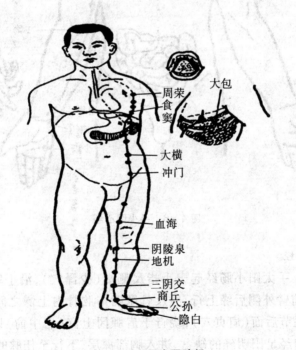

图4-5　足太阴脾经

5. 手少阴心经

（1）循行部位　手少阴心经起于心中，出来属于"心系"（心系，指心脏与其他脏器相联系的脉络），向下通过横膈至任脉的下脘穴附近，络小肠。

（2）分支　心系向上的分支：从心系上行，夹咽喉，经颈、颜面深部联系于"目系"（目系，又名眼系、目本，是眼球内连于脑的脉络）。

心系直行的分支：复从心系，上行于肺部，再向下出于腋窝下（极泉穴），沿上臂内侧后缘,行于手太阴、手厥阴经之后,下向肘内(少海穴),沿前臂内侧后缘至腕部尺侧(神门穴),进入掌内后缘(少府穴),沿小指的桡侧出于末端(少冲穴),交于手太阳小肠经(图4-6)。

（3）联系脏腑　属心,络小肠,与肺、脾、肝、肾有联系。

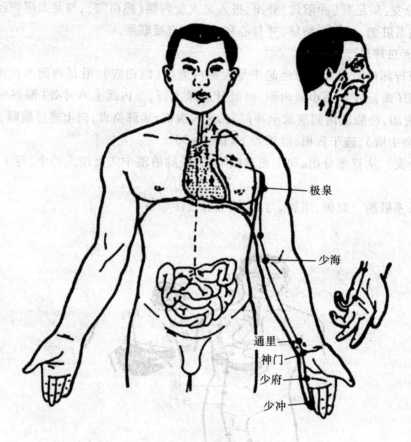

图4-6　手少阴心经

6. 手太阳小肠经

（1）循行部位　手太阳小肠经起于小指尺侧端(少泽穴),沿手掌尺侧,直上过腕部外侧(阳谷穴),沿前臂外侧后缘上行,经尺骨鹰嘴与肱骨内上髁之间(小海穴),沿上臂外侧后缘,出于肩关节后面(肩贞穴),绕行于肩胛冈上窝(肩中俞)以后,交会于督脉之大椎穴,从大椎向前经足阳明经的缺盆,进入胸部深层,下行至任脉的膻中穴处,络于心,再沿食管通过横膈,到达胃部,直属小肠。

（2）分支　缺盆分支:从缺盆沿着颈部向上至面颊部(颧髎穴),上至目外眦,折入耳中(听宫穴)(图4-7)。

颊部分支:从颊部,斜向目眶下缘,直达鼻根进入目内眦(睛明穴),与足太阳膀胱经相接。

（3）联系脏腑　属小肠,络心,与胃有联系。

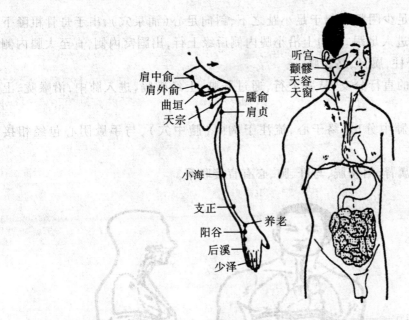

图 4-7 手太阳小肠经

7. 足太阳膀胱经

（1）循行部位 足太阳膀胱经起于目内眦（睛明穴），上过额部，直至巅顶交会于督脉的百会穴。

（2）分支 巅顶部的分支：从巅顶（百会穴）分出至耳上角。

巅顶向后直行分支：从巅顶下行（至脑户穴）入颅内络脑，复返出来下行项后（天柱穴）（图 4-9）。

下分为两支：其一，沿肩胛内侧（大杼穴始），夹脊旁，沿背中线旁一寸五分，下行至腰部，进入脊旁肌肉，络于肾，下属膀胱，再从腰中分出下行，夹脊旁，通于臀部，经大腿后面，进入腘窝中。其二，从肩胛内侧分别下行，通过肩胛，沿背中线旁三寸下行，过臀部，经过髋关节部（环跳穴），沿大腿外侧后边下行，会合于腘窝中，向下通过腓肠肌，经外踝后面（昆仑穴），在足跟部折向前，经足背外侧至足小趾外侧端（至阴穴），与足少阴肾经相接（图 4-8）。

（3）联系脏腑 属膀胱，络肾，与心、脑有联系。

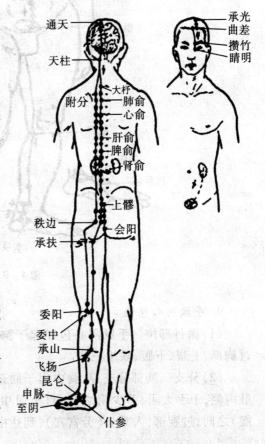

图 4-8 足太阳膀胱经

8. 足少阴肾经

（1）循行部位 足少阴肾经起于足小趾之下，斜向足心（涌泉穴），出于舟骨粗隆下（然骨穴），经内踝后进入足跟，再向上沿小腿内侧后缘上行，出腘窝内侧，直至大腿内侧后缘，入脊内，穿过脊柱，属肾，络膀胱。

（2）分支 腰部的直行分支：从肾上行，通过肝脏，上经横膈，进入肺中，沿喉咙，上至舌根两侧。

肺部的分支：从肺中分出，络于心，流注于胸中（膻中穴），与手厥阴心包经相接（图4-9）。

（3）联系脏腑 属肾，络膀胱，与肝、肺、心有直接联系。

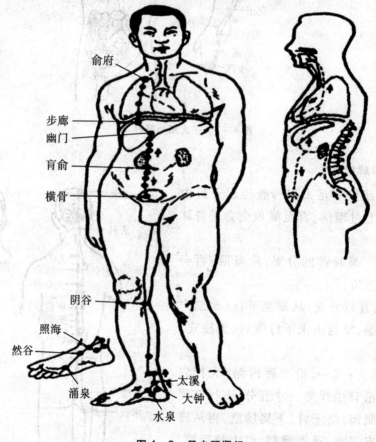

图4-9 足少阴肾经

9. 手厥阴心包经

（1）循行部位 手厥阴心包经起于胸中，出于心包络，通过横膈，依次循序下行，通过胸部、上腹、下腹，联络三焦。

（2）分支 胸部分支：从胸中出于胁部，经腋下三寸处（天池穴），上行至腋窝，沿上肢内侧，于手太阴、手少阴之间，直至肘中，下向前臂，走两筋（桡侧腕屈肌腱与掌长肌腱）之间，过腕部，入掌心（劳宫穴），到达中指桡侧末端（中冲穴）。

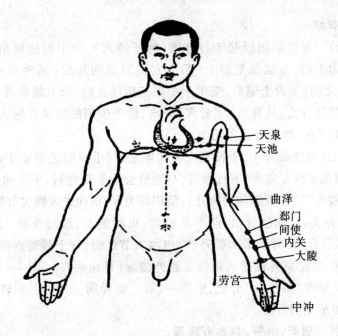

图4-10 手厥阴心包经

掌中分支：从掌中(劳宫穴)分出，沿着无名指尺侧至指端(关冲穴)，与手少阳三焦经相接(图4-10)。

(3)联系脏腑 属心包，络三焦。

10. 手少阳三焦经

(1)循行部位 手少阳三焦经起于无名指尺侧端(关冲穴)，沿无名指尺侧缘，上过手背，出于前臂伸侧两骨(尺骨、桡骨)之间，直上穿过肘部，沿上臂外侧，上行至肩部，交出足少阳经的后面，进入缺盆，于任脉的膻中穴处散络于心包，向下通过横膈广泛遍属三焦。

(2)分支 胸中分支：从膻中穴分出，向上走出缺盆，至项后与督脉的大椎穴交会，上走至项部，沿耳后(翳风穴)上行至耳上方，再屈曲向下走向面颊部，至眼眶下(颧髎穴)。

耳部分支：从耳后(翳风穴)分出，进入耳中，出走耳前(过听宫、耳门等穴)，经过上关穴前，在面颊部与前一分支相交；上行至目外眦，与足少阳胆经相接(图4-11)。

(3)联系脏腑 属三焦，络心包。

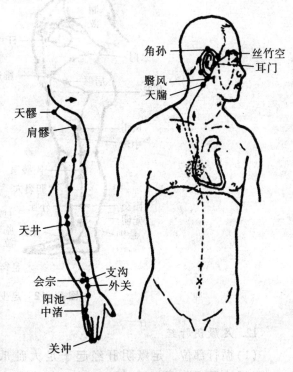

图4-11 手少阳三焦经

11. 足少阳胆经

(1)循行部位 足少阳胆经起于目外眦(瞳子髎穴),向上到达额角部,下行至耳后(完骨穴),外折向上行,经额部至眉上(阳白穴),复返向耳后(风池穴),再沿颈部侧面行于少阳三焦经之前,至肩上退后,交出于少阳三焦经之后,行入缺盆部。

(2)分支 耳部分支:从耳后(完骨穴)分出,经手少阳的翳风穴进入耳中,过手太阳经的听宫穴,出走耳前,至眼外角的后方。

目外眦分支:从目外眦分出,下行至大迎穴附近,与手少阳经分布于面颊部的支脉相合,其经脉向下覆盖于颊车穴部,下行颈部,与前脉会合于缺盆后,下入胸中,穿过横膈,络肝,属胆,沿胁里浅出气街(腹股沟动脉处),绕阴部毛际,横向进入髋关节部(环跳穴)。

缺盆部直行分支:从缺盆分出,向下至腋窝,沿胸侧部,经过季胁,下行至髋关节部(环跳穴)与前脉会合,再向下沿大腿外侧,出膝关节外侧,行于腓骨前面,直下至腓骨下段,浅出外踝之前,沿足背外侧进入第四足趾外侧端(足窍阴穴)(图4-12)。

足背分支:从足背(临泣穴)分出,沿第一、第二趾骨间,出趾端,回转来通过爪甲,出于趾背毫毛部,接足厥阴肝经。

(3)联系脏腑 属胆,络肝,与心有联系。

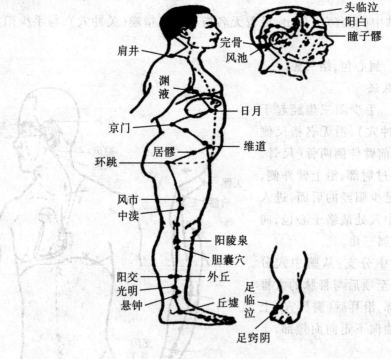

图4-12 足少阳胆经

12. 足厥阴肝经

(1)循行部位 足厥阴肝经起于足大趾爪甲后丛毛处(大敦穴),沿足背内侧向上,经过内踝前一寸处(中封穴),上行小腿内侧(经过足太阴脾经的三阴交),至内踝上八寸处交出于足太阴脾经的后面,至膝内侧(曲泉穴)沿大腿内侧中线,进入阴毛中,环绕过生殖器,至小腹,夹胃两旁,属肝,络胆,向上通过横膈,分布于胁肋部,沿喉咙之后,向上进入鼻咽部,连接目系(眼球后的脉络联系),上经前额到达巅顶与督脉交会(图4-13)。

（2）分支　目系分支:从目系走向面颊的深层,下行环绕口唇之内。

肝部分支:从肝分出,穿过横膈,向上流注于肺,交于手太阴肺经。

（3）联系脏腑　属肝,络胆,与肺、胃、肾、脑有联系。

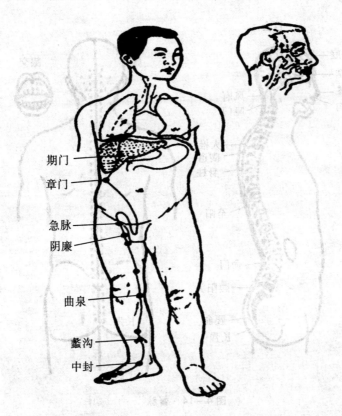

期门
章门

急脉
阴廉

曲泉

蠡沟
中封

图4-13　足厥阴肝经

四、奇经八脉

奇经八脉是指十二经脉之外的八条经脉,包括任脉、督脉、冲脉、带脉、阴跷脉、阳跷脉、阴维脉、阳维脉。奇者,异也。因其异于十二正经,故称"奇经"。

奇经八脉的生理特点有三:①奇经八脉与脏腑无直接络属关系;②奇经八脉之间无表里配合关系;③奇经八脉的分布不像十二经脉分布遍及全身,人体的上肢无奇经八脉的分布;其走向也与十二经脉不同,除带脉外,余者皆由下而上循行。

奇经八脉的共同生理功能:①进一步加强十二经脉之间的联系:如督脉能总督一身之阳经,任脉联系总任一身之阴经,带脉约束纵行诸脉。二跷脉主宰一身左右的阴阳,二维脉维络一身表里的阴阳。即奇经八脉进一步加强了机体各部分的联系。②调节十二经脉的气血,对十二经脉的气血运行起着溢蓄、调节作用。十二经脉气有余时,则蓄藏于奇经八脉;十二经脉气血不足时,则由奇经"溢出"及时给予补充。③奇经八脉与肝、肾等脏及女子胞、脑、髓等奇恒之府有十分密切的关系,相互之间在生理、病理上均有一定的联系。

(一)督脉

1. **循行部位**　督脉起于小腹内,下出会阴,向后至尾骶部的长强穴,沿脊柱上行,经项部至风府穴,进入脑内,属脑,沿头部正中线,上至巅顶的百会穴,经前额下行鼻柱至鼻尖的素髎穴,过人中,至上齿正中的龈交穴(图4-14)。

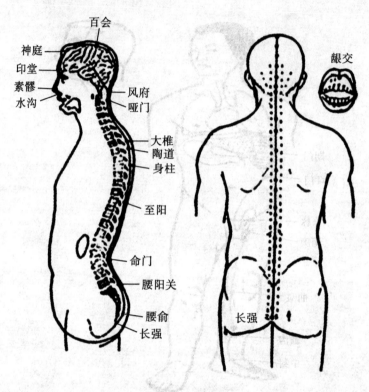

图4-14　督脉

分支:第一支,与冲、任二脉同起于胞中,出于会阴部,在尾骨端与足少阴肾经、足太阳膀胱经的脉气会合,贯脊,属肾。第二支,从小腹直上贯脐,向上贯心,至咽喉与冲、任二脉相会合,到下颌部,环绕口唇,至两目下中央。第三支,与足太阳膀胱经同起自目内眦,上行至前额,于巅顶交会,入络于脑,再别出下项,沿肩胛骨内,脊柱两旁,到达腰中,进入脊柱两侧的肌肉,与肾脏相联络。

2. **基本功能**　"督",有总管、统帅之意。督脉的主要功能是:

(1)调节阳经气血,为"阳脉之海"　督脉循身之背,背为阳,说明督脉对全身阳经脉气具有统率、督促的作用。另外,六条阳经都与督脉交会于大椎穴,督脉对阳经有调节作用,故有"总督一身阳经"之说。

(2)反映脑、肾及脊髓的功能　督脉属脑,络肾。肾生髓,脑为髓海。督脉与脑、肾、脊髓的关系十分密切。

(3)主生殖功能　督脉络肾,与肾气相通,肾主生殖,故督脉与生殖功能有关。

（二）任脉

1. **循行部位** 任脉起于胞中,下出于会阴,经阴阜,沿腹部正中线上行,经咽喉部（天突穴）,到达下唇内,左右分行,环绕口唇,交会于督脉之龈交穴,再分别通过鼻翼两旁,上至眼眶下（承泣穴）,交于足阳明经（图4－15）。

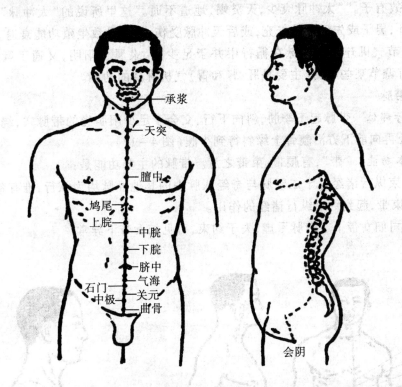

承浆

天突

膻中

鸠尾
上脘
中脘
下脘
脐中
气海
石门
中极 关元
曲骨

会阴

图4－15 任脉

分支:由胞中贯脊,向上循行于背部。

2. **基本功能** "任"有担任、妊养之意。任脉的主要功能是:

（1）调节阴经气血,为"阴脉之海" 任脉循行于腹部正中,腹为阴,说明任脉对一身阴经脉气具有总揽、总任的作用。另外,足三阴经在小腹与任脉相交,手三阴经借足三阴经与任脉相通,因此任脉对阴经气血有调节作用,故有"总任诸阴"之说。

（2）调节月经,妊养胎儿 任脉起于胞中,具有调节月经,促进女子生殖功能的作用,故有"任主胞胎"之说。

（三）冲脉

1. **循行部位** 起于胞宫,下出于会阴,并在此分为二支。上行支:其前行者（冲脉循行的主干部分）沿腹前壁挟脐（脐旁五分）上行,与足少阴经相并,散布于胸中,再向上行,经咽喉,环绕口唇;其后行者沿腹腔后壁,上行于脊柱内。下行支:出会阴下行,沿股内侧下行到大趾间（图4－16）。

2. **基本功能** "冲",有要冲之意。冲脉的主要功能是:

（1）调节十二经气血 冲脉上至于头,下至于足,贯串全身,为总领诸经气血的要冲。当经络脏腑气血有余时,冲脉能加以涵蓄和贮存;经络脏腑气血不足时,冲脉能给予灌注和补充,以维持人体各组织器官正常生理活动的需要。故有"十二经脉之海""五脏六腑之海"之称。

（2）主生殖功能　冲脉与生殖功能关系密切,女子月经来潮和孕育胎儿,皆以血为物质基础,冲脉起于胞宫,有调节月经的作用,故称"血室""血海"。女性"太冲脉盛,月事以时下,故有子。""太冲脉衰少,天癸竭,地道不通。"这里所说的"太冲脉",即指冲脉而言。另外,男子或先天冲脉未充,或后天冲脉受伤,均可导致生殖功能衰退。

（3）调节气机升降　冲脉在循行中并于足少阴,隶属于阳明,又通于厥阴,及于太阳。冲脉有调节某些脏腑(主要是肝、肾和胃)气机升降的功能。

（四）带脉

1. 循行部位　带脉起于季胁,斜向下行,交会于足少阳胆经的带脉穴,绕身一周,并于带脉穴处再向前下方沿髋骨上缘斜行到少腹(图4-17)。

2. 基本功能　"带",有腰带、束带之意。带脉的主要功能是:

（1）约束纵行诸经　十二经脉与奇经八脉中的其他经脉均为纵行,唯有带脉环腰腹一周,如同束带,起到约束纵行诸经的作用。

（2）主司妇女带下　带脉亏虚,失于约束,可见妇女带下异常。

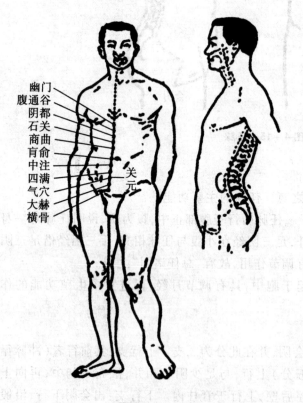

幽门
腹通谷
阴都
石关
商曲
肓俞
中注
四满
气穴
大赫
横骨

关元

图4-16　冲脉

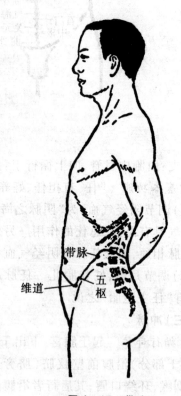

带脉

维道

五枢

图4-17　带脉

📖知识链接

　　"一源三歧"：是指奇经八脉中的督脉、任脉、冲脉皆起于胞中，同出会阴，故称为"一源三歧"。

（五）阴跷脉和阳跷脉

1. **循行部位**　跷脉左右成对，均起于足踝下。阴跷脉起于内踝下足少阴肾经的照海穴，通过内踝上行，沿大腿的内侧进入前阴部，沿躯干腹面上行，至胸部入于缺盆，上行于喉结旁足阳明经的人迎穴之前，到达鼻旁，连属目内眦，与足太阳经、阳跷脉会合（图4-18）。

　　阳跷脉起于外踝下足太阳经的申脉穴，沿外踝后上行，经下肢外侧后缘上行至腹部。沿胸部后外侧，经肩部、颈外侧，上挟口角，到达目内眦。与足太阳经、阴跷脉会合，再沿足太阳经上行与足少阳经会合于项后的风池穴（图4-19）。

2. **基本功能**　"跷"，有轻健跷捷之意。跷脉的主要功能是：

　　（1）主一身左右之阴阳　跷脉主一身左右之阴阳，阳跷脉主一身左右之阳，阴跷脉主一身左右之阴。

　　（2）主司下肢之运动　跷脉从下肢内、外侧分别上行至头面，可调节肢体肌肉运动，使下肢运动灵活跷捷。

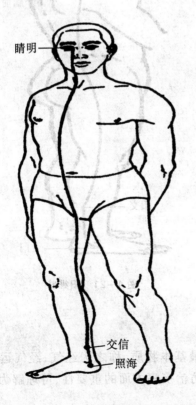

图4-18　阴跷脉

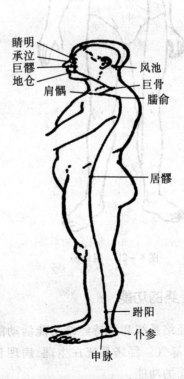

图4-19　阳跷脉

（3）主司眼睑开合 由于阴阳跷脉交汇于目内眦，入属于脑，故认为跷脉有濡养眼目和司眼睑开合的作用。

（六）阴维脉和阳维脉

1. 循行部位 阴维脉起于足内踝上五寸足少阴经的筑宾穴，沿下肢内侧后缘上行，至腹部，与足太阴脾经同行到胁部，与足厥阴肝经相合，再上行交于任脉的天突穴，止于咽喉部的廉泉穴（图4-20）。

阳维脉起于足太阳的金门穴，过外踝，向上与足少阳经并行，沿下肢外侧后缘上行，经躯干部后外侧，从腋后上肩，经颈部、耳后，前行到额部，分布于头侧及项后，与督脉会合（图4-21）。

2. 基本功能 "维"，有维系、维络的意思。阴维脉具有维系阴经的作用，阳维脉具有维系阳经的作用。因此，维脉具有维系、联络全身阴经和阳经的作用。

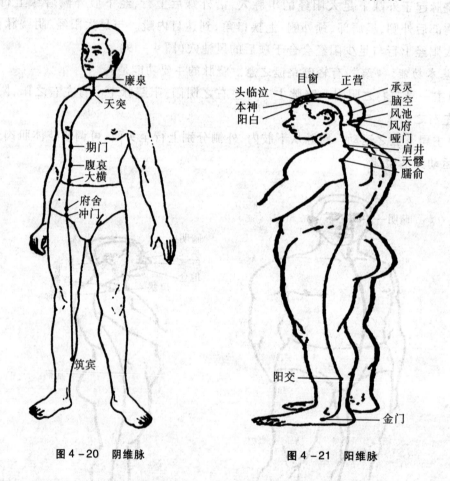

图4-20 阴维脉　　　　　　　　　图4-21 阳维脉

五、经络的功能

构成经络系统和维持经络功能活动的最基本物质，称之为经气，经气运行于经脉之中，故又称脉气。经络系统在生理、病理和防治疾病方面的重要性，可理解为经络系统有以下几方面的功能：

(一)沟通与联系作用

人体是由五脏六腑、四肢百骸、五官九窍、皮肉筋骨等组成的,它们虽各有不同的生理功能,但又共同进行着有机的整体活动,使机体内外、上下保持协调统一,构成一个有机的整体。这种有机配合,相互联系,主要是依靠经络的沟通、联络作用实现的。由于十二经脉及其分支的纵横交错,入里出表,通上达下,相互络属于脏腑,奇经八脉联系沟通十二正经,十二经筋、十二皮部联络筋脉皮肉,从而使人体的各个脏腑、组织器官有机地联系起来,构成了一个表里、上下彼此之间紧密联系、协调共济的统一体。所以《灵枢·本脏》说:"夫十二经脉者,内属于脏腑,外络于肢节"。

(二)运行气血作用

气血通过经络循环贯注而通达全身,发挥其营养脏腑组织器官、抗御外邪保卫机体的作用。所以《灵枢·本脏》说:"经脉者,所以行血气而营阴阳,濡筋骨,利关节者也"。人体各个组织器官,均需气血濡养,才能维持正常的生理活动。

(三)传导感应作用

经络不仅有运行气血营养物质的功能,而且还有传导信息的作用。所以,经络也是人体各组成部分之间的信息传导网。当肌表受到某种刺激时,刺激量就沿着经脉传于体内有关脏腑,使该脏腑的功能发生变化,从而达到疏通气血和调整脏腑功能的目的。脏腑功能活动的变化也可通过经络而反映于体表。经络循行四通八达而至机体每一个局部,从而使每一局部成为整体的缩影。针刺中的"得气"和"行气"现象,就是经络传导感应作用的表现。

(四)协调整体作用

经络能运行气血和协调阴阳,使人体功能活动保持相对的平衡。当人体发生疾病时,出现气血不和及阴阳偏胜偏衰的证候,可运用针灸等治疗手段以激发经络的调节作用,所以《灵枢·刺节真邪》说:"泻其有余,补其不足,阴阳平复"。实验证明,针刺有关经络的穴位,对各脏腑有调节作用,即原来亢进的可使之抑制,原来抑制的可使之兴奋。

六、经络学说的应用

(一)阐释病理变化

在正常生理情况下,经络有运行气血,感应传导的作用。所以在发生病变时,经络就可能成为传递病邪和反映病变的途径。如足厥阴肝经挟胃、注肺中,所以肝病可犯胃、犯肺;足少阴肾经人肺、络心,所以肾虚水泛可凌心、射肺。至于相为表里的两经,更因络属于相同的脏腑,因而使相为表里的一脏一腑在病理上常相互影响,如心火可下移小肠,大肠实热,腑气不通,可使肺气不利而喘咳胸满等等。

经络不仅是外邪由表入里和脏腑之间病变相互影响的途径。通过经络的传导,内脏的病变可以反映于外,表现于某些特定的部位或与其相应的官窍。如肝气郁结常见两胁、少腹胀痛,这就是因为足厥阴肝经抵小腹、布胁肋;真心痛,不仅表现为心前区疼痛,且常引及上肢内侧尺侧缘,这是因为手少阴心经行于上肢内侧后缘;其他如胃火炽盛见牙龈肿痛,肝火上炎见目赤等等。

(二)指导疾病的诊断

由于经络有一定的循行部位和络属的脏腑,它可以反映所属经络脏腑的病证;因而在临床上,就可根据疾病所出现的症状,结合经络循行的部位及所联系的脏腑,作为诊断疾病的依据。例如:两胁疼痛,多为肝胆疾病;缺盆中痛,常是肺的病变。又如头痛一证,痛在前额者,多与阳明经有关;痛在两侧者,多与少阳经有关;痛在枕部及项部者,多与太阳经有关;痛在巅顶者,多与厥阴经有关。《伤寒论》的六经辨证,也是在经络学说基础上发展起来的辨证体系。在临床实践中,还发现在经络循行的通路上,或在经气聚集的某些穴位处,有明显的压痛或有结节状、条索状的反应物,或局部皮肤的形态变化,也常有助于疾病的诊断。

(三)指导疾病的治疗

经络学说被广泛地用以指导临床各科的治疗。特别是对针灸、按摩和药物治疗,更具有重要指导意义。

针灸与按摩疗法,主要是根据某一经或某一脏腑的病变,而在病变的邻近部位或循行的远隔部位上取穴,通过针灸或按摩,以调整经络气血的功能活动,从而达到治疗的目的。而穴位的选取,就必须按经络学说进行辨证,断定疾病属于何经后,根据经络的循行分布路线和联系范围来选穴,这就是"循经取穴"。

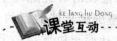

课堂互动

按压哪些压痛点或反应点可以了解病情?

肺有病时可在肺俞穴出现结节或中府穴有压痛,肠痛可在阑尾穴有压痛,长期消化不良的患者可在脾俞穴见到异常变化,胆囊炎患者在阳陵泉下方有压痛等过敏感觉等。

药物治疗也要以经络为渠道,通过经络的传导转输,才能使药到病所,发挥其治疗作用。在长期临床实践的基础上,根据某些药物对某一脏腑经络有特殊作用,确定了"药物归经"理论。金元时期的医家,发展了这方面的理论,张洁古、李杲按照经络学说,提出"引经报使"药,如治头痛,属太阳经的可用羌活,属阳明经的可用白芷,属少阳经的可用柴胡。羌活、白芷、柴胡,不仅分别归手足太阳、阳明、少阳经,且能引他药归入上述各经而发挥治疗作用。

此外,当前被广泛用于临床的针刺麻醉,以及耳针、电针、穴位埋线、穴位结扎等治疗方法,都是在经络学说指导下进行的,并使经络学说得到一定的发展。

综合测试

1. 经络系统的主干是

　A. 经脉　　　　　B. 络脉　　　　　C. 经筋　　　　　D. 皮部　　　　　E. 脏腑

2. 手三阳经的走向是

　A. 从头走手　　　B. 从手走胸　　　C. 从手走头　　　D. 从头走足　　　E. 别络

3. 能调节十二经脉气血,主要与奇恒之腑间关系密切的是

　A. 皮部　　　　　B. 别络　　　　　C. 正经　　　　　D. 奇经　　　　　E. 经别

4. 十二经脉气血流注形式为

    A. 直线贯注　　　　B. 手足贯注　　　　C. 上下贯注　　　　D. 循环贯注　　　　E. 左右贯注

5. 既称"血海",又称"十二经脉之海"的经脉是

    A. 冲脉　　　　　　B. 任脉　　　　　　C. 督脉　　　　　　D. 带脉　　　　　　E. 肝脉

6. 奇经八脉中,为"阴脉之海"的经脉是

    A. 阴维脉、阳维脉　　B. 带脉　　　　　　C. 阴跷脉、阳跷脉　　D. 任脉　　　　　　E. 督脉

7. 具有约束纵行诸经作用的经脉是

    A. 督脉　　　　　　B. 带脉　　　　　　C. 任脉　　　　　　D. 阴维脉　　　　　E. 阳维脉

8. 气血运行的主要通道是

    A. 十二经脉　　　　B. 经别　　　　　　C. 经筋　　　　　　D. 奇经八脉　　　　E. 脏腑

9. 下列经脉中,具有表里关系的是

    A. 冲脉与任脉　　　　　　　　　　B. 足阳明与足少阴

    C. 阴维脉与阳维脉　　　　　　　　D. 阴跷脉与阳跷脉

    E. 手太阳与手少阴

10. 循行于腹腔面正中线的经脉是

    A. 心经　　　　　　B. 任脉　　　　　　C. 督脉　　　　　　D. 胃经　　　　　　E. 肾经

(李莲英)

第五章　病因病机

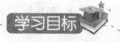

　　1. 能够说出六淫、疫疠、七情、痰饮、瘀血的概念。
　　2. 准确表达六淫、痰饮、瘀血的致病特点，能够概要描述出阴阳盛衰的病机特点
　　3. 知道情志因素、其他因素的致病特点，知道基本病机邪正盛衰的病机特点。

　　病因也即致病因素，是指能引起疾病的原因。引起疾病的原因是多样的，宋代医家陈无择在其所著的《三因极一病证方论》中，将病因分为内因、外因和不内外因。现代临床在陈无择认识的基础上将病因分为外感致病因素、情志因素、继发因素、其他因素。外感致病因素有六淫、疫疠，情志因素是指七情内伤，继发因素是指痰饮、瘀血等，其他因素有饮食失宜、劳逸损伤、外伤等。病因学说是中医基础理论中的重要组成部分，中医学中研究病因的方法主要是辨证求因，就是以疾病的临床症状为依据，综合分析，推求病因。

　　病机是指疾病发生、发展、变化及转归的机制，它揭示了疾病发生、发展等过程中的本质及规律。

第一节　病　因

一、外感致病因素

（一）六淫

　　1. 六淫的基本概念　六淫是指风、寒、暑、湿、燥、火六种外感致病因素。淫，有浸淫和为害之意。风、寒、暑、湿、燥、火是自然界六种不同的气候变化，称为"六气"。六气在正常情况下并不使人致病，当气候变化急剧，或四时气候太过或不及，或人体的正气不足，致使人体得病时，六气就成为致病因素，这种能导致人体得病的六气就称为六淫。

　　2. 六淫致病的共同特点

　　（1）外感性　六淫致病，多从肌表、口鼻而入，因邪从外来，多形成外感病，故又称为外感六淫。

　　（2）季节性　六淫致病与季节气候有关。如春季多风病，夏季多暑病，长夏初秋多湿热等。

（3）区域性 由于气候变化有着区域性的特点,故六淫致病也同样有着这一特点。如西北多燥病,东北多寒病等。

（4）相兼性 六淫邪气既可由某种邪气单独致病,又可两三种邪气相兼为病。如风寒感冒、湿热泄泻、风寒湿痹等。

（5）转化性 六淫致病在发病过程中,不仅可以互相影响,而且在一定的条件下可以相互转化,如寒邪入里可以化热,湿邪日久可以化火伤阴等。

3. 风邪的性质和致病特点 风邪称为"六淫之首",是六淫中最主要的致病因素,常与寒、湿、燥、火（热）等致病邪气相兼从皮毛侵犯人体。风邪的性质和致病特点为:

（1）风为阳邪,其性开泄,易袭阳位 风具有升发、向上、向外的特点,故为阳邪。风邪伤人,易使皮毛腠理开泄,出现发热、恶风、汗出等症状。风邪易侵犯人体的头面、腰背和肌表这些人体的阳位。

（2）风性善行而数变 风性善行是指风邪致病常表现为病变部位不固定、行无定处的致病特点。如临床上见皮肤瘙痒,发无定处,此起彼伏等这些症状与病变部位不固定、行无定处的致病特点相符合,因此把这种病证的病因推求为风邪,故称该病为风疹。"数变"是指风邪致病具有变幻无常和发病迅速的特性。

（3）风性主动 风邪致病具有动摇不定的特点,常表现为眩晕、震颤、四肢抽搐、角弓反张、直视上吊等症。

课堂互动 *KE TANG HU DONG*

抽风,在现代医学上称为"惊厥",是小儿时期常见的急症。那么为什么称其为抽风呢? 我们看看其临床表现吧! 抽风时,患儿意识突然消失,双眼上翻,凝视线斜视;面部肌肉或四肢肌肉强直、发硬、痉挛或不停地抽动。抽风时儿童的种种表现,是不是与风性主动的表现一致呢?

（4）风为百病之长 风邪是外感致病的先导,其他病邪多依附风邪来侵犯人体,故称其为"百病之长"。如外感风热、风寒、风湿等。

4. 寒邪的性质和致病特点 寒为冬季的主气,当寒侵袭人体,多损伤人体的阳气。寒邪的性质和致病特点为:

（1）寒为阴邪,易伤阳气 寒邪为阴邪,最易损伤人体阳气,使人体出现全身或局部的寒象。

（2）寒性凝滞,主痛 凝滞,即凝结、阻滞不通之意。人身气血之所以运行不息,畅通无阻,全赖阳气的温煦推动。一旦阴寒之邪侵犯人体,阳气受损,经脉气血得不到阳气的温煦,运行不畅而阻滞,不通则痛,故疼痛是寒邪致病的重要象征。

（3）寒性收引 收引,即收缩牵引之意。寒邪性收引,其侵袭人体,可致气机收敛,腠理缩闭,经络、筋脉拘急,而出现肢体屈伸不利,或冷缩不仁等。

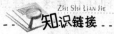

知识链接

> 中、西医学对伤寒的概念并不相同,不可混淆。
>
> 中医学伤寒有广义、狭义之分。广义伤寒是一切外感热病的总称。狭义伤寒是外感风寒之邪,感而即发的疾病。
>
> 西医学所指伤寒是指由伤寒杆菌引起的经消化道传播的急性传染病。临床特征为持续高热、全身中毒症状、相对缓脉、肝脾大、玫瑰疹及白细胞减少等。主要并发症为肠出血、肠穿孔。

5. 暑邪的性质和致病特点 暑为夏季的主气,其致病具有明显的季节性,主要发生在夏至以后、立秋以前。暑邪的性质和致病特点为:

(1)暑为阳邪,其性炎热 暑邪为盛夏火热之气所化,具有酷热之性,火热属阳,故暑为阳邪。炎热是指温热上炎,暑性炎热是指暑邪伤人,多出现一系列明显的阳热症状,如高热、面赤、肌肤灼热等,且暑热上炎,易于上扰心神,故暑邪致病还常见心烦,甚则神志昏迷等。

(2)暑性升散,易伤津耗气 暑为阳邪,阳性升发,故暑邪侵犯人体,可致腠理开泄而多汗导致津液耗伤出现口渴喜饮、唇舌干燥、小便短赤、大便干结等。大量出汗,气随津泄,可见乏力、气短、神疲等气虚之象。故有"暑必伤津""暑必耗气"之说。

(3)暑易夹湿 夏季多雨潮湿,且热蒸湿动,故暑邪兼夹湿邪致病,故暑邪致病还可见湿阻的症状,如胃脘痞闷、恶心、呕吐、不思饮食、大便溏泄等。

6. 湿邪的性质和致病特点 湿为长夏的主气。长夏正当夏秋之交,为一年中湿气最盛的季节。湿邪的性质和致病特点为:

(1)湿为阴邪,易阻滞气机 湿为有形之邪且性寒,故湿为阴邪。湿为有形之邪,侵犯人体,最易阻滞气的运动,从而影响气的升降出入,出现气机失调。如脾主运化水液,且脾性喜燥恶湿,故湿邪外感,常易困脾;而脾主升清,湿邪困脾,就会导致脾不能升清,而出现腹泻等症状。

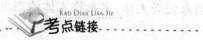

考点链接

> 易阻滞气机的邪气是
>
> A. 热邪　　　B. 风邪　　　C. 寒邪　　　D. 湿邪　　　E. 燥邪
>
> 答:D。

(2)湿性重浊 重是沉重、重着之意。湿性重是指湿邪侵犯人体,可引起沉重或重着不移的症状。浊是秽浊、污浊之意,是指湿邪侵犯人体可出现分泌物、排泄物秽浊不清的症状,如面垢眵多、大便溏泄、下痢脓血、小便混浊、妇女白带异常等。

(3)湿性黏滞 黏滞,即黏腻、停滞。湿邪黏滞主要表现在两个方面:一是症状的黏滞,症状多表现为黏滞不爽或黏滞不清的特点,如痢疾或泄泻中大便的黏滞不爽,淋证中小便的艰涩疼痛,以及湿邪致病常出现舌苔的黏腻不清等;二是湿邪致病多缠绵难愈,病程较长或反复发作,如湿痹,湿疹等其病多表现为起病缓、病程长或反复发作等。

(4)湿性趋下,易袭阴位 阴位是指人体的下肢及二阴。湿性类水,水性趋下,因此湿邪有下趋的特性,故湿邪致病易于侵袭人体阴位,表现为人体下部的症状,如带下、阴部湿疹、泻痢等。

7. 燥邪的性质和致病特点 燥为秋天的主气。秋季气候多干燥,故又称秋燥。燥邪的性质和致病特点为:

(1)燥性干涩,易伤津液 燥邪为干燥之邪,故最易耗伤人体的津液,而出现津液亏损,滋润濡养不足的症状。临床可见口鼻干燥、两目干涩、皮肤干燥、毛发不荣、小便短少、大便干结等。

(2)燥易伤肺 燥邪多从口鼻而入侵犯人体,鼻为肺之窍,而肺又为娇脏,性喜润而恶燥,故燥邪最易侵犯肺,而出现干咳少痰、痰黏难咳,或痰中带血等肺燥的症状。

8. 火邪的性质和致病特点 火(热)为夏季的主气,但在其他季节中,也可以出现火热气候。火(热)邪的性质和致病特点为:

(1)火为阳邪,其性炎上 火热邪气具有燔灼、升腾上炎之性,故为阳邪。火热之邪侵犯人体,常表现为一些火热征象,如高热、汗出等;且火邪具有炎上的特性,故火热的症状多表现在头面部,如口舌生疮、牙龈肿痛、面红等。

(2)火易伤津耗气 火为阳邪,既可直接灼伤津液,又可蒸迫津液外泄而大汗出,而致人体津液减少,出现口渴喜饮、咽干舌燥、小便短赤、大便干结等津亏的症状。由于阳盛机体代谢亢奋,消耗大量阳气,即"壮火食气",可见少气懒言,神疲乏力等气虚表现。

(3)火易生风动血 生风是指火热之邪燔灼肝经,耗伤阴液,筋脉失养,致肝风内动,出现四肢抽搐、角弓反张等风动的症状,称为"热极生风"。动血是指火热邪气侵犯人体,可使血行加速,甚至灼伤经络,迫血妄行,而致各种出血症状,如吐血、皮肤发斑、妇女月经过多等。

(4)火易致肿疡 火热邪气入于血中,可结聚于局部,使气血壅聚不散,腐蚀血肉,形成痈肿疮疡。其临床表现有局部红肿热痛,甚至化脓溃烂等。

(5)火易扰心神 火与心相应,心藏神,故火热侵犯人体,易上扰心神,而出现心烦,甚至神昏、谵语等心神不宁的病证。

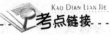

考点链接

易扰心神的邪气是

A. 火邪　　　B. 风邪　　　C. 寒邪　　　D. 暑邪　　　E. 燥邪

答:A。

(二)疫疠

1. 疫疠的基本概念 疫疠是指具有强烈传染性的外感病邪,又称瘟疫、疫气、疠气、异气、疫毒等。

2. 疫疠的致病特点

(1)发病急骤,病情较重 疫疠为病,具有发病急、变化快、病势凶猛、病情险恶、传变较快的特点。

（2）一气一病，病状相似　疫疠是一大类具有强烈传染性的致病邪气的总称，每一种疫疠所导致的疾病，都有别于其他种类疫病的临床特征和病变规律。但感染同一种疫疠者，不分年龄、性别，其病情和症状表现大致相同。

（3）传染性强，易于流行　疫疠为病，具有强烈的传染性，可以通过多种途径，在人群中传播，广为流传。

二、情志因素——七情

（一）七情的基本概念

七情，即喜、怒、忧、思、悲、恐、惊七种情志活动。七情属于人的正常生理活动，若情志活动过度过久，超过了人体自身所能调节的范围，便可导致疾病的发生。

（二）七情的致病特点

1. 直接伤及内脏　七情分属于五脏，怒为肝之志，喜为心之志，悲（忧）为肺之志，思为脾之志，恐（惊）为肾之志。七情过激过久，可以损伤相应的内脏。其基本规律是：怒伤肝，喜伤心，思伤脾，悲伤肺，恐伤肾。此外还可出现一种情志伤及多脏，如暴怒伤肝，亦可横逆，乘脾犯胃，出现鼓胀、飧泄、呃逆、呕吐等病证。

2. 影响脏腑气机　七情致病伤及内脏，主要是影响脏腑的气机，使脏腑气机升降失常，气血运行紊乱。七情影响脏腑气机的病变规律，《素问》将其概括为"怒则气上，喜则气缓，悲则气消，恐则气下，惊则气乱，思则气结"。

怒则气上，是指过度愤怒可使肝气横逆上冲，血随气逆，并走于上。临床可见面红目赤，急躁易怒，甚则昏厥卒倒。

喜则气缓，暴喜过度，可使心气涣散，神不守舍，出现精神不能集中，甚则失神狂乱等症。

悲则气消，是指过度悲忧，可使肺气耗伤。临床可见少气懒言、精神萎靡、意志消沉等症。

恐则气下，是指恐惧过度，可使肾气不固，气泄于下，临床可见二便失禁、遗精等症。

惊则气乱，是指突然受惊，以致心无所倚，神无所归，虑无所定，惊慌失措。临床可见心悸不宁等症。

思则气结，是指思虑过度，伤神损脾，可导致气机郁结。古人认为思发于脾，而成于心，故思虑过度不但耗伤心神，也会影响脾气。心神失养则心悸、健忘、失眠、多梦，气机郁结，脾的运化无力，胃的受纳腐熟失职，便会出现纳呆、脘腹胀满、便溏等症。

3. 情志异常波动，可使病情加重　剧烈的情志波动，会使病情加重。如有高血压或心脏疾病病史的患者，在情志剧烈波动时可使病情加重或迅速恶化。

三、继发病因

在疾病发生和发展过程中，原因和结果可以相互交替和相互转化。由原始致病因素所引起的后果，可以在一定条件下转化为另一些变化的原因，成为继发性致病因素。痰饮、瘀血都是在疾病过程中所形成的病理产物，它们滞留体内而不去，又可成为新的致病因素,作用于机体,引起各种新的病理变化。

(一)痰饮

1. *痰饮的基本概念*　痰和饮都是体内水液输布运化失常所形成的病理产物,一般较稠浊的称为痰,较清稀的称为饮。因两者同出一源,俱为津液停蓄蕴结而成,故临床一般合称"痰饮"。

痰和饮虽然同为水液代谢的病理产物,但还是有区别的。痰常分为两类:一是有形之痰,指视之可见,闻之有声,触之可及,有形质的痰液而言,如咳嗽咳出可见之痰,喉间喘息痰鸣等;二是无形之痰,是古代医家通过临床上一些特殊的病证推断出来的"只见其症,不见其形"的痰病,如眩晕、痰核、癫狂等证。饮多停留在人体脏腑组织间隙或疏松部位,如肠胃、胸胁、肌肤等,因其所停留的部位不同,而表现出不同的临床症状,又有不同的病名。饮停胁下者称为悬饮,饮留胸膈者称为支饮,饮停四肢、肌肤者称为溢饮,饮留胃肠者称为痰饮(狭义)。

2. *痰饮的形成*　痰饮形成的原因较为复杂,多由外感六淫,或饮食不节,或七情内伤等因素,导致肺、脾、肾、三焦等脏腑功能失调,气化不利,水液代谢障碍,津液不能正常的输布和运行,以致水湿停聚而成痰饮。因此,外感、内伤是形成痰饮的初始病因,肺、脾、肾、三焦主司水液代谢的功能失常,是形成痰饮的中心环节。此外,肝主疏泄气机,肝气不调,亦可影响三焦水道通利而致痰饮内生。

3. *痰饮的致病特点*　痰饮形成后,可流窜全身各个部位,无处不到,外而经络、肌肤,内而脏腑,产生各种不同的病变。致病范围相当广泛,临床表现各不一样。

(1)阻滞气血运行　痰饮一旦形成,既可阻滞气机,影响脏腑气机升降出入;又可流注经络,阻碍气血运行,出现多种病理变化。痰阻于肺,肺气失宣,则胸闷气促、喘咳咳痰;痰困脾胃,脾气不运,胃失和降,则腹胀纳呆、恶心呕吐、痞满不舒;痰流经络,气血运行不畅,则骨节疼痛肿胀、肢体麻木、屈伸不利,甚至半身不遂;若聚结于局部,则形成痰核,或阴疽流注;痰气凝结咽喉,出现喉中似有物梗阻、吞之不下、吐之不出的"梅核气"。

(2)影响水液代谢　痰饮作为一种继发性致病因素反过来作用于人体,进一步影响肺、脾、肾等脏腑功能活动,造成水液代谢失常。痰饮阻肺,肺失宣肃,水道不通;痰湿困脾,脾失健运,水湿内停;痰滞下焦,使肾与膀胱气化失职,小便不利,水液积聚。

(3)扰乱心神　痰浊为病,随气上逆,最易蒙蔽清窍,干扰心神,出现一系列神志活动失常病症。痰蒙心窍,则头昏目眩、胸闷、心悸、神疲困倦;扰乱神明,则神昏、痴呆;痰火扰心,则神昏谵语,甚则发狂。

(4)致病广泛,变化多端　痰饮随气上下,无处不到,内而五脏六腑,外而皮肉筋骨,周身内外皆可为病。其病证较多,症状复杂,变化多端,故有"百病多由痰作祟""怪病多痰"之说。因其在不同部位致病而临床表现各异,大体可归纳为:咳、喘、悸、眩、呕、满、肿、痛八大症状。

(5)病势缠绵难愈　痰饮为病是因脏腑功能失调在先,而后痰饮又作为一种病理产物进一步影响到脏腑功能,加重了水液代谢障碍,两者互为因果。痰饮为阴邪,具有黏滞特性,故痰饮致病多病势缠绵,病程较长。如咳喘、癫痫、中风、痰核、阴疽流疽等,常反复发作,难以速愈。

（二）瘀血

1. **瘀血的基本概念** 瘀血是指停滞于体内的血液,包括离经之血,或血运不畅,阻滞于经脉及脏腑内的血液。

2. **瘀血的形成**

（1）血寒 人体血液的运行,有赖于阳气的推动。若血寒,温煦不足,血液失去阳气的推动,就会滞涩而不流行,则成为瘀血。正如《素问·离合真邪论》中所说"寒则血凝泣"。

（2）血热 热入营血,血热互结,或使血液黏滞而运行不畅,或热灼脉络,迫血妄行,从而使血液溢于脏腑组织之间,或蓄结于某一脏腑,则可形成瘀血。正如《医林改错》中所说"血受寒则凝结成块,血受热则煎熬成块"。

（3）气滞 气者,血之帅也,气行则血行,气滞则血瘀。

（4）气虚 气者,血之帅也,气行则血行,气虚无力推动血液的运行,血行无力而瘀滞。

（5）外伤 跌打外伤,必然损伤络脉,络脉因伤而破裂,则血溢于脉外而留止不行,从而形成为瘀血。

3. **瘀血的致病特点**

（1）疼痛 一般多刺痛,固定不移,且多有昼轻夜重的特征,病程较长。

（2）肿块 肿块固定不移。外伤瘀血停滞在肌肤局部,则可见青紫肿胀,在体内则可形成癥积,按之有痞块,固定不移。

（3）出血 血色紫暗或夹有血块。

（4）发绀 指唇甲、面部、舌质青紫,是由于瘀阻经脉、血行不畅、瘀血郁滞于器官组织局部所致。

（5）肌肤甲错 是由于瘀血不去,新血不生,肌肤经脉失于濡养和充盈所致。

（6）脉细涩或结代 血脉流行不畅,则脉细涩或结代。

四、其他因素

（一）饮食

饮食失宜是导致疾病发生的重要内伤原因之一。饮食物靠脾胃消化。胃主受纳,脾主运化,故饮食所伤,主要累及脾胃。

饮食致病主要表现为以下三方面,即饮食不节、饮食偏嗜、饮食不洁。

1. **饮食不节** 饮食不节即饥饱失常和饮食规律失常。过饥,则营养不足,气血生化无源,久之则虚亏而为病。若婴幼儿因母乳不足,则可影响生长发育;若成人过饥,则可致气虚血亏,形体日渐消瘦,正气虚弱,卫外无力,而又易感外邪或早衰。故《灵枢·五味》说:"谷不入半日则气衰,一日则气少矣。"过饱,即饮食过量。饮食过量超过了脾胃的纳化能力,致使饮食物不能及时腐熟和运化,阻滞于内,形成宿食积滞,从而出现脘腹胀痛、嗳腐泛酸、呕吐或泻下臭秽等食伤脾胃病证。此外,饥饱失时、饮食规律紊乱,失其节制,也同样能使脾胃气机升降失调,功能减退而发病。

2. **饮食偏嗜** 饮食偏嗜是指饮食有所偏嗜。饮食种类应适当调节,其冷热程度也要适宜,方能起到营养互补,而不致损伤脾胃。若饮食偏嗜,寒热失常,则易于引起某些营养物质的缺乏,或导致机体阴阳的偏盛偏衰,以及脾胃功能的损伤而发病。饮食偏嗜,主要表现在如下几方面:

(1)饮食有偏,营养成分缺乏　指饮食偏颇,某种营养成分减少,久则可形成某种营养物质缺乏病症。

(2)饮食寒热失宜　如过食生冷,则易损伤脾阳,导致脾胃虚寒,运化功能紊乱,从而寒湿内生,可发生腹痛、泄泻等症。若过食辛辣,或进食烫热食品,则易伤胃阴,引发胃热。胃热上熏,津液被灼,无以上承,故可出现口干、口臭、消谷善饥等症。

(3)过食肥甘　中医学认为,过食油腻肥甘厚味,则可损伤脾胃,易于积湿生痰、化热化火,易发消化不良,易患痈疽疔疮,甚则动风,发为半身偏枯等病症。

(4)饮食五味偏嗜　中医学认为饮食五味(酸、苦、甘、辛、咸),对于人体的五脏及其功能都有不同的营养作用。而五味之偏嗜,则可影响脏腑正常功能,导致脏气偏胜,诸病丛生。五味偏嗜,不仅可直接引起本脏的病变,而且可以影响脏腑之间的关系,引发多种病证。

(5)嗜酒无度　中医学认为嗜酒无度可酿生湿热痰浊,从而引发多种疾患。

3. 饮食不洁　饮食不洁可引起多种肠胃疾病、食物中毒及消化道传染病。

(二)劳逸

1. 劳逸失常的基本概念　劳逸,是指过度劳累和过度安逸。正常的劳动和体力锻炼,有助于气血流通,增强体质。必要的休息,可以消除疲劳,恢复体力和脑力,不会使人致病。只有比较长时间的过度劳累,包括体力劳动、脑力劳动及房劳的过度,或过度安逸,完全不劳动,不运动,劳逸才能成为致病因素而使人发病。

2. 劳逸的致病特点

(1)过劳　是指过度劳累,包括劳力过度,劳神过度和房劳过度。

劳力过度,是指较长时间的过度用力而积劳成疾。劳力过度则伤气,久之则气少力衰,神疲消瘦。

劳神过度,是指思虑太过,劳伤心脾。脾在志为思,而心主血藏神,所以思虑劳神过度,则耗伤心血,损伤脾气,可出现心神失养的心悸,健忘,失眠,多梦及脾不健运的纳呆、腹胀、便溏等症。

房劳过度,是指性生活不节,房事过度。肾藏精,主封藏。肾精不宜过度耗泄,若房事过频则肾精耗伤,临床常出现腰膝酸软,眩晕耳鸣,精神萎靡,性功能减退,或遗精、早泄,甚或阳痿等病症。

(2)过逸　是指过度安逸,既不参加劳动,又不运动。人体每天需要适当的活动,气血才能流畅,若长期不劳动,又不从事体育锻炼,易使人体气血不畅,脾胃功能减弱,可出现食少乏力,精神不振,肢体软弱,或发胖臃肿,动则心悸、气喘以及汗出等症,或继发他病。

(三)外伤

1. 外伤的概念　外伤指因受外力如扑击、跌仆、利器等击撞,以及虫兽咬伤、烫伤、烧伤、冻伤等而致皮肤、肌肉、筋骨损伤的因素。

2. 外伤的致病特点

(1)枪弹、金刃、跌打损伤、持重努伤　这些外伤,可引起皮肤肌肉瘀血肿痛、出血,或筋伤骨折、脱臼;重则损伤内脏,或出血过多,可导致昏迷、抽搐、亡阳等严重病变。

(2)烧烫伤　烧烫伤又称"火烧伤""火疮"等。烧烫伤多由沸水(油)、高温物品、烈火、电等作用于人体而引起,一般以火焰和热烫伤为多见。烧烫伤总以火毒为患。机体受到火毒的侵害以后,受伤的部位立即发生外证,轻者损伤肌肤,创面红、肿、热、痛,表面干燥或起水疱,剧痛。重度烧伤可损伤肌肉筋骨,痛觉消失,创面如皮革样,蜡白、焦黄或炭化,干燥。严重烧烫伤热毒炽盛,热必内侵脏腑,除有局部症状外,常因剧烈疼痛,火热内攻,体液蒸发或渗出,出现烦躁不安、发热、口干渴、尿少尿闭等,甚至亡阴亡阳而死亡。

(3)冻伤　冻伤是指人体遭受低温侵袭所引起的全身性或局部性损伤。冻伤在我国北方冬季常见。温度越低,受冻时间越长,则冻伤程度越重。全身性冻伤称为"冻僵";局部性冻伤常根据受冻环境而分类,如"战壕足""水浸足"等,而指、趾、耳、鼻等暴露部位受寒冷影响,出现紫斑、水肿等,则称为"冻疮"。寒冷是造成冻伤的重要条件。冻伤一般有全身冻伤和局部冻伤之分。全身性冻伤临床多表现为寒战,体温逐渐下降,面色苍白,唇舌、指甲青紫,感觉麻木,神疲乏力,或昏睡,呼吸减弱,脉迟细,如不救治,易致死亡。局部冻伤多发生于手、足、耳廓、鼻尖和面颊部,临床表现为受冻局部苍白、冷麻,继则肿胀青紫,痒痛灼热,或出现大小不等的水疱等;重则受冻部位皮肤亦呈苍白,冷痛麻木,触觉丧失,甚则暗红漫肿,水疱破后创面是紫色,出现腐烂或溃疡,乃至损伤肌肉筋骨而呈干燥黑色,亦可因毒邪内陷而危及生命。

(4)虫兽伤　虫兽伤包括毒蛇、猛兽、疯狗咬伤等。轻则局部肿疼、出血,重可损伤内脏,或出血过多,或毒邪内陷而死亡。

第二节　病　机

病机是指疾病发生、发展及其变化的机制,它揭示了疾病发生、发展变化与转归的本质特点及其基本规律。

中医病机学说的内容包括疾病发生的机制、病变的机制、病程演变的机制三个部分。

基本病机是指机体对于致病因素侵袭或影响所产生的基本病理反应,是病机变化的一般规律,亦是其他系统病机和病证病机的基础。

基本病机主要包括邪正盛衰、阴阳失调等方面。

一、邪正盛衰

邪正盛衰,是指在疾病发展过程中,正气邪气相争,即致病因素与抗病能力之间相互斗争所发生的盛衰变化。邪正力量的消长盛衰,不仅关系疾病的发展与转归,还决定了疾病的虚实病理状态。

(一)邪正盛衰与疾病的虚实变化

在疾病的发展变化过程中,正气和邪气之间不断地进行斗争,必然会导致双方力量的盛衰变化。邪正的盛衰消长,患病机体即可表现为虚、实两种不同的病理状态及证候反映。故《素问·通评虚实论》说"邪气盛则实,精气夺则虚"。

1. **实证的病机**　所谓实是指邪气亢盛,是以邪气盛为矛盾主要方面的一种病理反应。主要表现为致病邪气的毒力和机体的抗病能力都比较强盛,脏腑功能亢进,或是邪气虽盛而机体正气未衰,尚能积极与邪气抗争,故正邪相搏,斗争剧烈,反应明显,在临床上可出现一系列病理性反应比较剧烈的、有余的证候表现。其多由外感六淫病邪侵袭,或由于痰、食、水、血等滞留于体内所致。临床可见壮热、狂躁、声高气粗、腹痛拒按、二便不通、脉实有力等症。

2. **虚证的病机**　所谓虚,主要指正气不足,是以正气虚损为矛盾主要方面的一种病理反应。主要表现为人体生理功能减退,抗病能力低下,因而正气不足与邪气抗争,难以出现较剧烈的病理反应,在临床上多出现一系列虚弱不足或衰退的证候表现。其多由素体虚弱,或慢性病耗损,以致精气消耗;或大汗、吐利、大出血等因素耗伤人体气、血、津液或阳气、阴精等所致。临床可见神疲体倦、面容憔悴、心悸气短、自汗、盗汗,或五心烦热,或畏寒肢冷、脉细弱无力等症。

3. **虚实错杂的病机**　邪正的消长盛衰,不仅可以产生单纯的或虚或实的病理变化,而且在某些长期的、复杂的疾病中,往往多见虚实错杂的病理反应。这是因为邪与正相互斗争,其盛衰同时存在所致。如实性病变失治,病邪久留,损伤人体正气,则实性病证可以转化成虚性病证,或形成邪实正虚的虚实错杂病证。若正气不足,因无力驱邪外出,或本正虚,而内生之宿食积聚、水湿停蓄、痰饮瘀血等病理产物凝结阻滞于内,则可形成虚实错杂病变,称之为正虚邪实病证。其临床表现为虚证和实证同时兼杂而并见。虚实错杂病机与病证,一般有虚中夹实和实中夹虚两类。虚中夹实是指病理变化以正虚为主,但又兼夹邪实的病理状态。实中夹虚是指病理变化以邪实为主,兼见正气虚损的病理状态。

一般而言,在疾病发展变化的过程中,疾病的本质和现象大多是一致的。但在特殊情况下,由于正邪斗争的复杂性,人体功能活动和代谢的严重紊乱,也可以出现病变的本质与现象不一致的情况,因而表现出虚实真假的病理。如本为实性病变,由于邪气深结不散,气血郁结于体内,经络阻滞,气血不能通达于外,而出现四肢逆冷,面色不华的似虚非虚的假虚现象,即称为"大实有羸状"的真实假虚;或本为虚性病变,由于正气虚弱,推动无力,功能活动失于鼓动而出现腹胀、喘满等似实非实的假实现象,则称为"至虚有盛候"的真虚假实。因此,分析病机的虚实变化,还必须透过现象看本质,才能准确把握疾病的虚实性质。

(二)邪正盛衰与疾病转归

在疾病的发生、发展过程中,由于邪正斗争,从而使邪正双方的力量不断产生消长盛衰的变化,这种变化,对于疾病的转归起着决定性的作用。在疾病的早期和中期,邪气较盛而正气未衰,双方力量对比势均力敌,故正邪斗争相持不下,且由于斗争比较激烈,其病理反应也比较明显。通过这一阶段的斗争,邪正双方必然会出现消长盛衰的变化,这种消长盛衰变化,可导致如下之疾病转归。

1. **正胜则邪退**　正气战胜邪气,或邪气被驱除,这是在邪正斗争消长盛衰的发展过程中,疾病向好转或痊愈方面发展的一种转归,也是在许多疾病中最常见的一种结局。

这是由于患者正气比较充盛,抗御病邪的能力较强,或因及时地得到正确的治疗,或二者兼而有之,则邪气难以进一步发展,进而使病邪对机体的损害作用终止或消失,则机体脏腑、经络等组织的病理损害逐渐得到修复,精、气、血、津液等物质的耗伤亦逐渐得到恢复,则机体的阴阳两个方面在新的基础上又获得了新的相对平衡,疾病即告痊愈。

2. 邪去而正虚 邪气被驱除,病邪对机体的损害作用已经消失,但疾病中正气被耗伤而见虚弱,有待恢复,这亦是多种慢性病常见的一种转归。此多由于邪气亢盛,病势较剧,正气在疾病过程中受到较大的耗伤,或因治疗措施过于猛烈,诸如大汗、大吐、大下之类,邪气虽在强烈的攻击下被驱除,但正气亦随之大伤。亦有因正气素虚,又患疾病,而病后虚弱更甚者。邪去正虚,多见于重病的恢复期。

3. 正虚而邪恋 疾病后期,正气已虚,但邪气去而未尽,正气又一时无力驱邪外出,因而病势缠绵,经久而不能彻底痊愈。这是某些急性热病迁延不愈,或慢性病常见的一种转归。此种情况的形成,多由于素体正气不太亢盛,疾病中虽奋起抗邪,并已驱除病邪之大半,然已精疲力竭,无力逐尽外邪;或因治疗不彻底,未能达到驱邪务尽之目的;或因病邪性质黏滞附着,而致病情缠绵难愈所致。

4. 邪盛则正衰 邪气亢盛,正气衰退,是在疾病发展,邪正消长盛衰的斗争过程中,病势趋向恶化,甚至向死亡方面发展的一种转归。这是由于机体的正气虚弱,或由于邪气炽盛,机体抗御病邪的能力日趋低下,或抗邪无力,因之不能制止邪气的致病损害作用,或阻止其发展,机体所受的病理性损害日趋严重,则病势趋向恶化或加剧。若正气衰竭,邪气独盛,气血、脏腑、经络等生理功能衰惫,甚则阴阳离决,机体的生命活动亦告终止而死亡。

二、阴阳失调

阴阳失调,是机体阴阳消长失去平衡的统称,是指机体在疾病过程中,由于致病因素的作用,导致机体的阴阳消长失去相对的平衡,所出现的病理变化。阴阳失调又是脏腑、经络、气血、营卫等相互关系失调,以及表里出入、上下升降等气机运动失常的概括。由于六淫、七情、饮食、劳倦等各种致病因素作用于人体,也必须通过机体内部的阴阳失调,才能形成疾病,所以,阴阳失调又是疾病发生、发展变化的内在根据。

阴阳失调的病理变化主要表现为阴阳盛衰、阴阳互损、阴阳格拒、阴阳转化以及阴阳亡失等几个方面,其中阴阳偏盛偏衰则是各种疾病最基本的病理变化,这种变化通过疾病性质的寒热而表现出来。

(一)阴阳盛衰

阴阳盛衰,是指阴和阳的偏盛或偏衰。其表现形式有阳盛、阴盛、阳虚、阴虚四种。

1. 阴阳偏盛 阴阳偏盛是指阴或阳的偏盛。"阳盛则热,阴盛则寒"是阳偏盛和阴偏盛病机的特点。前者其病属热、属实,后者其病属寒、属实。

(1)阳盛则热 阳盛是指机体在疾病发展过程中,所出现的阳气偏亢,脏腑经络功能亢进,邪热过盛的病理变化。阳盛则热是由于感受温热阳邪,或感受阴邪而从阳化热,或七情内伤,五志过极而化火,或因气滞、血瘀、痰浊、食积等郁而化火所致。

阳盛则热的病机特点,多表现为阳盛的实热证。阳以热、动、燥为其特点,故阳气偏盛产生热性病变,以及燥、动之象,出现发热、烦躁、舌红苔黄、脉数等临床表现。故曰:"阳盛则热";由于阳的一方偏盛会导致阴的一方相对偏衰,所以除上述临床表现外,同时还会出现口渴、小便短少、大便干燥等阳盛伤阴,阴液不足的症状,故称"阳盛则阴病"。

(2)阴盛则寒　阴盛是指机体在疾病过程中所出现的一种阴气偏盛,功能障碍或减退,阴寒过盛以及病理性代谢产物积聚的病理变化。阴盛则寒多由感受寒湿阴邪,或过食生冷,寒湿中阻,阳不制阴而致阴寒内盛之故。

一般地说,阴盛则寒的病机特点,多表现为阴盛而阳未虚的实寒证。阴以寒、静、湿为其特点,故阴偏盛产生的寒性病变以及湿、静之象,表现为形寒、肢冷、喜暖、口淡不渴、苔白、脉迟等。所以说:"阴盛则寒"。由于阴的一方偏盛,常常耗伤阳气,会导致阳的一方偏衰,从而出现恶寒、腹痛、便溏等。这种阳气偏衰的表现是由于阴盛所引起的,所以又称"阴盛则阳病"。

2. 阴阳偏衰　阴阳偏衰是指人体阴精或阳气亏虚所引起的病理变化。阳气亏虚,阳不制阴,使阴相对偏亢,形成"阳虚则寒"的虚寒证;反之,阴精亏损,阴不制阳,使阳相对偏亢,从而形成"阴虚则热"的虚热证。

(1)阳虚则寒　阳虚是指机体阳气虚损,失于温煦,功能减退或衰弱的病理变化。阳偏衰多由于先天禀赋不足,或后天饮食失养,劳倦内伤,或久病损伤阳气所致。一般地说,其病机特点多表现为机体阳气不足,阳不制阴,阴相对亢盛的虚寒证;阳气不足,一般以脾肾之阳虚为主,其中尤以肾阳不足为最。因为肾阳为人身诸阳之本。所以,肾阳虚衰(命门之火不足)在阳偏衰的病机中占有极其重要的地位。由于阳气的虚衰,阳虚则不能制阴,阳气的温煦功能减弱,经络、脏腑等组织器官的某些功能活动也因之而减弱衰退,血和津液的运行迟缓,水液不化而阴寒内盛,这就是阳虚则寒的主要机制。阳虚则寒,虽也可见到面色㿠白、畏寒肢冷、舌淡、脉迟等寒象,但还可见到喜静蜷卧、小便清长、下利清谷等虚象。所以,阳虚则寒与阴盛则寒,不仅在病机上有所区别,而且在临床表现方面也有不同:前者是虚而有寒,后者是以寒为主,虚象不明显。

(2)阴虚则热　阴虚是指机体精、血、津液等物质亏耗,以及阴不制阳,导致阳相对亢盛,功能虚性亢奋的病理变化。阴偏衰多由于阳邪伤阴,或因五志过极,化火伤阴,或因久病耗伤阴液所致。一般地说,其病机特点多表现为阴液不足及滋养、宁静功能减退,以及阳气相对偏盛的虚热证。

阴虚之证,五脏俱有,但一般以肝肾为主,其他三脏之阴虚,久延不愈,最终多累及肝肾。五者之间,亦多夹杂并见。临床上以肺肾阴虚、肝肾阴虚为多见。因为肾阴为诸阴之本,所以,肾阴不足在阴偏衰的病机中占有极其重要的地位。由于阴液不足,不能制约阳气,从而形成阴虚内热、阴虚火旺和阴虚阳亢等多种表现,如五心烦热、骨蒸潮热、面红升火、消瘦、盗汗、咽干口燥、舌红少苔、脉细数无力等,即是阴虚则热的表现。阴虚则热与阳盛则热的病机不同,其临床表现也有所区别:前者是虚而有热,后者是以热为主,虚象并不明显。

(二)阴阳互损

阴阳互损,是指在阴或阳任何一方虚损的前提下,病变发展影响到相对的一方,形成阴阳两虚的病理变化。在阴虚的基础上,继而导致阳虚,称为阴损及阳;在阳虚的基础上,继而导致阴虚,称为阳损及阴。由于肾藏精气,内寓真阴真阳,为全身阳气阴液之根本,所以,无论阴虚或阳虚,多在损及肾脏阴阳及肾本身阴阳失调的情况下,才易于发生阳损及阴或阴损及阳的阴阳互损的病理变化。

1. 阴损及阳　阴损及阳是指由于阴液亏损,累及阳气,使阳气生化不足或无所依附而耗散,从而在阴虚的基础上又导致了阳虚,形成了以阴虚为主的阴阳两虚的病理变化。例如,临床常见的遗精、盗汗、失血等慢性消耗性病证,严重地耗伤了人体阴精,因而化生阳气的物质基础不足,发展到一定阶段就会出现自汗、畏寒、下利清谷等阳虚之候。这是由阴虚而导致阳虚,病理上称为"阴损及阳"。

2. 阳损及阴　阳损及阴是指由于阳气虚损,无阳则阴无以生,累及阴液的生化不足,从而在阳虚的基础上又导致了阴虚,形成了以阳虚为主的阴阳两虚的病理变化。例如,临床上常见的水肿一病,其病机主要为阳气不足,气化失司,水液代谢障碍,津液停聚而水湿内生,溢于肌肤所致。但其病变发展则又可因阴无阳生使阴阳日益亏耗,而见形体消瘦、烦躁不安,甚则瘈疭等阴虚症状,转化为阳损及阴的阴阳两虚证。这是由阳虚而导致阴虚,病理上称为"阳损及阴"。

实际上,由阴或阳的一方不足导致另一方虚损,终究会导致阴阳两虚,只是程度轻重不同而已,这在脏腑、气血病理变化中是屡见不鲜的。因为肾阴为全身阴液之本,肾阳为全身阳气之根,故阳损及阴、阴损及阳,最终又总是以肾阳、肾阴亏虚为主要病变。

(三)阴阳格拒

阴阳格拒,是阴盛至极或阳盛至极而壅遏于内,使阴气与阳气或阳气与阴气相互阻隔不通的病理变化。阴阳格拒是阴阳失调中比较特殊的一类病机,包括阴盛格阳和阳盛格阴两方面。阴阳相互格拒的机制,主要是由于某些原因引起阴或阳的一方偏盛至极,而壅遏于内,将另一方排斥于外,迫使阴阳之间不相维系所致。阴阳格拒表现为真寒假热或真热假寒等复杂的病理现象。

1. 阴盛格阳(真寒假热)　阴盛格阳是指阴寒过盛,阳气被格拒于外,出现内真寒外假热的一种病理变化。如虚寒性疾病发展到严重阶段,其证除有阴寒过盛之四肢厥逆、下利清谷、脉微细欲绝等症状外,又见身反不恶寒(但欲盖衣被)、面颊泛红等假热之象。身反不恶寒、面颊泛红,似为热盛之证,但与四肢厥逆、下利清谷、脉微欲绝并见,知非真热,而是假热。

阴盛格阳,又有格阳和戴阳之分,格阳是内真寒而外假热,阴盛格阳于体表(身反不恶寒)。戴阳是下真寒而上假热,阴盛格阳于头面(面赤如妆)。格阳和戴阳均属真寒假热证,其病机同为阴阳格拒。实际上,疾病发展到阴阳格拒的严重阶段,格阳证和戴阳证常常同时出现,只是名称不同而已。

2. 阳盛格阴(真热假寒)　阳盛格阴是指阳盛已极,阻拒阴气于外,出现内真热外假寒的一种病理变化。阳盛格阴是由于热极邪气深伏于里,阳气被遏,闭郁于内,不能透达于外所致。其病机的本质属热,而临床症状有某些假寒之象,故又称真热假寒。如热性病发展到极期(阳明经证——白虎汤证、阳明腑证——承气汤证及暑厥病等),即有阳热极盛之心胸烦热、胸腹扪之灼热、口干舌燥、舌红等症状,又有阳极似阴的四肢厥冷或微畏寒等；热势愈深，四肢厥冷愈甚，所以有"热深厥亦深，热微厥亦微"之说。可见，四肢厥冷是假象，系阳盛于内，格阴于外所致。

（四）阴阳转化

在疾病发展过程中，阴阳失调还可表现为阴阳的相互转化。阴阳转化包括由阳转阴和由阴转阳。

1. 由阳转阴　由阳转阴是指疾病的本质本为阳气偏盛，但当阳气亢盛到一定程度时，就会向阴的方向转化。如某些急性外感性疾病，初期可以见到高热、口渴、胸痛、咳嗽、舌红、苔黄等一些热邪亢盛的表现，属于阳证。由于治疗不当或邪毒太盛等原因，可突然出现体温下降、四肢厥逆、冷汗淋漓、脉微欲绝等阴寒危象。此时，疾病的本质即由阳转化为阴，疾病的性质由热转化为寒，病理上称之为"重阳必阴"。"重阳必阴"与"阳证似阴"不同，前者的"阳"和"阴"皆为真，后者的"阳"为真，而其"阴"为假。

2. 由阴转阳　由阴转阳是指疾病的本质本为阴气偏盛，但当阴气亢盛到一定程度，就会向阳的方向转化。如感冒初期，可以出现恶寒重发热轻、头身疼痛、骨节疼痛、鼻塞流涕、无汗、咳嗽、苔薄白、脉浮紧等风寒束表之象，属于阴证。如治疗失误，或因体质等因素，可以发展为高热、汗出、心烦、口渴、舌红、苔黄、脉数等阳热亢盛之候。此时，疾病的本质即由阴转化为阳，疾病的性质则由寒转化为热，病理上称之为"重阴必阳"。"重阴必阳"与"阴证似阳"有本质的区别。

（五）阴阳亡失

阴阳亡失，是指机体的阴液或阳气突然大量的亡失，导致生命垂危的一种病理变化。包括亡阴和亡阳。

1. 亡阳　亡阳是指机体的阳气发生突然脱失，而致全身功能突然严重衰竭的一种病理变化。一般地说，亡阳多由于邪盛，正不敌邪，阳气突然脱失所致，也可由于素体阳虚，正气不足，疲劳过度等多种原因，或过用汗法，汗出过多，阳随阴泄，阳气外脱所致。慢性消耗性疾病的亡阳，多由于阳气的严重耗散，虚阳外越所致，其临床表现多见大汗淋漓、手足逆冷、精神疲惫、神情淡漠，甚则昏迷、脉微欲绝等一派阳气欲脱之象。

由于阳气和阴精具有依存互根的关系，亡阳则阴精无以化生而耗竭。所以，亡阳之后，继之往往出现阴竭之变，阳亡阴竭，生命就告终了。

2. 亡阴　亡阴，是指由于机体阴液发生突然性的大量消耗或丢失，而致全身功能严重衰竭的一种病理变化。一般地说，亡阴多由于热邪炽盛，或邪热久留，大量煎灼阴液所致。也可由于其他因素大量耗损阴液而致亡阴，其临床表现多见汗出不止，汗热而黏、四肢温暖、渴喜冷饮、身体消瘦、皮肤干枯、眼眶深陷、精神烦躁或昏迷谵妄、脉细数疾无力，或洪大按之无力。同样，由于阴液与阳气的依存互根关系，阴液亡失，则阳气所依附而涣散不收，浮越于外，故亡阴可迅速导致亡阳，阴竭则阳脱，阴阳不相维系而衰竭，生命也随之告终了。

亡阴和亡阳，在病机和临床征象等方面，虽然有所不同，但由于机体的阴和阳存在着互根互用的关系。阴亡，则阳无所依附而浮越；阳亡，则阴无以化生而耗竭。故亡阴可以迅速导致亡阳，亡阳也可继而出现亡阴，最终导致"阴阳离决、精气乃绝"，生命活动终止而死亡。

综合测试

1. 下列不属于六淫病邪的是
   A. 风邪　　　　B. 暑邪　　　　C. 火邪　　　　D. 湿邪　　　　E. 瘀血

2. 能生风动血的致病邪气是
   A. 风邪　　　　B. 寒邪　　　　C. 火邪　　　　D. 湿邪　　　　E. 瘀血

3. 怒伤
   A. 肺　　　　　B. 肾　　　　　C. 心　　　　　D. 肝　　　　　E. 脾

4. 不能引起瘀血的是
   A. 气虚　　　　B. 气滞　　　　C. 血寒　　　　D. 血热　　　　E. 痰饮

5. 血瘀所致疼痛的特点是
   A. 胀痛　　　　B. 痛如针刺　　C. 疼痛揉可减轻　D. 疼痛按可减轻　E. 疼痛得温可减轻

6. 寒邪的致病特点是
   A. 收引　　　　B. 阻滞气机　　C. 主动　　　　D. 发斑　　　　E. 面色黧黑

7. 腹痛拒按属于
   A. 虚证　　　　B. 实证　　　　C. 虚实夹杂证　D. 真虚假实证　E. 真实假虚证

8. 五心烦热属于
   A. 阳盛证　　　B. 阳虚证　　　C. 阴虚证　　　D. 阴盛证　　　E. 亡阴证

9. 下列说法不正确的是
   A. 喜则气缓　　B. 思则气结　　C. 恐则气乱　　D. 悲则气消　　E. 怒则气上

（王艳锋）

第六章 诊 法

学习目标

1. 能够辨识得神、失神与假神,常色与病色,正常舌象与异常舌象等特征以及临床常见病状的表现,并知道其临床意义。
2. 具有运用望诊的知识、方法诊察疾病的能力。
3. 具有识别临床常见舌象的能力。
4. 能够说出问诊的基本内容。
5. 知道脉象形成的原理,切脉指法,正常脉象的特点和临床意义。
6. 知道16种常见病脉的脉象特征及临床意义。
7. 能够准确运用问诊、脉诊及按诊的知识与方法诊察疾病。

四诊,包括望诊、闻诊、问诊、切诊四个内容,是诊察疾病的方法,又称为"诊法"。

中医学认为,人体是一个有机的整体,局部的病变可以影响到全身,反之内脏的病变,可以从五官四肢体表各个方面反映出来。所以通过望色、闻声、问症、切脉等手段,诊察疾病显现在各个方面的症状和体征,就可以了解疾病的原因、性质及其内部联系,从而为辨证论治提供依据。

望、闻、问、切是调查了解疾病不同方面的四种方法,各有其独特作用,不能相互取代,因此在临床运用时,只有将它们有机地结合起来,即"四诊合参",才能全面而系统地了解病情,作出正确的判断。任何只强调某一种诊法的重要性,而忽视其他诊法的做法,都是不全面的。

第一节 望 诊

望诊,是对患者的神、色、形、态、舌象以及分泌物、排泄物色质的异常变化进行有目的的观察,以测知内脏病变,了解疾病情况的一种诊断方法。中医学通过长期大量的医疗实践,逐渐认识到机体外部,特别是面部、舌质、舌苔与脏腑的关系非常密切。如果脏腑气血阴阳有了变化,就必然反映到体表。因此,通过望诊就可以了解到机体内部的某些病变。

望诊的准确性,与掌握诊法知识的程度以及临床经验的积累有关。诊时还必须注意:一要适宜的光线,二要充分地暴露受检查的部位,以便清楚地观察病变部位。

一、整体望诊

整体望诊是通过观察全身的神、色、形、态变化来了解疾病情况。

(一)望神

神,是人体生命活动总的外在表现,又指精神意识活动。神是以精气为物质基础的,是脏腑气血盛衰的外露征象,通过机体的形态动静、面部表情、语言气息等方面表现出来。察神的存亡,对判断正气盛衰、疾病轻重及预后有重要意义。

望神,就是观察患者的精神好坏,意识是否清楚,动作是否矫健协调,反应是否灵敏等方面的情况,以判断脏腑阴阳气血的盛衰和疾病的轻重预后。由于"目"为五脏六腑之精气所注,其目系通于脑,为肝之窍,心之使,"神藏于心,外候在目",所以察眼神的变化是望神的重要内容之一。

1. 得神 神既以精气为基础,故精气充盛则神旺,而精气表现于两目比较突出。在疾病过程中,如患者两眼灵活,明亮有神,鉴识精明,神志清楚,反应灵敏,语言清晰,称为"有神"或"得神"。表示正气未伤,脏腑功能未衰,即使病情较重,预后亦多良好。

2. 失神 在疾病过程中,如患者表现为目光晦暗,瞳仁呆滞,精神萎靡,反应迟钝,呼吸气微,甚至昏迷,循衣摸床,撮空理线,或猝倒而目闭口开、手撒、尿遗等,均称为"失神"或"无神"。表示正气已伤,病情严重,预后不好。

3. 假神 假神是指原来失神的患者,突然出现暂时"好转"的假象。往往见于久病、重病、精气极度衰弱的患者。如原来不欲言语,语声低弱,时断时续,突然转为言语不休者;原来精神极度衰颓,意识不清,突然精神转"佳"者;原来面色十分晦暗,忽然两颧发红如妆者,都属于假神,是为阴阳格拒,阴不敛阳,欲将离决的虚假现象,人们通常把它比喻为"回光返照"或"残灯复明",应予以特别注意。

KE TANG HU DONG
课堂互动

请同学们想一想,我们的生活中是不是也遇到过"回光返照"的例子?假神与病情好转的区别又是什么呢?

4. 神气不足 神气不足又称"少神",是轻度失神的表现,与失神状态只是程度上的区别。它介于有神和无神之间,常见于虚证患者,所以更为多见。神气不足的临床表现是:精神不振,健忘困倦,声低懒言,怠惰乏力,动作迟缓等等,多属心脾两亏,或肾阳不足。

5. 神乱 即神志异常,常见于癫、狂、痫的患者。若表情淡漠,寡言少语,闷闷不乐,继则精神发呆,哭笑无常,多为痰气凝结、阻蔽心神的癫病;若烦躁不宁,登高而歌,弃衣而走,呼喊怒骂,打人毁物,不避亲疏,多属痰火扰心的狂病;若突然跌倒,昏不知人,口吐涎沫,四肢抽动,多属痰迷心窍、肝风内动的痫病。

(二)望色

望色,是指望面部的颜色与光泽。面部的色泽,是脏腑气血的外荣。望色也主要是察面部的气色。

1. 常色 常色是人在正常生理状态时的面部色泽。常色又有主色、客色之分。其主要特征是:明亮润泽、隐然含蓄。

中国人的正常面色,微黄红润而有光泽,但由于体质的差异,所处地理环境的不一,以及季节、气候、工作之不同,面色可以有略黑或稍白等差异。只要是明润光泽,都属于正常面色的范围。

知识链接

Zhi Shi Lian Jie

何谓主色? 何谓客色?

主色,即五藏之色,由人之藏气所生,随五行之人而见,百岁不变。

客色,即四时之色,由岁气加临所化生,随四时而变化,推迁不常。

---

2. 病色 病色是指人体在疾病状态时的面部颜色与光泽,可以认为除上述常色之外,其他一切反常的颜色都属病色。

色与泽两方面的异常变化,是人体不同病理反映的表现。不同的色反映着不同的病证,而泽则反映着机体精气的盛衰,所以察颜面肤色的润泽与否,对诊断疾病的轻重和推断病情的进退有较重要意义。一般而言,患者气色鲜明、荣润的,说明病变轻浅,气血未衰,其病易治,预后良好;面色晦暗、枯槁的,说明病变深重,精气已伤,预后欠佳。青、黄、赤、白、黑五色,既代表不同脏腑的病变,又代表不同性质的病邪。如《灵枢·色》说:"以五色命脏,青为肝,赤为心,白为肺,黄为脾,黑为肾",属于前者,又说:"青黑为痛,黄赤为热,白为寒",属于后者。古人这种认识,在临床实践上有一定的参考意义。如脾虚湿盛的病证,面色淡黄而晦暗;久病肾虚患者,面色多黑而无华等。现将五色主病分述如下。

(1)白色 主虚寒证、失血证。白为气血不荣之候,凡阳气虚衰,气血运行无力,或耗气失血,致使气血不充,颜面俱呈白色。若㿠白而虚浮,多属阳气不足;淡白而消瘦,多为营血亏损。若急性病突然面色苍白,常属阳气暴脱的证候。里寒证剧烈腹痛,或虚寒战栗时,也可见面色苍白,则为阴寒凝滞,经脉拘急所致。

(2)黄色 主虚证、湿证。黄为脾虚、湿蕴的征象,故脾失健运,而气血不充,或水湿不化者,面即常见黄色。若面色淡黄,枯槁无泽,称为萎黄,多属脾胃气虚,营血不能上荣;面色黄而虚浮,称为黄胖,多是脾气虚衰,湿邪内阻所致。如面、目、身俱黄,称为黄疸,其中黄而鲜明如橘子色者,为阳黄,多属湿热;黄而晦暗如烟熏者,为阴黄,多属寒湿。

(3)赤色 主热证。赤为血色。热盛而致脉络血液充盈则面色红赤,故面赤多见于热证。若满面通红,多属外感发热,或脏腑阳盛的实热证;仅颜部潮红,则多属阴虚而阳亢的虚热证。如久病、重病面色苍白却时而泛红如妆,多为戴阳证,是虚阳上越的危重证候。

(4)青色 主寒证、痛证、瘀血证及惊风证。青为寒凝气滞,经脉瘀阻的气色。寒主收引,寒盛而留于经脉,则经脉拘急不舒,阻碍气血的运行,或气滞而凝,或血阻而瘀,都可使面色发青,甚至出现青紫色。如阴寒内盛,心腹疼痛,可见苍白而带青的面色;心气不足,推动无力,血行不畅,可见面色青灰、口唇青紫,多为气虚血瘀所致。而小儿高热,面部青紫,以鼻柱、两眉间及口唇四周最易察见,往往是惊风的先兆。

(5)黑色 主肾虚、水饮证、瘀血证。黑为阴寒水盛的病色。肾为水火之脏,阳气之根。阳虚火衰,则水寒内盛,血失温养,经脉拘急,血行不畅,故面多见黑色。目眶周围见黑色,多见于肾虚水泛的水饮病,或寒湿下注的带下证。若面黑而干焦,则多为肾精久耗。

(三)望形态

1. 望形体 机体外形的强弱,与五脏功能的盛衰是统一的,内盛则外强,内衰则外弱。疾病过程中,凡形体肥胖,肤白无华,精神不振者,即是"形盛气虚",多见于阳气不足之证;而形瘦肌削,面色苍黄,胸廓狭窄,皮肤干焦,则又常见于阴血不足之证。如瘦削已至大肉脱失的程度,每见于精气衰竭的患者。而"鸡胸""龟背"等畸形,则多属先天禀赋不足,往往是肺气耗散,脾胃虚弱,肾精亏损的病变。此外,前人所谓"肥人多痰,瘦人多火"等经验之谈,虽然不尽如此,但在临床上有一定的意义。

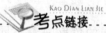

考点链接

过度肥胖的人易致

A. 相火亢盛　　　　　B. 聚湿生痰　　　　　C. 易患痨嗽
D. 易患阴虚　　　　　E. 血虚生风
答案:B。

2. 望姿态 患者的动静姿态和体位,都是病理变化的外在反映。不同的疾病,表现出不同的姿态和体位。从总的方面来看,"阳主动,阴主静",喜动者属阳证,喜静者属阴证。如患者卧位,身轻自能转侧,面常向外者,多为阳、热、实证;身重难于转侧,面常向里,精神萎靡者,多为阴、寒、虚证;若患者卧时仰面伸足,常揭去衣被,不欲近火者,多属热证;卧时蜷缩成团,喜加衣被或向火取暖者,多属寒证。若坐而仰首,多是痰涎壅盛的肺实证;坐而俯首,气短懒言,多属肺虚或肾不纳气之证;坐而不得卧,卧则气逆,多是心阳不足,水气凌心;咳逆倚息不得卧,每发于秋冬的,多是内有伏饮。

对于某些患者形体异常动作的观察,很能帮助诊断。如眼睑、口唇或手指、足趾不时颤动,见于急性热病,则为动风发痉的先兆;见于虚损久病,则为气血不足,经脉失养。又如四肢抽搐,多见于痫证、破伤风、小儿急慢惊风等。手足拘挛,屈伸不利,属于肝病的筋急,或为寒凝筋脉,或为血液损伤,筋膜失养。足或手软弱无力,行动不灵,多属于痿证。一侧手足举动不遂,或麻木不仁,多为中风偏瘫;一侧手足疼痛而肌肉萎缩,多为风邪耗血,正虚邪留。项背强直,角弓反张,四肢抽搐,则为痉病。

二、局部望诊

望局部情况,或称分部望诊,是在整体望诊的基础上,根据病情或诊断需要,对患者身体某些局部进行重点、细致地观察。因为整体的病变可以反映在局部,所以望局部有助于了解整体的病变情况。

(一)望头和五官

1. **望头**　主要望头的外形、动态及发的色泽变化。头为诸阳之会,精明之府,中藏脑髓,髓为肾所主;发为肾之华、血之荣,所以望头与发,可以了解肾和气血的盛衰。

(1)**望头形**　主要观察头的形状及动态。小儿头形过大或过小,伴有智力低下者,多因先天不足,肾精亏虚。头形过大,可因脑积水引起。望小儿头部,尤须诊察颅囟。若小儿囟门凹陷,称为囟陷,是津液损伤,脑髓不足之虚证,囟门高突,称囟填,多为热邪亢盛,见于脑髓有病;若小儿囟门迟迟不能闭合,称为解颅,是为肾气不足,发育不良的表现。无论大人或小儿,头摇不能自主者,皆为肝风内动之兆。

(2)**望头发**　正常人发多浓密色黑而润泽,是肾气充盛的表现。发稀疏不长,是肾气亏虚。发黄干枯,久病落发,多为精血不足。若突然出现片状脱发,为血虚受风所致。青少年落发,多因肾虚或血热。青年白发,伴有健忘,腰膝酸软者,属肾虚;若无其他病象者,不属病态。小儿发结如穗,常见于疳积病。

2. **望五官**　望五官是对目、鼻、耳、唇、口、齿龈、咽喉等头部器官的望诊。诊察五官的异常变化,可以了解脏腑病变。

(1)**望目**　望目主要望目的神、色、形、态。目为肝之窍,但五脏六腑之精气皆上注于目,故目的异常变化,不仅关系于肝,而且也能反映其他脏腑的病变。

①目神:人之两目有无神气,是望神的重点。凡视物清楚,精彩内含,神光充沛者,是眼有神;若白睛混浊,黑睛晦滞,失却精彩,浮光暴露,是眼无神。

②目色:如目眦赤,为心火;白睛赤为肺火;白睛现红络,为阴虚火旺;眼睑皮肤红肿湿烂为脾火;全目赤肿,迎风流泪,为肝经风热,如目眦淡白是血亏,白睛变黄,是黄疸之征,目眶周围见黑色,为肾虚水泛之水饮病,或寒湿下注的带下病。

③目形:目窠微肿,状如卧蚕,是水肿初起,老年人下睑浮肿,多为肾气虚衰。眼窝凹陷,是阴液耗损之征,或因精气衰竭所致。眼球突起而喘,为肺胀;眼突而颈肿则为瘿肿。

④目态:目睛上视,不能转动,称戴眼,多见于惊风、痉厥或精脱神衰之重证。横目斜视是肝风内动的表现。眼睑下垂,称"睑废",双睑下垂,多为先天性睑废,属先天不足,脾肾双亏,单睑下垂或双睑下垂不一,多为后天性睑废,因脾气虚或外伤后气血不和,脉络失于宣通所致。瞳仁扩大,多属肾精耗竭,为濒死危象。

(2)**望鼻**　望鼻主要是审察鼻之颜色、外形及其分泌物等变化。

①鼻之色泽:鼻色明润,是胃气未伤或病后胃气来复的表现。鼻头色赤,是肺热之征;色白是气虚血少之征;色黄是里有湿热;色青多为腹中痛;色微黑是有水气内停。鼻头枯槁,是脾胃虚衰,胃气不能上荣之候。鼻孔干燥,为阴虚内热,或燥邪犯肺;若鼻燥衄血,多因阳亢于上所致。

②鼻之形态:鼻头胖大色红赤生粉刺者,多为酒渣鼻。鼻翼扇动频繁呼吸喘促者,称为"鼻煽"。

③鼻之分泌物:鼻流清涕,为外感风寒;鼻流浊涕,为外感风热;鼻流浊涕而腥臭,是鼻渊,多因外感风热或胆经蕴热所致。

(3)**望耳**　望耳应注意耳的色泽、形态及耳内的情况。

①耳之色泽:正常耳部色泽微黄而红润。如见黄、白、青、黑色,都属病象。全耳色白

多属寒证;色青而黑多主痛证;耳轮焦黑干枯,是肾精亏极,精不上荣所致;耳背有红络,耳根发凉,多是麻疹先兆。

②耳之形态:正常人耳部肉厚而润泽,是先天肾气充足之象。耳肿大是邪气实;耳瘦削为正气虚。耳薄而红或黑,属肾精亏损。

③耳内病变:耳内流脓,是为脓耳。由肝胆湿热,蕴结日久所致。耳内长出小肉,其形如羊奶头者,称为"耳痔"。因肝经郁火,或肾经相火,胃火郁结而成。

(4)望唇　望唇要注意观察唇口的色泽和动态变化。唇部色诊的临床意义与望面色同,但因唇黏膜薄而透明,故其色泽较之面色更为明显。唇以红而鲜润为正常。若唇色深红,属实、属热;唇色淡红多虚、多寒;唇色深红而干焦者,为热极伤津;唇色嫩红为阴虚火旺;唇色淡白,多属气血两虚;唇色青紫者常为阳气虚衰,血行郁滞的表现。嘴唇干枯皲裂,是津液已伤,唇失滋润。唇口糜烂,多由脾胃积热,热邪灼伤。唇内溃烂,其色淡红,为虚火上炎。

(5)望齿　望齿应注意其色泽、形态和润燥的变化。牙齿不润泽,是津液未伤。牙齿干燥,是胃津受伤;齿燥如石,是胃肠热极,津液大伤;齿燥如枯骨,是肾精枯竭,不能上荣于齿的表现;牙齿松动稀疏,齿根外露,多属肾虚或虚火上炎。牙齿有洞腐臭,多为龋齿,俗称"虫牙"。

(6)望咽喉　咽喉疾患的症状较多,这里仅介绍一般望而可及的内容。如咽喉红肿而痛,多属肺胃积热;红肿而溃烂,有黄白腐点是热毒深极;若鲜红娇嫩,肿痛不甚者,是阴虚火旺。如咽部两侧红肿突起如乳突,称乳蛾,是肺胃热盛,外感风邪凝结而成。如咽间有灰白色假膜,擦之不去,重擦出血,随即复生者,是白喉,因其有传染性,故又称"疫喉"。

(二)望皮肤

望皮肤要注意皮肤的色泽及形态改变。

1. 色泽　皮肤色泽亦可见五色,五色诊亦适用于皮肤望诊。临床常见而又有特殊意义者,为发赤、发黄。

(1)皮肤发赤　皮肤忽然变红,如染脂涂丹,名曰"丹毒"。可发于全身任何部位,初起鲜红如云片,往往游走不定,甚者遍身。发于头面者称"抱头火丹",发于躯干者称"丹毒",发于胫踝者称"流火"。因部位、色泽、原因不同而有多种名称,但诸丹总属心火偏旺,又遇风热恶毒所致。

(2)皮肤发黄　皮肤、面目、爪甲皆黄,是黄疸病,分阳黄、阴黄两大类。阳黄,黄色鲜明如橘子色,多因脾胃或肝胆湿热所致。阴黄,黄色晦暗如烟熏,多因脾胃为寒湿所困。

2. 形态

(1)皮肤虚浮肿胀,按有压痕,多属水湿泛滥。皮肤干瘪枯燥,多为津液耗伤或精血亏损;皮肤干燥粗糙,状如鳞甲称"肌肤甲错",多因瘀血阻滞,肌失所养而致。

(2)痘疮　皮肤起疱,形似豆粒,故名。常伴有外感证候,包括天花、水痘等病。

(3)斑疹　斑和疹都是皮肤上的病变,是疾病过程中的一个症状。斑色红,点大成片,平摊于皮肤下,摸不应手。疹形如粟粒,色红而高起,摸之碍手,由于病因不同可分为麻疹、风疹、隐疹等等。

（4）水疱 是高出皮肤的小疱疹,大小不一,疱内为水液。

（5）痈、疽、疔、疖 都为发于皮肤体表部位有形可诊的外科疮疡疾患。四者的区别是:凡发病局部范围较大,红肿热痛,根盘紧束的为痈。若漫肿无头,根脚平塌,肤色不变,不热少痛者为疽。若范围较小,初起如粟,根脚坚硬较深,麻木或发痒,继则顶白而痛者为疔。起于浅表,形小而圆,红肿热痛不甚,容易化脓,脓溃即愈为疖。

（三）望排泄物和分泌物

望排出物是观察患者的分泌物和排泄物,如痰涎、呕吐物、二便、涕、唾、汗、泪、带下等。这里重点介绍痰涎、呕吐和二便的望诊,审察其色、质、形、量等变化,以了解有关脏腑的病变及邪气性质。一般排出物色泽清白,质地清稀,多为寒证、虚证;色泽黄赤,质地黏稠,形态秽浊不洁,多属热证、实证;如色泽发黑,挟有块物者,多为瘀证。

1. 望痰涎 痰涎是机体水液代谢障碍的病理产物,其形成主要与脾肺两脏功能失常关系密切,故古人说:"脾为生痰之源,肺为贮痰之器",但是与他脏也有关系。临床上分为有形之痰与无形之痰两类,这里所指的是咳唾而出的有形之痰涎。痰黄黏稠,坚而成块者,属热痰,因热邪煎熬津液所致。痰白而清稀,或有灰黑点者,属寒痰,因寒伤阳气,气不化津、湿聚而为痰。痰白滑而量多,易咯出者,属湿痰,因脾虚不运,水湿不化,聚而成痰。痰少而黏,难于咳出者,属燥痰,因燥邪伤肺,痰中带血,或咳吐鲜血者,为热伤肺络。

2. 望呕吐物 胃中之物上逆自口而出为呕吐物。胃气以降为顺,而胃气上逆,使胃内容物随之反上出口,则成呕吐。由于致呕的原因不同,故呕吐物的性状及伴随症状亦因之而异。若呕吐物清稀无臭,多是寒呕,多由脾胃虚寒或寒邪犯胃所致。呕吐物酸臭秽浊,多为热呕,因邪热犯胃,胃有实热所致。呕吐未消化的食物,腐酸味臭,多属食积。若呕吐频发频止,呕吐不化食物而少有酸腐,为肝气犯胃所致。若呕吐黄绿苦水,因肝胆郁热或肝胆湿热所致。呕吐鲜血或紫暗有块,夹杂食物残渣,多因胃有积热或肝火犯胃,或素有瘀血所致。

3. 望大便 望大便,主要是察大便的颜色及便质、便量。大便色黄,呈条状,干湿适中,便后舒适者,是正常大便。大便清稀,完谷不化,或如鸭溏者,多属寒泻。如大便色黄稀清如糜有恶臭者,属热泻。大便色白,多属脾虚或黄疸。大便燥结者,多属实热证。大便干结如羊屎,排出困难,或多日不便而不甚痛苦者为阴血亏虚。大便如黏冻而夹有脓血且兼腹痛,里急后重者,是痢疾。便黑如柏油,是胃络出血。小儿便绿,多为消化不良的征象。大便下血,有两种情况,如先血后便,血色鲜红的,是近血,多见于痔疮出血;若先便后血,血色褐黯的,是远血,多见于胃肠病。

4. 望小便 观察小便要注意颜色,尿质和尿量的变化。正常小便颜色淡黄,清净不浊,尿后有舒适感。如小便清长量多,伴有形寒肢冷,多属寒证。小便短赤量少,尿量灼热疼痛,多属热证。尿液混浊如米泔水,形体日瘦,多是膏淋,为脾肾虚损。尿有砂石,小便不畅而痛,为石淋。尿中带血,为尿血,多属下焦热盛,热伤血络;尿血,伴有排尿困难而灼热刺痛者,是血淋。

三、望舌

望舌,又称舌诊,是望诊的重要组成部分,也是中医诊断疾病的重要依据之一。望舌,主要是观察舌质和舌苔两个方面的变化。舌质,又称舌体,是舌的肌肉脉络组织。舌苔,是舌体上附着的一层苔状物,由胃气所生。

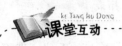

课堂互动

同学们可以两两相互伸舌,看看对方的舌色和舌苔有什么不同。为什么会出现这种情况呢? 跟我们的日常生活饮食及体质有什么关联?

(一)舌与脏腑经络的关系

舌与内脏的联系,主要是通过经脉的循行来实现的。所以说,舌不仅是心之苗窍,脾之外候,而且是五脏六腑之外候。在生理上,脏腑的精气可通过经脉联系上达于舌,发挥其营养舌体并维持舌的正常功能活动。在病理上,脏腑的病变,也必然影响精气的变化而反映于舌上。从生物全息律的观点来看,任何局部都近似于整体的缩影,舌也不例外,故前人有舌体应内脏部位之说。其基本规律是:上以候上,中以候中,下以候下。以脏腑分属诊舌部位,心肺居上,故以舌尖主心肺;脾胃居中,故以舌中部主脾胃;肾位于下,故以舌根部来主肾;肝胆居躯体之侧,故以舌边主肝胆,左边属肝,右边属胆(图6-1)。

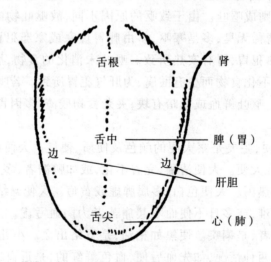

图6-1　舌面脏腑部位分属图

(二)望舌方法与注意事项

望舌要获得准确的结果,必须讲究方式方法,注意一些问题,兹分述如下:

1. **伸舌姿势**　望舌时要求患者把舌伸出口外,充分暴露舌体。口要尽量张开,伸舌要自然放松,毫不用力,舌面应平展舒张,舌尖自然垂向下唇。

2. **顺序**　望舌应循一定顺序进行,一般先看舌苔,后看舌质,按舌尖、舌边、舌中、舌根的顺序进行。

3. 光线　望舌应以充足而柔和的自然光线为好,面向光亮处,使光线直射口内,要避开有色门窗和周围反光较强的有色物体,以免舌苔颜色产生假象。

4. 饮食　饮食对舌象影响也很大;常使舌苔形、色发生变化。由于咀嚼食物反复摩擦,可使厚苔转薄;刚刚饮水,则使舌面湿润;过冷、过热的饮食以及辛辣等刺激性食物,常使舌色改变。此外,某些食物或药物会使舌苔染色,出现假象,称为"染苔"。这些都是因外界干扰导致的一时性虚假舌质或舌苔,与患者就诊时的病变并无直接联系,不能反映病变的本质。因此,临床遇到舌的苔质与病情不符,或舌苔突然发生变化时,应注意询问患者近期尤其是就诊前一段时间内的饮食、服药等情况。

(三)望舌的内容

望舌内容可分为望舌质和舌苔两部分。舌质又称舌体,是舌的肌肉和脉络等组织。望舌质又分为望神、色、形、态四方面。舌苔是舌体上附着的一层苔状物,望舌苔可分望苔色、望苔质两方面。正常舌象,简称"淡红舌、薄白苔"。具体说,其舌体柔软,运动灵活自如,颜色淡红而红活鲜明;其胖瘦老嫩大小适中,无异常形态;舌苔薄白润泽,颗粒均匀,薄薄地铺于舌面,揩之不去,其下有根与舌质如同一体,干湿适中,不黏不腻等。总之,将舌质、舌苔各基本因素的正常表现综合起来,便是正常舌象。

1. 望舌质

(1)舌神　舌神主要表现在舌质的荣润和灵动方面。察舌神之法,关键在于辨荣枯。荣者,荣润而有光彩,表现为舌的运动灵活,舌色红润,鲜明光泽、富有生气,是谓有神,虽病亦属善候。枯者,枯晦而无光彩,表现为舌的运动不灵,舌质干枯,晦暗无光,是谓无神,属凶险恶候。可见舌神之有无,反映了脏腑、气血、津液之盛衰,关系到疾病预后的吉凶。

(2)舌色　色,即舌质的颜色,一般可分为淡白、淡红、红、绛、紫、青几种。除淡红色为正常舌色外,其余都是病色。

①淡红舌:舌色白里透红,不深不浅,淡红适中,此乃气血上荣之表现,说明心气充足,阳气布化,故为正常舌色。

②淡白舌:舌色较浅淡,甚至全无血色,称为淡白舌。由于阳虚生化阴血的功能减退,推动血液运行之力亦减弱,以致血液不能营运于舌中,故舌色浅淡而白,所以此舌主虚寒或气血双亏。

③红舌:舌色鲜红,较淡红舌为深,称为红舌。因热盛致气血沸涌、舌体脉络充盈,则舌色鲜红,故主热证,可见于实证或虚热证。

④绛舌:绛为深红色,较红舌颜色更深浓之舌,称为绛舌。主病有外感与内伤之分,在外感病多为热入营血。在内伤杂病,多为阴虚火旺。

⑤紫舌:紫舌总由血液运行不畅,瘀滞所致。

⑥青舌:舌色如皮肤暴露之"青筋",全无红色,称为青舌,古书形容如水牛之舌。由于阴寒邪盛,阳气郁而不宣,血液凝而瘀滞,故舌色发青。主寒凝阳郁,或阳虚寒凝,或内有瘀血。

(3)舌形　是指舌体的形状,包括老嫩、胖瘦,胀瘪、裂纹、芒刺、齿痕等异常变化。

①苍老舌:舌质纹理粗糙,形色坚敛,谓苍老舌。不论舌色苔色如何,舌质苍老多属

实证。

②娇嫩舌:舌质纹理细腻,其色娇嫩,其形多浮胖,称为娇嫩舌,多主虚证。

③胀大舌:分胖大和肿胀。舌体较正常舌大,甚至伸舌满口,或有齿痕,称胖大舌。舌体肿大,胀塞满口,不能缩回闭口,称肿胀舌。胖大舌,多因水饮痰湿阻滞所致。肿胀舌,多因热毒、酒毒致气血上壅,致舌体肿胀,多主热证或中毒病证。

④瘦薄舌:舌体瘦小枯薄者,称为瘦薄舌。总由气血阴液不足,不能充盈舌体所致。主气血两虚或阴虚火旺。

⑤芒刺舌:舌面上有软刺(即舌乳头),是正常状态,若舌面软刺增大,高起如刺,摸之刺手,称为芒刺舌,多因邪热亢盛所致。芒刺越多,邪热愈甚。根据芒刺出现的部位,可分辨热在内脏,如舌尖有芒刺,多为心火亢盛;舌边有芒刺,多属肝胆火盛;舌中有芒刺,主胃肠热盛。

⑥裂纹舌:舌面上有裂沟,而裂沟中无舌苔覆盖者,称裂纹舌,多因精血亏损、津液耗伤、舌体失养所致,故多主精血亏损。此外,健康人中大约有0.5%的人舌面上有纵横向深沟,称先天性舌裂,其裂纹中多有舌苔覆盖,身体无其他不适,与裂纹舌不同。

⑦齿痕舌:舌体边缘有牙齿压印的痕迹,故称齿痕舌。其成因多由脾虚不能运化水湿,以致湿阻于舌而舌体胖大,受齿列挤压而形成齿痕,所以齿痕常与胖嫩舌同见,主脾虚或湿盛。

(4)舌态　指舌体运动时的状态。正常舌态是舌体活动灵敏,伸缩自如,病理舌态有强硬、痿软、舌纵、短缩、麻痹、颤动、歪斜、吐弄等。

①强硬:舌体板硬强直,运动不灵,以致语言謇涩不清,称为强硬舌,多因热扰心神、舌无所主或高热伤阴、筋脉失养,或痰阻舌络所致,多见于热入心包、高热伤津、痰浊内阻、中风或中风先兆等证。

②痿软:舌体软弱、无力屈伸、痿废不灵,称为痿软舌,多因气血虚极、阴液失养筋脉所致,可见于气血俱虚、热灼津伤、阴亏已极等证。

③舌纵:舌伸出口外,内收困难,或不能回缩,称为舌纵,总由舌之肌肉经筋舒纵所致,可见于实热内盛、痰火扰心及气虚证。

④短缩:舌体紧缩而不能伸长,称为短缩舌。可因寒凝筋脉,舌收引挛缩;内阻痰湿,引动肝风,风邪挟痰,梗阻舌根;热盛伤津,筋脉拘挛;气血俱虚,舌体失于濡养温煦所致。无论因虚因实,皆属危重征候。

⑤麻痹:舌有麻木感而运动不灵的,叫舌麻痹,多因营血不能上营于舌而致。若无故舌麻,时作时止,是心血虚;若舌麻而时发颤动,或有中风症状,是肝风内动之候。

⑥颤动:舌体震颤抖动,不能自主,称为颤动舌,多因气血两虚,筋脉失养或热极伤津而生风所致,可见于血虚生风及热极生风等证。

⑦歪斜:伸舌偏斜一侧,舌体不正,称为歪斜舌,多因风邪中络,或风痰阻络所致,也有风中脏腑者,但总因一侧经络、经筋受阻,病侧舌肌弛缓,故向健侧偏斜,多见于中风证或中风先兆。

⑧吐弄:舌常伸出口外者为"吐舌";舌不停舐上下左右口唇,或舌微出口外,立即缩回,皆称为"弄舌"。二者合称为吐弄舌,皆因心、脾二经有热,灼伤津液,以致筋脉紧缩

频频动摇。弄舌常见于小儿智能发育不全。

2. 望舌苔　正常的舌苔是由胃气上蒸所生,故胃气的盛衰,可从舌苔的变化上反映出来。病理舌苔的形成,一是胃气夹饮食积滞之浊气上升而生,一是邪气上升而形成。望舌苔,应注意苔质和苔色两方面的变化。

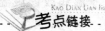

(1)苔质　苔质指舌苔的形质,包括舌苔的厚薄、润燥、腐腻、剥落、有根无根等变化。

①厚薄:厚薄以"见底"和"不见底"为标准。凡透过舌苔隐约可见舌质的为见底,即为薄苔。由胃气所生,属正常舌苔,有病见之,多为疾病初起或病邪在表,病情较轻。不能透过舌苔见到舌质的为不见底,即是厚苔,多为病邪入里,或胃肠积滞,病情较重。舌苔由薄而增厚,多为正不胜邪,病邪由表传里,病情由轻转重,为病势发展的表现;舌苔由厚变薄,多为正气来复,内郁之邪得以消散外达,病情由重转轻,病势退却的表现。

②润燥:舌面润泽,干湿适中,是润苔,表示津液未伤。若水液过多,扪之湿而滑利,甚至伸舌涎流欲滴,为滑苔。若望之干枯,扪之无津,为燥苔,由津液不能上承所致。多见于热盛伤津、阴液不足,阳虚水不化津、燥气伤肺等证。舌苔由润变燥,多为燥邪伤津,或热甚耗津,表示病情加重;舌苔由燥变润,多为燥热渐退,津液渐复,说明病情好转。

③腐腻:苔厚而颗粒粗大疏松,形如豆腐渣堆积舌面,揩之可去,称为"腐苔"。因体内阳热有余,蒸腾胃中腐浊之气上泛而成,常见于痰浊、食积,且有胃肠郁热之证。苔质颗粒细腻致密,揩之不去,刮之不脱,上面罩一层不同腻状黏液,称为"腻苔",多因脾失健运,湿浊内盛,阳气被阴邪所抑制而造成,多见于痰饮、湿浊内停等证。

④剥落:患者舌本有苔,忽然全部或部分剥脱,剥处见底,称剥落苔。若全部剥脱,不生新苔,光洁如镜,称镜面舌、光滑舌,多由于胃阴枯竭、胃气大伤所致。无论何色,皆属胃气将绝之危候。若舌苔剥脱不全,剥处光滑,余处斑斑驳驳地残存舌苔,称花剥苔,是胃之气阴两伤所致。舌苔从有到无,是胃的气阴不足,正气渐衰的表现;但舌苔剥落之后,复生薄白之苔,乃邪去正胜,胃气渐复之佳兆。值得注意的是,无论舌苔的增长或消退,都以逐渐转变为佳,倘使舌苔骤长骤退,多为病情暴变征象。

⑤有根苔与无根苔:无论苔之厚薄,若紧贴舌面,似从舌里生出者是为有根苔,又叫真苔;若苔不着实,似浮涂舌上,刮之即去,非如舌上生出者,称为无根苔,又叫假苔。有根苔表示病邪虽盛,但胃气未衰;无根苔表示胃气已衰。

总之,观察舌苔的厚薄可知病的深浅;舌苔的润燥,可知津液的盈亏;舌苔的腐腻,可知湿浊等情况;舌苔的剥落和有根、无根,可知气阴的盛衰及病情的发展趋势等。

(2)苔色　苔色,即舌苔的颜色。一般分为白苔、黄苔和灰苔、黑苔四类及兼色变化,由于苔色与病邪性质有关,所以观察苔色可以了解疾病的性质。

①白苔：一般常见于表证、寒证。由于外感邪气尚未传里，舌苔往往无明显变化，仍为正常之薄白苔。若舌淡苔白而湿润，常是里寒证或寒湿证。但在特殊情况下，白苔也主热证。如舌上满布白苔，如白粉堆积，扪之不燥，为"积粉苔"是由外感秽浊不正之气，毒热内盛所致，常见于瘟疫或内痈。再如苔白燥裂如砂石，扪之粗糙，称"糙裂苔"，皆因湿病化热迅速，内热暴起，津液暴伤，苔尚未转黄而里热已炽，常见于温病或误服温补之药。

②黄苔：一般主里证、热证。由于热邪熏灼，所以苔现黄色。淡黄热轻，深黄热重，焦黄热结。外感病，苔由白转黄，为表邪入里化热的征象。若苔薄淡黄，为外感风热表证或风寒化热；若舌淡胖嫩，苔黄滑润者，多是阳虚水湿不化。

③灰苔：灰苔即浅黑色，常由白苔晦暗转化而来，也可与黄苔同时并见。主里证，常见于里热证。

④黑苔：黑苔多由焦黄苔或灰苔发展而来，一般来讲，所主病证无论寒热，多属危重。苔色越黑，病情越重。如苔黑而燥裂，甚则生芒刺，为热极津枯；苔黑而燥，一见于舌中者，是肠燥屎结，或胃将败坏之兆；见于舌根部，是下焦热甚；见于舌尖者，是心火上炎；苔黑而滑润，舌质淡白，为阴寒内盛，水湿不化；苔黑而黏腻，为痰湿内阻。

3. 舌质与舌苔的综合诊察　疾病的发展过程，是一个复杂的整体性变化过程，因此在分别掌握舌质、舌苔的基本变化及其主病时，还应同时分析舌质和舌苔的相互关系。一般认为察舌质重在辨正气的虚实，当然也包括邪气的性质；察舌苔重在辨邪气的浅深与性质，当然也包括胃气的存亡。

（四）舌诊的意义

综上可知，舌诊具有判断正气的盛衰、分辨病位的浅深、区别病邪的性质、推断病情的进退、估计疾病的预后等临床意义。

第二节　闻　诊

闻诊，包括听声音和嗅气味两个方面。听声音，主要是听患者语言气息的高低、强弱、清浊、缓急等变化，以及呃逆、嗳气、喘哮、太息等音响的异常，以分辨病情的寒热虚实。嗅气味，主要是嗅患者的口气、分泌物与排泄物的异常气味，以鉴别疾病。

一、听声音

听声音，主要是听患者言语气息的高低、强弱、清浊、缓急等变化，以及咳嗽、呕吐、呃逆、嗳气等声响的异常，以分辨病情的寒热虚实。

（一）正常声音

健康的声音，虽有个体差异，但发声自然、音调和畅，刚柔相济，此为正常声音的共同特点。由于人们性别、年龄、身体等形质禀赋之不同，正常人的声音亦各不相同，男性多声低而浊，女性多声高而清，儿童则声音尖利清脆，老人则声音浑厚低沉。

声音与情志的变化也有关系。如怒时发声忿厉而急；悲哀则发声悲惨而断续等，这些因一时感情触动而发的声音，也属于正常范围，与疾病无关。

(二)病变声音

病变声音,指疾病反映于声音上的变化。一般来说,在正常生理变化范围之外以及个体差异以外的声音,均属病变声音。

1. 发声异常 在患病时,若语声高亢洪亮,多言而躁动,多属实证、热证。若感受风、寒、湿诸邪,声音常兼重浊。若语声低微无力,少言而沉静,多属虚证、寒证或邪去正伤之证。

(1)音哑与失音 语声低而清楚称音哑,发音不出称失音。临床发病往往先见音哑,病情继续发展则见失音,故二者病因病机基本相同。新病音哑或失音,属实证,因外感风寒或风热袭肺,或因痰浊壅肺,肺失清肃所致;久病多属虚证,因精气内伤,肺肾阴虚,虚火灼金所致。

(2)鼻鼾 鼻鼾是指气道不利时发出的异常呼吸声。正常人在熟睡时亦可见鼾声。若病中出现鼾声不绝,昏睡不醒,多见于高热神昏或中风入脏之危证。

(3)呻吟、惊呼 呻吟是因痛苦而发出的声音。呻吟不止是身痛不适。由于出乎意料的刺激而突然发出喊叫声,称惊呼。骤发剧痛或惊恐常令人发出惊呼。小儿阵发惊呼,声尖惊恐,多是肝风内动,扰乱心神之惊风证。

2. 语言异常 "言为心声",故语言异常多属心的病变。一般来说,沉默寡言者多属虚证、寒证;烦躁多言者,多属实证、热证。语声低微,时断时续者,多属虚证;语声高亢有力者多属实证。

(1)狂言癫语 狂言癫语都是患者神志错乱、意识思维障碍所出现的语无伦次。狂言表现为漫骂歌笑无常,胡言乱语,喧扰妄动,烦躁不安等,主要见于狂证,俗称"武痴""发疯",患者情绪处于极度兴奋状态,属阳证、热证,多因痰火扰心、肝胆郁火所致。癫语表现为语无伦次,自言自语或默默不语,哭笑无常,精神恍惚,不欲见人,主要见于癫证,俗称"文痴",患者精神抑郁不振,属阴证。多因痰浊郁闭或心脾两虚所致。

(2)独语与错语 独语和错语是患者在神志清醒,意识思维迟钝时出现的语言异常,以老年人或久病之人多见,为心之气血亏虚,心神失养,思维迟钝所致,多见于虚证患者。

独语表现为独自说话,喃喃不休,首尾不续,见人便止。多因心之气血不足,心神失养,或因痰浊内盛,上蒙心窍,神明被扰所致。错语表现为语言颠倒错乱,或言后自知说错,不能自主,又称为"语言颠倒""语言错乱"。多因肝郁气滞,痰浊内阻,心脾两虚所致。

(3)谵语与郑声 谵语与郑声均是患者在神志不清时,出现的语言异常,为病情垂危,失神状态的表现。谵语多因邪气太盛,扰动心神所致,而郑声多是正气大伤,心神失养所致。谵语表现为神志不清,胡言乱语,声高有力,往往伴有身热烦躁等,多属实证、热证;尤以急性外感热病多见。郑声表现为神志昏沉,语言重复,低微无力,时断时续。多因心气大伤,神无所依而致,属虚证。

3. 呼吸

(1)气微与气粗 呼吸微弱,多是肺肾之气不足,属于内伤虚损;呼吸有力,声高气粗,多是热邪内盛,气道不利,属于实热证。

（2）哮与喘　呼吸困难，短促急迫，甚则鼻翼扇动，或张口抬肩不能平卧的称为喘。喘气时喉中有哮鸣声的称为哮。

（3）少气与叹息　呼吸微弱，气少不足以息的，称为"少气"，多因气虚所致；胸中郁闷不舒，发出长叹的声音，称为"叹息"（古称太息），多因情志抑郁，肝失疏泄所致。

4. 咳嗽　咳嗽是肺病中最常见的症状，是肺失肃降，肺气上逆的表现。"咳"是指有声无痰；"嗽"是指有痰无声，"咳嗽"为有声有痰。现在临床上并不区分，统称为"咳嗽"。咳嗽一病，首当鉴别外感内伤。一般说来，外感咳嗽，起病较急，病程较短，必兼表证，多属实证；内伤咳嗽，起病缓慢，病程较长或反复发作，以虚证居多。咳嗽之辨证，要注意咳声的特点，如咳声紧闷，多属寒湿，咳声清脆多属燥热等。如咳嗽昼甚夜轻者，常为热为燥；夜甚昼轻者，多为肺肾阴亏。若无力作咳，咳声低微者，多属肺气虚。此外，对咳嗽的诊断，还须参考咳痰的色、量等不同表现和兼见症状以鉴别寒热虚实。临床上还常见顿咳和犬吠样咳嗽。

5. 呕吐、嗳气与呃逆　呕吐、嗳气与呃逆均属胃气上逆所致，因病邪影响的部位不同，而见呕吐、嗳气与呃逆等不同表现。

（1）呕吐　又可分呕吐、干呕。有声有物称为呕；有物无声称为吐，如吐酸水、吐苦水等；干呕是指欲吐而无物有声，或仅呕出少量涎沫，临床统称为呕吐。由于导致胃气上逆的原因不同，故呕吐的声响亦有区别，从而可辨病证的寒、热、虚、实。如吐势徐缓，声音微弱者，多属虚寒呕吐；而吐势较急，声音响亮者，多为实热呕吐。虚证呕吐多因脾胃阳虚和胃阴不足所致。实证呕吐多是邪气犯胃、浊气上逆所致，多见于食滞胃脘、外邪犯胃、痰饮内阻、肝气犯胃等证。

（2）嗳气　俗称"打呃"，是气从胃中上逆出咽喉时发出的声音。饱食之后，偶有嗳气不属病态。病理性嗳气亦当分虚实。虚证嗳气，其声多低弱无力，多因脾胃虚弱所致。实证嗳气，其声多高亢有力，嗳后腹满得减，多为食滞胃脘，肝气犯胃、寒邪客胃而致。

（3）呃逆　俗称"打咯忒"，是胃气上逆，从咽部冲出，发出的一种不由自主的冲击声，为胃气上逆，横膈拘挛所致。呃逆临床需分虚、实、寒、热。一般呃声高亢，音响有力的多属实、属热；呃声低沉，气弱无力的多属虚、属寒。实证往往发病较急，多因寒邪直中脾胃或肝火犯胃所致。虚证多因脾肾阳衰或胃阴不足所致。正常人在刚进食后，或遇风寒，或进食过快均可见呃逆，往往是暂时的，大多能自愈。

二、嗅气味

嗅气味，主要是嗅患者病体、排出物、病室等的异常气味，以了解病情，判断疾病的寒热虚实。

（一）病体气味

1. 口臭　是指患者张口时，口中发出臭秽之气，多见于口腔本身的病变或胃肠有热之人。

口腔疾病致口臭的，可见于牙疳、龋齿或口腔不洁等。胃肠有热致口臭的，多见胃火上炎，宿食内停或脾胃湿热之证。

2. 汗气　因引起出汗的原因不同，汗液的气味也不同。外感六淫邪气，如风邪袭表,或卫阳不足,肌表不固,汗出多无气味。气分实热壅盛,或久病阴虚火旺之人,汗出量多而有酸腐之气。痹证若风湿之邪久羁肌表化热,也可汗出色黄而带有特殊的臭气。

3. 鼻臭 是指鼻腔呼气时有臭秽气味。其因有三:一是鼻流黄浊黏稠腥臭之涕、缠绵难愈、反复发作,是鼻渊;二是鼻部溃烂,如梅毒、疠风或癌肿可致鼻部溃烂,而产生臭秽之气;三是内脏病变,如鼻呼出之气带有"烂苹果味",是消渴病之重症。若呼气带有"尿臊气",则多见于阴水患者,病情垂危的险症。

4. 身臭 身体有疮疡溃烂流脓水或有狐臭,漏液等均可致身臭。

(二)排出物气味

排出物的气味,患者也能自觉。因此,对于排出物如痰涎、大小便、妇人经带等的异常气味,通过问诊,可以得知。一般而言,湿热或热邪致病,其排出物多混浊而有臭秽,难闻的气味;寒邪或寒湿邪气致病,其排出物多清稀而无特殊气味。小便臊臭,其色黄混浊,属实热证;若小便清长,微有腥臊或无特殊气味,属虚证、寒证。大便恶臭,黄色稀便或赤白脓血,为大肠湿热内盛;小儿大便酸臭,伴有不消化食物,为食积内停;大便溏泻,其气腥者为脾胃虚寒。月经或产后恶露臭秽,因热邪侵袭胞宫,带下气臭秽,色黄,为湿热下注;带下气腥,色白,为寒湿下注。

(三)病室气味

病室的气味由病体本身及其排出物等发出。瘟疫病开始即有臭气触人,轻则盈于床帐,重则充满一室。室内有血腥味,多是失血证。室内有腐臭气味,多有溃腐疮疡。室内有尸臭气味,是脏腑败坏。室内有尿臊气,多见于水肿病晚期。室内有烂苹果气味,多见于消渴病。

第三节 问 诊

问诊是医生通过询问患者或陪诊者,了解疾病的发生发展、治疗过程以及现有症状和既往病史的一种诊察疾病的方法。问诊察病,要抓住关键,重点询问,力求病情资料真实、准确和系统。四诊中,问诊所获病史资料最为全面。

问诊的内容主要包括一般情况、主诉、现病史、既往史、个人生活史及家庭史等。询问时,应根据对象,有针对性地进行询问。

一、一般情况

一般情况包括姓名、性别、年龄、婚否、民族、职业、籍贯、工作单位、现住址等。询问一般情况的目的是对患者的诊断和治疗负责,便于病历的书写和查询,便于联系和随访;能让医生获得与疾病有关的翔实资料,为诊治疾病提供一定根据。年龄、性别、籍贯的不同,往往有不同的多发病:如麻疹、水痘、百日咳多见于小儿,青壮年患实证居多,老年人、体弱久病的人以虚证居多。妇女除一般的疾病外,还有经、带、胎、产等特有疾病。长江以南十三省市的江湖岸区有血吸虫病,桑蚕地区多钩虫病等;某些疾病如矽肺、铅中毒、汞中毒等,则多与职业有关。

二、问既往病史和家族病史

(一)既往病史

既往病史又称"过去病史",主要包括患者平素健康状况和既往患病情况。询问既往病史,可以帮助辨证并作为当前临床用药的参考。

患者平素健康状况可能与现患疾病有一定联系。素体健壮,现患病多为实证;素体衰弱,现患病多为虚证。如素体患肝阳偏亢的人,可以引起中风;素有胃病、癫痫等疾病,容易复发。

既往病史可能与患者疾病有密切关系,应重点询问曾患过何种其他疾病,特别是一些重要脏腑的疾病和一些传染病等,以及何时接受过何种预防接种,有无药物或其他物品的过敏史,做过何种手术治疗等。

(二)家族病史

家族病史是指患者直系亲属的健康和患病情况。了解家族病史,对现患疾病的诊断有重要参考意义。询问家族病史,必要时还应注意询问直系亲属的死亡原因,因某些遗传性疾病,如癫狂、痫病等常与血缘有关,另有传染性疾病如肺痨与生活接触有关。

三、问现病史

现病史是指围绕主诉(主诉是患者就诊时最感痛苦的症状、体征及持续时间)从起病到此次就诊时,疾病的发生、发展、变化以及诊治经过。问现病史一般包括以下内容。

(一)发病情况

发病情况包括发病环境、发病时间的新久、发病原因或诱因,疾病最初的症状、部位、性质,当时曾作何处理等。询问患者的发病情况,对辨别疾病的病因、病位、病性有十分重要的意义。

(二)病变过程

病变过程是指从起病到就诊时病情的变化。询问病变过程,可按时间先后顺序进行,主要询问某一阶段发病的原因或诱因,出现何症状,症状的性质及程度如何,何时好转或加重,何时出现新的病情,以及病情变化有何规律等。通过询问病变过程,可了解疾病邪正斗争情况,以及病情发展趋势。

(三)诊治经过

诊治经过指疾病的诊断和治疗情况。重点要询问曾做过何种检查,结果如何;何医院做何诊断,诊断依据为何;经过何种治疗,使用过何药物,药物剂量如何,治疗效果及患者反应如何等。

四、问现在症状

问现在症状主要是询问患者就诊时所感到一切痛苦和不适,以及与其病情相关的全身情况。问现在症状的内容涉及范围较为广泛。前人总结有十个方面,即"十问歌"(详见知识链接)。在临床使用时,要根据患者病情,灵活而有针对性地运用。

十问歌：一问寒热二问汗，三问头身四问便，五问饮食六胸腹，七聋八渴俱当辨，九问旧病十问因，再兼服药参机变，妇女尤必问经期，迟速闭崩皆可见，再添片语告儿科，天花麻疹全占验。

(一) 问寒热

问寒热是指询问患者有无怕冷或发热的感觉。寒热是疾病常见症状之一，是辨别病邪性质和机体阴阳偏衰的重要依据，是问诊的重点内容。

患者自觉怕冷，虽加被或近火取暖仍觉寒冷者，称为恶寒；患者身寒怕冷，加衣被或近火取暖可得缓解者，称为畏寒。发热，一为体温高于正常者；二为患者体温正常，但自觉全身或局部发热的主观感觉。

问寒热，首先要问患者有无恶寒发热的症状。如有寒热，就必须问清恶寒与发热是同时出现，还是单独出现，问清寒热的轻重、出现时间、寒热特点及寒热的兼症等。常见的有恶寒发热、但寒不热、但热不寒、寒热往来四种类型(表6-1)。

表6-1 寒热类型及其临床表现、临床意义

寒热类型	临床表现	临床意义
恶寒发热	恶寒重、发热轻，无汗，身痛，脉浮紧	表寒证
	发热重，恶寒轻，口渴，面红，脉浮数	表热证
寒热往来	发无定时，口苦，目眩，胸胁苦满，不欲食	伤寒少阳证
	发有定时，头痛剧烈，多汗，口渴	疟疾
但寒不热	新病突然怕冷，脘腹或其他局部冷痛剧烈	实寒证
	久病体弱畏寒，面白肢冷	虚寒证
但热不寒	壮热 高热持续不退，口渴饮冷，大汗出，脉洪大	里实热证
	潮热(定时发热或按时热甚，如潮汐) 日晡热甚，兼腹痛拒按，便秘燥结	阳明腑实证
	午后或入夜热甚，五心烦热，骨蒸，颧红，盗汗	阴虚证
	午后热甚，身热不扬，头身困重，胸脘痞闷，苔腻	温湿病
	低热 轻度发热，其热势较低	阴虚内热，气虚发热，温热病后余邪未尽

(二) 问汗

问汗是指诊察患者有汗无汗、汗出部位、时间、性质和汗量等异常出汗情况，以此来鉴别疾病的表里、寒热和虚实。

询问出汗的情况，首先要问有汗无汗，然后再进一步问清出汗的时间、出汗的部位、汗量的多少及其主要兼症等。

1. 表证辨汗　表证无汗,多为外感风寒表实证;表证有汗,多为表虚证或表热证。

2. 里证辨汗　醒时汗出不已,动则加重则为自汗,多属气虚或阳虚。睡时汗出,醒时则汗止为盗汗,多属阴虚内热。身大热而大汗出,多为实热证。

(三)问疼痛

疼痛是临床上最常见的一种自觉症状,机体任何部位都可发生疼痛。疼痛产生有因实而致痛的,如感受外邪,或气滞血瘀,或痰浊凝滞,或虫积食积等,阻闭经络,使气血运行不畅,"不通则痛";也有因气血不足,或阴精亏损,脏腑经脉失养,因虚致痛的。

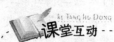

课堂互动

请同学列举出汗的表现有哪些?教师根据学生列举的情况进行逐一分析讲解。

问疼痛,要抓住疼痛的性质、部位和持续时间,痛而有胀感,多属气滞。痛如针刺或刀割为刺痛,多属瘀血阻滞,血行不畅。疼痛隐隐,绵绵不休为隐痛,多为虚证。疼痛如裹为重痛,多因湿邪阻遏气机。痛处寒凉,得暖则舒为冷痛,多为阳虚寒凝。痛处发热,有烧灼感为灼痛,多为阳热亢盛或阴虚生热。四肢酸楚疼痛为酸痛,多为湿邪阻滞,兼有腰膝酸痛,多属肾虚。

1. 疼痛的性质特点及临床意义　由于疼痛的病因、病机不同,因此疼痛的性质特点和临床意义也有区别(表6-2)。

表6-2　疼痛的性质特点及临床意义鉴别

性质	疼痛特点	临床意义
胀痛	痛处胀满,或兼痛处走窜不定	气滞
刺痛	痛如针刺,痛处固定不移	血瘀
隐痛	疼痛较轻,隐隐作痛,绵绵不休	虚证
重痛	痛处有沉重感	湿邪困阻
灼痛	痛处灼热,得凉痛减	有热
冷痛	痛处寒凉,得温痛减	有寒
绞痛	疼痛剧烈如刀绞	瘀血、虫积、结石等实邪阻闭气机
掣痛	抽掣、牵引疼痛	筋脉失养或阻滞不通

2. 不同部位疼痛的临床意义　由于机体的各个部位总是与一定的脏腑经络相联系,因此分辨疼痛的部位,对于了解病变所在的脏腑经络具有一定意义(表6-3)。

(四)问饮食口味

脾主运化水谷,问饮食口味能反映脾胃功能和疾病的寒热虚实。问饮食口味应注意询问口干渴与否、饮食多少、食欲食量、喜进冷热以及口中的异常味觉和气味等。

1. 口渴与饮水　口渴与否,反应机体津液的盈亏与输布情况。口不渴,属寒症,表明津液未伤。口渴多饮,为实证,渴喜热饮为寒湿内停;渴不多饮,为津液未伤、输布障碍;多饮多尿,见于消渴病。

表6-3 疼痛的部位鉴别

疼痛部位		临床表现	临床意义
头痛		头后脑部疼痛连项	病在太阳经
		前额疼痛连眉棱骨	病在阳明经
		两侧头痛,痛在太阳穴附近为甚	病在少阳经
		头巅顶疼痛	病在厥阴经
		头痛连齿	病在少阴经
胸痛		胸部疼痛	心肺病变
脘痛		上腹剑突下疼痛(胃脘)	胃腑病变
胁痛		胁肋疼痛	肝胆病变
腹痛	大腹	肚脐以上疼痛	脾胃病变
	小腹	肚脐以下疼痛	肾、膀胱、大肠、小肠、胞宫
	少腹	小腹两侧疼痛	肝经病变
腰痛		腰部疼痛	肾经病变
四肢痛		四肢关节、肌肉疼痛	风寒湿痹病,或脾胃虚损

2. 食欲与食量 食欲与食量反映脾胃功能盛衰。久病纳呆,属脾胃气虚;新病纳呆,多为食积。消谷善饥者,多为胃火炽盛;多食伴多饮多尿者,见于消渴病;饥不欲食,多为胃阴不足;厌食油腻、胁胀呕恶,多为肝胆湿热;妇女厌食,停经呕吐,多为妊娠反应,若厌食兼严重恶心呕吐者,为妊娠恶阻;小儿嗜食异物,为虫积证。

3. 口味 口淡无味多见于脾虚湿停,口甜多见于湿热蕴脾,口苦多为肝胆湿热,口腻见于湿困脾胃,口臭多见于胃火炽盛、饮食积滞,口酸见于肝胃不和,口咸见于肾虚,口腥见于肺胃血络损伤、咯血呕血。

(五)问睡眠

临床上常见的睡眠异常,主要有失眠与嗜睡两种。询问睡眠,可了解机体阴阳盛衰的情况。

1. 失眠 失眠是指入睡困难或睡而易醒,甚至彻夜不眠者为眠,多为阳不入阴,神不守舍所致。虚证有心脾两虚、心肾不交、心阴亏损等证;实证有心火亢盛、肝郁化火、宿食停滞等证。

2. 嗜睡 嗜睡是指睡意很浓,经常不自主地入睡。多见于阳虚阴盛,痰湿困滞的病证。

考点链接
KAO DIAN LIAN JIE

引起失眠的原因有

A. 肝郁痰扰 B. 饮食积滞 C. 心肾阴虚 D. 心脾两虚 E. 痰湿困脾
答案:ABCD。

(六)问二便

询问二便,是了解排便的次数、时间及排便后的感觉和伴随症状等,用来判断疾病的寒热虚实。

1. 大便 健康人一般每日排便一次,排便通畅,成形不燥,无脓血或黏液等。大便干燥坚硬,排便困难,排便时间长,便次减少,称为便秘,多是热结肠道,或津亏液少,或气液两亏,以致大肠燥化太过,传导不行所致;大便稀软不成形,甚则水样,便次增多,间隔时间相对缩短,称为溏泄或泄泻,常见于脾失健运,小肠不能分清别浊,水湿直趋大肠的病证;大便先干后溏,多属脾胃虚弱;大便时干时稀,多为肝郁脾虚、肝脾不和;水粪夹杂,下利清谷或五更泄泻,多为脾肾阳虚、寒湿内盛;泻下黄糜,多属大肠湿热;大便夹有不消化食物,酸腐臭秽,多是伤食积滞;老年人大便不干不稀,而只是排便困难的,多属气虚。

2. 小便 小便为津液所化,了解小便的变化,可知津液的盈亏和有关内脏的气化功能是否正常。小便清长,为寒证;小便短赤,为热证;小便黄赤、尿频、尿急、尿痛,为膀胱湿热;排尿不畅、淋漓涩痛或伴尿意急迫、尿道灼热感,多是湿热下注的淋证;口渴多饮、多尿而消瘦者,为消渴病;小便不畅、点滴而出者为癃,小便不通、点滴不出者为闭,二者合称癃闭;睡时不自主排尿,为遗尿。

（七）问经带

妇女有月经、带下、妊娠、产育等生理特点。因此需要了解上述几方面的情况,特别是要了解月经和带下的情况。

1. 月经 妇女有规律的、周期性的子宫出血,称"月经"。问月经应注意了解月经的周期,行经的天数,月经的量、色、质,有无闭经或行经腹痛,末次月经日期,以及初潮或停经的年龄。

若月经周期提前8~9天以上,且连续2个月者,称为月经先期,多见于血热和气虚;若月经周期延后8~9天以上,且连续2个月者,称为月经后期,多见于血虚和血瘀证;经期错乱不定,称月经先后不定期,多见于气滞。

经血量多为血热或气虚;量少为气血虚证;不规律的阴道出血淋漓不尽或量大如崩称崩漏,为血热或脾不统血证。停经3个月以上为闭经,妊娠闭经为生理现象。月经色淡清稀者为血虚;色深质稠者为血热;色黯有块,为寒凝血瘀。

2. 带下 带下指妇女阴道内的一种少量乳白色、无臭的分泌物,具有润泽阴道的作用。带下过多,淋漓不断,或有色、质改变,或有臭味,均属于病理性带下。带下色白、清稀无臭,为脾虚;带下清冷,质稀量多,为肾虚;带下色黄质稠、量多臭秽者,为湿热下注。

（八）问小儿

问小儿,应结合小儿不同发育时期的生理、病理特点进行询问。了解出生前后(包括孕育和产育期),预防接种,有无传染病接触史及是否患过麻疹、水痘以及喂养、发育、兄妹父母健康状况,有无遗传疾病等情况。

第四节 切 诊

切诊是医生用指端的触觉,在患者体表一定部位进行触、摸、按、压,以诊察疾病的方法。切诊包括脉诊和按诊两部分。

一、脉诊

脉诊又称切脉、候脉、把脉、持脉，是医生用手指切按患者的动脉，根据脉动应指的形象，了解和判断病证的一种诊病方法。

(一)脉象形成的原理

脉象即脉动应指的形象。心主血脉，包括主血和主脉两个方面，脉为血之府，心与脉相连，心脏有规律的搏动，推动血液在脉管内运行，脉管也随之产生有节律的搏动。血液循行脉管之中，流布全身，环周不息，除有心脏主导外，还必须有各脏腑的协调配合，肺朝百脉，周身的血脉均汇聚于肺，且肺主气，通过肺的敷布，血液才能布散全身；脾胃为气血生化之源，脾主统血。肝藏血，主疏泄以调节血量；肾藏精，精化血。因此，脉象的形成是心脏、气血、脏腑共同作用的结果。

(二)诊脉的部位与方法

1. 诊脉的部位　临床常用"寸口部位"，分寸、关、尺三部。

2. 诊脉的方法　患者坐位或仰卧位，掌心向上平放，在腕关节下面垫一松软的脉枕，手臂与心脏保持同一水平位置。医生先将中指按在腕后高骨处(桡骨茎突)，以定关位，再用食指在关前(腕端)定寸位，以无名指在关后(肘端)定尺位。两手各有寸、关、尺三部，共为六脉。采用"寸口诊法"通过寸口脉搏反映五脏六腑的病变。切脉时，必须注意指力的轻重，以轻、中、重三种不同的指力体察脉象，又称之为"举、寻、按"或浮取、中取、沉取。寸、关、尺三部，每部都有浮、中、沉三候，合称三部九候。一般由轻逐渐加重，细心体会脉搏的状态。

(三)正常脉象

正常脉象，亦称"平脉"：节律均匀，和缓有力，不浮不沉，一息脉来4~5至。一呼一吸称为一息，相当于每分钟60~90次。脉学中认为，正常脉象要有三个特点：一是"有神"，即脉象和缓有力；二是"有胃"(胃气)，即脉来去从容而节律一致；三是"有根"，在尺部沉取，仍有一种从容不迫应指有力的气象。

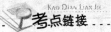

考点链接

脉有胃气最主要的表现是

A. 不浮不沉　　　　B. 柔和有力　　　　C. 长短适中

D. 尺脉沉取有力　　E. 从容而节律一致

答案：E。

脉象和人体内外环境有十分密切的关系。由于年龄、性别、体质以及精神状态的不同，脉象也会随之发生某些生理性的变化。例如，年龄越小，脉跳越快，婴儿脉急数，老年人脉多缓慢；青壮年体强脉多有力，老年人体弱脉来较弱。成年女性较成年成熟男性脉跳濡弱而略快。身材高大的人，脉的显现部位较长；矮小的人，显现部位较短。瘦人脉多稍浮；胖人脉多稍沉。重体力劳动，剧烈运动，长途步行，喝酒，饱食或情绪激动时，脉多快而有力；饥饿时脉来较弱，等等。四季的变化对脉象也有一定影响，如春季脉稍弦，夏季脉稍洪,秋季脉稍浮,冬季脉稍沉等。

(四)常见病脉与主病

疾病反应于脉象的变化,即为病脉。一般来说,除了正常生理变化范围以及个体生理特异之外的脉象,均属病脉。诊察病脉是对可能的诊断做进一步的证实,临床上应病与脉象密切结合,做到四诊参合。前人记载病脉数目有 28 种。目前,临床常见的病脉主要有十余种,详见表 6 - 4。

表 6 - 4　常见病脉与主病

脉名	脉象特征	主病
浮脉	轻取即得,重按稍弱	表证。浮而有力为表实,浮而无力为表虚
沉脉	轻取不应,重按始得	里证。有力为里实,无力为里虚
迟脉	脉来迟缓,一息不足四至(每分钟不足 60 次)	寒证。有力为实寒证,无力为虚寒证
数脉	脉来急促,一息超过五至(每分钟 90 次以上)	热证。有力为实热,无力为虚热
虚脉	三部脉轻取重按均无力,为无力脉的总称	虚证。多为气血两虚
实脉	三部脉轻取重按均有力,为有力脉的总称	实证
滑脉	往来流利,应指圆滑,如盘滚珠	痰饮、食滞、实热,亦为青壮年的常脉和妇人的孕脉
涩脉	往来艰涩不畅,如轻刀刮竹	气滞、血瘀、精伤、血少
洪脉	脉形宽大,有如波涛汹涌,来盛去衰	热盛
细脉	脉细如线,应指明显	主诸虚劳损,以阴血虚为主,又主湿证
濡脉	浮而细软,重按即无	诸虚证,湿证
弦脉	端直而长,如按琴弦	肝胆病,痰饮,痛证
紧脉	脉来绷急,应指紧张有力,状如牵绳转索	寒证、痛证
代脉	脉来迟缓无力,时有一止,止有定数	脏气衰微,风证,痛证,惊恐,跌仆损伤
结脉	脉来缓慢,时有一止,止无定数	阴盛气结,寒痰瘀血
促脉	脉来急促,时有一止,止无定数	阳热实盛或实邪阻滞

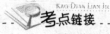

考点链接

下列哪些为弦脉的主病

A. 肝胆病　　B. 食积证　　C. 痛证　　D. 痰饮　　E. 表证

答案:A。

(五)相兼脉与主病

在疾病过程中,由于病变机体正气的盛衰不同,致病因素可以两种以上邪气相互兼挟,病变部位和性质也不断变化,在临床上常见到的往往不是单一脉象,而是两种或两种以上的脉同时出现,这种由两个以上单一脉相兼并复合而成的脉象,叫"相兼脉",又称"复合脉"。二十八脉中有些脉本身就是由几种单一脉复合而成,如细而兼浮即为濡脉,沉而兼细即为弱脉等。只要不是两种性质相反的单一脉,如浮与沉、迟与数、虚与实等,均可随病情变化而相兼出现,构成复合脉。

相兼脉的主病,一般地说等于组成该相兼的各单一脉主病的相合。例如,浮脉主表证,紧脉主寒证,浮紧脉即主表寒证;沉脉主里证,迟脉主寒证,沉迟脉即主里寒证;沉脉主里证,细脉主虚证,数脉主热证,沉细数脉即主里虚热证。余可类推。现将临床常见的相兼脉象所主病证举例如下:

浮紧脉,主外感寒邪之表寒证,或风痹疼痛。

浮缓脉,主风邪伤卫,营卫不和,太阳中风的表虚证。

浮数脉,主风热袭表之表热证。

浮滑脉,主风痰,或表证挟痰。常见于素体痰盛而又感受外邪者。

沉迟脉,主里寒证,常见于脾胃阳虚,阴寒凝滞的病证。

弦紧脉,主寒痛,常见于寒滞肝脉,或肝郁气滞,两胁作痛等证。

弦数脉,弦为肝脉,数为主热,常见肝郁化火,或肝胆湿热等证。

滑数脉,主痰热,痰火,或内热食积。

洪数脉,主气分热盛,多见于外感热病。

沉弦脉,主肝郁气滞,或水饮内结。

沉涩脉,主血瘀,尤常见于阳虚而寒凝血瘀者。

弦细脉,主肝肾阴虚,或血虚肝郁,或肝郁脾虚。

沉缓脉,主脾肾阳虚,水湿停滞诸证。

沉细数脉,主阴虚或血虚有热。

弦滑数脉,见于肝火挟痰,或风阳上扰、痰火内蕴等证。

二、按诊

按诊,是对患者的肌肤、手足、脘腹及其他病变部位施行触摸按压,以测知局部冷热、软硬、压痛、痞块或其他异常变化,从而推断疾病的部位和性质的一种诊病方法。

(一)按肌肤

通过诊查肌肤的寒热、润燥、滑涩、疼痛、肿胀、疮疡等不同情况反映,来分析疾病的寒热虚实及气血阴阳盛衰的诊断方法。

1. **诊寒热**　按肌表可知寒热,还可以从热的微甚、浅深而辨明表里虚实。一般来说,热邪盛的身多热,阳气衰的身多寒。凡身热,按其皮肤,初按热甚,久按热反转轻的,是热在表;若久按其热更甚,热自内向外蒸发的,是热在里;肌肤热冷而无蒸腾感的,属虚劳发热。

2. **诊润燥滑涩**　通过触摸皮肤的滑润和燥涩,可以了解汗出与否及气血津液的盈亏。如皮肤干燥者,为无汗或津伤;湿润者,身已出汗;肌肤滑润者,为气血充盛;肌肤枯涩者,为气血不足。新病皮肤多滑润而有光泽,为气血未伤之表现。久病肌肤枯涩者,为气血两伤;肌肤甲错者,多为血虚失容或瘀血所致。

3. **诊疼痛**　通过触摸肌肤疼痛的程度,可以分辨疾病的虚实。如肌肤濡软,按之痛减者,为虚证;硬痛拒按者,为实证;轻按即痛者,病在表浅;重按方痛者,病在深部。

4. 诊肿胀　用手按压肌肤肿胀程度,以辨别水肿和气肿,按之凹陷,不能即起者,为水肿;按之凹陷,举手即起者,为气肿。

5. 诊疮疡　触按疮疡局部的凉热、软硬,来判断证之阴阳寒热。若肿硬不热者,属寒证;肿处灼手而压痛者,属热证;根盘平塌漫肿者,属虚证;根盘紧束而高起者,属实证。患处坚硬多无脓;边硬顶软的已成脓。

(二)按手足

按手足是通过触摸患者手足部位的冷热,来判断疾病的寒热虚实。凡手足俱冷者,是阳虚寒盛,属寒证;手足俱热者,多为阳热炽盛,属热证。但亦有因阳热太盛,阳气闭郁于内,不得外达而四肢厥冷的里热证。

在儿科方面,还有以小儿指尖冷主惊厥;中指独热主外感风寒;中指指尖独冷者,为麻痘将发之象。

(三)按脘腹

按脘腹,主要是通过轻触表面,察皮肤的润燥,触压局部,了解有无痛感,重手推按,审其软硬,以辨别脏腑虚实和病邪性质及其积聚的程度。

1. 按脘部　脘部,指胸骨以下部位,又称"心下"。按心下的软硬和有否压痛,可鉴别痞证与结胸。心下按之硬而痛的是结胸,属实证;心下满按之濡软而不痛的,多是痞证;心下坚硬,大如盘,边如旋杯,为水饮。

2. 按腹部　腹痛喜按为虚,拒按为实。腹胀满,叩之如鼓,小便自利的属气胀,按之如囊裹水,小便不利为水鼓。腹内有肿块,按之坚硬,推之不移且痛有定处的,为癥为积,多属血瘀;肿块时聚时散,或按之无形,痛无定处的,为瘕为聚,多属气滞;若腹痛绕脐,左下腹部按之有块累累,当考虑燥屎内结。腹有结聚,按之硬,且可移动聚散的,多为虫积。右侧少腹按之疼痛,尤以重按后突然放手而疼痛更为剧烈的,多为肠痈。

(四)按腧穴

按腧穴是指按压身体上某些特定穴位,通过穴位的变化和反应来判断脏腑某些疾病的方法。腧穴是脏腑经络之气转输之处,是脏腑病变反映于体表的反应点。按腧穴要注意发现穴位上是否有结节或条索状物,其异常反应主要为有无压痛或其他敏感反应,然后结合望、闻、问诊所得资料综合分析判断脏腑疾病。

综合测试

1. 望神时尤应重点观察

　A. 面色　　　　　　B. 表情　　　　　　　C. 言语　　　　　　　D. 两目

2. 面色萎黄者,多属

　A. 脾胃气虚　　　　B. 脾虚湿蕴　　　　　C. 寒湿困脾　　　　　D. 湿热蕴脾

3. 面色㿠白虚浮者,多因

　A. 阳气不足　　　　B. 久病血虚　　　　　C. 阴寒内盛　　　　　D. 阳气暴脱

4. 下列哪项不属于中医诊断的基本原理

　A. 知其常而达其变　B. 有诸内必形诸外　C. 黑箱、生物全息理论　D. 诊法合参

5. 观察患者面色的关键,在于区分
    A. 主色与客观   B. 主色与病色   C. 客色与病色   D. 善色与恶色

6. 在"五色主病"中,"青"主何证
    A. 表证   B. 寒证、痛证   C. 虚证、湿证   D. 肾虚证

7. 体胖食少,皮松肉软,神疲乏力之人,多
    A. 痰湿   B. 痰火   C. 精亏   D. 血虚

8. 坐而喜俯,少气懒言者,多属
    A. 肾虚体弱   B. 肺虚体弱   C. 脾虚体弱   D. 心虚体弱

9. 厚苔骤然消退而无新生薄苔者,提示
    A. 邪气出表   B. 邪气入里   C. 胃气暴绝   D. 胃气来复

10. 望舌的顺序应是
    A. 先舌体   B. 先舌苔   C. 先舌中   D. 先舌下络脉

11. 判断肾与膀胱病变,可观察
    A. 舌尖   B. 舌中   C. 舌根   D. 舌下络脉

12. 热盛伤津,气血壅滞,可见
    A. 红绛舌   B. 青紫舌   C. 舌绛紫而干   D. 舌青紫而润

13. 歪斜舌主
    A. 心血亏虚   B. 寒凝筋脉   C. 热甚伤津   D. 瘀痰阻络

14. 饥不欲食者,提示
    A. 脾胃虚弱   B. 胃阴不足   C. 胃火炽盛   D. 胃强脾弱

15. 患者神识不清,语无伦次,声高有力者,属于
    A. 失语   B. 错语   C. 郑声   D. 谵语

16. 下列何项不是问现病史的内容
    A. 发病情况   B. 病变过程   C. 作过何种检查和治疗   D. 过去患有哪些疾病

17. 询问家族史的意义是
    A. 分析病因   B. 辨别病情   C. 确定病位   D. 排除遗传病

18. 年老肾亏,尿后点滴不尽者,称为
    A. 小便失禁   B. 小便频数   C. 余沥不尽   D. 遗尿

19. 诊脉时用较重的指力取叫做
    A. 举   B. 寻   C. 按   D. 推

20. 三岁以下的小儿,一息脉动
    A.6~7至   B.7~8至   C.4~5至   D.5~6至

(李俊雅 杨春花)

第七章　辨　证

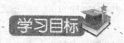

1. 能够说出辨证的概念及要领。
2. 知道八纲辨证及脏腑辨证的辨证要点，能对常见病证进行正确辨证。
3. 能够准确表达八纲及脏腑辨证中各证候的证机概要。

　　辨证是中医认识和诊断疾病的方法。辨证的过程也是诊断的过程。

　　辨证，即辨别、分析疾病的证候。就是从整体观念出发，运用中医理论作依据，将四诊收集的病史、症状等资料，进行综合、分析、归纳，找出疾病的病因、病位、性质、病机及正邪盛衰等情况，对疾病当前的病理本质做出判断，最后概括为具体证型的诊断过程。

　　中医学中的"症""证""病"的概念是不同的，但三者又有密切联系。"症"，即症状和体征，是患者自觉感到的异常变化及医者通过四诊等诊察手段获得的形体上的异常特征，如发热、恶寒、腹痛拒按等。通过患者出现的症状，可以探求疾病的内在变化。所以，症状是辨病和辨证的重要依据。"证"，是机体在疾病发展过程中某一阶段的病理概括。"病"，是对疾病发展全过程中特点与规律的概括。临床上根据疾病的主要表现和特征，来确定疾病病名的过程称为"辨病"。分析、辨别疾病证候作出诊断的过程称为"辨证"。总之，"病"与"证"的确定，都是以症状作为依据的。临床中，一病可以出现多证，一证可见于多病之中。因此，临床上必须辨证与辨病相结合，才能使诊断更加全面、准确。

实例解析

　　某患者近两天有咳嗽，咳吐黄稠痰，口渴，身热恶风，头痛有汗，咽喉痛，舌尖红苔薄黄，脉浮数等（症状）。根据"肺主气、司呼吸、主宣发，外合皮毛"和"风为阳邪，其性开泄"与"热邪伤津"等理论，分析其病因为外感风热，其病变部位在肺系和皮毛，病变性质属热，机体正邪斗争情况是疾病初起邪气盛，正气也不虚，呈正邪相搏之实证。综合分析，此患者为咳嗽（病），辨证为"风热犯肺证"（证候）。

　　在长期的医疗实践中，中医学形成了一套比较完整的辨证理论体系，如八纲辨证、脏腑辨证、六经辨证、卫气营血辨证、三焦辨证等。这些辨证方法各有特点，对不同疾病的辨识和诊断各有其侧重点，且它们之间又是互相联系的。八纲辨证是各种辨证的总纲，也是从各种辨证方法的个性中概括出来的共性；脏腑辨证是以藏象学说为依据，从脏腑病变中总结出来的一种辨证方法,为各种辨证的基础,主要应用于杂病;六经辨证、卫气营血辨证和三焦辨证是从外感病发展变化过程中总结出的辨证理论和方法。总之,辨证是中医诊断疾病的方法,辨证也是中医临床各科共同的诊断学基础,在中医基础理论中具有重要的地位和作用。本章重点介绍八纲辨证和脏腑辨证。

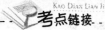

考点链接

辨证是为了辨明疾病的
A. 病位　　B. 病变性质　　C. 病因　　D. 邪正盛衰　　E. 病程
答案:ABCD。

第一节　八纲辨证

八纲,即阴、阳、表、里、寒、热、虚、实八种辨证纲领。八纲辨证,是根据四诊收集的资料,进行分析综合,归纳为表里、寒热、虚实、阴阳八个纲领,用来说明疾病的部位、性质、邪正盛衰等情况的一种辨证方法,为指导治疗提供重要的依据。

临床上尽管疾病的表现极其复杂,但基本上都可用八纲加以归纳,如疾病的类别,可分阴证与阳证;病位的深浅,可分为表证与里证;疾病的性质,可分为寒证与热证;正邪之盛衰,可分为实证与虚证。临证时,八纲辨证可起到执简驭繁、提纲挈领的作用。

八纲辨证虽然每一纲均有其独特的内容,但不能截然分开,它们之间是相互联系的。如辨别表里必须与寒热虚实联系,辨别虚实又必须与表里寒热联系。因为疾病的变化,往往不是单纯的,而经常出现表里、寒热、虚实交织在一起的错综复杂情况,此外还有表证入里,里证出表,寒证化热,热证转寒,虚实互变,以及寒热真假等。因此,运用八纲辨证时,不仅要熟练掌握八类证候的各自特点,而且还要注意它们之间的相互联系,只有灵活运用,才能作出准确判断。

一、表里

表里是辨别病变部位、病情轻重和病势趋向的两个辨证纲领。一般说,人体的皮毛、肌腠、经络在外,属表;脏腑、骨髓在内,属里。外表受病,多是疾病初起,一般比较轻浅;脏腑受病,多是病邪深入,一般比较深重。

(一)表证

表证是指六淫邪气经皮毛、口鼻侵入机体所表现的证候。表证是外感病的初起阶段,具有起病急、病程短、病位浅的特点。

【辨证要点】以恶寒(风)、发热、舌苔薄、脉浮为主,常兼见头身痛、鼻塞、流涕、咽痛、咳嗽等症状。临床常见有风寒表证和风热表证两种。

【证机概要】外邪侵犯皮毛肌腠,正邪相争则发热;卫气受遏,肌表失于温煦,故恶寒或恶风;邪气阻滞经脉,气血运行不畅故头身痛;邪未入里,舌象无变化;正邪相争于表,脉气鼓动于外故脉浮;肺主皮毛,鼻为肺窍,咽喉为肺气之通道,皮毛受邪,伤及肺系,肺失宣降故鼻塞、咳嗽、咽痛。

考点链接 KAO DIAN LIAN JIE

表证最主要的症状是

A. 恶寒   B. 发热   C. 头身疼痛   D. 脉数   E. 舌苔薄黄

答案:A。

(二)里证

里证是泛指病变部位在内,由脏腑、气血、骨髓等受病所表现的证候。多见于外感病的中、后期或内伤疾病。里证的产生可由表邪不解,内传入里,或外邪直接入里,侵犯脏腑等部位,或由情志内伤、劳倦过度、饮食不节等因素,直接损伤脏腑气血,导致功能失调,而出现的各种病证。

里证包括的范围很广,因此,临床表现也是多种多样的,但概括起来以脏腑的证候为主。里证的无恶风寒,脉象浮,而多有舌质、舌苔的改变等可以与表证相鉴别。其具体内容将在脏腑辨证中介绍。

(三)表证和里证的关系

1. 表里同病   表证和里证在一个患者身上同时出现,称表里同病。一般多见于表证未解,邪已入里;或旧病未愈,复感外邪;或先有外感,又伤饮食;或病邪同时侵犯表里等。例如患者既有恶寒发热、头痛、脉浮等表证;又有腹胀、便秘等里证,即为表里同病。

2. 表里转化   在一定条件下,表证和里证可以相互转化,主要取决于正邪双方斗争的情况。表邪入里,多因机体抗邪能力低,或邪气过盛,或护理不当,或误治、失治等所致。里邪出表,多为治疗及时,或护理得当,使机体抗邪能力增强所致。总之,病邪由表入里,表示病势加重;由里出表,表示病势减轻。

二、寒热

寒热是辨别疾病性质的两个辨证纲领。寒热是反映机体阴阳偏盛偏衰的具体表现。辨寒热就是辨阴阳之盛衰,阴盛或阳虚则表现寒证;阳盛或阴虚则表现热证。所谓"阳盛则热,阴盛则寒","阳虚则外寒,阴虚则内热",即是此意。辨别疾病性质的属寒属热,是确定治疗时用温热药或寒凉药的重要依据。

(一)寒证

寒证是感受寒邪,或阳虚阴盛,机体功能活动衰退所表现的证候。

【辨证要点】恶寒或畏寒喜暖,口淡不渴,面色苍白,肢冷蜷卧,小便清长,大便稀溏,舌淡苔白而润滑,脉迟或紧等。

【证机概要】阳气不足或外感寒邪,不能温煦周身,故恶寒或畏寒喜暖,肢冷倦卧;阴寒内盛,津液不伤,故口淡不渴;阳气不足不能温化水液,故尿、痰、涎等排泄物清冷;阳虚不化,寒湿内生,则舌淡苔白而润滑;阳气虚弱,无力推动血液运行故脉迟;寒性收引,经脉拘急故脉紧。

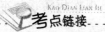

考点链接

以下哪些是寒证的表现

A. 畏寒喜暖   B. 腹冷痛拒按   C. 痰白清稀

D. 小便清长   E. 脉细舌淡

答案：ABCD。

（二）热证

热证是感受热邪，或阳盛阴虚，机体功能活动亢进所表现的证候。

【辨证要点】发热喜凉，口渴饮冷，面红目赤，烦躁不宁，小便短赤，大便燥结，舌红苔黄，脉数等。

【证机概要】阳热偏盛，则身热喜凉；火热伤阴，津液被耗，故小便短赤，大便干结，渴喜冷饮；火性炎上，故面红目赤；热扰心神，则烦躁不宁；舌红苔黄为内热之象；邪热亢盛，鼓动血脉，血行加速故脉数。

（三）寒证与热证的鉴别

辨别寒证与热证，不能孤立地根据某一症状作出判断。临床应多从患者面色、寒热喜恶、口渴与否、四肢冷暖、二便情况，以及舌、脉等变化，进行综合辨别（表7-1）。

表 7-1 寒证、热证鉴别表

	面色	四肢	寒热	渴饮情况	大便	小便	舌象	脉象
寒证	苍白	不温	怕冷	不渴 或 热饮不多	稀溏	清长	舌淡 苔白润	迟
热证	红赤	灼热	发热	口渴喜冷饮	秘结	短赤	舌红 苔黄干	数

（四）寒证与热证的关系

寒证与热证虽有阴阳盛衰的本质区别，但又相互联系，它们既可在患者身上同时出现，表现为寒热错杂的证候，在一定条件下又可相互转化。在疾病的危重阶段，还可出现假象，临床表现错综复杂，必须详辨。

1. 寒热错杂 寒证与热证交错在一起同时出现，称为寒热错杂。临床上结合病位则有表寒里热、表热里寒、上热下寒、上寒下热等。

寒热同时并见，除了要分清表里上下、经络脏腑之外，还要分清寒与热孰多孰少和标本先后主次。这些鉴别十分重要，是临床用药的准绳。

2. 寒热转化 患者先出现寒证，后出现热证，热证出现而寒证消失，称寒证转化为热证；患者先出现热证，后出现寒证，寒证出现而热证消失，称为热证转化为寒证。

寒热证的相互转化，反映了邪正盛衰的情况。由寒证转化为热证，是邪盛而正气尚充，阳气旺盛，邪气从阳化热；由热证转化寒证，多为邪热伤正，正不胜邪，阳气受损所致。

3. 寒热真假 在疾病发展过程中,尤其是病情危重阶段,有时出现疾病症状与本质不符的现象,称为假象,即真寒假热或真热假寒的证候。

(1)真热假寒 是内有真热而外见假寒的证候。如有手足逆冷,脉迟等证,似属寒象,但反见身恶热,不欲近衣被,脉沉数有力,烦渴喜冷饮,谵语,小便黄赤,大便燥结,咽干口臭等热象,其病机为内热炽盛,阳气郁闭于内,格阴于外。

(2)真寒假热 是内有真寒外见假热的证候。如有身热面赤,口渴,脉大等似属热象,但反见欲加衣被,口渴而喜热饮,脉大重按无力,四肢厥冷,小便清长,大便稀溏,舌淡苔白等寒象,其病机为阴寒内盛,格阳于外。

三、虚实

虚实是用以概括和辨别正气强弱和邪气盛衰的两个纲领。所谓虚与实是由病变过程中的致病邪气和人体正气相互斗争所决定的。实证主要表现为邪气亢盛,而虚证主要表现为正气亏虚。正如《素问·通评虚实论》所说:"邪气盛则实,精气夺则虚"。辨别疾病属虚属实,是治疗时确定扶正或祛邪的依据。

(一)虚证

虚证是指正气虚弱、脏腑功能减退所表现的证候,多见于素体虚弱,后天失调,久病、重病后,或七情、劳倦等所导致的阴阳气血亏虚。一般常见的临床表现是精神萎靡,面色苍白,身倦无力,形体消瘦,气短懒言,心悸气短,自汗盗汗,大便溏泄,小便清长,舌淡少苔,脉细弱等。但因气、血、阴、阳虚损的程度不同,所以临床又有血虚证、气虚证、阴虚证、阳虚证的区别。

1. 血虚证 血虚证是指血液亏虚,脏腑失其濡养所表现的证候。

【辨证要点】面白无华或萎黄,唇色淡白,爪甲苍白,头晕眼花,心悸眩晕,失眠多梦,手足麻木,舌淡,脉细无力等。

【证机概要】血虚不能滋养头目,则头晕眼花;不能外荣,则面色无华或萎黄、唇色淡白、爪甲苍白、舌淡;心神失养则心悸眩晕,失眠多梦;筋脉失养则手足麻木;不能充盈脉管故脉细无力。

2. 气虚证 气虚证是指机体元气不足,脏腑功能减退所表现的证候。

【辨证要点】神疲乏力,少气懒言,语声低微,自汗畏风,活动后诸症加重,舌淡,脉虚无力。

【证机概要】元气不足,脏腑功能减退,故神疲乏力,少气懒言,语声低微;气虚则腠理疏松,肌表不固,故自汗畏风;劳则气耗,故活动后诸症加重;舌淡,脉虚无力,均为气虚之象。

3. 阴虚证 又称虚热证。是指机体阴液亏损,阴不制阳,虚热内生所表现的证候。

【辨证要点】形体消瘦,午后潮热,颧红,盗汗,五心烦热,口燥咽干,小便黄少,大便干结,舌红少苔,脉细数。

【证机概要】阴虚生内热,虚热内扰,则见五心烦热,午后潮热,颧红;因入睡则阳入于阴,阴虚不能潜阳,阳气扰动营阴,迫津外泄故见盗汗;热伤津液,则口燥咽干,小便黄少,大便干结;舌红少苔,脉细数,皆为阴虚有热之象。

考点链接

阴虚证的临床表现是

A. 发热恶寒　　　　　　B. 精神不振　　　　　　C. 口渴喜冷饮

D. 苔黄脉数　　　　　　E. 以上均不是

答案:E。

4. 阳虚证　又称虚寒证,是指机体阳气不足,脏腑功能衰退所表现的证候。

【辨证要点】畏寒肢冷,精神萎靡,体倦乏力,气短,口淡不渴,或渴喜热饮,小便清长,大便稀溏,或尿少浮肿,面白,舌淡胖嫩苔白,脉沉迟无力。

【证机概要】阳气不足,不能温煦肌表,故畏寒肢冷;阳气虚,气血运行无力,故面白,精神萎靡,神疲乏力,气短;阳气不足,阴寒内盛,故口淡不渴,喜热饮,小便清长,大便稀溏,舌淡胖嫩苔白,脉沉迟无力;阳气亏虚,不能温化水液,故尿少浮肿。

(二)实证

实证是指邪气过盛,脏腑功能活动亢盛所表现证候。实证多因外感六淫邪气侵犯人体,或脏腑功能失调,以致痰饮、水湿、瘀血、宿食等病理产物停留体内所致。由于病邪的性质及所在部位的不同,其临床表现亦不一样。

【辨证要点】一般常见的有发热,形体壮实,胸胁、脘腹胀满,疼痛拒按,精神烦躁,声高气粗,痰涎壅盛,大便秘结或下痢,小便不利或淋漓涩痛,舌苔厚腻,脉实有力等。

【证机概要】邪气过盛,正气与之抗争,阳热亢盛,故发热;实邪扰心,故烦躁;邪阻于肺,故痰涎壅盛;实邪积于肠胃,腑气不通,故腹胀满疼痛拒按,大便秘结;湿热下注,故下利;水湿内停,气化不行,故小便不利;湿热下注膀胱,故小便淋漓涩痛;正盛邪实,气血壅盛,故脉实有力,苔厚腻。

(三)虚证与实证的鉴别

辨别虚证与实证,主要从患者的形体盛衰,精神好坏,声音气息的强弱,痛处喜按与拒按,二便以及舌苔、脉象来鉴别(表7-2)。

表7-2　虚证、实证鉴别表

	病程	体质	形态	疼痛	二便	舌象	脉象
虚证	久病	虚弱	神疲乏力,少气懒言,四肢倦怠	喜按	大便稀溏 小便清长	舌淡嫩少苔	细弱
实证	新病	壮实	精神兴奋 声高气粗	拒按	大便秘结 小便短赤	舌苔厚腻	实而有力

(四)虚证与实证的关系

疾病的变化是一个复杂过程,常由于体质、治疗、护理等各种因素的影响,使虚证和实证可发生虚实夹杂、虚实转化。

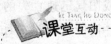
KE TANG HU DONG
课堂互动

怎样理解"大实有羸状,至虚有盛候"?

1. **虚实夹杂**　患者在同一时期出现正虚与邪实两方面的病变,称为虚实夹杂。虚实夹杂的证候,有以实证为主夹有虚证的,有以虚证为主夹有实证,也有虚实并重的。如肝硬化腹水患者,既可见腹部膨隆,青筋暴露,小便不利的实象;又有形体消瘦,气弱无力,脉沉细的虚象,这便是虚实夹杂证。

2. **虚实转化**　在疾病发展过程中,由于正邪相争,在一定条件下,虚证实证可相互转化。实证转化为虚证,多由失治或误治,或邪气过盛损伤正气而成,临床较为多见。如原为高热、汗出、口渴、脉洪大之实证,因治疗不当,日久不愈,导致津气耗伤,出现形体消瘦,面色淡白,少气无力,舌少苔或无苔,脉细无力等虚证,此为实证转化虚证。

虚证患者,由于正气不足,既不能运化水谷,又不能驱邪外出和促使气血正常运行,而出现食滞、痰饮、气血瘀滞,二便不通等实证。此为虚证转化为实证,但此时正虚仍在,并非全部转化为实证,仍为虚实夹杂证,故临床虚证转为实证较为少见。

四、阴阳

阴阳是概括病证类别的一对纲领。阴阳又是其他六纲的总纲,它概括其他三对纲领,即表、热、实属阳,里、寒、虚属阴。一切病证,尽管千变万化,但总括起来不外阴证和阳证两大类。

(一)阴证与阳证

1. **阴证**　是体内阳气虚衰,或寒邪凝滞的证候。其病属寒、属虚,机体反应多呈衰退的表现。

【辨证要点】精神萎靡,面色苍白,畏寒肢冷,气短声低,口淡不渴,小便清长,大便稀溏,舌淡胖嫩,脉迟弱。

【证机概要】阴主静、主寒,虚寒内生,阳气不足,故精神萎靡,面色苍白,畏寒肢冷,阳气虚衰,肺、脾功能减退,故气短声低,大便稀溏;寒不伤津,故口淡不渴,小便清长;舌淡胖嫩,脉迟弱,均为虚寒之象。

2. **阳证**　是体内热邪壅盛,或阳气亢盛的证候。其病属热、属实,机体反应多呈亢盛的表现。

【辨证要点】身热面赤,烦躁不安,声高气粗,口渴喜冷饮,小便短赤,大便秘结,舌红绛、苔黄,脉数有力等。

【证机概要】阳主动、主热,阳热亢盛,蒸达于外,故身热;热盛血涌而见面红;热扰心神故烦躁不安;热盛伤津,故口渴喜冷饮,小便短赤,大便秘结;舌红绛、苔黄,脉数有力,均为阳亢热盛之象。

(二)亡阴证与亡阳证

亡阴与亡阳是疾病过程中的危重证候,一般在高热大汗或发汗太过,或剧烈吐泻、失血过多等阴液或阳气迅速亡失的情况下出现。

亡阴证是指体内阴液大量消耗后所表现出的阴液衰竭的证候。主要见症是:汗出而黏,呼吸短促,身热,手足温,烦躁不安,渴喜冷饮,面色潮红,舌红而干,脉细数无力。

亡阳证是指体内阳气严重耗损而表现为阳气虚脱的证候。主要见症是:大汗淋漓,面色苍白,神情淡漠,身畏寒,手足厥冷,气息微弱,口不渴或渴喜热饮,舌淡,脉微欲绝。

阴阳是对立互根的,所以,亡阴可迅速导致亡阳,亡阳之后亦可出现亡阴,只不过是先后主次的不同而已。因此,在临床应分别亡阴亡阳的主次矛盾,才能及时正确抢救。

五、八纲之间的关系

在临床应用八纲时,虽然每一纲都有其独特的内容,但它们是相互关联而不能截然分割的。如辨别表里应与虚实寒热相联系,辨别寒热又必须与虚实表里相联系,辨别虚实又必须与表里寒热相联系。因为表证有表寒、表热、表虚、表实之别,还有表寒里热,表实里虚等错综复杂的变化。表证如此,其他里证、寒证、热证、虚证、实证也不例外。在一定条件下,各证之间又可相互转化。此外,在病情发展到严重阶段,还会出现与疾病本质相反的假象。因此,运用八纲辨证,既要掌握八纲各自不同的证候特点,又要注意八纲之间的相兼、转化、夹杂、真假等,才能对疾病做出全面正确的判断。

第二节 脏腑辨证

脏腑辨证,是以藏象学说为基础,运用四诊八纲的诊断方法,根据脏腑的病理表现,进行分析归纳,从而确定病位,了解病性,寻求病因,推究病机及正邪盛衰的一种辨证方法。脏腑辨证主要适用于内伤杂病的辨证,内伤杂病是内在脏腑功能失调的反映,它是其他各种辨证的基础,是中医辨证方法中的一个重要组成部分。

脏腑辨证,包括脏病辨证、腑病辨证、脏腑兼病三个部分,其中脏病辨证是脏腑辨证的主要内容。本节重点讨论脏与腑病的辨证。

一、心与小肠病辨证

心的病证有虚有实。虚证多由久病伤正、禀赋不足、思虑劳倦或年高体弱等,导致心气心阳受损,心阴心血亏耗;实证多由痰阻、火扰、瘀滞等引起。

(一)心气虚证、心阳虚证

心气虚证是指心功能减退所表现的证候,心阳虚证是指心之阳气虚衰所表现的证候。

【辨证要点】心悸、气短,活动时加重,自汗,脉细弱或结代为其共有症状。若兼见面白无华,体倦乏力,舌淡苔白等症为心气虚;若兼见形寒肢冷,心胸憋闷,舌淡胖或紫暗为心阳虚。

【证机概要】多由久病体虚,禀赋不足,或年高脏气亏虚导致心气、心阳受损所致。

(二)心血虚证、心阴虚证

心血虚证是指心血亏虚,心失濡养所表现的证候;心阴虚证是指心阴亏损,虚热内扰所表现的证候。

【辨证要点】心悸健忘,失眠多梦为其共有症状,若兼见面白无华,眩晕,唇舌色淡,脉细为心血虚;若兼见心烦,颧红,五心烦热,盗汗,舌红少苔,脉细数为心阴虚。

【证机概要】多由久病耗伤阴血,或失血过多,或阴血不足,或情志不遂,耗伤心血、心阴所致。

（三）心火亢盛证

心火亢盛证是指心火炽盛扰乱心神所表现的证候。

【辨证要点】心胸烦热，失眠多梦，面赤口渴，小便黄赤，大便干结，舌尖红苔黄，脉数；或口舌生疮，舌体糜烂，甚或狂躁谵语。

【证机概要】常因七情郁久化火，或六淫内郁化火，或过食辛辣食物、温补药物所致。

（四）心脉痹阻证

心脉痹阻证是指由于瘀血、痰浊、寒邪、气滞等痹阻心脉所表现的证候。

【辨证要点】心胸憋闷或疼痛，或痛引肩背内臂，时作时止，心悸怔忡，面唇青紫，舌质紫暗或有瘀斑、瘀点，脉涩或结代。

【证机概要】多因正气先虚，心阳不振，无力温运血脉致瘀血痹阻心脉。由于病因不同，又有痰阻心脉、寒凝心脉、血瘀心脉等。

（五）痰迷心窍证

痰迷心窍证是指痰浊蒙闭心神所表现的证候。

【辨证要点】精神抑郁，表情淡漠，或神情痴呆，举止失常，或意识模糊，或昏不知人，或突然昏仆，不省人事，面色晦暗，胸脘痞闷，舌淡苔白腻，脉滑。

【证机概要】多因七情所伤，气郁不舒，或感受湿浊邪气，阻滞气机，导致气结痰凝，痰浊阻闭心神所致。

（六）痰火扰心证

痰火扰心证是指火热痰浊之邪侵扰心神所表现的证候。

【辨证要点】发热，面赤气粗，口苦，痰黄，喉中痰鸣，狂躁谵语，舌红苔黄腻，脉滑数；或见失眠心烦，或见神志错乱，哭笑无常，狂躁妄动，甚则打人骂人。

【证机概要】多由情志刺激，气郁化火，炼液为痰，痰火内扰心神所致。

（七）小肠实热证

小肠实热证为心火炽盛，下移小肠所表现的证候。

【辨证要点】心烦失眠，口渴，口舌生疮，小便赤涩，尿道灼痛，甚则尿血，舌红苔黄，脉数。

【证机概要】多因心火炽盛，内扰心神，火邪循经下移于小肠，灼伤血络所致。

KAO DIAN LIAN JIE 考点链接

下列哪一项不属于心病的常见症状

A. 心胸憋闷作痛　　　　B. 急躁易怒　　　　　C. 心悸怔忡

D. 神昏谵语　　　　　　E. 失眠多梦

答案：B。

二、肺与大肠病辨证

肺的病证有虚有实，虚证多见气虚和阴虚，实证多由风、寒、燥、热等邪气侵袭或痰湿阻肺所致。

（一）肺气虚证

肺气虚证是指肺气不足所表现的证候。

【辨证要点】咳喘无力,动则气短,痰液清稀,声音低微,倦怠无力,面白无华或自汗畏风,易感冒,舌淡,脉虚弱。

【证机概要】多因久咳久喘,或禀赋不足,或他脏病变及肺,使肺的主气功能减弱所致。

（二）肺阴虚证

肺阴虚证是指肺阴不足,虚热内生所表现的证候。

【辨证要点】干咳少痰,或痰少而黏,或痰中带血,口燥咽干,声音嘶哑,形体消瘦,午后潮热,五心烦热,盗汗,颧红,舌红少津,脉细数。

【证机概要】多由久咳伤肺,或痨虫袭肺,或热病后期耗伤肺阴所致。

（三）风寒束肺证

风寒束肺证是指感受风寒,肺卫失宣所表现的证候。

【辨证要点】咳嗽声重,胸闷气粗,痰稀色白,鼻塞流清涕,兼有恶寒,无汗,头身疼痛,苔薄白,脉浮紧。

【证机概要】多由外感风寒,肺失宣降,卫气失调所致。

（四）风热犯肺证

风热犯肺证是指风热之邪袭肺,肺失宣降,卫气失调所表现的证候。

【辨证要点】发热、微恶风寒,咳嗽,咳痰黄稠,咽痛,口渴,舌尖红,苔薄黄,脉浮数。

【证机概要】多由风热之邪袭肺,肺失宣降,卫气失调所致。

（五）燥邪犯肺证

燥邪犯肺证是由燥邪侵犯肺卫所表现的证候。

【辨证要点】干咳无痰,或痰少而黏,不易咳出,或痰中带血,唇、舌、咽、鼻干燥欠润,或微有寒热,舌红苔薄黄,脉浮数或细数。

【证机概要】多因秋季感受燥邪,耗伤肺津,肺失宣降,或因诸邪伤津化燥而成。

（六）痰热壅肺证

痰热壅肺证是指热邪夹痰内壅于肺所表现的实热证候。

【辨证要点】咳嗽气喘,呼吸气促,甚则鼻翼扇动,咳痰黄稠,或痰中带血,或咳腥臭脓血痰;发热,胸痛,烦躁不安,口渴,小便黄赤,大便秘结,舌红苔黄腻,脉滑数。

【证机概要】多因外邪犯肺,郁而化热,热伤肺津,炼液成痰,或肺有宿痰,郁久化热,痰与热结,壅阻于肺所致。

（七）痰湿阻肺证

痰湿阻肺证是指痰湿内阻,肺气不利所表现的证候。

【辨证要点】咳嗽,痰多质稠,色白易咯出,胸闷,或气喘,痰鸣,舌淡苔白腻,脉滑。

【证机概要】多由长期咳嗽,损伤肺气,肺不布津,聚液成痰;或脾虚生湿,输布失常,水湿凝聚为痰,上渍于肺;或由感受寒湿,使肺失宣降,水液停聚而为痰湿所致。

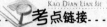

症见喘咳胸闷,痰多易咳,痰黏或咳吐不爽,胸中窒闷,口腻,脘痞腹胀,舌淡,苔白腻,脉弦滑。证属

A. 风寒犯肺　　　　B. 风热犯肺　　　　C. 痰湿阻肺

D. 肺脾两虚　　　　E. 肺肾两虚

答案:C。

(八)大肠湿热证

大肠湿热证是指湿热蕴结大肠所表现的证候。

【辨证要点】腹痛腹泻,或下痢脓血,里急后重,肛门灼热,小便短赤,或发热,口渴,舌红苔黄腻,脉滑数。

【证机概要】多由饮食不洁,暑湿热毒侵犯肠胃,湿热蕴结,下注大肠,损伤气血所致。

(九)大肠津亏证

大肠津亏证是由于阴液亏虚,不能濡润大肠所表现的证候。

【辨证要点】大便秘结干燥,难于排出,常数日一行,口干咽燥,或伴见口臭、头晕,舌红少津,苔黄燥,脉细。

【证机概要】多由素体阴虚,或久病伤阴,或热病津伤未复,或妇女产后出血过多,年老津亏等所致。

三、脾与胃病辨证

脾胃病证,皆有寒热虚实之不同。脾以虚证为多,胃以实证常见。脾病以阳气虚衰,运化失调,水湿痰饮内生,以及气虚下陷为常见;胃病以受纳腐熟功能障碍,胃气上逆为主要病理改变。

(一)脾气虚证

脾气虚证是指脾气不足,失其健运所表现的证候。

【辨证要点】食少纳呆,脘腹胀满,口淡无味,大便溏薄,四肢倦怠,少气懒言,面色萎黄,形体消瘦,舌淡苔白,脉虚弱。

【证机概要】多由饮食失调,或思虑过度,或劳倦,或病久虚损,或先天禀赋不足,素体虚弱,或受其他疾病的影响,损伤脾气所致。

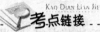

脾的功能失常最易形成的症状是

A. 呕吐　　　B.腹胀　　　C. 善饥　　　D. 便溏　　　E. 呃逆

答案:BD。

(二)中气下陷证

中气下陷证是指脾气虚,脾不升清所表现的证候。

【辨证要点】脘腹重坠作胀,或便溏久泄,肛门重坠,甚则脱肛,或内脏下垂,或小便混浊如米泔,常伴见气短乏力,倦怠懒言,头晕,面白无华,食少,舌淡苔白,脉虚弱。

【证机概要】多由脾气虚进一步发展而来,或久泄久痢,或劳累太过,或思虑过度等损伤脾气所造成。

(三)脾不统血证

脾不统血证是指脾气虚不能统摄血液所表现的证候。

【辨证要点】便血,尿血,肌衄,齿衄,或妇女月经过多、崩漏等,伴有食少,腹胀便溏,神疲乏力,少气懒言,面白无华,舌淡,脉细弱。

【证机概要】多因久病脾气虚弱,或劳倦伤脾,以致脾气虚统摄无权所致。

(四)脾阳虚证

脾阳虚证是指脾阳虚衰,阴寒内盛所表现的证候。

【辨证要点】腹胀纳少,脘腹冷痛,喜温喜按,形寒肢冷,大便稀溏,甚则下利清谷,口淡不渴,或肢体浮肿,或白带清稀量多,舌淡胖嫩,苔白滑,脉沉迟无力。

【证机概要】多由脾气虚发展而来,也可因饮食失调,过食生冷,过用寒凉药物,损伤脾阳,或因肾阳不足、久病损伤脾气,导致脾阳不足。

(五)寒湿困脾证

寒湿困脾证是指寒湿内盛,脾阳受困所表现的证候。

【辨证要点】脘腹胀满,不思饮食,恶心欲吐,腹痛便溏,口淡而腻,头重身困,或浮肿,或身目发黄而晦暗,或白带量多,舌淡胖苔白腻,脉濡缓。

【证机概要】多由贪凉饮冷,过食寒凉,或外感寒湿,内侵于脾,或内湿素盛,脾阳被困所致。

(六)湿热蕴脾证

湿热蕴脾证是指湿热蕴结中焦,脾胃功能失职所表现的证候。

【辨证要点】脘腹胀满,恶心欲吐,厌油腻,渴不多饮,肢体困重,便溏不爽,或面目肌肤发黄,或身热不扬,汗出热不解,舌红苔黄腻,脉濡数。

【证机概要】因感受湿热之邪,或饮食不节,或过食肥甘厚味,酿成湿热,内蕴脾胃,运化受纳失职,升降失常所致。

(七)胃阴虚证

胃阴虚证是指胃阴不足,胃失濡润、和降所表现的证候。

【辨证要点】胃脘隐痛或嘈杂,饥不欲食,或干呕呃逆,脘痞不舒,口燥咽干,口渴欲饮,大便干结,舌红少苔或无苔,脉细数。

【证机概要】多由胃病迁延不愈,或热病后期阴液未复,或偏嗜辛辣燥热,或情志不遂,气郁化火伤阴,胃阴不足,虚热内生,热郁胃中,胃气失和所致。

(八)胃火炽盛证

胃火炽盛证是指胃中火热炽盛所表现的证候。

【辨证要点】胃脘灼痛,吞酸嘈杂,口渴,喜冷饮,消谷善饥,或牙龈肿痛,口苦口臭,

便结尿黄,舌红苔黄,

【证机概要】多由过食辛辣厚味,化热生火,或邪热犯胃,或情志不遂,肝火犯胃,胃火内炽,气血壅滞所致。

(九)寒邪犯胃证

寒邪犯胃证是因寒邪犯胃,胃失和降所表现的证候。

【辨证要点】胃脘冷痛,喜温,病势急剧,呕吐清水,恶寒肢冷,苔白,脉弦紧。

【证机概要】多因过食生冷,或寒邪直中,以致寒凝胃脘阻遏气机所致。

(十)食滞胃脘证

食滞胃脘证是食物停滞胃脘不能腐熟所表现的证候。

【辨证要点】脘腹胀满疼痛,嗳腐吞酸,或呕吐酸腐馊食,吐后胀痛得减,矢气酸臭,大便溏泄臭秽,舌苔厚腻,脉滑。

【证机概要】多因饮食不节,暴饮暴食,或吃不易消化食物,引起宿食停滞于胃,阻滞气机所致。

四、肝与胆病辨证

肝的病证,有虚有实。虚证多为肝阴、肝血不足;实证多为气郁火盛,或寒邪、湿热等侵犯;而肝阳上亢、肝风内动,多为虚实夹杂之证。

(一)肝气郁结证

肝气郁结证是指肝失疏泄,气机郁滞所表现的证候。

【辨证要点】情志抑郁,或急躁易怒,善太息,胸胁少腹胀痛,或走窜不定,或咽部有梗阻感,妇女可见乳房胀痛、痛经、月经不调,脉弦。

【证机概要】多因情志不遂或精神刺激,郁怒伤肝,肝失疏泄,气机郁滞所致。

(二)肝火上炎证

肝火上炎证是火热炽盛,内郁于肝,气火上逆所表现的证候。

【辨证要点】胁肋灼痛,口苦口干,或呕吐苦水,急躁易怒,失眠多梦,或头晕胀痛,面红目赤,耳鸣如潮,甚或突发耳聋,尿黄便秘,舌红苔黄,脉弦数。

【证机概要】多因情志不遂,肝郁化火,或因火热之邪内侵,或他脏火热累及于肝所致。

(三)肝血(阴)虚证

肝血虚、肝阴虚是肝之血液、阴液亏虚所表现的证候。

【辨证要点】面白无华,头晕目眩,视物模糊或夜盲,爪甲不荣,肢体麻木,筋脉拘挛,心烦失眠,或胁肋隐痛,月经量少、色淡或经闭,舌淡,脉细;若兼颧红,手足心热,舌红少苔,脉弦细数,为肝阴虚证。

【证机概要】多因生血不足,或失血过多,或久病耗伤肝血,肝阴血不足,不能上荣于头面所致。

(四)肝阳上亢证

肝阳上亢证是指肝肾阴虚,阴不潜阳或肝阳暴张引起肝阳亢盛,上扰头目所表现的证候。

【辨证要点】眩晕,头胀痛,面红目赤,烦躁易怒,脉弦,或面部烘热,口苦咽干,两目干涩,耳鸣,腰膝酸软,五心烦热,舌红少苔,脉弦细数。

【证机概要】多由于肝阴虚或肝肾阴虚,阴不潜阳,导致阴虚阳亢;或素体阳盛,突然肝阳暴张而致肝阳上亢。

(五)肝风内动证

凡疾病过程中出现眩晕、抽搐等动摇不定为特征的病变,均称为肝风内动。一般常见有肝阳化风、热极生风、血虚生风三种。

1. 肝阳化风证　肝阳化风证是肝阳亢逆无制而出现的动风证候。

【辨证要点】眩晕欲仆,头胀痛,肢体麻木,语言不利,行走不稳,甚则猝然昏倒,不省人事,或口眼㖞斜,半身不遂,舌强语謇,舌红,脉弦等。

【证机概要】多由情志不遂,气郁化火伤阴,或肝肾阴虚,不能潜阳,肝阳亢逆无制,阳动化风。

2. 热极生风证　热极生风证是指邪热炽盛,热极动风所表现的证候。

【辨证要点】高热,烦渴,躁扰不安,神昏谵语,颈项强直,四肢抽搐,甚则角弓反张,舌红苔黄,脉洪数。

【证机概要】多见于外感温热病中,由于热邪炽盛,燔灼肝经、筋脉失养所致。

3. 血虚生风证　血虚生风证是血虚筋脉失养所表现的风动证候。多由急慢性出血过多,或久病血虚所引起。本证的证候、分析,参见"肝血虚证"。

考点链接

肝阳化风、热极生风、血虚生风均能见到的症状有

A. 四肢麻木　　　　B. 眩晕耳鸣　　　　C. 舌红少津

D. 形体消瘦　　　　E. 筋脉拘急

答案:E。

(六)肝胆湿热证

肝胆湿热证是指湿热蕴结肝胆,疏泄失常所表现的证候。

【辨证要点】胁肋胀痛,口苦纳呆,呕恶腹胀,厌油腻,小便短少,大便不调,苔黄腻,脉滑数。或身目发黄,发热;或见阴囊湿疹,外阴瘙痒,带下黄臭等。

【证机概要】多由感受湿热之邪,或过食肥甘厚味,湿热内生,蕴结肝胆,疏泄失常,气机郁滞所致。

五、肾与膀胱病辨证

肾为先天之本,藏元阴而寓元阳,只宜封藏,不宜泄漏。此外,任何疾病发展到严重阶段,都可累及到肾,所以肾病多虚证。肾的病证主要有肾气不固、肾不纳气、肾精不足,肾阳虚,肾阴虚等证。膀胱病以湿热证多见。

(一)肾阳虚证

肾阳虚证是肾脏阳气虚衰,失其温煦气化所表现的证候。

【辨证要点】形寒肢冷,头晕耳鸣,神疲乏力,阳痿,男女不育,尿少浮肿,或夜尿多,或五更泄,面色㿠白或黧黑,舌淡胖嫩,脉沉弱。

【证机概要】多因素体阳虚,年高肾亏或久病及肾,房劳过度,损耗肾精所致。

(二)肾阴虚证

肾阴虚证是肾阴亏虚,虚热内扰所表现的证候。

【辨证要点】腰膝酸软,眩晕,耳鸣耳聋,潮热盗汗,五心烦热,失眠多梦,形体消瘦。咽干口燥,男子遗精不育,女子经少、经闭、不孕,或见崩漏,舌红少苔,脉细数。

【证机概要】多由久病伤肾,或房事不节,或急性热病后,或情志内伤,耗伤肾阴后不能生髓充骨养脑所致。

(三)肾气不固证

肾气不固证是肾气亏虚,固摄无权所表现的证候。

【辨证要点】腰膝酸软,小便频数清长,或余沥不尽,或遗尿,或小便失禁,夜尿多,男子滑精早泄,女子带下清稀,或胎动易滑,舌淡苔白,脉沉弱。

【证机概要】多由年老体衰、或先天不足,或房劳过度,或久病伤肾,致肾气亏损,失其封藏固摄之权所致。

(四)肾不纳气证

肾不纳气证是肾气虚衰,气不归元所表现的证候。

【辨证要点】久病咳喘,呼多吸少,气不得续,动则喘甚。自汗神疲,声音低怯,腰膝酸软,舌淡,脉沉细无力;或喘息加重,冷汗淋漓,肢冷面青,脉浮大无根,或气息短促,舌红苔少,脉细数。

【证机概要】多由久病咳喘,肺虚及肾,或年老体衰,肾气亏虚或劳伤肾气,肾虚摄纳无权,气不归元所致。

(五)肾精不足证

肾精不足证是肾精亏损,反映为生殖生长功能低下所表现的证候。

【辨证要点】男子精少不育,女子经闭不孕,性功能减退;小儿发育迟缓,身材矮小,智力和动作迟钝,囟门迟闭,骨骼痿软;成人则见早衰,发脱齿摇,耳鸣耳聋,健忘恍惚,动作迟缓,反应迟钝,足痿无力等。

【证机概要】多因禀赋不足,先天元气不充或后天失养,或房劳过度,或久病伤肾,肾精亏少,肾气不足,生育功能减退所致。

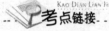
考点链接

　　肾病的常见症状有

　　A. 腰膝酸软而痛　　　　　B. 牙齿动摇　　　　　C. 耳鸣耳聋

　　D. 水肿　　　　　　　　　E. 排尿异常

　　答案:ABCD。

(六)膀胱湿热证

膀胱湿热证是指湿热蕴结膀胱所表现的证候。

【辨证要点】尿急尿频,尿涩少而痛,尿黄赤混浊,或尿血,或尿有砂石,可伴有发热,腰痛,舌红苔黄腻,脉滑数。

【证机概要】多由外感湿热之邪,蕴结膀胱,或饮食不节,湿热内生,下注膀胱,膀胱气化不利所致。

综合测试

1. 下列哪项不是辨证应明确的内容
   A. 病位   B. 病势   C. 病名   D. 病因   E. 病性

2. 表证产生的主要原因是
   A. 六淫袭表   B. 外邪直中   C. 里邪出表   D. 饮食所伤   E. 劳倦所伤

3. 热证的临床表现一般不包括下列哪项
   A. 便溏臭秽   B. 口干口苦   C. 面红尿清   D. 舌苔黄腻   E. 脉细而数

4. 除下列何项外,均属于亡阳证的临床表现
   A. 冷汗淋漓   B. 神识昏迷   C. 四肢厥冷   D. 舌红而干   E. 脉微欲绝

5. 阴虚阳亢之体须禁忌哪种食物
   A. 辛辣类   B. 生冷类   C. 油脂类   D. 海腥类   E 清淡类

6. 患者干咳无痰,或痰少而稠,或咳痰带血,口干咽燥,声音嘶哑,午后潮热,颧红,盗汗,舌红少苔,脉细数,按脏腑辨证属哪种证
   A. 肺气虚   B. 肺阴虚   C. 风热犯肺   D. 风燥犯肺   E. 风寒犯肺

7. 身大热,口大渴,大汗出,脉洪大,证属
   A. 热盛阳明   B. 热雍于肺   C. 风热犯肺   D. 风燥犯肺   E. 热结肠道

8. 阴囊湿疹,外阴瘙痒,应诊为
   A. 肝胆湿热   B. 膀胱湿热   C. 大肠湿热   D. 湿热蕴脾   E. 以上均非

9. 脘腹重坠作胀,多诊为
   A. 脾气虚   B. 中气下陷   C. 食滞胃脘   D. 脾阳虚   E. 肝胃不和

10. 气短乏力,心悸不宁,活动后加重,舌淡苔白,脉细无力。辨证为
    A. 肺气虚   B. 肝血虚   C. 心气虚   D. 脾气虚   E. 肾气虚

(李德双)

第八章 治则与治法

学习目标

1. 能够说出八法的概念和主要内容。
2. 知道治则的基本内容和特点。
3. 能够领会治病求本、正治、反治的涵义,并能举例说明。

中医历来重视对疾病的预防,明确地提出"治未病"的预防思想。治未病包括两个方面的内容,未病先防和既病防变。中医治疗学,分为治则与治法两大部分。治则即治疗疾病的总原则,是在整体观念和辨证论治精神指导下,对临床治疗立法、处方、用药,具有普遍指导意义;治法是治疗疾病的基本方法,是治则的具体化,即"八法"(汗、吐、下、和、温、清、消、补)。

第一节 治 则

一、预防为主

预防为主,就是采取积极的措施,预防疾病的发生与发展。

(一)未病先防

未病先防是指在疾病发生之前,做好各种预防工作,以防止疾病的发生。

疾病的发生与正气和邪气有关,邪气是导致疾病发生的重要条件,而正气不足是疾病发生的内在原因和根据,外邪通过内因起作用。因此,治未病,必须从以下方面着手。

1. **注重调养正气,提高机体的抗邪能力**

(1)注意情绪的调节,保持健康的心态。

(2)锻炼身体,增强体质。

(3)起居饮食有节,劳逸结合。

(4)适当的药物预防及人工免疫。

2. **注意防止邪气的侵害**

(1)讲究卫生,防止环境、水源、食物的污染。

(2)避免六淫、疫疠等邪气的侵袭。

(二)既病防变

既病防变是指疾病已经发生,应早期诊断、早期治疗,以防止疾病的发展与传变。

1. **早期诊断** 掌握疾病的发展规律及传变途径,做到早期诊断,有效治疗,才能防止其传变。

2. **先安未受邪之地** 如"见肝之病,知肝当传于脾,当先实其脾气";又如清代叶天士,根据温热病伤及胃后,热病进一步发展耗及肾阴的病变规律,主张在甘温养胃的方药中加入某些咸寒滋肾之品,此即是既病防变法则的具体应用。

> **课堂互动**
>
> 平时生活中我们接触到的药膳有什么?

二、治病求本

治病求本就是要寻找出疾病的根本原因,并针对其根本原因来进行治疗。本与标,本即本质,标即现象之意。相对而言(表8-1),两者具有多种含义。

表8-1 标本分类表

本	标
正气	邪气
病因	症状
旧病	新病、继发病

(一)正治与反治

1. **正治** 是逆其证候性质而治的一种治疗法则,又称"逆治"。"逆",是指采用的方药性质与疾病的性质相反。如"寒者热之""热者寒之""虚则补之""实则泻之",其适用于疾病的征象与本质相一致的病证。

2. **反治** 是顺从疾病假象而治的一种治疗法则,又称"从治"。"从",是指采用的方药性质顺从疾病的假象而施治。如"热因热用""寒因寒用""塞因塞用""通因通用",适用于疾病的征象与其本质不一致,甚至相反的病证。

(1)**热因热用** 是以热治热,用热性药物治疗具有假热症状的病证,用于真寒假热证。

(2)**寒因寒用** 是以寒治寒,用寒性药物治疗具有假寒症状的病证,用于真热假寒证。

(3)**塞因塞用** 是以补开塞,用补益药治疗具有闭塞不通症状的病证,用于真虚假实证。

(4)**通因通用** 是以通治通,用通利药物治疗具有实性通泄症状的病证,如下焦湿热证。

(二)标本缓急

1. **急则治其标** 当标证急重时应先治其标证,再治其本。

2. **缓则治其本** 对于病情慢性或急性病的恢复期,则应针对其本证进行治疗。

3. **标本兼治** 当标本并重,应标本兼治。

三、调整阴阳

中医学认为疾病的发生,是由于机体阴阳相对平衡遭到破坏,造成体内阴阳偏盛偏衰的结果。所以,调整阴阳的相对平衡,促进阴平阳秘,是治疗疾病的根本法则之一。

(一)损其偏盛

主要是采用"损其有余"的治法对阴阳偏盛的病证进行治疗。如以"治热以寒"即用"热者寒之"之法,清泻阳热,治疗阳热亢盛的实热证;以"治寒以热"即"寒者热之"这法,温散其阴寒,治疗阴寒内盛的寒实证。

(二)补其偏衰

是采用"补其不足"的方法,针对阴或阳的一方,甚至双方虚损不足的病证进行治疗。如:滋阴以制阳法治疗阴虚阳亢的虚热证;补阳以制阴治疗阳虚不能制阴的阴寒偏盛证;如阴阳两虚者,则应用阴阳双补之法。

四、扶正祛邪

疾病的演变过程,就是正邪相互斗争的过程。斗争的胜负决定疾病的转归和预后,通过扶助正气祛除邪气,有利于疾病向痊愈方向转化。

1. 扶正　扶助正气,增强体质,提高机体的抗邪能力。多采用补虚方法:药、针灸、气功、精神调摄、饮食调养等。

2. 祛邪　祛除病邪,减轻或消除邪气的毒害作用,使邪去正安。多用泻实方法,但由于邪气不同,部位有异,其治法亦不一样。

3. 运用　必须全面分析正邪双方的消长盛衰状况,并根据其在疾病中的地位,决定扶正与祛邪的主次和先后。

(1)扶正法　适用于以正气虚为主要矛盾,且邪气又不盛的虚性病证。如气虚则补气,阳虚则补阳,血虚则补阳,阴虚则补阴。

(2)祛邪法　适用于以邪实为主要矛盾,而正气未衰的实性病证。如表邪亢盛——解表祛邪,痰涎壅塞——消导化痰,食物中毒——吐法。

(3)两者兼用　适应于正虚邪实的病证,扶正而不留邪,祛邪而不伤正。但在临床具体运用时,还应该分清是正虚为主,还是邪实为主,酌情有所偏重。

①先祛邪后扶正:用于邪盛正虚,但正气尚能耐攻者。如瘀血之崩漏证,应先活血后补血。

②先扶正后祛邪:用于正虚邪实,以正气虚为主的患者。如正气太虚的虫积者,不宜先驱虫,应先健脾以扶正。

五、同病异治、异病同治

1. 同病异治　是同一种疾病由于发病的时间、地区以及患者的反应性不同,或处于不同的发展阶段,其表现出来的证不同,因而应采取不同的治疗方法。以感冒为例,我们知道感冒分为风寒、风热和暑湿感冒,风寒感冒须辛温解表;风热感冒须辛凉解表;暑湿感冒须解表化湿。

2. **异病同治**　指不同的疾病,在其发展过程中出现相同的病机,表现为相同的证,则应采用相同的方法进行治疗。中医的治疗要点不是病的异同,而是证的区别,证同则治法同,证异则治法异。

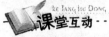

> 同学们看看这就是典型的异病同治的例子:
> 久痢、脱肛、子宫下垂、胃下垂→中气下陷→升提中气→补中益气丸。
> 头痛、心悸、痛经、闭经、右胁痛、痹证→气滞血瘀→行气活血法。

六、三因制宜

疾病的发生、发展与转归,受到时令气候、地理环境、情志、饮食等多方面因素的影响,尤其患者的体质因素影响更大。因此,临床中应充分考虑这些因素,区别不同情况,制订出适宜的治疗方法。故临床上,辨证论治十分重视人、病、证三者的关系,强调因人、因病、因证而异。

（一）因时制宜

季节有春、夏、秋、冬,气候有阴、晴、雨、雪等的变化。根据不同的季节和气候特点,来考虑治疗用药的原则。如:①夏季气候温热,人体腠理开泄,故不宜用过于辛温发散药,以免开泄太过,耗伤气阴。②冬季气候寒凉,当慎用过于寒凉之品,以防伤阳。③暑季多雨,气候潮湿,故病多挟湿,治宜加入化湿、渗湿之品。

（二）因地制宜

根据不同的地理环境特点,选择治疗用药。如:①西北地高气寒,病多燥寒,治宜辛润,寒凉之品慎用。②东南地低气温多雨,病多温湿或湿热,治宜清化,而温热及助湿之品慎用。③同一风寒表证,治宜辛温发汗以解表,因发病的地区的不同而用药有所不同。西北地区,多用麻黄、桂枝、细辛。东南地区,多用荆芥、苏叶、生姜。湿重地区,多用羌活、防风、佩兰等。

（三）因人制宜

根据患者的年龄、性别、体质、生活习惯等的不同特点,进行适当的治疗。患者自身特点:

1. **年龄**　幼、成、老:老年人生机渐减,气血亏虚,故病多虚或虚实夹杂,治宜偏于补益,实证时攻之应慎;小儿生机旺盛,气血未充,脏腑娇嫩,易寒易热,易实易虚,病情变化较快,故治疗时忌峻攻、进补,用量宜轻。

2. **性别**　男、女。妇人用药,应考虑其经、带、胎、产等情况。

3. **体质**　强、弱,胖、瘦。

4. **习俗**　本人的生活习惯及风俗。

第二节　治　法

治法包括治疗大法和具体治法。治疗大法是基本治法,即"八法"(汗、吐、下、和、温、清、消、补)。

一、汗法

1. 定义　是运用发汗解表的方药,以开泄腠理,调和营卫,逐邪外出,解除表证的一种治疗大法。

2. 适应证　表证。

3. 分类　辛温发汗、辛凉发汗。

4. 使用注意

(1)临床应用时要根据具体症状,适应配伍。

(2)以汗出邪去为度。

(3)服药后应避风寒,忌油腻厚味及辛辣食物。

> **课堂互动** KE TANG HU DONG
>
> 平常生活中,大汗淋漓之后,我们应注意什么问题?

二、吐法

1. 定义　是利用药物涌吐的性能,引导病邪或有毒物质从口中吐出的一种治疗方法。

2. 适应证　多用于病情严重迫急,必须迅速吐出积滞或毒物的实证。如:食积停滞胃脘、痰涎阻塞气道、误食毒物尚在胃中者;代替升提法,用于癃闭等。

3. 分类

(1)寒药吐法　用于热邪郁滞于上的病证。

(2)热药吐法　用于寒邪郁滞于上的病证。

(3)峻药吐法　用于邪实于上,病势急迫的病证。

(4)缓药吐法　用于邪实正虚,病在上焦且须采用吐法的病证。

4. 使用注意

(1)临床中病势危笃、老弱气虚、失血证、喘证、幼儿、孕妇或产后气血虚弱者忌用。

(2)一吐为快,不宜反复使用。

(3)吐后宜调养脾胃。

三、下法

1. 定义　是运用有泻下作用的药物通泻大便,攻逐体内实热结滞和积水,以解除实热蕴结的一种治疗大法。

2. 适应证　寒、热、燥、湿等邪内结肠道,水结、宿食、蓄血、痰滞、虫积等里实证。

3. 分类

(1)寒下　用于里实证之大便不通、热结旁流以及肠垢积滞之痢疾等病证。

(2)热下　用于寒痰结滞,胃肠冷积、寒实结胸及大便不通等证。

（3）逐水　用于阳水实证。

（4）润下　用于肠道津液不足,阴亏血少的大便不通证。

（5）通瘀　用于蓄血,瘀血内结证。

（6）攻痰　用于痰滞胶结证。

（7）驱虫　用于虫积证。

（8）攻瘀　瘀热结于下焦。

4. 使用注意

（1）下法易伤正气,故使用时要适当掌握剂量,以邪去为度,中病即止。

（2）严格掌握适应证。

四、和法

1. 定义　用和解或疏泄的方药,祛除病邪,调整机体,扶助正气的一种治疗大法。

2. 适应证　少阳证、肝胃不和、肝脾不和、肠胃不和、肝气郁结等证。

3. 分类

（1）和兼汗　适用于病偏表而又需和解者。

（2）和兼下　适用于病偏里实而又需和解者。

（3）和兼温　适用于病偏寒而又需和解者。

（4）和兼清　适用于病偏热而又需和解者。

（5）和兼消　适用于内有积滞而又需和解者。

（6）和兼补　适用于正气偏虚而又需和解者。

4. 使用注意　凡病邪在表而尚未入少阳者、邪气入里、阳明热盛之实证者、症见三阴寒证者不宜使用。

五、温法

1. 定义　也称祛寒法,是运用温热药物,来祛除寒邪和补益阳气的一种治疗大法。

2. 适应证　里寒证、虚寒证。

3. 分类

（1）温中散寒　适用于寒邪直中中焦,或阳虚中寒证。

（2）温经散寒　适用于寒邪凝滞经络、血脉不畅的寒痹证。

（3）回阳救逆　适用于亡阳证。

（4）其他　温肺化痰、温化寒痰、温肾利水、温经暖肝、温胃理气等。

4. 使用注意　温热之品易耗伤阴血,故阴虚、血虚、热证及孕、产妇均应慎用或禁用。

六、清法

1. 定义　也叫清热法,是运用寒凉方药,通过泻火、解毒、凉血等作用,以清除热邪的一种治疗大法。

2. 适应证　里热证。

3. 分类　按照邪热入气、营、血分之不同,临床上又可分为以下具体治法:

(1)辛凉清热　适用于热在气分,热炽津伤之证。

(2)苦寒清热　适用于热在气分,属实热证者。

(3)透营清热　适用于热入营分之证。

(4)咸寒清热　适用于热入血分之证。

(5)养阴清热　适用于热灼阴伤之证。

(6)清热开窍　适用于高热不退,神志昏迷之证。

4. 使用注意

(1)清热之品性多寒凉,易伤脾胃,故一般不宜久用。

(2)体质素虚、脏腑本寒者、表邪未解、阳气被郁而发热者,或因气虚、血虚以致虚热证者,禁用。

七、补法

1. 定义　也叫补益法,运用补益方药,以益气强筋、补精益血、消除虚弱证候的治疗方法。

2. 适用证　虚证。

3. 分类　一般分为:补气适用于气虚证,补血适用于血虚证,补阴适用于阴虚证,补阳适用于阳虚证。依不同病情分为:峻补、平补、缓补。依不同的脏腑可分为:补养心血法、补养心气法、养血柔肝法、滋阴润肺法、补气健脾法、滋阴补肾法、温补肾阳法等。

4. 使用注意　"真实假虚"者绝对禁用,防止"闭门留寇",宜稍佐加理气药。

八、消法

1. 定义　也叫消导法或消散法,是运用消食导滞、行气、化痰、利水等方药,消除积滞实邪的一种治法。

2. 适应证　用于气、血、食、痰、湿等所形成的积聚、癥瘕、痞块之证,虫积、内外痈肿等病证。

3. 分类　消食导滞,适用于饮食停滞证;行气消瘀,适用于气结血瘀证;消坚化积,适用于积聚、癥瘕、痞块之证;消痰化饮,适用于痰饮蓄积证;消水散肿,适用于气不化水,水气外溢的病证。

4. 使用注意

(1)根据正气的状况,病证有初、中、末之分,灵活采用消散、消和、消补之法。

(2)防耗损正气;正气虚而邪实者,应兼以扶正。

综合测试

1. "见肝之病,当先实脾"的治疗原则当属

　　A. 既病防变　　　B. 治病求本　　　C. 调理脏腑　　　D. 三因制宜　　　E. 标本缓急

2. "热者寒之"具体应用的治法是

　　A. 和法　　　　　B. 清法　　　　　C. 温法　　　　　D. 消法　　　　　E. 汗法

3. 下列何项属正治法则
   A. 标本兼治　　　B. 塞因塞用　　　C. 寒者热之　　　D. 因人制宜　　　E. 寒因寒用

4. 下列何项非属逆治法则
   A. 热因热用　　　B. 寒者热之　　　C. 热者寒之　　　D. 虚则补之　　　E. 实则泻之

5. 下列何项属反治法则
   A. 实则泻之　　　B. 通因通用　　　C. 虚则补之　　　D. 培土生金　　　E. 滋水涵木

6. 下列何项不属从治法则
   A. 寒因寒用　　　B. 热因热用　　　C. 通因通用　　　D. 热者寒之　　　E. 寒因寒用

7. "阴中求阳"的治疗方法是指
   A. 在扶阳剂中适当佐以滋阴药　　　　B. 滋阴剂中适当佐以扶阳药
   C. 在温阳散寒同时佐以扶阳　　　　　D. 在清泻阳热同时佐以滋阴
   E. 以上皆是

8. "壮水之主,以制阳光"指
   A. 阴中求阳　　　B. 阳中求阴　　　C. 阳病治阴　　　D. 阴病治阳　　　E. 治寒以热

9. 攻补兼施治则适用于何证
   A. 虚证　　　　　B. 真实假虚证　　　C. 实证　　　　　D. 真虚假实证　　　E. 虚实夹杂证

10. 真实假虚证的治疗原则应是
    A. 祛邪兼扶正　　　B. 扶正兼祛邪　　　C. 先祛邪后扶正　　　D. 单独祛邪　　　E. 先扶正后祛邪

11. 真虚假实证的治疗原则应是
    A. 单独祛邪　　　B. 单独扶正　　　C. 先扶正后祛邪　　　D. 扶正兼祛邪　　　E. 祛邪扶正并重

12. "通因通用"适用于下列哪种病证
    A. 脾虚泄泻　　　B. 肾虚泄泻　　　C. 食积泄泻　　　D. 气虚泄泻　　　E. 寒湿泄泻

13. "塞因塞用"不适用于下列哪种病证
    A. 脾虚腹胀　　　B. 血枯经闭　　　C. 肾虚尿闭　　　D. 气郁腹胀　　　E. 阴虚便秘

14. 阴中求阳的治疗方法是指
    A. 在扶阳剂中适当佐以滋阴药　　　　B. 在滋阴剂中适当佐以扶阳药
    C. 温阳散寒同时佐以扶阳　　　　　　D. 充分滋阴的基础上配以补阳剂
    E. 以上皆不是

15. 阴病治阳适用于下列何证
    A. 实热证　　　　B. 实寒证　　　C. 阴阳两虚　　　D. 虚寒证　　　E. 虚热证

（王红娟）

第九章　中　药

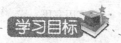

1. 说出中药的概念、中药性能的具体内容、禁忌、配伍。
2. 知道中药炮制的目的,中药的煎法与服法。
3. 应用中药的采收和贮藏知识保管好中草药、成药。

第一节　中药基本常识

中药是指在中医药理论指导下认识和使用的药物,是我国传统药物的总称。中药是在西方医药学全面传入中国后,为与西药加以区别,故将我国传统的药物称为中药。

中药按加工工艺分为中药材、中药饮片、中成药。中药材是指经过采收,可以作为中药使用,但未经必要加工炮制的植物、动物和矿物的天然产物。中药饮片是指中药材经过炮制后,直接用于中医临床或制剂生产使用的处方药品。中成药是在中医药理论指导下,以中药饮片为原料,按规定的处方和工艺成批生产的具有确切的疗效和可控的质量标准,可以直接供临床辨证使用的制剂,常简称为成药。

中药按来源分为植物药、动物药、矿物药及少数化学药品。大多来源于我国,部分源于国外。由于其来源以植物药居多,使用也最普遍,所以自古将中药学和中药学著作称为"本草",即本源于草。本草典籍和文献资料十分丰富,记录着我国人民发明和发展医药学的智慧创造和卓越贡献,是祖国医药学的一个重要组成部分。对那些主流本草著作未记载的,而民间医生所习用的药物称为草药,目前也可以理解为药政主管部门未认可的药物。故中草药是指中药与草药的合称。

中药学是研究中药基本理论和各种中药的品种来源、采制、性能、功效、临床应用等知识的一门学科,是中医学的重要组成部分。中医药在预防、养生保健、治疗康复等方面的特有的优势,备受国内外医学界人士的广泛关注。认识与了解中药学的相关知识,不仅是时代发展的需要,而且对于个人的养生保健也大有裨益。

考点链接 *KAO DIAN LIAN JIE*

中药按来源分类包括了以下哪些内容
A. 植物药　　　B. 动物药　　　C. 化学合成药　　　D. 矿物药　　　E. 中成药
答案:ABCD。

一、中药采收和贮藏

中药的品种来源、产地、采收、炮制及贮存均是影响中药内在质量的重要环节。现代研究表明,以上每一个环节都与中药有效成分的含量密切相关。因此,从事中医药行业的工作者,都应当加以重视。

(一)采收

中药材的采收季节、时间和方法,直接影响药材中有效成分的含量,进而影响临床疗效。中药材采收是确保药物质量的重要环节之一,因而也是影响药物性能和疗效好坏的重要因素。

1. 植物药材的采收 植物类药材其根、茎、叶、花、果实各器官的生长成熟期有明显的季节性,根据前人长期的实践经验,采收时节和方法通常以入药部位的生长特性为依据,大致可按药用部位归纳为以下几种情况。

(1)全草类 全草入药的草本植物,多数在植物充分生长、枝叶茂盛的花前期或刚开花时采收。有的割取植物的地上部分,如益母草、薄荷、紫苏、荆芥等,以带根全草入药的,则连根拔起全株,如蒲公英、紫花地丁、车前草等,茵陈则以幼嫩全草入药;忍冬藤、夜交藤等茎叶入药者,采收时节与全草同。

(2)叶类 叶类药材通常在花蕾将放或正在盛开时采收。如艾叶、枇杷叶、大青叶、荷叶等。有些特定的品种,如桑叶,须在深秋或初冬经霜后采收,即称"冬桑叶"或"霜桑叶"。

(3)花类 一般在花正开放时采收。因花朵次第开放,故要分次采摘,如菊花、旋覆花;有的花在刚开放时采摘最好,如月季花;有些花要求在含苞欲放时采摘花蕾,如金银花、槐花、辛夷;红花宜在花冠由黄色变橙红色时采;蒲黄等花粉类药材应当在花朵完全开放后采收。

(4)果实和种子类 多数在果实成熟后或将成熟时采收,如大枣、五味子、枸杞。有的以未成熟的幼果入药,如乌梅、青皮、枳实等应按要求及时采收。有的浆果容易变质,如枸杞、女贞子,最好在略熟时于清晨或傍晚采收。以种子入药的,以待果实全部成熟后采收。若同一果序的果实次第成熟,则应分次摘取成熟果实。有些干果成熟后易脱落,或果壳易裂开,最好在开始成熟时适时采取,如茴香、白豆蔻、牵牛子等。

(5)根和根茎类 一般以春初或秋末采收为佳,"春宁宜早,秋宁宜晚"。此时采收质量好,有效成分含量高,产量高,如天麻、苍术、葛根、桔梗、大黄、玉竹等。但也有少数例外的,如半夏、延胡索等则以夏季采收为宜。

(6)树皮和根皮类 树皮一般于春、夏时节植物生长旺盛,营养丰富,质量好,树皮易于剥离的时节采收,如黄柏、杜仲、厚朴等;而肉桂多在十月采收,树皮含油多时剥离。对树皮和根皮类药物,采收时应注意保护药源,避免伐树取皮。根皮常于秋后苗枯,或早春萌发前采收,如地骨皮、牡丹皮、苦楝根皮、桑白皮等。

2. 动物类及矿物类药材的采收 动物类药材因品种不同,采收各异。其具体时间,以保证药效及容易获得为原则。如桑螵蛸应在三月中旬采收,过时则虫卵已孵化;鹿茸应在清明后45~60天截取,过时则角化;驴皮应在冬至后剥取,其皮厚质佳;小昆虫等,应于数量较多的活动期捕获,如斑蝥于夏秋季清晨露水未干时捕捉。矿物类药材大多可随时采收。

知识链接

说到中药的产地,就常提及"道地药材",道地药材是人们对具有明显地区特色、历史悠久、质量优良、产量大、炮制考究、疗效显著的药材的称誉。确定道地药材的关键因素是临床疗效,道地药材也不是一成不变的,也是在不断地变更和发展完善的,逐渐形成了许多以产地为标志的药材类别。如河南的"四大怀药"(山药、地黄、牛膝、菊花),浙江的"浙八味"(白术、白芍、贝母、菊花、玄参、郁金、延胡索、麦冬),四川的川芎、川乌、附子、川贝都是驰名中外的道地药材。

(二)贮藏

除少数使用鲜品的中药外,大多中药采集以后,需进行干燥或加工炮制后才能贮存。由于微生物、温度、湿度、日光、空气等影响,在贮存时很容易使药物主要化学成分发生耗损或变质。若贮存不当,易导致中药变质或质量下降,从而直接影响临床用药的安全性和有效性。

1. **中药常见的变质现象** 中药贮存的温度、湿度不当和放置时间过长或包装不合要求,均易导致中药发生变质现象,常见的变质现象有虫蛀、霉变、变色、走油等。虫蛀,多发生在含有淀粉、糖、脂肪、蛋白质的中药中,不仅使药材质量下降,还会被污染;如山药、人参、薏苡仁。霉变,是药物表面或内部寄生和繁殖的霉菌所致的变质现象。霉变不仅会致药材失效,还可能产生有毒的物质,对人体产生危害性;如紫河车、山药等。变色,色泽的变化意味着药物中的化学成分已发生变化,也是药材变质的象征;如红花、金银花等。泛油,一些含挥发油或脂肪油的药材,如果保存容器不当,放置时间过长,温度过高或湿度过大,表面出现油状物质并有油败气味的现象;如杏仁、柏子仁。

2. **中药的贮藏方法** 中药的贮藏应当以保证质量,防止变质为前提。一般中药应保存在清洁、干燥、通风的环境里,注意控制温度、湿度;主要为含挥发性成分的药物,宜保存在遮光密闭的容器内。含毒剧的中药和名贵药,应设立专人专管。传统的贮藏保管方法有一些是简单易行的,如通风、晾晒、吸湿、密封及对抗贮藏方法。如用花椒防虫蛀、石灰吸湿等。现代的贮藏方法常见的有气调养护、气幕防潮、环氧乙烷防霉、$^{60}Co-\gamma$ 射线辐射灭菌、低温冷藏、无菌包装等。通过控制贮藏环境的温度、湿度,可达到既防虫霉,又无污染残毒等问题。

课堂互动

新产的菊花、枸杞刚购回时色泽非常的鲜艳,为什么到了第二年菊花、枸杞的色泽变了许多?这是因为在贮存时微生物、温度、湿度、日光、空气等很容易使药物主要化学成分发生耗损或变化,内在的成分发生了变化,所以外在的色泽也就发生了变化,有的还会出现长虫或是霉变等现象。

二、中药的炮制

(一)炮制的目的

根据药物特性以及临床安全有效用药的原则,不同的药物,有不同的炮制目的,在炮制某一具体药物时,往往又可达到几方面的目的。总的说来,炮制目的大致可以归纳为以下五个方面:

1. **降低或消除药物的毒副作用,保证用药安全** 临床用药,必须确保安全。故附子、川乌、草乌、半夏、天南星、马钱子等生用内服易于中毒的药物,炮制后能降低其毒性。巴豆泻下作用剧烈,宜去油取霜用。对于有毒药物,炮制应当适度,不可太过或不及。炮制不及,容易中毒;炮制太过而致除去或破坏太过,临床疗效常难以保证。

2. **增强药物的作用,提高临床疗效** 在中药的炮制过程中,常常加入一些辅料,其目的主要就是用于增强药物的作用,提高临床疗效。尤其是酒、蜂蜜、姜汁等辅料,其本身就是药物,与被拌和药物的某些作用之间,存在着协同配伍关系。如酒炒当归,能增强温经活血作用;蜜炙百部,能增强润肺止咳作用;醋炒香附,能增强疏肝调经止痛作用;姜汁炙可加强止呕作用,如姜川连、姜竹茹;牛胆汁制南星能增强息风止痉作用。还有不加辅料的炮制方法,也能增强药物的作用,如明矾煅为枯矾,可增强燥湿、收敛作用等。

3. **改变药物的性能功效,使之更能适应病情的需要** 中药的某些性能功效,在某种条件下不完全适应临床应用的需要,若经过炮制处理,则能在一定程度上改变药物的性能和功效,以适应不同的病情和体质的需要。如生地为甘苦寒之品,长于清热凉血,其炮制后为熟地,其药性变温而以补血见长,适宜于血虚证;何首乌生用能泻下通便,制熟后则失去泻下作用而专补肝肾等。

4. **纯净药物和改变性状,便于贮存制剂** 纯净药材,以保证质量和称量准确。改变药物的某些性状,便于贮存和制剂。由于产地、季节等因素的限制,多种中药无法直接使用鲜品,皆需干燥处理,才可贮存、运输。有少数动物药及富含汁液的植物药,还需经特殊处理。如肉苁蓉之肉质茎,需投入盐水湖中,加工为盐苁蓉,方可避免腐烂变质;桑螵蛸、五倍子应蒸后晒干,杀死虫卵或蚜虫,以防贮存过程中因虫卵孵化而失效。

5. **矫臭、矫味,以便于服用** 一些中药材具有令人不适的气味,或对胃有刺激性,易致呕吐,通过酒制、醋制等炮制处理,能起到矫臭、矫味的效果,而不至于味"苦"难咽。如酒制乌梢蛇,醋制乳香等。

课堂互动 KE TANG HU DONG

天南星主治寒痰,而用牛或猪胆汁炮制后的胆南星主治热痰,同是一味药为什么主治病证的性质完全相反呢?这是因天南星是性温之品,温燥之性强,善燥湿化痰,故主治寒痰,而胆汁是苦寒之品,天南星经胆汁炮制后的,其温性转为凉性,燥性已减,无燥热伤阴之弊,功能清热化痰,主治热痰。可见中药通过炮制后性能功效可发生改变。

（二）炮制方法

历代记述的中药炮制方法很多,现代炮制方法在古代的经验基础上有了较大发展与改进,现将常用的几种炮制方法简介于下。

1. 修治 修治包括采用挑、拣、簸、筛、刮、刷等方法,去掉灰屑、杂质及非药用部分,使药物清洁纯净;采用捣、碾、镑、锉等方法,使药物粉碎,以符合制剂和其他炮制法的要求;采用切、铡的方法,把药物切制成一定的规格,便于进行其他炮制,也便于干燥、贮藏和调剂时称量。修治是炮制的最初阶段。

2. 水制 水制是指用水或其他液体辅料处理药物的方法。通过洗、淋、泡、润、浸、漂等方法,达到使药材净洁、软化,或降低盐分,消除不良异味及毒烈之性为目的。水制中水飞法是借药物在水中的沉降性质分取药材极细粉末的方法。方法是先将不溶于水的矿物或贝壳类药材粉碎后,置于乳钵或碾槽内加水反复研磨,将混悬着细粉的水倾出;沉淀后分出,干燥即成极细粉末。如水飞朱砂、雄黄等。

3. 火制 火制是指用火加热处理药物的方法。常用的火制法有炒、炙、煅、煨、烘焙等。

（1）炒法 有清炒和加辅料炒之分。不加辅料直接在锅内翻炒,称清炒。用文火炒至药物表面微黄称炒黄;用武火炒至药材表面焦黄或焦褐色,内部颜色加深,并有焦香气者称炒焦;用武火炒至药材表面焦黑,部分炭化,内部焦黄,但仍保留药材固有气味（即存性）者称炒炭。将药物与固体辅料如土、麸、米等拌炒,称为辅料炒,如麸炒枳壳、砂炒鸡内金等。可减少药物的刺激性,增强疗效,如土炒白术、麸炒枳壳、米炒斑蝥等。与砂或滑石、蛤粉同炒的方法习称烫,可使药物受热均匀酥脆,易于煎出有效成分或便于服用,如砂炒穿山甲,蛤粉炒阿胶等。用液体辅料（蜂蜜、醋、姜汁、酒、盐水等）与药物拌炒的方法,称"炙"。如蜜炙黄芪,酒炙大黄,醋炙延胡索等。

（2）煅法 将药材用猛火直接或间接煅烧,使质地松脆,易于粉碎,充分发挥疗效。其中直接放炉火上或容器内而不密闭加热者,称为明煅,此法多用于矿物药或动物甲壳类药,如煅牡蛎、煅石膏等。将药材置于密闭容器内加热煅烧者,称为密闭煅或焖煅,本法适用于质地轻松,可炭化的药材,如煅血余炭,煅棕榈炭。

（3）煨法 将药物包裹于湿面粉、湿纸巾中,放入热灰中加热,或用草纸与饮片隔层分放加热的方法,称为煨法。如煨生姜、煨葛根等。

（4）烘焙 将药材用微火加热,使之干燥的方法焙。烘焙后可降低毒性和腥臭气味,且便于粉碎。如焙虻虫、焙蜈蚣等。

4. 水火共制 是指利用水或液体辅料和火共同对药物进行加工的方法。常见的水火共制包括蒸、煮、淬、淬等。

（1）煮法 是用清水或液体辅料与药物共同加热的方法,如醋煮芫花。

（2）蒸法 是利用蒸气或隔水加热药物的方法。如蒸银杏、女贞子、桑螵蛸。

（3）淬法 是将药物快速放入沸水中短暂潦过,立即取出的方法。常用于种子类药物的去皮和肉质多汁药物的干燥处理,如潦杏仁、桃仁以去皮,潦马齿苋、天门冬。

（5）淬法 是将药物煅烧红后,迅速投入冷水或液体辅料中,使其酥脆的方法。如醋淬自然铜、鳖甲,黄连煮汁淬炉甘石等。

5. **其他制法** 除上述四类以外的一些特殊制法,均概括于此类。常用的有制霜、发酵、发芽等。

(1)制霜 种子类药材压榨去油或矿物药材重结晶后的制品,称为霜。其相应的炮制方法称为制霜。前者如巴豆霜,后者如西瓜霜。

(2)发酵 将药材与辅料拌和,置一定的湿度和温度下,利用霉菌使其发泡、生霉,并改变原药的药性,以生产新药的方法,称为发酵法。如神曲、淡豆豉。

(3)发芽 将具有发芽能力的种子药材用水浸泡后,经常保持一定的湿度和温度,使其萌发幼芽,称为发芽。如谷芽、麦芽等。

中药炮制对临床安全有效用药及药物的制剂、运输、贮存等方面均会产生重要影响,蕴藏着极其丰富的科学内涵和道理,值得进一步深入研究,并加以利用。

三、中药的性能

中药性能,又称药性,是用中医药理论对中药作用的基本性质和特征的高度概括,是药性理论的核心。中药的性能是前人在长期医疗实践过程中,不断总结、充实、发展、逐步形成的体现中医药特色的理论体系,是以阴阳学说、脏腑、经络等为理论基础,以治则治法为指导思想,以药物作用为依据加以认识和概括的药性理论。中药性能是从不同角度概括中药的特性,主要包括四气、五味、升降浮沉、归经、毒性等。

中药的性能与中药的性状是两个不同的概念。中药的性状是指药物自身客观存在的自然特征,主要包括药物形状、颜色、气味、滋味、质地等等,是以药物为观察对象;中药的性能是对中药作用的性质和特征的高度概括,是依据用药后机体的反应归纳出来的,是以人体为观察对象,两者不能混淆。

(一)四气

1. **含义与确定依据**

(1)含义 四气又称四性,即指药物具有的寒热温凉四种药性,是反映药物影响人体寒热变化以及阴阳盛衰的作用性质,是中药的重要性能之一。温与热同类,温次于热;寒与凉为同类,凉次于寒,实际上可分为两大类。由于寒、热在程度上还有区别,因而在具体标注时,又有大热、微温、大寒、微寒等区别。一般,温热属阳,寒凉属阴。此外,药物寒热偏性不明显者,谓之平性。

(2)确定依据 药性的寒热温凉,是从药物作用于人体所发生的反应概括而来,与所疗疾病的寒热性质相反。也就是说,药性的确定是以用药反应为依据,以病证寒热为基准。能够减轻或消除热证的药物,一般属于寒性或凉性;反之,能减轻或消除寒证的药物,一般属于热性或温性。如肉桂、附子,能够温中散寒,治疗胃寒腹痛等证,药性温热;石膏、知母能够治疗气分热证,药性则寒凉。

2. **作用及不良反应**

(1)作用 寒凉药大多具有清热、泻火、解毒、攻下、平肝等作用,其中以清热为主,故清热是寒凉药的最基本作用,常用来治疗热性病。温热药大多具有祛寒、温中、助阳等作用,其中以祛寒为主,故祛寒是温热药的最基本作用,常用来治疗寒性病。驱虫药、收涩药等在四性方面无规律性。可见,四气只是反映药物作用的一种特性,要全面认识和掌握药物的作用,还应当结合其他性能加以认识理解。

(2)不良反应 一种药物具有多种功效,当其中的一种或几种在发挥治疗作用的同时,其他不为治疗所需的功效可能对机体产生不良反应。就四气而言,典型的温热类药物有助热、伤阴不良反应,不宜于热证患者。寒凉性药物有伤阳、败胃不良反应,不宜于阳虚、脾胃虚寒患者。

3. 意义 中医临床非常重视对疾病寒热病性的辨证。《神农本草经》所谓"疗寒以热药,疗热以寒药"即阳热证用寒凉药,阴寒证用温热药,是临床用药的一般原则。药物的四气,为这一用药原则提供了药理依据。熟悉中药药性寒热,用以指导临床辨证用药具有十分重要的意义。

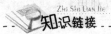

四气的现代研究

现代对中药四气的研究,主要是从药物对自主神经系统、内分泌系统、心血管系统、基础代谢等方面的影响进行的。研究表明寒凉药大多具有抑制交感－肾上腺系统、内分泌系统、心血管系统、中枢神经系统、肿瘤细胞的分裂增殖和降低能量代谢等作用;温热药大多具有兴奋心血管系统、提高内分泌系统功能、兴奋交感－肾上腺系统和增强能量代谢等作用。

(二)五味

1. 含义与确定依据

(1)含义 中药五味是指辛、甘、酸、苦、咸五种药味。药物的味不止五种,还有淡味和涩味。淡为甘之余味而附于甘,故习称"淡附于甘";涩为酸之变味而归于酸,故习称"涩归于酸"。前人将这两味强附他味,是受了五行说学的影响。五味是用以反映药物补泻散敛等作用性质,是中药性能的一部分。

(2)确定依据 五味最初是口尝药物的真实滋味。如龙胆草之苦,甘草之甘,细辛之辛,木瓜之酸,芒硝之咸等。随着用药实践的发展,对药物的认识不断丰富后来作为中药的一种性能,用来表示药物作用的某些特点,故本草著作所载的有些药物的药味与实际滋味不符。如葛根并无辛味,但有发散表邪作用,常用于治疗表证,故标以辛味。由此可知,确定"味"的主要依据,一是药物的滋味,二是药物的作用,应以药物的作用特点为主。

2. 作用

(1)辛 具有发散、行气、行血等作用。所以解表、行气、活血药多具辛味,如桂枝、枳实、川芎等。此外,一些具有芳香气味的药物,如化湿药、开窍药也具有"散、行"的特点,也标以辛味。

(2)甘 具有补虚扶弱、和中、缓急止痛、缓和药性或调和药味等作用。所以补益药多具甘味。所谓缓急就是缓解挛急,和中就是调和脾胃(中焦),调和诸药就是和缓其他药物的烈性和力度。另外,某些甘味药物还能解毒、矫味,如甘草等。

(3)酸(涩) 具有收敛固涩的作用。所以具有止汗、敛肺止咳、涩肠止泻、止血、固精止带等作用的收涩药大都具有酸味或涩味,此外酸味还有生津作用,如乌梅等。

（4）苦　具有通泄、降泄、清泄、燥湿等作用。通泄，指通泄大肠以泻下通便，如大黄等；降泄，既指降泄肺气，止咳平喘，如苦杏仁等；降泄胃气以止呕，如旋覆花等；清泄，清泄热邪作用，如栀子、黄连等。燥湿，有苦寒燥湿与苦温燥湿之分，苦寒燥湿作用，如清热燥湿药，黄柏、黄芩等；苦温燥湿作用，如化湿药厚朴、苍术等。所以攻下药、止咳平喘药、清热药、燥湿药等标以苦味。

（5）咸　具有软坚散结或软坚泻下的作用。所以能够消散瘿瘤、瘰疬、痰核、癥积等肿块的药物（如牡蛎、昆布等）和治疗便秘等病证的药物多标以咸味。有些具体药物标注的咸味，多指其来源于海生动物或植物的实际滋味特征。如牡蛎、昆布等。

（6）淡　具有渗利水湿的作用。所以用治水肿、小便不利等病证的利水渗湿药多标以淡味。如茯苓、薏苡仁等。

课堂互动

葛根是我们日常生活中常见的中药，口尝并没有辛味，为什么其味还是标以辛味呢？主要是由于中药的味除了是药物真实的滋味外，还是药物作用的某些特点的体现，葛根能透热解肌，具有发散的特性，故标以辛味。

3. 不良反应　过食辛味药物，能耗气、伤津液；过食酸味药物，易收敛邪气；过食甘味药物，易腻膈碍胃，令人中满；过食苦味药物，易伤津、败胃；过食咸味药物，容易引起血液瘀滞。

4. 意义　五味只是反映中药众多性能中的一个方面，或某类药或个别药的作用特点。一药有多种功效，多数药物具有几种味，因此针对具体药物，应当结合该药其他性能特点，才能准确掌握和认识药物的功效，指导临床用药。

知识链接

五味的现代研究

现代对中药五味的研究，主要是从所含化学成分与功效之间的规律展开的。

1. 辛　辛味药主含挥发油、苷类和生物碱。解表药中挥发油具有刺激汗腺分泌的作用，理气药所含挥发油具有调节胃肠运动和改善消化功能，而活血药中的辛味药多具促进血液循环等作用。

2. 甘　甘味药主含氨基酸、糖类、蛋白质等机体代谢所需营养物质。多具有参与物质合成与代谢、解毒、提高人体免疫能力和抗病能力等作用。

3. 酸　酸味药主含鞣质和有机酸。具有促进溃疡面的组织蛋白凝固、抑制细菌生长、镇咳、收缩毛细血管等作用。

4. 苦　苦味药主含生物碱和苷类。具有抗菌、抗病毒、抗炎、抑制呼吸中枢而缓解咳嗽哮喘等作用。

5. 咸　咸味药主含碘及无机盐。具有促进肠蠕动而引起泻下、抗凝血、抗癌、抗结缔组织增生等作用。

(三)升降浮沉

1. 含义及确定依据

(1)含义 升降浮沉是用以概括药物在人体作用趋向的一种性能,是说明药物作用性质的概念之一。升是上升,降是下降,浮表示发散,沉表示收敛固藏和泄利二便。升浮与沉降是两种相对立的药物作用趋向。

(2)确定依据 升降浮沉的确定依据是各药物具有的功效。其确定方法是相对于病证的病势趋向而言的。人体的各种病证,可表现出不同趋势,病势趋向常表现为:向上(如呕吐、喘咳)、向外(如自汗、盗汗)、向下(如泄利、脱肛)、向内(心神不宁)。能够针对病情,改善或消除这些病证的药物,就分别具有向下、向内、向上、向外的作用趋向。如苦杏仁能够降肺气以止咳平喘,旋覆花降胃气以止呕吐,其性向下;五味子、山茱萸能够止汗,治疗自汗盗汗,其性向内收敛。升麻、柴胡能够升阳举陷,治疗泄泻、脱肛,其性向上;牛蒡子、薄荷能疏散风邪、透疹,治疗麻疹疹出不透,其性向外。

2. 趋向与作用特点 一般来说,具有升阳发表、祛风散寒、涌吐、开窍等作用的药物,其性向上向外,多具升浮的作用趋向;具有泻下、清热、利水渗湿、重镇安神、潜阳息风、消积导滞、降逆止呕、收敛固涩、止咳平喘等作用的药物,其性向下向内,多具沉降的作用趋向。由于药物具有多种功效的特点,故部分药物具有二向性,如麻黄,既可发汗(向外),又可平喘、利尿(向下),但历来多强调其升浮之性;再如秦艽既可祛风湿,又可清热,也具有二向性。

3. 影响因素 每一味药物的升降浮沉性质,是各药本身具有的,与其主要功效有着直接关系,但是,通过有目的的配伍和炮制,在一定程度上可改变药物的原作用趋向。

(1)炮制 某些药物的升降浮沉之性可因炮制而改变,如酒炒则升、姜汁炒则散、醋炒则收敛、盐水炒则下行等。

(2)配伍 在复方配伍中,少量性属升浮的药,在同较多的沉降药配伍时,其升浮之性可受到一定制约。如麻黄与大量石膏配伍,石膏制约麻黄的辛温发散(汗)的升浮之性,以治疗肺热咳喘证;反之,少量性属沉降的药,在同较多的升浮药配伍时,其沉降之性可受一定制约。

4. 意义 临床用药,可利用药物的升降浮沉性能,以纠正人体气机升降出入失调。当人体发生病变,从部位来说,常表现为在上、在下、在外、在里,从病势来说,也常表现为向上、向下、向外、向内。因此,在治疗时,就病位而言,应顺着病位。药物的作用趋向与病位相应,使药能到达病所,因势利导,有助于祛邪外出。故病位在上、在外者宜用升浮,病位在下、在里者宜用沉降。就病势而言,应逆着病势。药物的作用趋向与病势相对,针锋相对,抑制病势发展。故病势向上、向外者宜用沉降;病势向下、向内者宜用升浮。

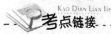

考点链接

药性升浮的是

A. 解表药　　B. 透疹药　　C. 补阳药　　D. 祛风药　　E. 涌吐药

答案:ABCDE。

（四）归经

1. **含义** 归是药物作用的归属,经是脏腑经络的概称。归经则是表示药物作用部位的性能,反映药物作用对机体的选择性,是用以表示药物作用部位、作用范围的一种性能,有"定位"特点。一味药物对某脏腑或某经络的病变能发挥明显的治疗作用,而对其余部位的作用不明显,或没有作用。

2. **理论基础** 对归经理论的认识,是以中医脏腑经络理论基础,以药物所治疗的具体病证为依据而确定的。将药物的具体功效与脏腑经络的病证相结合,用以说明某些药物对某一或某些脏腑、经络病变所发挥的主要作用。如具有宁心安神功效的安神药,主治心神不宁之失眠、健忘等,主归心经;而具有平肝潜阳作用的平肝药主治肝阳上亢眩晕,因此主归肝经。对具体药物而言,一种中药具有多种功效,也可归多个经。如紫苏具有发散风寒,行气宽中功效,主治风寒表证(风寒邪气侵袭肺卫),病位在肺,故归肺经;又可治脾胃气滞,胸闷呕吐(由脾胃气机郁滞所致),故又归脾胃经。经络是沟通人体表里内外的一种网络系统。体表的疾病可以通过经络影响到内部的脏腑,而脏腑的疾病信息也可以通过经络传递至体表。二者之间既有联系,又有区别。归经理论是与中医学脏腑的概念相关,与西医解剖学中的脏器不同,不能等同视之,也不可混淆。

3. **意义** 掌握归经,有助于用药的准确性,提高临床疗效。例如,里实热证有肺热与肝热等不同,应当分别选用清泄肺热、肝热的药物治疗。尤其是对一些性味功效相同,而主治病证不太相同的药物,利用归经理论,可以提高用药的准确性。如同属补阴药的沙参、百合、枸杞性味均甘寒,而沙参归肺胃经,善补肺胃之阴;百合归肺心经,善补肺心之阴;枸杞归肝肾经,善补肝肾之阴。综上可归经理论对指导临床用药具有十分重要的意义。

知识链接

引经药

一些药物对机体的某一脏腑经络的选择性特别强,并可引导其他药物直达病所,而达到提高疗效的目的,因而将此类药物称为引经药。如常用中药桔梗主入肺,对肺的选择性特别高,故可作为肺经的引经药。

（五）毒性

1. **含义与确定依据**

（1）**含义** 毒性指药物对机体的损害性,是反映药物安全度的一种性能。毒性反应易引起机体功能障碍,或造成脏腑组织的损伤,机体发生病理变化,甚至死亡。目前,国家非常重视用药的安全性,对中药不良反应专门成立机构加以监测。中药不良反应是指合格的中药在正常用法用量下,出现的与用药目的无关的或意外的有害反应。在中药学中,将副作用和毒性作用统称为不良反应。副作用是指在正常用药剂量时出现的与治疗目的无关的作用,一般反应轻。毒性反应是指用药剂量过大或用药时间过长,药物在体内蓄积过多引起的严重不良反应,一般比较严重,可引起机体组织的损害或正常生理功能的破坏。

（2）确定依据　确定药物的有毒无毒一直是中医药学家探讨的问题，总结概括各家论述主要有以下几方面：一是含不含有毒成分，一般有毒药主含毒性成分，如砒石、马钱子等；无毒药不含毒性成分或含毒性成分甚微。二是整体是否有毒，中药大多为天然药，一药中常含许多成分，这些成分相互制约，有毒成分也不例外，致使有些含毒性成分的中药在整体上不显示毒性。三是用量是否适当，使用剂量是否适当，是确定药物有毒无毒的关键，未超出人体最大耐受量即为无毒，超过则为有毒。一般说凡有毒中药，特别是有大毒者，治疗量与中毒量比较接近或相当，安全度小，易引起中毒反应。无毒中药虽治疗剂量幅度大，安全度高，但也并非绝对不会引起中毒反应。如人参、大黄等，若大量应用，即有毒害人体的可能。

2. 影响因素及注意事项　作为中药的性能，毒性应当具有普遍性和相对性。药物毒性的有无、大小主要取决于用量。其次与药材的品种、炮制、剂型、配伍、给药途径、服药方法、管理以及用药是否对证、患者个体差异等因素有关。在使用有毒的药物时用量要适当、采制要严格、用药要合理，此外还要识别过敏者，及早予以防治。

总之，应当坚持"有毒观念，无毒用药"的原则，从而确保临床用药的安全。

知识链接

1987 年 11 月我国成立了卫生部药品不良反应（ADR）监察中心，并根据《中华人民共和国药品管理法》有关规定制定了《药品不良反应监察报告制度》。随着管理的日益规范和人们认识水平的提高，中药的应用也将更加安全合理。

综上所述，中药的四气、五味、升降浮沉、归经是从不同角度反映药物作用特性的性能；升降浮沉、归经是在四气五味理论的基础上发展起来的对药物性能的延伸认识；而毒性则是从安全用药的角度反映药物的另一特性。这五方面的内容是中药理论的重要组成部分，也是中药性能的主要内容。利用中药性能认识药物作用，对指导临床用药仍具有一定意义。

四、中药的应用

中药配伍是否恰当、用法用量是否正确、用药是否规范等方面，也会影响到临床用药的安全有效。

（一）配伍

1. 含义　根据病证的需要，按照用药法度，有选择地将两种或两种以上的药物配合在一起应用。中药学在讨论配伍关系时，目前还是参照前人归纳的药物"七情"，七情实际上是指单行以及其余六种配伍关系的总称。通过适当的配伍，可达到适应复杂的病情，提高药物的疗效，消除或减少某些药物的毒副作用，扩大药物治疗范围等目的。

2. 内容　七情包括单行、相须、相使、相畏、相杀、相恶、相反七个方面，主要探讨任意两味药组合所产生的配伍关系。七情中各情具体含义如下：

（1）单行　指两味药物合用互不影响，各自发挥原有功效的一种配伍关系。如山楂与连翘配伍，治疗食积而发热者，山楂消食，连翘清热，两者合用，互不影响，各自发挥原有功效,即可认为是单行的配伍关系。但自明《本草蒙筌》《本草纲目》之后,习惯上将单行理解为单味药治病,并以独参汤为佐证。

（2）相须 性能效用相近似的药物,配合一起使用,可以互相提高某种或几种疗效,谓相须。如麻黄配伍桂枝,能明显提高发散风寒的治疗效果;再如石膏配知母提高清热的功效。

（3）相使 即在性能功效方面有某些共性的药配伍使用,而以一药为主,另一药为辅,辅药能提高主药某方面的疗效,称为相使。如半夏与陈皮配伍,二者均可燥湿化痰,配伍治疗湿痰时,半夏为主药,陈皮能提高半夏的燥湿化痰之力。

（4）相畏 某种药物的毒性或副作用,能被另一种药物减轻或消除,称为相畏。如生半夏与生姜配伍,生半夏的毒副作用能被生姜降低,称之生半夏畏生姜。

（5）相杀 某种药物能减轻或消除另一种药物的毒性或副作用,称为相杀。如生半夏与生姜配伍,生姜能降低生半夏的毒副作用,称之生姜杀生半夏毒。

（6）相恶 即两药合用,一味药物的某种或某几种治疗作用会被另一种药物减弱或消除。如生姜与黄芩配伍使用,黄芩的清热作用能被生姜减弱,即黄芩恶生姜。

（7）相反 两药合用,能产生或增强毒副作用。如乌头与半夏合用,可增强毒副效应,朱砂与昆布等合用,可生成碘化汞,易致汞中毒。

考点链接

相畏配伍关系的药对是
A. 生半夏与生姜　　B. 生姜与生半夏　　C. 黄芩与生姜
D. 生姜与生天南星　E. 生天南星与生姜
答案:AE。

3. 意义 七情配伍关系中,相须、相使两种配伍关系,都是能够提高、增强疗效的配伍关系,故称为具有协同作用的配伍,是临床用药值得充分利用的配伍关系;相杀与相畏本质上是一样的,是同一种配伍关系的两种提法,只不过是论述的角度不同而已,这两种配伍关系都是利用一种药物去抑制或减轻另一种药物的毒性和副作用,故称为具有制约作用的配伍,对有毒药物应利用相畏、相杀配伍关系,以消除或减轻毒副作用,达到用药安全。相恶与相反的配伍关系都会引起药效的降低、丧失药效,或产生毒副作用,这与治病原意相反,故称为具有反作用的配伍,是临床上应当避免禁止使用的,这些内容在配伍禁忌中还会详细介绍。

（二）禁忌

中药的禁忌又称为用药禁忌,是指在用药时或用药期间,为保证用药安全有效,所属对象必须遵守的一种药事规则,包括了配伍禁忌、妊娠用药禁忌、服药时的饮食禁忌等内容。

1. 配伍禁忌 根据病证的需要,按照用药法度,选药处方时,有的药物应当避免在同一方内合用,称为配伍禁忌。将两种或两种以上药物合在一起应用,不但起不到增强药效的作用,反而会互相牵制使药效降低或丧失,甚至产生毒性或副作用。这些均属配伍禁忌范畴,"七情"配伍关系中的"相恶"和"相反"。自金元以来,医家将配伍禁忌的内容概括为"十八反"和"十九畏",其内容如下所述。

(1)十八反 甘草反甘遂、大戟、芫花、海藻,乌头反半夏、贝母、瓜蒌、白及、白蔹,藜芦反人参、丹参、玄参、沙参、细辛、芍药。

(2)十九畏 硫黄畏朴硝,水银畏砒霜,狼毒畏密陀僧,巴豆畏牵牛,丁香畏郁金,牙硝畏三棱,川乌、草乌畏犀角,人参畏五灵脂,官桂畏赤石脂。

以上这些药的合用均属配伍禁忌范畴,原则上是不能合用的。十八反、十九畏涉及的问题复杂,还有待深入研究,在这些药物相互配合间的作用机制还没有弄清楚之前,仍然应当视为配伍禁忌加以注意。值得注意的是"十九畏"与配伍关系中的"相畏"有所不同,"相畏"是指一味药物的毒副效应能被另外一味药物降低或消除,是临床上需要利用的配伍关系,不属于配伍禁忌。

知识链接 Zhi Shi Lian Jie

十八反歌诀:本草明言十八反,半蒌贝蔹及攻乌,藻戟遂芫俱战草,诸参辛芍叛藜芦。

十九畏歌诀:硫黄原是火中精,朴硝一见便相争。水银莫与砒霜见,狼毒最怕密陀僧。巴豆性烈最为上,偏与牵牛不顺情。丁香莫与郁金见,牙硝难合京三棱。川乌草乌不顺犀,人参最怕五灵脂。官桂善能调冷气,石脂一遇便相欺。

2. 妊娠禁忌 妊娠禁忌药指妇女妊娠期除中断妊娠、引产外,禁忌使用或须慎重使用的药物。根据毒性大小、性能峻缓之别,对胎儿及母体影响程度也有差别,一般将妊娠禁忌药分为禁用药和慎用药。

(1)禁用药 多为毒性较强、堕胎药或药性峻猛之品,例如巴豆、牵牛、大戟、水银(朱砂)、马钱子、轻粉、雄黄、斑蝥、商陆、麝香、三棱、莪术、水蛭、虻虫、乌头等。

(2)慎用药 多为行血、行气和攻下、滑利之品,例如桃仁、红花、枳实、大黄、附子、干姜、肉桂、南星、牛膝、通草等。

在一般情况下,孕妇应尽量避免使用上述药物,但如遇患者病情严重,不用上述药物而不能去病时,则应当根据具体情况,控制用量,掌握疗程,并注意恰当的配伍和炮制,以减少药物的危害性,确保安全有效。

3. 服药食忌 服药食忌是指服药期间对某些食物的禁忌,简称"食忌",俗称"忌口"。在服药期间,一般凡影响脾胃消化吸收功能,影响药物吸收,降低药物疗效或产生毒副反应的食物均属禁忌范围。患病期间见消化功能减弱者,对生冷、辛辣、油腻、腥臭等不易消化、有刺激性的食物应当避免食用;脾胃虚弱患者,忌食油炸、黏腻、寒冷、坚硬等食物;热性病用寒凉药应忌用辛辣、油腻之品;寒性病用温热药应忌用冷食、冰水等生冷之品;气滞腹胀用理气药应忌用红薯、芋头等胀气之品;皮疹、瘙痒用祛风止痒药应忌用海腥发物;胸痹(冠心病)、高血脂等患者应忌过食肥肉、动物肝脏、脂肪、酒等肥腻、刺激性食物;痛风患者,忌饮啤酒及过食鱼、蟹、牛肉、豆制品等含嘌呤的高蛋白食物;糖尿病患者,忌过食含糖过高的食物。

此外,某种药物对某种病证不适宜,应当避免使用,将其称为病证用药禁忌。其涉及内容很广,凡药不对证,功效不为病情所需,可能会导致病情加重等均属禁忌范畴。这部分内容概括在常用各类中药使用注意中,如寒证忌用寒凉药;实热病证忌用温热药;表虚自汗、盗汗,忌用发汗药;气血虚脱之神昏证者,忌用辛香走窜的开窍药;出血过多而无瘀滞者,忌用破血逐瘀药。

(三)剂量

中药用量的正确与否是影响临床安全有效的重要因素之一。用量大小的变化,不仅与药物自身的特性有关,而且与临床用药的需要、患者的具体情况以及季节等因素有关。掌握这些情况,适当变化用量,方可达到理想的治疗效果。

1. 含义 中药的剂量,是指为达到治疗目的所选用的每一味药的成人日用量,也称为用量。常用中药中介绍的每一味药的用量,是指单味药干燥饮片在汤剂中成人的日用有效剂量。对于鲜品及散剂等的用量,需特别标示注明。

2. 影响剂量的主要因素

(1)药物方面 药物自身具有的特性,会影响剂量的变化,一般无毒的药物,安全性较高,用量可稍大;竣烈有大毒的药物用量宜小,并应严格控制在安全范围内;质优者药力充足,用量不宜过大;质劣者药力不足,用量可大些;贝壳、矿石类质重无毒者用量宜大些;花、叶类质轻无毒者用量宜小些;鲜品一般用量大。

(2)应用方面 剂量还与中药配伍目的、剂型及用药目的等有关。一般来说,单味药物应用时的剂量大于复方配伍应用,复方中主药的用量大于辅助药的用量;汤剂用量较大,而丸、散剂用量小;用药目的不同,同一药物的用量也可不同。如枳实,破气消痞、化痰消积多为 3～10g,用来治疗下陷病证可用至 30g。又如槟榔,用以消积、理气、利水,常用剂量为 6～15g,而用以驱虫则需 60～120g。

(3)患者方面 患者的年龄大小、体质强弱、病程长短、病势轻重、性别、职业、生活习惯等的不同,用量也各不相同。一般而言,青壮年患者量可大,小儿、年老、体虚患者量宜小;体质强壮者量宜重,体质虚弱者量宜轻;新病患者正气损伤较小用量可重,久病患者正气损伤较大用量宜轻;病急、病重者用量宜重,病缓、病轻者用量宜轻;一般情况下男女用药量区别不大,但妇女在月经期、妊娠期用活血祛瘀药量宜小;体力劳动者的用量较脑力劳动者可稍重。

另外,临床用药在确定剂量时,还应考虑到季节、气候、居住环境等因素。一般冬季温热药用量可大些,寒凉药用量宜小些;夏季寒凉药用量可大些,温热药用量宜小些;北方气候寒冷,辛温发散之品用量可重,寒凉苦燥之品用量宜轻;南方气候炎热,辛温发散之品用量宜轻,寒凉苦燥之品用量宜重;居住在潮湿之地的患者,化湿或燥湿药用量宜稍大。总的来说,就是要做到"因人因时、因地制宜"。

3. 中药的计量单位 根据中华人民共和国国务院(1977 年)37 号文规定,自 1979年 1 月 1 日起,全国一律改为公制计量单位,重量单位用"克""毫克",容量单位用"升""毫升"。常用中药中每味药的剂量为参考剂量。

知识链接

十六进位制与公制计量单位换算规定

1 两(16 进位制) = 30g

1 钱 = 3g

1 分 = 0.3g

1 厘 = 0.03g

（四）煎法与服法

1. 中药的煎法　中药的疗效除与剂型的类别有关外,还与制剂工艺有着密切关系,由于目前中药在临床应用上最常用的剂型是汤剂,而且大多由病家自制,煎法不当在会影响疗效。

（1）一般煎法　①煎药器皿的选择,煎药容器以砂钵、搪瓷器皿为好,忌用铁、铜、铝等金属器皿,以免发生化学变化,影响药效。②煎药用水,煎药用水必须无异味、洁净澄清的含杂质少的水。③煎药水量,煎药的用水量应根据饮片质地疏密、吸水性能及煎煮时间长短确定加水多少。一般情况下,将药放入合适的器皿内,加冷水浸过药面,稍加搅拌,待药材充分浸透后（一般药物可浸泡 20 ~ 30 分钟,种子果实为主的药可浸泡 1 小时）,以液面高出饮片 2cm 左右为宜。质地坚硬、黏稠或需久煎的药物,加水量略多些,质地疏松,或有效成分容易挥发,煎煮时间较短的药物,加水量可少些。④火候与煎煮时间,一般药物宜先武火后文火,每次 20 ~ 30 分钟。解表药、芳香化湿药、理气药等一般用武火迅速煮沸,改用文火维持 10 ~ 15 分钟取汁,煎煮时间过长,有效成分易损失。补益药等质地滋腻、味厚的一类中药应文火久煎 30 ~ 60 分钟,或是更多时间,以保证药物充分煎出。某些有毒的药物也需用文火久煎的煎煮法以降低其毒性等。⑤取汁,汤剂煎煮后应趁热榨渣取汁,以防有效成分的损失。⑥煎煮次数,一般来说,一剂中药可煎 2 ~ 3 次。

（2）特殊煎法　有时在同一处方中的药物,部分药物与其他药物在煎煮方上有不同的要求,需要特殊处理,对此医生会在处方中注明,药房工作人员应根据医嘱将特殊处理的药另包,负责向患者交代清楚,大致有以下几个方面。①打碎先煎:对介壳类、矿石类等质重而有效成分不易煎出的药材,应打碎先煎 30 分钟左右,再下其他药,如石决明、牡蛎、龙骨等。此外,久煎可降低毒烈性的亦应先煎,如附子、乌头。②后下:对气味芳香和久煎有效成分易遭破坏的药材,应待其他药煎煮一段时间后,再投下微煎,以防止有效成分走散和被破坏,如木香、沉香、青蒿、钩藤等。③包煎:对煎煮后易使药液混浊或对消化道、咽喉有不良刺激的药材,应该用纱布包裹入煎,像旋覆花、车前子、赤石脂等。④另煎:对贵重药材与其他药同入汤剂时,为了尽量保存其有效成分,避免与其他药同煎时其有效成分被其他药渣吸附,宜单独另煎取汁,如人参、西洋参、鹿茸等。⑤烊化:对胶质类、性黏易沉底焦化又易于溶化的药物,避免和其他药同煎时黏附在其他药物上或沉底焦化,将其置于煎好去渣的药液或水中,使之溶化的过程称为烊化,如阿胶、龟胶、饴糖等。⑥冲服:冲服是指将液体药物或固体药物溶化于煎液中一起服用或用温开水单独吞服,如对散剂、丹剂、小丸、自然汁不需要再煎的药,直接用开水或药汁冲服。

2.中药的服法　中药的服法主要介绍口服给药的注意事项。由于口服是临床使用中药的主要给药形式,服药的时间、服药的多少、服药的冷热等是否适宜也会影响中药的临床疗效。

（1）服药时间　适时服药也是合理用药的重要方面。一般来说,多数药宜饭前或饭后1小时左右服用,对胃肠有刺激的药宜在饭后服,治疟疾药宜疟疾发作前2小时,安神药宜睡前,驱虫药宜早上空腹服。急病不拘时间,慢性病应有定时。

（2）服药多少　一般疾病服药,多采用每日1剂,每剂分2次或3次服用。病情急重者,可每隔4小时左右服药一次,昼夜不停,使药力持续,利于治疗。但在应用发汗药、泻下药时,如药力较强,服药应中病即止,以免损伤正气。

（3）服药冷热　一般汤药多宜温服,解表剂趁热服(取微汗),热证用寒药宜冷服,寒证用热药宜热服。真寒假热,用温热药宜冷服;真热假寒,用寒凉药宜温服,以防止相互格拒,出现药后呕吐。

另外,丸、散等固体制剂,除特别规定外,一般都宜用温开水送服。

（张金莲）

第二节　常用中药

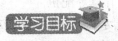
学习目标

　　1.能够准确说出各类药的概念、功效、适应范围、分类、配伍原则及使用注意。

　　2.能够准确说出106味重点药的性味、归经、功效主治、主要配伍、用量用法及使用注意。

　　2.说出112味一般药的性味、归经、功效主治及主要配伍。

　　3.知道123味参考药的功效主治。

　　（注:106味重点药物、112味一般药物、123味参考药物详见本章后"附"。）

一、解表药

凡以发散表邪、解除表证为主要功效,用以治疗表证的药物,称为解表药,又谓发表药。

本类药物辛散轻扬,主入肺与膀胱经,能使肌表之邪外散或随汗而解,主要具有发散解表作用,主要用于外感表证所致的恶寒、发热、头痛、身痛、无汗(或有汗)、脉浮等表证。部分解表药还可用于水肿、咳喘、疹发不畅、风湿痹痛等。

由于表证有风寒、风热之别,根据本类药物的性能特点,相应分为发散风寒药(辛温解表药)与发散风热药(辛凉解表药)两大类。

使用发汗力强的解表药,用量不宜过大,以免过汗伤阳耗气、劫伤津液;对阳虚自汗、阴虚盗汗、久患疮痈、淋病、失血及热病后期津液亏耗者,虽有外感表证,要慎重使用;入汤剂不宜久煎,以免有效成分挥发而降低疗效。

(一)发散风寒药

本类药性味多属辛温,辛能发散,温可祛寒,故以发散风寒为主要功效。部分药物兼有平喘、利水、胜湿止痛等功效,用治喘咳、水肿、风湿痹痛等证。

麻 黄 Mahuang
《神农市草经》

【来源】本品为麻黄科植物草麻黄、中麻黄或木贼麻黄的干燥草质茎。生用、炙用或捣绒用。

【性味归经】辛、微苦,温。归肺、膀胱经。

【功效主治】

1. 发汗解表 用于风寒表实证。本品善开腠理,透毛窍而发汗解表,药力较强,为发汗峻品,被誉为"发汗解表第一药"。适宜于外感风寒所致的恶寒发热、头痛、无汗、脉浮紧等表实证,常与桂枝相须为用。

2. 宣肺平喘 用于咳喘实证。本品善宣散肺气,通畅气机而平喘。无论寒、热、痰、饮、有无表证皆可应用。尤宜于风寒表证兼有喘咳者,常与杏仁、甘草等配伍。

3. 利水消肿 用于风水水肿兼表证。本品能上开肺气,通调水道,下输膀胱而利尿消肿。宜治风邪袭表,肺失宣降的水肿、小便不利兼有表证的风水证,可与生姜、白术等配伍。

【配伍应用】

麻黄配桂枝:麻黄辛温,功主宣肺发汗解表,桂枝辛甘温,功主温阳化气、发汗解表。两药合用,发汗解表力增,治风寒表实无汗证功效显著。

【用量用法】2~10g,煎服。生麻黄发汗力强;炙麻黄长于平喘;绒麻黄作用和缓,发汗力弱,适宜于小儿、年老体弱者。

【使用注意】表虚自汗、阴虚盗汗、肾虚咳喘及心血管病患者慎用。

麻黄与麻黄素

麻黄为"宣肺平喘之要药",对于喘咳证无论寒热、痰饮、有无表证皆可配伍使用。20世纪初中药科研工作者在麻黄中提取出了麻黄平喘的主要化学物质——麻黄素,亦称麻黄碱。麻黄素作用有类于肾上腺素,但更温和,可兴奋 α 受体和 β 受体,能缓解支气管平滑肌痉挛,对预防和治疗轻、中度支气管哮喘效果明显,现已广泛应用于临床,为哮喘患者带来了福音。

桂 枝 Guizhi

《神农本草经》《名医别录》

【来源】本品为樟科植物肉桂的干燥嫩枝,以幼嫩、色棕红、气香者为佳。生用。

【性味归经】辛、甘,温。归肺、心、膀胱经。

【功效主治】

1. 发汗解肌 用于风寒表证。发汗力量和缓,凡外感风寒表证,无论表实和表虚均可应用。表实无汗者,每与麻黄等配伍;表虚有汗者,每与白芍等同用。

2. 温经通脉 用于寒凝血瘀证,风湿寒痹证。本品行里达表,具温通一身之阳气,流通血脉之功。故善治脘腹冷痛,血寒瘀阻之月经不调、痛经、产后腹痛等寒凝血滞之痛证,可分别配以散寒止痛,活血调经等药;治风寒湿痹,以之与祛风湿药同用,助通痹止痛之功,且其性升浮,尤善治上肢及肩背痹痛。

3. 助阳化气 用于胸痹,心悸,痰饮,蓄水证。本品助阳且通阳,可用于胸阳不通之胸痹、心阳不足之心悸,每与温经散寒止痛药配伍;用于脾阳不运、水湿内停之痰饮,每与补脾、除湿、化痰药同用;用于膀胱气化不利之小便不利、水肿,每与利尿消肿药相配。

【配伍应用】桂枝配白芍:桂枝功主发表助阳、温经通脉,白芍长于养血敛阴止汗,两药同用,收散并蓄,共奏调和营卫、发表止汗之效,应用于风寒表虚有汗证。

【用量用法】3～10g,煎服。

【使用注意】外感热病、阴虚火旺及血热妄行者均当忌用。孕妇及月经过多者慎用。

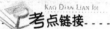

考点链接

桂枝治疗风寒表虚证,宜配伍

A. 麻黄　　B. 白术　　C. 附子　　D. 白芍　　E. 细辛

答案:D。

紫 苏 Zisu

《名医别录》

【来源】本品为唇形科植物紫苏的干燥叶(或带嫩枝)或干燥茎,其叶称紫苏叶,茎称紫苏梗。生用。

【性味归经】辛,温。归肺、脾经。

【功效主治】

1. 解表散寒 用于风寒表证。本品解表力弱,不及麻、桂,故宜治外感风寒之轻证。兼有气滞咳嗽、胸闷者,用之尤宜,每与化痰止咳、行气药同用。

2. 行气宽中 用于脾胃气滞证,胸闷呕吐。本品为醒脾宽中,行气止呕之良药,且兼有理气安胎之功,凡外感、湿浊、妊娠等原因所致的脾胃气滞,胸闷呕吐均可配伍应用;治胎气上逆,胸闷呕吐,胎动不安者,每与陈皮、砂仁等理气安胎药配伍使用。

3. 解鱼蟹毒 用于鱼蟹中毒所致的腹痛吐泻。常配生姜等。

【用量用法】5～10g,煎服。不宜久煎。苏叶发散风寒力较强,苏梗则长于理气宽中,安胎,解毒。

生 姜 Shengjiang
《名医别录》

【来源】本品为姜科植物姜的新鲜根茎。生用、煨用或捣汁用。

【性味归经】辛,微温。归肺、脾经。

【功效主治】

1. 发汗解表 用于风寒表证。本品发散风寒作用温和,略有发汗解表之功,故宜治外感风寒轻证,可单煎加糖或配葱白煎服;亦可与其他辛温解表药配伍。

2. 温中止呕 用于各种呕吐证。本品善温中止呕,素有"呕家圣药"之称。尤宜治胃寒呕吐,每与半夏相配伍;也可配伍用于其他原因所致的呕吐。

3. 温肺止咳 用于风寒咳嗽。本品能温肺散寒,化痰止咳。常与杏仁、半夏等配伍。

4. 解毒 用于鱼蟹中毒所致的吐泻腹痛;还可解生半夏及天南星等药物之毒。

【配伍应用】生姜配半夏:生姜辛微温,功主温中止呕,半夏辛温,功主燥湿降逆,均为止呕之要药。两药同用,可温胃化饮止呕,适用于寒饮呕吐、胃寒呕吐。

【用量用法】3～10g,煎服或捣汁冲服。

【使用注意】阴虚内热及阳热亢盛者慎用。

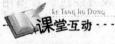

课堂互动 KE TANG HU DONG

为何提倡"夏吃姜"?

夏季细菌生长繁殖非常活跃,容易污染食物而引起急性肠胃炎,适当吃些生姜或用干姜加茶沸水冲泡后饮用,能起到很好的防治作用。研究发现,生姜能起到某些抗生素的作用,尤其对沙门氏菌效果明显。生姜还具有杀灭口腔致病菌和肠道致病菌的作用,用生姜水含漱治疗口臭及牙周炎,疗效显著。

香 薷 Xiangru
《名医别录》

【来源】本品为唇形科植物石香薷、或江香薷的干燥地上部分。前者习称"青香薷",后者习称"江香薷"。

【性味归经】辛,微温。归肺、脾、胃经。

【功效主治】

1. 发汗解表 化湿和中,用于阴暑证。本品外能发汗解表,内能和中化湿,宣外和内以发散阳气。最宜治夏季外感风寒,内伤湿邪之阴暑证,素有"夏月麻黄"之称。常配扁豆、厚朴等药以增强化湿之效。

2. 利水消肿 用于风水水肿,小便不利。本品善于发散阳气,入肺启上源,以利水消肿。常与白术配伍,如香术丸。

【用量用法】3～10g,煎服,不宜久煎。用于发汗解表,量不宜过大,不须浓煎;用于利水消肿,量宜稍大,且须浓煎。

【使用注意】表虚有汗及暑热证者忌用。

荆 芥 Jingjie
《神农本草经》

【来源】本品为唇形科植物荆芥的干燥地上部分。生用或炒炭用。花穗名荆芥穗。

【性味归经】辛,微温。归肺、肝经。

【功效主治】

1. 祛风解表 用于外感表证。本品药性平和,治外感表证,无论风寒、风热或寒热不明显者均可配伍使用。

2. 透疹止痒 用于麻疹不透,风疹瘙痒。常分别与其他祛风透疹药、祛风止痒药同用。

3. 消疮 常用于疮疡初起有表证者。

4. 炒炭止血 用于吐衄便崩等多种出血证。

【配伍应用】荆芥配防风:两药均能解表散风,祛风止痒。两药相合,常用于风寒表证,风疹瘙痒等。

【用量用法】5～10g,煎服,不宜久煎。祛风解表止痒宜生用,止血宜炒炭用。

【使用注意】无风邪或表虚多汗者慎用。

防 风 Fangfeng
《神农本草经》

【来源】本品为伞形科植物防风的干燥根。生用或炒炭用。

【性味归经】辛、甘,微温。归膀胱、肝、脾经。

【功效主治】

1. 祛风解表 用于外感表证。本品甘缓不峻,微温不燥,有"风药中之润剂"之称,无论寒热虚实,夹湿与否,均可配伍应用。

2. 胜湿止痛 用于风湿痹证。治疗风湿寒痹,肢节疼痛,风湿头痛、身痛者,常配伍其他祛风湿、止痹痛等药。

3. 止痉 用于破伤风证。治疗风毒内侵,引动内风,见角弓反张的破伤风证,常与其他祛风止痉药同用。

此外,防风炒用具有止泻之功,可用于肝郁侮脾,腹痛泄泻;炒炭用于便血、崩漏下血。

【用量用法】5～10g,煎服。

【使用注意】燥热、阴虚血亏、热病动风者慎用或忌用。

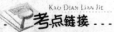
考点链接

既能祛风解表,又能胜湿、止痛、止痉的药物是

A. 荆芥　　　B. 防风　　　C. 香薷　　　D. 紫苏　　　E. 桂枝

答案:B。

羌　活　Qianghuo
《神农本草经》

【来源】本品为伞形科植物羌活或宽叶羌活的干燥根茎和根。生用。

【性味归经】辛、苦,温。归膀胱、肾经。

【功效主治】

1. 发散风寒　用于风寒表证。本品长于解表散寒,除湿止痛,尤宜于外感风寒夹湿引起的恶寒发热、无汗、头痛项强、肢体酸痛等症,常配防风、川芎等药物。

2. 胜湿止痛　用于风寒湿痹。本品善入足太阳膀胱经,宜用于上半身风寒湿痹,肩背肢节疼痛者。常配祛风湿、通经止痛等药。

【用量用法】3～10g,煎服。

【使用注意】阴亏血虚者慎用。用量过多,易致呕吐,脾胃虚弱者不宜服用。

考点链接

> 下列药物中,尤善祛上半身风湿的是
>
> A. 羌活　　　　B. 白芷　　　　C. 藁本　　　　D. 独活　　　　E. 细辛
> 答案:A。

白　芷　Baizhi
《神农本草经》

【来源】本品为伞形科植物白芷或杭白芷的干燥根。生用。

【性味归经】辛,温。归胃、大肠、肺经。

【功效主治】

1. 解表散寒　用于风寒表证。因本品兼有止痛和通鼻窍之功,更适于外感风寒头痛或伴鼻塞、流涕之证。常配其他发散风寒药。

2. 祛风止痛　用于头痛,牙痛,痹痛。无论外感风寒、风热所致均可内服外用。

3. 宣通鼻窍　用于鼻塞不通。治风寒湿邪所致的鼻塞流涕、鼻衄、鼻渊等鼻疾,常与苍耳子、辛夷等长于通鼻窍之品同用。

4. 燥湿止带　用于带下过多。用治湿热、寒湿引起的带下过多,无论色黄或白,可分别配以清热燥湿、苦温燥湿,亦均可适当选配利水渗湿药。

5. 消肿排脓　用于疮疡肿痛。用治疮痈,对未溃或已成脓者均可配伍使用,为外科常用药。

【用量用法】3～10g,煎服。外用适量。

【使用注意】阴虚血热者忌服。

细 辛 Xixin

《神农本草经》

【来源】本品为马兜铃科植物北细辛、汉城细辛或华细辛等的干燥根和根茎。生用。

【性味归经】辛,温。有小毒。归肺、肾、心经。

【功效主治】

1. 祛风解表　用于风寒表证,阳虚外感。本品入肺可散在表之风寒,入肾能除在里之寒。治风寒表证,头身疼痛者,常配羌活、防风等药。治阳虚外感,发热恶寒,脉反沉者,常配附子、麻黄等药。

2. 散寒止痛　用于头痛,牙痛,痹痛等痛证,尤宜寒邪偏盛者。上述诸痛证可配伍相应药物同用。

3. 温肺化饮　用于寒饮咳喘。治外寒,内饮,咳痰气喘者,常配干姜、五味子、半夏等药物;治寒痰停肺,气逆咳喘、痰多清稀者,常配茯苓、干姜等药物。

4. 宣通鼻窍　用于鼻渊之鼻塞头痛。常与苍耳子、辛夷配伍。

【配伍应用】细辛配干姜、五味子:细辛辛温,外散风寒而解表邪,内化寒饮而止咳喘;干姜辛温,性走里而偏守,温肺化饮之力强;五味子酸温,收敛肺气,且滋肾阴。三药合用,温燥中育敛润,既收善温肺化饮之效,又不耗气伤阴,治疗寒饮喘咳日久者力优。

【用量用法】煎服 2～5g,入丸散剂 0.5～1g。外用适量。

【使用注意】阴虚阳亢头痛、肺燥阴伤干咳等忌用。不宜与藜芦同用。

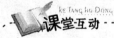
课堂互动

如何看待"细辛不过钱"之说?

　　上海中医药大学王智华等人研究发现,细辛全草经不同时间煎煮后,其煎液中挥发油含量随煎煮时间增加而不断降低。煎煮 30 分钟后,其毒性成分黄樟醚的含量下降,不足以引起中毒。故细辛"单用末",应遵循"细辛不过钱"之说,而入汤剂则可适当加大剂量。

藁 本 Gaoben

《神农本草经》

【来源】本品为伞形科植物藁本或辽藁本的干燥根茎和根,生用。

【性味归经】辛,温。归膀胱经。

【功效主治】

1. 发表散寒　用于风寒夹湿表证,巅顶头痛。本品辛散燥升,达于巅顶,祛风散寒除湿而止头痛。常配白芷、川芎等药物。

2. 胜湿止痛　用于风寒湿痹。善散太阳经风寒湿邪,而散寒胜湿止痛,常配羌活、防风等药物。

【用量用法】3～10g,煎服。

【使用注意】血虚头痛忌服。

苍耳子 Cangerzi
《神农市草经》

【来源】本品为菊科植物苍耳的干燥成熟带总苞的果实。炒去硬刺,生用。

【性味归经】辛,苦,温。有小毒。归肺经。

【功效主治】

1. 发表散寒 宣通鼻窍,用于风寒表证及鼻渊。本品为治疗"鼻渊头痛之要药"。善治外感风寒,恶寒无汗,头痛鼻塞者,常配羌活、白芷等发散风寒药。

2. 除湿止痛 用于风寒湿痹。本品上通巅顶,下行足膝,外达皮肤。既可治一身上下湿痹拘挛,又可治风疹瘙痒。

【配伍应用】苍耳子配辛夷:二药辛温,均具发散风寒、宣通鼻窍之功,为治鼻渊头痛的要药,两药同用,治鼻渊头痛效佳。

【用量用法】3~10g,煎服。

【使用注意】血虚头痛忌用。

辛 夷 Xinyi
《神农市草经》

【来源】本品为木兰科植物望春花、玉兰或武当玉兰的干燥花蕾。生用。

【性味归经】辛,温。归肺、胃经。

【功效主治】

1. 发表散寒 用于外感风寒,头痛鼻塞。常配白芷、防风等药物。

2. 宣通鼻窍 用于鼻渊头痛。本品通鼻窍力强,为鼻渊头痛、鼻塞流涕之要药。

【用量用法】3~10g,有毛,刺激咽喉,宜包煎。外用适量。

【使用注意】阴虚火旺者忌用。

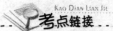

考点链接

善治鼻渊头痛的药物是

A. 羌活   B. 辛夷   C. 藁本

D. 紫苏   E. 细辛

答案:B。

(二)发散风热药

本类药物性味多辛凉,以发散风热为主要功效,发汗作用较缓和。主治外感风热表证及温病卫分证,见发热重、恶寒轻、头痛、咽干口渴、有汗或无汗、苔薄黄、脉浮数等症。部分药物兼有利咽、透疹、明目、止咳等作用。用来治疗咽喉肿痛、麻疹不透、目赤肿痛、风热咳嗽等证。

薄 荷 Bohe
《新修本草》

【来源】本品为唇形科植物薄荷的干燥地上部分。鲜用或阴干切段生用。

【性味归经】辛,凉。归肺、肝经。

【功效主治】

1. 疏散风热　用于风热感冒,温病卫分证。本品轻清凉散,乃疏散风热常用之品,发汗力较强,尤宜于无汗者。常配银花、连翘等发散风热药。

2. 清利头目　利咽,用于风热上攻所致的头痛目赤、咽喉肿痛等证。常分别配以菊花、桔梗等药物。

3. 透疹　用于麻疹不透,风疹瘙痒。常配疏散风热、清热解毒等药。

4. 疏肝行气　用于肝气郁滞之证。常配柴胡、香附等疏肝理气药。

【用量用法】3~6g,煎服,宜后下。

【使用注意】阴虚血燥者慎用,体虚多汗者不宜用。

> **KAO DIAN LIAN JIE**
> **考点链接**
>
> 下列哪项不是薄荷的主治病证
>
> A. 风热感冒　　　　B. 风疹瘙痒　　　　C. 头痛目赤
>
> D. 肝气郁滞　　　　E. 肺热燥咳
>
> 答案:E。

牛蒡子 Niubangzi
《名医别录》

【来源】本品为菊科植物牛蒡的干燥成熟果实。生用或炒用。用时捣碎。

【性味归经】辛、苦,寒。归肺、胃经。

【功效主治】

1. 疏散风热　用于风热表证,温病卫分证。本品发汗力较薄荷弱。常与金银花、桔梗等药物同用。

2. 宣肺透疹　用于麻疹不透,风疹瘙痒。本品既外散风热,又内解热毒,为透疹之要药。常与宣毒透疹药配伍。

3. 利咽散结　用于咽喉肿痛。本品长于解毒利咽,为利咽之要药,不论风热或热毒所致,皆较常用。常与薄荷、银花、桔梗等配伍。

4. 解毒消肿　用于热毒疮肿,痄腮。常与清热解毒、散结疗疮药配伍。

【用量用法】6~12g。煎服。炒用可降低其苦寒滑肠之性。

【使用注意】脾虚便溏者慎用。

蝉　蜕　Chantui
《名医别录》

【来源】本品为蝉科昆虫黑蚱的若虫羽化时脱落的皮壳。生用。

【性味归经】甘,寒。归肺、肝经。

【功效主治】

1. 疏散风热　利咽开音,用于风热表证,温病初起,咽痛音哑。本品长于疏散肺经风热以宣肺利咽、开音疗哑,故风热表证,温病初起,症见声音嘶哑或咽喉肿痛者尤宜。常与疏散风热、解毒利咽药同用。

2. 透疹　用于麻疹不透,风疹瘙痒。治麻疹不透,常配以疏风透疹药;治风热束表之瘙痒,常配疏散风热药;治风湿浸淫肌肤,皮肤瘙痒,常配祛风除湿止痒药。

3. 明目退翳　用于肝热目赤翳障。常配菊花、决明子等疏散风热、清肝明目药等。

4. 解痉　用于小儿惊风、惊痫夜啼及破伤风。

【用量用法】3～6g,煎服,或单味研末冲服。一般病证用量宜小,用于止痉量需大。

【使用注意】孕妇慎用。

> **考点链接**　KAO DIAN LIAN JIE
>
> 具有疏散风热,透疹利咽作用的药物是
>
> A. 葛根　　　B. 牛蒡子　　　C. 蝉蜕　　　D. 升麻　　　E. 薄荷
>
> 答案:BCE。

桑　叶　Sangye
《神农本草经》

【来源】本品为桑科植物桑树的干燥叶。生用或蜜炙用。

【性味归经】苦、甘,寒。归肺、肝经。

【功效主治】

1. 疏散风热　用于风热表证,温病卫分证。本品解表作用较为和缓,但能清肺热,润肺燥,治风热表证,或温病初起,温热犯肺,伴见发热、咽痒、咳嗽者。常与其他发散风热药配伍。

2. 清肺润燥　用于肺热燥咳。无论肺热咳嗽,还是肺燥干咳,均可配伍使用。

3. 平抑肝阳　清肝明目,用于肝阳眩晕,目赤昏花。治疗肝阳上亢之头痛眩晕,肝经实热或风热所致的目赤、涩痛,多泪者,分别配平肝潜阳兼清肝明目、疏散风热明目等药同用。还用治肝肾不足、视物昏花之虚证,可与补益肝肾明目的药物配伍。

【配伍应用】桑叶配菊花:桑叶苦甘寒,菊花辛甘苦微寒,两药皆能疏散风热、平肝明目,合用后药力增强,善治风热表证及温病卫分证、风热或肝热目赤、肝阳眩晕及肝肾亏虚目暗不明。

【用量用法】5～10g,煎服,或入丸散。外用煎水洗眼。蜜炙长于润肺止咳。

菊 花 Juhua
《神农本草经》

【来源】本品为菊科植物菊的干燥头状花序,生用。黄者名曰黄菊花,白者名曰白菊花。

【性味归经】辛、甘、苦,微寒。归肝、肺经。

【功效主治】

1. 疏散风热 用于风热表证及温病卫分证。本品为疏散风热之要药。其性能功效与桑叶相似,常与疏散风热、清热解毒等药配伍。

2. 清肝明目 用于目疾诸证。既可用于肝经风热(或肝火上攻)所致的目赤肿痛,又可用于肝肾阴虚的目暗昏花等症,且其效强于桑叶,亦常配伍而用。常分别配以夏枯草、枸杞等药物。

3. 平抑肝阳 用于肝阳上亢之头痛眩晕症。常与石决明等药同用

4. 清热解毒 用于热毒疮肿。常与金银花、生甘草等药配伍。

【配伍应用】菊花配枸杞:菊花辛甘微寒,清肝养肝平肝以明目;枸杞甘平,补肝益肾以明目。两药相合,清补兼施,更能明目,尤宜于治疗肝肾亏虚之视物昏花者。

【用量用法】5~10g。煎服或入丸散。疏散风热宜用黄菊花,平肝明目宜用白菊花。

> **ZHI SHI LIAN JIE**
> **知识链接**
>
> 据古籍记载,菊花有野菊和家菊之别,"但家种为佳,补多于泻;野菊味苦,泻多于补",亦即家菊清肝明目,野菊祛毒散火。中医多用治目赤、咽喉肿疼、耳鸣、风热感冒、头痛、高血压、痈疮疔毒等病症。食后,可有"利血气、轻身、延年"之功效,相传《神仙传》中的康风子、朱孺子都是以服食菊花而成仙的,故而菊花素有"药膳佳肴、饮中极品"之美誉。

柴 胡 Chaihu
《神农本草经》

【来源】本品为伞形科植物柴胡或狭叶柴胡的干燥根。生用或醋炙用。

【性味归经】苦、辛,微寒。归肝、胆、肺经。

【功效主治】

1. 疏散退热 用于外感表证发热,少阳证。本品透表疏泄以疏散退热,治疗外感发热,常与葛根等药配伍;又芳香疏泄,善疏散少阳半表半里之邪,为治少阳证的要药,用于治疗少阳证症见寒热往来,胸胁苦满,口苦咽干,目眩等,常与黄芩等药配伍。

2. 疏肝解郁 用于肝郁气滞证。本品善疏泄肝气,历代以之作为治肝气郁结证的要药。症见胸胁或少腹胀痛,情志抑郁,月经不调、痛经等。常配疏肝理气、活血止痛药。

3. 升举阳气 用于中气下陷证。本品能升举脾胃清阳之气而举陷,症见久泻脱肛,子宫脱垂,胃下垂等。常与升麻相须,并配黄芪、人参等药物,才能充分发挥升阳举陷的作用。

【配伍应用】柴胡配黄芩：柴胡苦辛微寒，善疏散少阳半表半里之邪；黄芩苦寒，长于清半表半里之热。两药相合，清解半表半里之热效增，治少阳寒热往来之证效佳。

【用量用法】3～10g，煎服。和解退热应生用，疏肝解郁应醋炙用。

【使用注意】肝阳上亢，肝风内动，阴虚火旺及气机上逆者忌用或慎用。

升　麻　Shengma
《神农本草经》

【来源】本品为毛茛科植物大三叶升麻、兴安升麻或升麻的干燥根茎。生用或蜜炙用。

【性味归经】辛、微甘，微寒。归肺、脾、胃、大肠经。

【功效主治】

1. 发表透疹　用于表证发热，麻疹透发不畅。本品用治外感表证，不论是风寒风热，均可与其他解表药配伍；治麻疹初起，疹点透出不畅，常与解表透疹药配伍。

2. 清热解毒　用于热毒所致多种病证。本品可用治多种热毒证，尤善解阳明热毒。如阳明热毒之齿痛、口疮、咽喉肿痛，及温毒发斑等。常与清热解毒药物配伍。

3. 升举阳气　用于中气下陷证。本品善引清阳之气上升，为升阳举陷的要药。对气虚下陷之久泻脱肛、崩漏下血及胃下垂、子宫下垂等症，常与柴胡相须，并配以补气药。

【用量用法】3～10g，煎服。升举阳气宜用炙升麻。

【使用注意】阴虚火旺，肝阳上亢及麻疹已透者均当忌用。

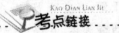 考点链接

下列哪组药物具有升阳、发表作用
A. 麻黄、桂枝、香薷　　B. 羌活、白芷、藁本　　C. 荆芥、防风、紫苏
D. 薄荷、蝉蜕、牛蒡子　　E. 升麻、葛根、柴胡
答案：E。

葛　根　Gegen
《神农本草经》

【来源】本品为豆科植物野葛的干燥根。习称"野葛"。生用或煨用。

【性味归经】甘、辛，凉。归脾、胃经。

【功效主治】

1. 解肌退热　用于外感表证，颈项强痛。本品对外感风寒、风热所致的发热，均可配伍使用。因其解肌效优，长于缓解颈部肌肉紧张，为治项背强痛之要药，故外感表证，症见项背强痛者，可配伍使用。

2. 透发麻疹　用于麻疹初起透发不畅。常与升麻、芍药等配伍使用。

3. 生津止渴　用于热病口渴，消渴证。本品生用有生津止渴之功；煨用鼓舞脾胃清阳之气上行，使津液得以上承，而达止渴之效。故凡热病口渴、阴液不足或气阴两虚之口

渴,均可使用,常配以清热生津、养阴生津药。

4. 升阳止泻　用于脾虚泄泻,热泻热痢。本品能鼓舞脾胃清阳之气上升而止泻,故尤宜于脾虚泄泻,常配伍人参、白术等补气健脾药。同时配伍黄连等清热燥湿药还可用于湿热泻痢。

【配伍应用】生葛根配黄芩、黄连:生葛根甘辛性凉,解肌退热、升阳止泻;黄芩、黄连味苦性寒,善清热燥湿、泻火解毒。三药合用,即清解热毒,燥湿止痢,升阳止泻,主治湿热泻痢初起。

【用量用法】10～15g。煎服或入丸散。止泻应煨用,退热生津应生用。

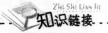

知识链接

葛花——解酒之品

葛花为葛的未开花蕾。性味甘平,功效解酒醒脾。主要应用于饮酒过量所致的头晕头痛、烦躁口渴、呕吐酸水等,可与人参、白豆蔻、橘皮等配伍,如葛花解酒汤。用量为 3～12g。

其他发散风热药见表 9－1。

表 9－1　发散风热药参考药

药名	功效	主治	要点	用量用法	使用注意
蔓荆子	发散风热,清利头目	风热感冒、头风头痛;目赤肿痛;风湿痹痛	善治风热所致头面诸证	5～10g,煎服	血虚所致的头痛目痛忌用
淡豆豉	解表除烦	外感表证;胸中烦闷,虚烦不眠	发汗力平稳	6～12g,煎服	

二、清热药

凡以清解里热为主要功效,用以治疗里热证的药物,称为清热药。

本类药性寒凉,具有清热泻火、燥湿、凉血、解毒、退虚热等功效。主要用于外感热病、高热烦渴、湿热泻痢、温毒发斑、痈肿疮毒、阴虚发热等表邪已解、里热炽盛,而无积滞的里热证。

根据清热药的性能特点及里热证的不同证型,可将清热药分为清热泻火药、清热燥湿药、清热解毒药、清热凉血药、清虚热药五类。

里热兼有表证者,当先解表后清里或表里双解;气血两燔者,宜气血两清;里热兼阴液不足者,宜佐以养阴生津之品;里热积滞者,则应配伍泻下药;兼脾胃虚弱者,当辅以补气健脾药。

使用本类药物时,首先应当分清里热证的虚实、病变部位以及病情发展阶段,以便对证用药;本类药物药性寒凉,易伤脾胃,凡脾胃虚寒者慎用;苦燥伤阴,热甚劫阴,故阴虚患者慎用;阴盛格阳、真寒假热者忌用;注意中病即止,避免克伐太过,损伤正气。

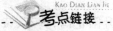

考点链接

清热药的主要作用是

A. 发散表热　　　　　B. 清热利湿　　　　　C. 解表清里
D. 清解里热　　　　　E. 清热泻火
答案:D。

(一)清热泻火药

本类药物性味多苦寒或甘寒,以清热泻火为主要功效。主治外感热病,邪在气分所致的高热、汗出、口渴、烦躁、脉洪大等实热证,及一切脏腑火热证,如肺热、胃火、肝火、心火等。若体虚而兼里热者,应注意扶正祛邪,适当配伍补虚药。

石　膏　Shigao
《神农本草经》

【来源】本品为硫酸盐类矿物硬石膏族石膏,主要为含水硫酸钙($CaSO_4 \cdot 2H_2O$)。打碎生用或煅用。

【性味归经】辛、甘,大寒。归肺、胃经。

【功效主治】

1. 清热泻火,除烦止渴　用于气分实热证、肺热喘咳,胃火牙痛。本品具有大寒清热,味辛透热,退热力强等特点,既能清泻气分实热和肺胃实火,又可解肌透热,热去则烦除、津生、渴止,为治气分壮热和肺胃实火之要药。治疗气分实热症见高热、烦躁、大渴欲饮、汗出、脉洪大等,常配伍知母等药物;治疗热邪犯肺所致的肺热咳喘,常配伍止咳平喘药;治疗胃火牙痛,常配清热解毒药。

2. 收敛生肌　用于疮疡不敛,湿疹,水火烫伤。煅后外用,常与清热解毒、收湿敛疮药等配伍。

【配伍应用】

1. 石膏配知母　生石膏辛甘大寒,主清泻火热、除烦止渴;知母甘苦而寒,主清热泻火、滋阴润燥。两药合用,清热泻火、滋阴生津力增,善治热病气分高热及肺胃火热伤津证。

2. 生石膏配麻黄　生石膏辛甘大寒,为清肺热要药,麻黄辛温,为宣肺平喘要药。两药合用,功善宣肺止咳,清热定喘,治肺热咳喘效著。

【用量用法】15～60g,煎服,宜打碎先煎。内服应生用。外用适量,火煅研末。

【使用注意】脾胃虚寒及阴虚内热者慎用。

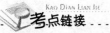

考点链接

既能清热泻火,又能除烦止渴的药物是

A. 夏枯草　　B. 决明子　　C. 蔓荆子　　D. 石膏　　E. 柴胡

答案:D。

知　母　Zhimu
《神农本草经》

【来源】本品为百合科植物知母的干燥根茎。生用或盐水炙用。

【性味归经】苦、甘,寒。归肺、胃、肾经。

【功效主治】

1. 清热泻火　用于气分实热证、肺热咳嗽,内热消渴。本品甘寒质润,善清肺胃气分实热,而除烦止渴,为治疗气分实热的要药。治气分实热证常与石膏相须为用,治疗肺热咳嗽,常配黄芩、川贝母等药物。治内热消渴,常与天花粉、葛根等药物配伍。

2. 滋阴润燥　用于骨蒸潮热、肺燥咳嗽。本品能润肾燥、滋肺阴,治肾阴亏虚、骨蒸潮热、遗精盗汗等,常与黄柏、熟地等药物配伍;治肺热阴虚,燥咳无痰,常与川贝母配伍。

【配伍应用】

1. 知母配川贝母　知母苦甘性寒,功主清热泻火、滋阴润燥;川贝母辛苦微寒,功主清热化痰、润肺止咳。两药合用,润肺化痰止咳,善治阴虚劳嗽及肺燥咳嗽。

2. 知母配黄柏　知母苦甘性寒,功主清热泻火、滋阴润燥;黄柏苦寒,长于清热泻火。两药合用,清热降火以坚阴,治阴虚火旺者效著。

【用量用法】6～12g,煎服。清热泻火应生用,滋阴降火应盐水炒用。

【使用注意】脾虚便溏者慎用。

芦　根　Lugen
《神农本草经》

【来源】本品为禾本科植物芦苇的新鲜或干燥根茎。鲜用或干燥生用。

【性味归经】甘,寒。归肺、胃经。

【功效主治】

1. 清热生津,除烦　用于热病烦渴。本品性味甘寒,且不滋腻,生津而不恋邪。治温热病症见津伤口渴者,常与天花粉配伍。

2. 清胃止呕　用于胃热呕吐。可单用或配伍竹茹、姜汁等药物。

3. 清肺止咳　用于肺热咳嗽,肺痈吐脓。本品清透肺热,祛痰排脓,用于肺热咳嗽和肺痈吐脓时,分别配以清热化痰药、清肺排脓药。

4. 利尿　用于热淋涩痛。有清热利尿之功,常与利水通淋药配伍。

【用量用法】15～30g,煎服。鲜品用量加倍,或捣烂取汁用。

【使用注意】脾胃虚寒者忌用。

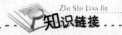

药王孙思邈曾给后世留下一剂清凉消暑之良方——麦冬芦根汤。该方药味虽少,但无论煎汤或沸水泡饮,对夏令汗多、头晕、咽干、烦闷、便秘等均有防治之效。据载宋代苏东坡曾用这种饮料来保护咽喉和口腔。清代医学家吴鞠通在此基础上发展为"五汁饮",专治热病伤津、口干心烦。现有人以麦冬、芦根为主药,用于放疗后口干、食欲不振、大便不畅的肿瘤患者,能明显减轻癌症放疗后的副作用。

天花粉 Tianhuafen
《神农本草经》

【来源】本品为葫芦科植物栝楼或双边栝楼的干燥根。生用。

【性味归经】甘、微苦,微寒。归肺、胃经。

【功效主治】

1. 清热生津 用于热病口渴,消渴证。本品苦而不燥,甘寒清润,为生津止渴之佳品。治热病口渴,常与芦根、麦冬等药物配伍;治内热消渴,常配葛根、山药等药物。

2. 清肺润燥 用于肺热咳嗽或燥咳。常配清肺止咳、养阴润燥药等。

3. 消肿排脓 用于痈肿疮疡。未成脓或已成脓者均可使用,常配金银花、穿山甲等药物。

【用量用法】10～15g,煎服。外用适量。

【使用注意】孕妇慎用,不宜与川乌、制川乌、草乌、制草乌、附子同用

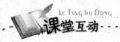

天花粉为什么会导致流产?

天花粉蛋白是天花粉的主要成分之一,它能选择性地使胎盘合体滋养层细胞坏死,凝血、循环障碍;使绒毛膜促性腺激素和类固醇激素迅速下降;使子宫平滑肌收缩增强。所以天花粉具有致流产和抗早孕的作用。

栀 子 Zhizi
《神农本草经》

【来源】本品为茜草科植物栀子的干燥成熟果实。生用或炒焦用。

【性味归经】苦,寒。归心、肺、三焦经。

【功效主治】

1. 泻火除烦 用于热病心烦,躁扰不宁。本品长于泻三焦之火而除烦,尤善清心火,为治热病心烦的要药。治外感热病发热、心烦者,常与淡豆豉配伍;治火热毒盛,高热烦躁,神昏谵语者,常配黄连、黄芩等药物。

2. 清热利湿 用于湿热黄疸。本品性清利,善引湿热之邪从小便而出,为治湿热黄

疸之主药。常与茵陈、大黄等配伍。

3. 凉血解毒　用于热毒疮肿及血热出血。本品入气分能泻火解毒,入血分又可凉血止血,常用治疮疡、血热出血等证。前者配金银花、蒲公英等解毒消肿药,后者常配生地黄、白茅根等凉血止血药。

4. 消肿止痛　用于跌打损伤。可用生栀子粉加黄酒调敷。

【配伍应用】栀子配淡豆豉:栀子苦寒,善清泻三焦之火而除烦;豆豉辛甘微苦性寒,善宣透郁热而除烦。两药合用,清透郁热除烦力著,治温病初起胸中烦闷及虚烦不眠者效果佳。

【用量用法】6～10g,煎服。外用生品适量,研末调敷。生用走气分而泻火,炒黑入血分而止血。

【使用注意】脾虚便溏者忌用。

夏枯草　Xiakucao
《神农本草经》

【来源】本品为唇形科植物夏枯草的干燥果穗。生用。

【性味归经】辛、苦,寒。归肝、胆经。

【功效主治】

1. 清肝火　用于目赤肿痛、头痛眩晕,目珠疼痛。本品善清泄肝火,是治肝火目赤、目珠疼痛之要药。治肝火上炎之目赤肿痛、头痛眩晕者,常配菊花、决明子等清泻肝火药;治目珠疼痛,入夜加剧者,常配当归、枸杞等药物。

2. 散郁结　用于瘰疬、瘿瘤。为治瘰疬、瘿瘤之要药。常配浙贝母、海藻、昆布等药物。

【用量用法】9～15g,煎服。

【使用注意】虚寒证慎用。

其他清热泻火药见表9-2。

表9-2　清热泻火药参考药

药名	功效	主治	要点	用量用法	使用注意
竹叶	清热除烦,利尿通淋	热病烦热,口舌生疮,小便短赤涩痛	长于清心泻火除烦	6～15g,煎服	虚寒证忌用
淡竹叶	与竹叶同	与竹叶同	长于清热利尿渗湿	6～10g,煎服	与竹叶同
决明子	清肝明目,润肠通便	肝火目赤;燥热便秘	既清肝热,又益肾阴,治目疾无论肝热或阴亏皆宜	9～15g,煎服	气虚大便溏薄者慎用

续表

药名	功效	主治	要点	用量用法	使用注意
谷精草	清肝热,疏风热,明目退翳	肝火目赤;风热上攻所致的目赤翳障		5~10g,煎服	
密蒙花	清热养肝,明目退翳	目生翳障;肝虚有热,目昏干涩	专入肝经,目赤翳障虚实均可	3~9g,煎服	
青葙子	清肝泻火,明目退翳	目生翳障	专入肝经	9~15g,煎服	肝肾不足者慎用,青光眼忌用

(二)清热燥湿药

本类药物性味多苦寒,以清热燥湿为主要功效,兼以清热泻火。主治湿热证。本类药物苦寒伐胃,燥能伤阴,凡脾胃虚弱、津伤阴亏者慎用。用时当酌情配伍健运脾胃及养阴生津的药物。

黄 芩 Huangqin
《神农市草经》

【来源】本品为唇形科植物黄芩的干燥根。生用、酒炒或炒炭用。

【性味归经】苦,寒。归肺、胃、胆、大肠经。

【功效主治】

1. 清热燥湿　用于湿热所致的泻痢、湿温、黄疸、热淋、湿疹等。本品苦寒,清热燥湿力强,随证配伍后,可广泛应用于各种湿热证。

2. 泻火解毒　用于肺热咳嗽,热病烦渴,痈肿疮毒等。本品长于清肺火及上焦热邪,治肺热咳嗽,常配清热止咳药,治疗肺热咳嗽痰黄,热病烦渴,常配泻火除烦药;治疗痈肿疮毒等,可与清热解毒药配伍。兼入少阳经,治邪在少阳之寒热往来,常与柴胡等药配伍。

3. 止血　用于血热出血之吐、衄、便、崩等证。常配伍凉血止血药。

4. 安胎　用于胎热胎动不安。常与其他安胎药配伍。

【用量用法】3~10g,煎服。清热宜生用,安胎宜炒用,清上焦宜酒炒用,止血宜炒炭用。

【使用注意】脾胃虚寒者忌用。

黄 连 Huanglian
《神农市草经》

【来源】本品为毛茛科植物黄连、三角叶黄连或云连的干燥根茎。生用或清炒、姜炙、酒炙用。

【性味归经】苦,寒。归心、脾、胃、肝、胆、大肠经。

【功效主治】

1. 清热燥湿 用于痞满,呕吐,泻痢,黄疸,湿疹湿疮等。本品清热燥湿之力胜于同类的黄芩、黄柏等功效相近的药物,尤长于入中焦和大肠,对呕吐、湿热泻痢之证极为常用,且治痢之功尤显,为治湿热泻痢的要药。随证配伍,可治疗上述各种病证。

2. 泻火解毒 用于心烦不眠,口舌生疮,牙痛消渴,吞酸,耳道流脓,高热神昏,痈肿疔疮等各种热毒证。可随证分别配以清泻心火、清泻胃火、清泻肝火、清热解毒等药物,并根据兼证佐以滋阴养血药等。

【配伍应用】黄连配木香:黄连苦寒,功善清热燥湿,为治湿热泻痢的要药;木香辛苦性温,善理肠胃气滞而止痛,为治湿热泻痢,里急后重的要药。两药合用,既清热燥湿,又理气止痛,治湿热泻痢腹痛、里急后重多用。

【用量用法】2~5g,煎服。外用适量。生用清热力较强,炒用可降其苦寒之性,姜汁炙多用于清胃止呕,酒炙则用于上焦热病。

【使用注意】脾胃虚寒者忌用,阴虚津伤者慎用。

知识链接

药理研究:黄连具有广谱抗菌(对痢疾杆菌抑制最强)、抗病毒、抗炎、解热、镇静、抗腹泻、抑制平滑肌兴奋、抗缺氧、抗心律失常、抗心肌缺血、提高免疫功能等作用;此外,还有降压、降糖、降脂、利胆、抗肿瘤、抗胃溃疡等作用。

黄 柏 Huangbai
《神农市草经》

【来源】本品为芸香科植物黄皮树的干燥树皮。习称"川黄柏"。生用或盐水炙、炒炭用。

【性味归经】苦,寒。归肾、膀胱、大肠经。

【功效主治】

1. 清热燥湿 用于下焦湿热诸证。本品善清下焦湿热,为治下焦湿热诸证的常用药。常用于湿热带下、淋证、足膝肿痛、泻痢、黄疸、湿疹瘙痒等证,常与其他清热燥湿药、利水渗湿药、燥湿止痒药配伍。

2. 泻火除蒸 用于阴虚发热,遗精盗汗。本品又善清泻相火,以退虚热。常与知母相须,并配熟地等。

3. 解毒疗疮 用于疔疮肿毒。常与其他清热解毒药配伍使用。

【配伍应用】黄柏配苍术:黄柏苦寒,功善清下焦湿热;苍术辛苦性温,燥湿健脾力强。两药合用,清热燥湿,且走下焦,治湿热诸证,下焦湿热证尤佳。

【用量用法】3~12g,煎服。外用适量。清热燥湿解毒应生用,退虚热应盐水炙用,止血应炒炭。

【使用注意】脾胃虚寒者慎用。

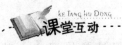

黄芩、黄连和黄柏功效与主治有何异同点？

黄芩、黄连和黄柏均以清热燥湿，泻火解毒为主要功效，用治湿热和热毒证，常相须合用。但黄芩善泻上焦肺火，多用于肺热咳嗽，还可止血、安胎，用于血热出血和胎热不安等；黄连善泻中焦胃火，且善泻心火，最宜于中焦湿热、心火亢盛烦躁不眠和胃热呕吐等；黄柏善泻下焦肾火，退虚热，多用于阴虚火旺证。

龙胆草　Longdancao
《神农本草经》

【来源】本品为龙胆科植物条叶龙胆、龙胆、三花龙胆或滇龙胆等的干燥根及根茎。前三者习称"龙胆"，后一种习称"坚龙胆"。生用。

【性味归经】苦，寒。归肝、胆、胃经。

【功效主治】

1. 清热燥湿　用于下焦湿热证。本品善清泄下焦及肝胆湿热，凡肝胆及其经脉循行部位的湿热诸证均用作要药。治阴肿、阴痒、带下、湿疹、黄疸等证，可与其他清热燥湿和利湿退黄药等配伍，内服外洗。

2. 泻肝胆火　用于肝胆实热证。本品又善泄肝胆实火。治疗肝经实火所致的头痛目赤、耳鸣耳聋、胁痛口苦等，配柴胡、栀子等清肝热药同用；治肝经热盛，热极生风的高热惊厥、惊风抽搐，配牛黄、钩藤等清热息风药同用。

【用量用法】3～6g，煎服。外用适量。

【使用注意】脾胃虚寒者不宜用，阴虚津伤者慎服。用量不宜过大。

其他清热燥湿药见表9-3。

表9-3　清热燥湿药参考药

药名	功效	主治	要点	用量用法	使用注意
苦参	清热燥湿，杀虫利尿	湿热泻痢；黄疸尿赤；带下阴痒，湿疹疥癣，小便不利	善于清下焦湿热	4.5～9g，煎服，外用适量	脾胃虚弱及阴虚津伤者忌用或慎用，反藜芦
白鲜皮	清热燥湿，祛风解毒	湿热疮毒，湿疹疥癣；黄疸尿赤，湿热痹痛	长于治疗湿热黄疸、疥癣、湿疮	5～10g，煎服，外用适量	虚寒患者慎用
秦皮	清热燥湿，解毒，止痢，止带，明目	热毒泻痢，湿热带下；目赤肿痛，目生翳膜	长于清大肠湿热	6～12g，煎服，外用适量	脾胃虚寒者忌用

（三）清热解毒药

本类药物性味多苦寒,以清解热毒为主要功效,适用于各种火热毒邪所致的痈肿疔毒、丹毒、痄腮、咽喉肿痛、热毒下痢、水火烫伤、温热病、虫蛇咬伤以及癌肿等。本类药物功效特性各异,临证时应针对病证选择应用,并酌情配伍。如火热炽盛者,应配清热泻火药;热毒在血者,应配清热凉血药;兼夹湿邪者,应配利湿、燥湿或化湿药;正气不足者,应配补血药等。

本类药物大多药性寒凉,过服或久服易伤脾胃,宜中病即止。

金银花 Jinyinhua
《新修本草》

【来源】本品为忍冬科植物忍冬的干燥花蕾或带初开的花。生用、炒炭用或制成露剂用。

【性味归经】甘,寒。归肺、心、胃经。

【功效主治】

1. 清热解毒 用于痈肿疔疮及热毒血痢。本品既善清解热毒,消散痈肿,为治阳性疮疡之要药,广泛用于各种热毒证。如治内外痈,常与清热解毒、活血止痛、消痈排脓等药物配伍;治疗疮痈初起,红肿热痛,单用内服或外用,也可配伍使用;治温热病热入营血所致高热神昏、斑疹吐衄,宜与清热凉血药同用;治疗热毒痢疾,常与清热燥湿、凉血止痢等药物配伍。

2. 疏散风热 用于外感风热,温病初起。常与连翘相须,并随证配伍。

此外,金银花加水蒸馏可制成金银花露,有清解暑热的作用,可用于暑热烦渴,以及小儿热疖、痱子等。

【用量用法】6~15g,煎服。外用适量。

【使用注意】脾胃虚寒及气虚疮疡脓稀者忌用。

连 翘 Lianqiao
《神农本草经》

【来源】本品为木犀科植物连翘的干燥果实。生用。

【性味归经】苦,微寒。归肺、心、胆经。

【功效主治】

1. 清热解毒,消痈散结 用于疮痈肿毒,瘰疬痰核。本品清解热毒,消痈散结力较强,被誉为"疮家圣药"。治疗疮痈肿毒,常配金银花、蒲公英等药物;治疗瘰疬痰核,常配夏枯草、玄参等药物。

2. 疏散风热 用于外感风热、温病初起。本品又能疏散透热,善散上焦风热,功似金银花,常配伍使用。

此外,本品兼有清心利尿之效,可用治热淋涩痛。

【配伍应用】金银花配连翘:金银花味甘性寒,既可清透疏表,又能解血分热毒,尤为治阳性疮疡之要药;连翘苦而微寒,可治上焦诸热,尤能解毒消痈而散结,为疮家之要药。

两药合用,透热达表,清里解毒之力强,常用于热毒疮痈、风热感冒、温病初起。

【用量用法】6~15g,煎服。

【使用注意】脾胃虚寒及气虚脓稀者慎用。

考点链接

被誉为"疮家圣药"的药物是

A. 金银花　　B. 板蓝根　　　C. 连翘　　D. 天花粉　　　E. 蒲公英

答案:C。

大青叶 Daqingye
《名医别录》

【来源】本品为十字花科植物菘蓝的干燥叶。生用或鲜用。

【性味归经】苦,大寒。归心、肺、胃经。

【功效主治】

1. 清热解毒　用于喉痹口疮,丹毒痈肿。本品既可清心、胃二经实火,又善解瘟疫时毒,有解毒利咽之效。常以鲜品捣汁内服,或与清热泻火、清热解毒药配伍。

2. 凉血消斑　用于热入营血,温毒发斑。本品表里两清之效,可用于温热病各个阶段,治外感风热或温病初期症见发热、头痛、咽痛者,每配清热解毒、疏散风热药;疗温热病热入营血或气血两燔症见高热、神昏、发斑者,每配凉血解毒药。

【用量用法】9~15g,煎服。外用适量。

【使用注意】脾胃虚寒者忌用。

板蓝根 Banlangen
《本草纲目》《新修本草》

【来源】本品为十字花科植物菘蓝的干燥根。生用。

【性味归经】苦,寒。归心、胃经。

【功效主治】

1. 清热解毒　用于痄腮,痈肿疮毒,丹毒,大头瘟疫等。常与其他清热解毒药配伍。

2. 凉血利咽　用于温病发热,头痛喉痛或温毒发斑。本品功与大青叶相似,有解毒凉血之功,但更长于解毒利咽散结。常配清热泻火、清热凉血药等。

【用量用法】9~15g,煎服。

【使用注意】脾胃虚寒者忌服。

青黛 Qingdai
《药性论》

【来源】本品为爵床科植物马蓝、蓼科植物蓼蓝或十字花科植物菘蓝的叶或茎叶经加工制得的干燥粉末、团块或颗粒。生用。

【性味归经】咸,寒。归肝、肺经。

【功效主治】

1. 清热解毒 用于疔腮喉痹,疮痈丹毒。常与其他清热解毒药配伍。

2. 凉血消斑 用于温毒发斑,吐血衄血。本品有清热凉血,解毒消斑之效,为治热毒发斑之要药,常配清热泻火和清热凉血药等同用。

3. 泻火定惊 用于高热惊痫及痰热咯血。本品咸寒,善清泻肝火,宜治肝热生风之惊痫抽搐,以及肝火犯肺之咳嗽胸痛、痰中带血等证。可分别配伍息风止痉药和凉血止血药。

【用量用法】1~3g,宜入丸散用。外用适量。

【使用注意】胃寒者慎用。

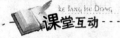

课堂互动

板蓝根、大青叶和青黛同出一源,其功效与主治有何异同?

三者均能清热解毒,凉血消斑,适用于温毒发斑,疔腮喉痹,火毒疮疡等证。但大青叶、板蓝根又善解心、胃二经火热毒而利咽,常用于心胃火盛,热毒上攻之咽喉肿痛,口舌生疮及风热表证等;相对而言,大青叶长于凉血消斑,多用于血热斑疹、吐衄;板蓝根则以解毒利咽散结见长,多用于咽痛疔腮、大头瘟疫等;而青黛长于清肝泻火,定惊,常用治肝火犯肺之咳嗽胸痛、痰中带血及暑热惊痫等。

穿心莲 Chuanxinlian
《岭南采药录》

【来源】本品为爵床科植物穿心莲干燥的地上部分。生用。

【性味归经】苦,寒。归心、肺、大肠、小肠经。

【功效主治】

1. 清热解毒,凉血消肿 用于温病初起,火热壅肺证,痈疮疖肿,毒蛇咬伤。本品既能清肺之热毒,治温病发热、肺热咳嗽、肺痈吐脓、咽喉肿痛;又能清热凉血、解毒消肿,治疮痈疖肿、蛇虫咬伤。上述诸证,常与其他清热药配伍使用,毒蛇咬伤可用鲜品捣汁外敷。

2. 燥湿 用于湿热泻痢,热淋涩痛,湿疹瘙痒。常与清热燥湿药同用。

【用量用法】6~9g,煎服。外用适量。

【使用注意】脾胃虚寒者不宜用。

蒲公英 Pugongying
《新修本草》

【来源】本品为菊科植物蒲公英、碱地蒲公英或同属数种植物的干燥全草。生用或用鲜品。

【性味归经】苦、甘,寒。归肝、胃经。

【功效主治】

1. 清热解毒,消痈散结　用于痈肿疔毒、乳痈、内痈等。本药为治热毒内、外乳痈肿痛常用之品,但尤善治乳痈肿痛,为治乳痈的要药。治痈肿疔毒、肠痈、肺痈等热毒证,常配银花、连翘等药;用治乳痈,可单用内服或外敷。

2. 利湿通淋　用于热淋涩痛,湿热黄疸。可分别配以利尿通淋和清热利湿退黄药。

【用量用法】10~15g,煎服。外用适量。

【使用注意】脾虚便溏者慎用。

鱼腥草　Yuxingcao
《名医别录》

【来源】本品为三白草科植物蕺菜的新鲜全草或干燥地上部分。生用。

【性味归经】辛,微寒。归肺经。

【功效主治】

1. 清热解毒,消痈排脓　用于肺痈,肺热咳嗽,热毒疮疡。本品专入肺经,善清解肺经邪热而消痈排脓,为治肺痈吐脓、肺热咳嗽之要药。治肺痈、肺热咳嗽,常配以其他清肺排脓及清热化痰药;治热毒疮疡,可配以清热解毒药,也可单用鲜品捣烂外敷。

2. 利尿通淋　用于热淋涩痛。常与利水通淋药同用。

【用量用法】15~25g,煎服,不宜久煎;鲜品用量加倍,水煎或捣汁服。外用适量,捣敷或煎汤熏洗患处。

> **知识链接**
>
> 现代医药工业已成功提取出鱼腥草中有效成分——鱼腥草素,制成"鱼腥草素钠片",用于防治慢性支气管炎、上呼吸道感染、肺炎及女性附件炎等;又制成"复方鱼腥草片",内含鱼腥草、黄芩、板蓝根、连翘等药,用于防治外感风热导致的咽喉疼痛、急性咽炎、扁桃体炎等症,有清热解毒之功。上述两药,实为居家、旅游备用之良药。

大血藤　Daxueteng
《本草图经》

【来源】本品为木通科植物大血藤的干燥藤茎。生用。

【性味归经】苦,平。归大肠、肝经。

【功效主治】

1. 清热解毒　用于肠痈,痈肿疮毒。本品为治肠痈腹痛的要药,兼治疮痈肿痛。多配以其他清热解毒、活血消痈药等。

2. 用于跌打损伤　风湿痹痛,痛经。常配以活血祛瘀、通络止痛药等。

【用量用法】9~15g,煎服或浸酒服。

【使用注意】孕妇不宜多服。

射 干 Shegan
《神农本草经》

【来源】本品为鸢尾科植物射干的干燥根茎。生用。

【性味归经】苦,寒。归肺经。

【功效主治】清热解毒,祛痰利咽,用于咽喉肿痛及痰盛咳喘。本品为治咽喉肿痛之要药,属热结痰盛者尤宜,可单用,捣汁含咽,或与解毒利咽药配伍;治肺热咳嗽、寒痰咳喘,分别配以清热化痰药和温肺化痰药。

【用量用法】3~10g,煎服。

【使用注意】孕妇忌用或慎用。

白头翁 Baitouweng
《神农本草经》

【来源】本品为毛茛科植物白头翁的干燥根。生用。

【性味归经】苦,寒。归大肠经。

【功效主治】清热解毒,凉血止痢,用于热毒血痢。本品善清胃肠湿热及血分热毒,为治热毒血痢之要药,常配黄连、黄柏和秦皮等药物。

此外,近年用于治疗阿米巴痢疾获得良效。同时与清热燥湿、杀虫止痒等药配伍,煎汤外洗,还可治妇女带下、阴痒(滴虫性阴道炎)。

【用量用法】9~15g,煎服。

【使用注意】虚寒泄痢忌用。

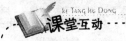

- - - 课堂互动 - - -

白头翁趣话

　　唐代诗人杜甫困守京华之际,生活非常艰苦,一天早晨,他吃了剩饭菜,过不多时即出现腹痛、腹泻、呕吐不止,卧床呻吟。此刻,刚好一位白头老翁经过,遂询问了杜甫的病情,随后出去拔来了些近根部长着许多白色绒毛的野草,看去极似白发老人的须发,让杜甫煎汤服下,药后病痛渐失,因"自怜白头无人问,怜人乃是白头翁",故此药命名为"白头翁"。

重 楼 Chonglou
《神农本草经》

【来源】本品为百合科植物云南重楼或七叶一枝花的干燥根茎。生用。

【性味归经】苦,微寒。有小毒。归肝经。

【功效主治】

1. 清热解毒　用于痈肿疔毒,毒蛇咬伤。本品为治痈肿疔毒、毒蛇咬伤之要药。治痈肿疔毒,可单味研末,醋调外敷,或配黄连、金银花等;治毒蛇咬伤,常与半边莲等配伍。

2. 消肿止痛　用于跌打肿痛,瘀血肿痛。可单用研末冲服或配三七、血竭等同用。

3. 凉肝定惊　用于小儿惊风。常与钩藤、蝉蜕等配伍。

【用量用法】3～9g,煎服。外用适量,研末调敷。

【使用注意】阴证疮疡及孕妇忌用。

其他清热解毒药见表9-4。

表9-4　清热解毒药参考药

药名	功效	主治	要点	用量用法	使用注意
白花蛇舌草	清热解毒消痈,利湿通淋	疮疡肿毒,咽喉肿痛,毒蛇咬伤;热淋	治外内痈之常品	15～60g,煎服。外用适量	阴疽及脾胃虚寒者忌用
野菊花	清热解毒	痈疽疔疖、丹毒;咽喉肿痛,风火赤眼		9～15g,煎服。外用适量	
土茯苓	解毒除湿,通利关节	梅毒;热淋,带下,湿疹疮毒	为治梅毒的要药	15～60g,煎服	肝肾阴亏者慎服
熊胆	清热解毒,清肝明目,息风止痉	热毒疮痈,目赤翳障,惊痫抽搐		1～2g,内服,多入丸散。外用适量	虚寒者忌用
山豆根	清热解毒,利咽消肿	咽喉肿痛,牙龈肿痛	为治热毒咽痛之要药	3～6g,煎服	过量易致呕吐、腹泻等副作用
马勃	清热解毒,利咽,止血	咽喉肿痛,咳嗽失音;吐血衄血,外伤出血	为治咽喉肿痛的常用药	2～6g,煎服。外用适量	风寒劳咳失音者忌用
马齿苋	清热解毒,凉血止痢	热毒血痢,疮痈肿毒,崩漏便血	为治热毒血痢之常用药	9～15g,煎服。外用适量	脾胃虚寒者及孕妇慎用
鸦胆子	清热解毒,治痢截疟,腐蚀赘疣	热毒血痢,冷积久痢;疟疾;鸡眼赘疣	为治热毒血痢、冷积久痢之常用药	0.5～2g,用龙眼肉包裹或装入胶囊吞服。外用适量	胃肠出血及肝病患者应忌用或慎用
漏芦	清热解毒消痈,通乳	疮痈、乳痈肿痛;乳房胀痛,乳汁不下	为治乳痈之要药	5～9g,煎服	气虚,孕妇及疮面平塌者忌用
紫花地丁	清热解毒,消痈散结	痈肿疔疮,乳痈肠痈,丹毒肿痛;毒蛇咬伤	为治疔疮之要药	15～30g,煎服。外用适量	虚寒者忌用
败酱草	清热解毒,消痈排脓,祛瘀止痛	肠痈,肺痈,疮痈;瘀阻腹痛	为治肠痈之要药	5～15g,煎服。外用适量	脾胃虚弱、食少泄泻者慎用

(四)清热凉血药

本类药物性味多甘苦咸寒,多归心、肝经,入营血分。具有清解营分、血分热邪的作用,适用于热入营血的实热证。同时,也适用于其他疾病引起的血热出血证。部分药物有养阴、止血、解毒、活血等功效,故可用于阴虚证、热毒证、血瘀证。临证应用,应注意酌情配伍。如气血两燔者,应配清热泻火药;血热证而见火毒炽盛者,应配清热解毒药。

本类药物中,兼有养阴功效的药物性偏滋腻,湿滞便溏,纳食差者慎用;兼有活血功效的药物,妇女行经和妊娠期间慎用。

生 地 Shengdi
《神农本草经》

【来源】本品为玄参科植物地黄的新鲜或干燥块根。前者习称"鲜地黄",后者习称"生地黄"。生用。

【性味归经】甘,寒。归心、肝、肾经。

【功效主治】

1. 清热凉血 用于温病热入营血证,内伤血热之斑疹吐衄。本品为清热凉血、养阴生津的要药。治温热病热入营血者,常配玄参、黄连等药;治温病后期,余热未尽,阴液已伤,夜热早凉者,每与清虚热药同用;治血热妄行所致的出血证,常配凉血止血药;治血热毒盛的出血发斑,则每配与凉血活血药。

2. 养阴生津 用于津伤口渴,内热消渴。治津伤口渴,常配以养阴生津的沙参、麦冬等药;治内热消渴,常配以益气养阴的黄芪、山药等药。

【用量用法】10~15g,煎服。鲜品加倍或捣汁服,鲜品养阴力弱,清热凉血生津力强。

【使用注意】脾虚湿滞及腹满便溏者不宜用。

玄 参 Xuansheng
《神农本草经》

【来源】本品为玄参科植物玄参的干燥根。生用。

【性味归经】苦、甘、咸,微寒。归肺、胃、肾经。

【功效主治】

1. 清热凉血 用于温病热入营血,温毒发斑。常配以凉血解毒、清泻心火等药。

2. 滋阴降火 用于阴虚发热、劳嗽咯血、消渴便秘。治疗阴虚发热、骨蒸潮热,常配以清虚热药;治疗劳嗽咯血,常配以润肺止咳药;治内热消渴便秘,常配养阴生津药。

3. 解毒散结 用于咽喉肿痛,痈肿疮毒,瘰疬痰核。治痈肿疮毒,常与清热解毒类药物同用;治虚火上炎所致的咽喉干痛,可配养阴药;治痰火郁结所致瘰疬痰核,可配消痰散结药。

【用量用法】9~15g。煎服。

【使用注意】脾胃虚寒、便溏者忌用。不宜与藜芦同用。

牡丹皮 Mudanpi
《神农本草经》

【来源】本品为毛茛科植物牡丹的干燥根皮。生用或炒用。

【性味归经】苦、辛,微寒。归心、肝、肾经。

【功效主治】

1. 清热凉血 用于血热斑疹吐衄,虚热证。本品既善清热凉血,又善活血化瘀,尤宜于血热夹瘀之证;还可退虚热、透阴分伏热,为治无汗骨蒸之要药。治血热斑疹吐衄者,常配清热凉血、清热活血药;治温病后期阴虚发热,或久病伤阴无汗骨蒸者,常配清虚热、养阴药。

2. 活血散瘀 用于闭经痛经,跌打伤肿,痈肿疮毒。本品活血而不动血,广泛应用于妇科、内科、外科等的血瘀证,临证可分别配以活血通经或调经药、破血消癥药、活血化瘀药;用治痈肿疮毒者,可配以清热解毒药。

【用量用法】6～12g,煎服。清热凉血应生用,活血化瘀应酒炒用,止血应炒炭用。

【使用注意】血虚有寒、孕妇及月经过多者慎用。

赤 芍 Chishao
《神农本草经》

【来源】本品为毛茛科植物芍药或川赤芍的干燥根。生用或酒炙用。

【性味归经】苦,微寒。归肝经。

【功效主治】

1. 清热凉血 用于热入营血,斑疹吐衄。本品善清肝火除血分郁热而凉血,功似丹皮,多配伍使用。

2. 散瘀止痛 用于闭经癥瘕,跌打肿痛,痈肿疮毒。本品为治瘀血阻滞所致诸证之良药。治时可相应配以活血调经药或破血消癥药、活血祛瘀药和清热解毒药。

此外,本品可清泻肝火,用于肝热目赤肿痛,多与清肝明目药配伍。

【用量用法】6～12g,煎服。

【使用注意】血寒经闭者不宜用。不宜与藜芦同用。

其他清热凉血药见表9-5。

表9-5 清热凉血药参考药

药名	功效	主治	要点	用量用法	使用注意
紫草	凉血活血,解毒透疹	斑疹紫黑,麻疹不透;疮疡,湿疹,水火烫伤	为治热毒血滞之斑疹、麻疹的要药	5～10g,煎服,外用适量	脾虚便溏者忌用
水牛角	清热凉血,解毒消斑	热入营血证;血热吐衄;疮痈,喉痹	多作为犀角的替代品	15～30g,宜先煎3小时以上	脾虚虚寒者不宜用

（五）清虚热药

本类药物性多寒凉，味苦或兼咸，多入肝、肾经，具清虚热、退骨蒸之功效。适用于肝肾阴虚，虚热内生所致的骨蒸潮热、午后发热、手足心热、盗汗遗精、舌红少苔、脉细数等。亦用于温热病后期，余热未尽，伤阴劫液所致的夜热早凉，热退无汗，舌质红绛，脉细数等。应用本类药物时，常配以清热凉血及滋阴退热药，以求标本兼治。治温热病后期的阴虚内热，应配以清热凉血、解毒药，以清除余邪。

青 蒿 Qinghao
《神农市草经》

【来源】本品为菊科植物黄花蒿的干燥地上部分。生用或用鲜品。

【性味归经】苦、辛，寒。归肝、胆、肾经。

【功效主治】

1. 清虚热，除骨蒸　用于阴虚发热之夜热早凉、骨蒸劳热、五心烦热。本品长于清透阴分伏热。常配清热凉血药及其他清虚热药。

2. 解暑　用于暑热外感之发热头痛，烦渴。本品善解暑热，是治疗暑热外感之要药。常配藿香、金银花等清解暑热药。

3. 截疟　用于疟疾寒热。本品能清透少阳寒热而截疟。可单用大剂量鲜品绞汁或配其他截疟药。

【用量用法】6～12g，煎服，不宜久煎。

【使用注意】脾胃虚弱，肠滑泄泻者忌服。

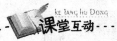

课堂互动

青蒿素

　　中国在20世纪70年代从青蒿中提取的青蒿素，是目前治疗疟疾的最有效的药物之一，这是建国后中国医药界最重要的成果之一。它被称为"20世纪下半叶最伟大的医学创举"，没有它，地球上每年将增加数百万亡魂（每年大约有2亿人被感染疟疾，100多万人因此丧命）。由于它如此重要，有人称其为"中国神药"。

银柴胡 Yinchaihu
《市草纲目拾遗》

【来源】本品为石竹科植物银柴胡的干燥根。生用。

【性味归经】甘，微寒。归肝、胃经。

【功效主治】清虚热，除疳热，用于阴虚发热，骨蒸潮热，疳积发热。本品退热不苦泄，理阴不升腾，为退虚热、除骨蒸之常用药，兼除小儿疳积发热。治阴虚发热、骨蒸潮热，常配地骨皮等；治疳积发热，常配党参、使君子等药。

【用量用法】3～10g，煎服。

地骨皮 Digupi
《神农市草经》

【来源】本品为茄科植物枸杞或宁夏枸杞的干燥根皮。生用。

【性味归经】甘、淡,寒。归肺、肝、肾经。

【功效主治】

1. 凉血退蒸 用于阴虚发热、有汗骨蒸,血热出血证。本品为凉血退热除蒸之佳品。治阴虚发热、有汗骨蒸者,常配知母、鳖甲、银柴胡等药;治血热吐衄尿血等证,可单用或配白茅根、侧柏叶等凉血止血药。

2. 清肺降火 用于肺热咳嗽。常配桑白皮、甘草等药。

此外,本品还兼生津止渴之功,用于内热消渴。可配生地、天花粉等养阴生津药。

【配伍应用】地骨皮配桑白皮:地骨皮甘淡而寒,功主清泻肺火,且兼益阴;桑白皮甘寒,功主清热泻肺平喘,且兼利尿。两药合用,既清肺火,又利尿导热从小便而解,且润肺而不苦泄,故用治肺热咳嗽。

【用量用法】9~15g,煎服。

【使用注意】脾虚便溏及表邪未解者慎用。

其他清虚热药见表9-6。

表9-6 清虚热药参考药

药名	功效	主治	要点	用量用法	使用注意
胡黄连	清湿热,清虚热,除疳热	湿热泻痢,湿热黄疸,痔疮;骨蒸潮热;疳积发热	既清虚热,疗疳积发热又能清湿热	3~10g,煎服	脾胃虚寒者慎用
白薇	清热凉血,利尿通淋,解毒疗疮	阴虚发热,产后虚热;温病伤营发热;热淋,血淋;痈疽肿毒	长于治疗阴虚或产后发热	5~10g,煎服,外用适量	脾胃虚寒、食少便溏者忌服

三、泻下药

凡能引起腹泻,或滑利大肠,促进排便的药物,称为泻下药。

本类药物主归大肠经,主要作用是泻下通便,以排除胃肠积滞(宿食、燥屎)及有害物质(毒、瘀、虫等);或清热泻火,使体内热毒火邪通过泻下而清解;或逐水退肿,使体内水湿停饮通过大小便而消除。主要适用于大便秘结、胃肠积滞、实热内结及水饮停蓄等里实证。

根据本类药物作用特点及适用范围的不同,将其分为攻下药、润下药、峻下逐水药三类。

本类药物中攻下药、峻下逐水药泻下作用峻猛,部分还具毒性,易伤正气和脾胃,故小儿、老人、久病体弱、脾胃虚弱者当慎用;妇女妊娠期忌用,产后及月经期应慎用;应用作用较强的泻下药时,以"得泻"为原则,慎勿过剂,以免损伤正气。

（一）攻下药

本类药物多苦寒沉降,主归胃、大肠经。功主通便,兼能泻火,且通便力较强。主要适用于燥屎坚结、大便秘结及实热积滞证。其泻火之效亦可用于热病所致的高热神昏、谵语发狂;或火热上炎及火热炽盛之头痛目赤、咽痛、牙龈肿痛、吐衄咯血等,无论有无便秘,皆可应用本类药物,以达清除实热或导热下行之效,此即上病治下,"釜底抽薪"之法。此外,对肠道寄生虫,配驱虫药,可促虫体排出。对痢疾初起之下痢后重,或饮食积滞之泻而不爽,辅以本类药物,以清除积滞,消除病因。

应用本类药物,除常与行气药配伍外,还应根据具体病证配伍清热药、消食药、活血祛瘀药等。

大 黄 Dahuang
《神农本草经》

【来源】本品为蓼科植物掌叶大黄、唐古特大黄或药用大黄的干燥根及根茎。生用,或酒炒、酒蒸、炒炭用。

【性味归经】苦,寒。归脾、胃、大肠、肝、心经。

【功效主治】

1. 泻下攻积　用于大便秘结,胃肠积滞。本品长于通下荡涤胃肠积滞,峻下实热,为治大便秘结、胃肠积滞之要药,尤善治热结便秘。治疗热结便秘腹痛胀满者,常与芒硝、枳实等药配伍;治里实热结而兼正气耗伤者,可配伍益气补血养阴药;还可配伍治疗冷积便秘,湿热痢疾初起、里急后重者。

2. 清热泻火,止血　用于血证和里热证。本品能使上炎之火下降,具有清热、泻火、止血之功。常配黄芩、黄连等清热解毒泻火药。

3. 清热泻火,解毒　用于热毒疮肿,烧烫伤。本品清热解毒,使毒下泻,即可内服又可外用。常配清热解毒、活血祛瘀药。外用研末,治疗烧烫伤,单用或以蜂蜜调敷。

4. 活血祛瘀　用于瘀血证。不论新瘀、宿瘀均可用,为治瘀血证的常用之品。常配其他活血化瘀药。

5. 清泄湿热　用于湿热黄疸和淋证。本品能泻热通利大小肠,导热从二便而解,可用于多种湿热证。常配清热利湿退黄、利尿通淋药。

【配伍应用】大黄配巴豆、干姜:大黄苦寒,功主泻热通便、攻积导滞;巴豆辛热,功主峻下冷积;干姜辛热,功主温中散寒。三药合用,巴豆得大黄泻下之力则缓而持久,大黄得巴豆则寒性可去,再添温中散寒之干姜,推助散寒之力,故善治寒积便秘。

【用量用法】3～15g,煎服。外用适量。泻下攻积应生用,入汤剂应后下或开水泡服,活血化瘀应用酒炙或酒蒸,止血应炒炭用。

【使用注意】孕妇及月经期、哺乳期忌用,脾胃虚寒者慎用。

芒 硝 Mangxiao
《名医别录》

【来源】本品为硫酸盐类矿物芒硝族芒硝,经加工精制而成的结晶体。主要含含水硫酸钠($Na_2SO_4 \cdot 10H_2O$)。生用。

【性味归经】咸、苦,寒。归胃、大肠经。

【功效主治】

1. 泻下软坚　用于实热积滞,大便燥结。本品善荡涤肠胃实热而除燥结,味咸而更善润燥软坚除燥屎,为治疗实热积滞大便燥结之良药。常与大黄相须为用。

2. 清火消肿　用于咽痛、口疮、目赤肿痛及疮疡痈肿。本品外用治五官的红肿热痛,常配冰片,也可置于西瓜中制成西瓜霜;治疗乳痈初起,肠痈,痔疮肿痛、皮肤疮痈等,单用或配清热解毒药内服或外用。

【配伍应用】芒硝配大黄:芒硝咸寒,功主泻下软坚、清火消肿;大黄苦寒,功主泻下攻积、清热泻火、解毒。两药合用,既可泻下攻积,清热泻火,又善润软燥屎,治实热积滞、大便燥结等效果显著。

【用量用法】6～12g,一般不入煎剂,待汤剂煎得后,溶入汤剂中服用。外用适量。

【使用注意】孕妇忌用,哺乳期妇女慎用。不宜与硫黄、三棱同用。

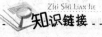
知识链接

朴硝、芒硝及玄明粉的区别?

芒硝因炮制方法不同有朴硝、芒硝、玄明粉之别。取天然产品用热水溶解,过滤,冷却后析出结晶,即朴硝。再取萝卜洗净切片,放置锅内加水与朴硝共煮,取上层液,冷却后析出结晶,即芒硝。芒硝风化失去结晶水后形成的白色粉,即玄明粉。三药功用相似,朴硝泻下最强,芒硝作用较缓,玄明粉作用最弱。

番泻叶　Fanxieye
《饮片新参》

【来源】本品为豆科植物狭叶番泻或尖叶番泻的干燥小叶。生用。

【性味归经】甘、苦,寒。归大肠经。

【功效主治】泻下导滞,用于热结便秘。本品专入大肠经,既能泻下导滞,又能清导实热,是一味使用方便、疗效可靠的泻下药。可单味泡服,亦可与枳实、厚朴等配伍。近年来广泛应用于X线造影及腹部、肛门手术前的肠道清洁。

【用量用法】2～6g,煎服,宜后下或开水泡服。

【使用注意】孕妇忌用,哺乳期、月经期妇女慎用;剂量过大,偶有恶心、呕吐、腹痛等副作用。

芦荟 Luhui
《药性论》

【来源】本品为百合科植物库拉索芦荟叶的汁液浓缩干燥物。习称"老芦荟"。生用。

【性味归经】苦,寒。归肝、大肠经。

【功效主治】

1. 泻下通便　用于热结便秘。以肝胆实火而大便秘结者尤宜,常与朱砂等药同用。

2. 清肝泻火　用于肝经实热证。常与栀子、龙胆草等清热泻火药同用。

3. 杀虫疗疳　用于小儿疳积。常与人参、使君子等健脾、驱虫药同用。

【用量用法】2~5g,宜入丸散。外用适量,研末敷患处。

【使用注意】脾胃虚弱,食少便溏及孕妇忌用。

(二)润下药

本类药物多为植物的种子或种仁,富含油脂,有润燥滑肠之功,且药力最缓,主治因年老、体弱、久病、妇女产后津枯、阴亏、血虚等所致的肠燥便秘。根据病情不同,常配清热养阴、补血、行气药等。

火麻仁 Huomaren
《神农本草经》

【来源】本品为桑科植物大麻的干燥成熟种子。打碎生用。

【性味归经】甘,平。归脾、大肠经。

【功效主治】润肠通便,用于老人、产妇及体虚之津枯肠燥便秘。本品善润燥滑肠通便,略兼补虚,故津血不足肠燥便秘用之效佳。多与其他润肠通便药同用。

【用量用法】10~15g,煎服。打碎生用。

郁李仁 Yuliren
《神农本草经》

【来源】本品为蔷薇科植物欧李、郁李或长柄扁桃的干燥成熟种子。前两种习称"小李仁",后一种习称"大李仁"。生用,去皮捣碎用。

【性味归经】辛、苦、甘,平。归大肠、小肠经。

【功效主治】

1. 润肠通便　用于肠燥便秘。本品功似麻仁,而药力稍强,又兼行肠中气滞,尤宜于大肠气滞,肠燥便秘证。多与其他润肠通便药同用。

2. 利水消肿　用于水肿腹满,脚气浮肿。可配赤小豆、桑白皮等利水消肿药。

【用量用法】6~10g,煎服。打碎生用。

【使用注意】孕妇慎用。

(三)峻下逐水药

本类药物多味苦有毒,性寒或温,泻下作用峻猛,能引起剧烈腹泻,部分兼能利尿,使体内潴留的水液从大便或从二便排出。主治水肿、胸腹积水及痰饮喘满等症而正气未衰之时。

本类药物有毒且作用峻猛,副作用大,易于损伤正气,不宜久用,当中病即止。体虚者慎用,孕妇忌用。本类药常常配以补虚药,以求固护正气。使用时还要注意其炮制、剂量、用法及禁忌等,以确保用药安全、有效。

甘 遂 Gansui
《神农本草经》

【来源】本品为大戟科植物甘遂的干燥块根。醋炙后用。

【性味归经】苦,寒。有毒。归肺、肾、大肠经。

【功效主治】

1. 泻水逐饮 用于水肿,鼓胀,胸胁停饮及风痰癫痫。本品泻水逐饮力峻,连续泻下使体内潴留的水液排出。治水肿、鼓胀、胸胁停饮,可单用研末或与其他峻下逐水药同用;治风痰癫痫,常与朱砂研末吞服。

2. 用于痈肿疮毒 可单味生用研末水调外敷。

【用量用法】0.5～1.5g,有效成分不溶于水,炮制后多入丸散服。醋制可减低毒性。外用适量,宜生用。

【使用注意】虚弱者及孕妇忌用。不宜与甘草同用。

知识链接 ZHI SHI LIAN JIE

现代研究:本品含四环三萜化合物 α－和 γ－大戟醇、甘遂醇、大戟二烯醇,另尚有棕榈酸、柠檬酸等成分。甘遂醇浸膏对小鼠有显著泻下作用,可刺激肠黏膜,引起炎性充血和增强蠕动,造成剧泻;其毒副作用大,可导致呼吸困难、血压下降等,醋制后其泻下作用及毒性均有减轻。

牵牛子 Qianniuzi
《名医别录》

【来源】本品为旋花科植物裂叶或圆叶牵牛的干燥成熟种子。

【性味归经】苦,寒。有毒。归肺、肾、大肠经。

【功效主治】

1. 泻下逐水 用于水肿,鼓胀。本品泻下利尿,逐水之力较甘遂、大戟、芫花稍缓。可单用研末或配其他峻下之剂。

2. 消痰涤饮 用于痰壅咳喘。本品下气行水,消痰涤饮,气顺则痰逐饮消。常配化痰止咳平喘药、理气药。

3. 去积 用于胃肠湿热积滞,大便秘结。前者多配木香、槟榔、枳实等药物,后者多配桃仁,炼蜜为丸服。

4. 杀虫 用于虫积腹痛。驱蛔虫、绦虫等,常配驱虫药。

【用量用法】3～6g,打碎先煎。入丸散服,每次 1.5～3g。生用或炒用,炒用药性较缓。

【使用注意】脾虚水肿及孕妇忌用。不宜与巴豆、巴豆霜同用。

巴 豆 Badou
《神农本草经》

【来源】本品为大戟科植物巴豆的干燥成熟果实。用仁或制霜。

【性味归经】辛,热。有大毒。归胃、大肠、肺经。

【功效主治】

1. 峻下冷积 用于冷积便秘而见猝然腹满腹胀、大便不通、气急口噤者。本品能峻下冷积,开通肠胃闭塞,荡涤沉寒痼冷、宿食积滞,有"斩关夺门之功",是治疗冷寒积便秘之要药。可单用巴豆霜内服,或配以其他泻下药、温里药等。

2. 逐水退肿 用于鼓胀腹水。用巴豆、杏仁炙黄为丸用。

3. 祛痰利咽 用于寒实结胸,喉痹痰阻。

4. 蚀疮去腐 用于痈肿脓成未溃,恶疮烂肉,疥癣。

【用量用法】大多制成巴豆霜用,以减低毒性,0.1～0.3g,多入丸散用。外用适量,研末涂患处,或捣烂以纱布包搽患处。

【使用注意】体弱者及孕妇忌用。不宜与牵牛子同用。

考点链接 KAO DIAN LIAN JIE

> 巴豆内服多入丸散,用量宜
> A.0.3～0.9g B.0.1～0.3g C.1～3g D.3～10g E.10～15g
> 答案:B。

其他泻下药见表 9-7。

表 9-7 泻下药参考药

药名	功效	主治	要点	用量用法	使用注意
京大戟	泻水逐饮,消肿散结	水肿,鼓胀,饮证;痈肿疮毒,瘰疬痰核	有毒,泻水力较强,长于泻脏腑痰饮水湿	1.5～3g,煎服。入丸散服每次1g。醋制减毒	煎服1.5～3g,入丸散服每次1g。醋制减毒。虚弱者及孕妇忌用。反甘草
芫花	泻水逐饮,祛痰止咳,杀虫疗疮	水肿,鼓胀,饮证;寒痰咳喘;头疮,顽癣,痈肿	有毒,善泻上部胸胁停饮	1.5～3g,煎服。研末吞服0.6～0.9g,一日1次。醋炒减毒	煎服1.5～3g。研末吞服0.6～0.9g,一日1次。醋炒低毒。虚弱者及孕妇忌用。反甘草

四、祛风湿药

凡以祛风湿、解痹痛为主要功效,用以治疗痹证的药物,称为祛风湿药。

本类药多辛散苦燥,主入脾、肝、肾三脏,善走于肌肉、筋骨、关节之间。具有祛除肌表、经络、骨节风湿的功效,部分药物还兼有散寒或清热、舒筋、活络、止痛、强筋骨等作用。主要适用于风湿痹痛、筋脉拘急、麻木不仁、半身不遂、腰膝酸痛、下肢痿弱等证。

痹证多属慢性疾病,治疗时间较长,为便于服用,可作酒剂或丸散剂服用。本类药中多辛香苦燥,易耗伤阴血,故阴亏血虚者当慎用。

独 活 Duhuo
《神农本草经》

【来源】本品为伞形科植物重齿毛当归的干燥根。生用。

【性味归经】辛、苦,微温。归肾、肝、膀胱经。

【功效主治】

1. 祛风湿,止痹痛　用于风寒湿痹。凡风湿痹痛,不论新久均可用,尤适宜于下部寒湿之腰膝酸痛者。常配附子、桑寄生、防风等温里、补肝肾及祛风湿药。

2. 解表　用于头风头痛,外感风寒挟湿表证。治头风头痛,常配白芷、川芎等祛风止痛药;治外感风寒挟湿表证,常配羌活、防风等发散风寒胜湿药。

【用量用法】3～10g,煎服。

【使用注意】气血亏虚者慎用。

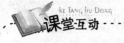

课堂互动

你能区分羌活、独活吗?

二者古时不分。《神农本草经》谓"独活"一名"羌活",故《神农本草经》《名医别录》只有独活而无羌活。陶弘景虽言"羌活形细而多节……气息极猛烈……独活色微白而形虚……",然临床仍未分用。直至宋元,本草文献及临床应用才将独活和羌活别开另列。二药虽功效相似,但羌活气浓烈,偏解表邪而走上;独活偏祛风湿而走下。

威灵仙 Weilingxian
《新修本草》

【来源】本品为毛茛科植物威灵仙、棉团铁线莲或东北铁线莲的干燥根和根茎。生用。

【性味归经】辛、咸,温。归膀胱经。

【功效主治】

1. 祛风湿,通经络　用于风寒湿痹,拘挛麻木,瘫痪。本品性温力猛,通利善行,既能祛风湿,又可通络止痛,为治风湿痹痛的要药。可单用研末,以温酒调服;或配羌活、防风、姜黄等药。

2. **消痰水** 用于痰饮积聚。每配半夏等化痰止咳药。

3. **治骨鲠** 用于诸骨鲠喉。可单用或加砂糖、醋煎汤慢慢咽下。

【用量用法】6～10g,煎服。治诸骨鲠喉可用30～50g。

【使用注意】体弱及气血亏虚者慎用。

川 乌 Chuanwu
《神农本草经》

【来源】本品为毛茛科植物乌头的干燥母根。生用或炮制后用。

【性味归经】辛、苦,热。有大毒。归心、肝、脾、肾经。

【功效主治】祛风除湿,温经止痛,用于痹证及寒凝诸痛。本品为治风寒湿痹的常用药,其散寒止痛力优,尤宜于寒邪偏胜之痹痛,常配其他散寒止痛及祛风湿药;治心腹冷痛、寒疝腹痛及手足厥冷等寒凝痛证,可单用本品浓煎加蜜服。

此外,本品有较强的麻醉止痛的作用,可用于手术局部麻醉或外伤瘀肿疼痛,多配蟾酥、生南星等药。

【用量用法】1.5～3g,煎服,应先煎0.5～1小时。入散剂或酒剂服,1～2g。外用适量。一般内服用炮制品,外用多用生品。

【使用注意】有大毒,不宜久服,孕妇忌服。不宜与半夏、瓜蒌、瓜蒌子、瓜蒌皮、天花粉、川贝母、浙贝母、平贝母、伊贝母、湖北贝母、白蔹、白及同用。

木 瓜 Mugua
《名医别录》

【来源】本品为蔷薇科植物贴梗海棠的干燥近成熟果实。生用。

【性味归经】酸,温。归肝、脾经。

【功效主治】

1. **舒筋活络** 用于风湿痹痛,筋脉拘挛,脚气肿痛。本品既可益筋血而舒缓筋脉,又能化湿,是治疗风湿顽痹、筋脉拘急之要药。治风湿痹痛,常配威灵仙、川芎、当归等药;治脚气肿痛,可配吴茱萸、槟榔等药。

2. **除湿和胃** 用于湿浊中阻所致吐泻转筋。本品也是治疗湿浊中阻、升降失司之呕吐、腹泻转筋之佳品。常配半夏、黄连、吴茱萸等药。

此外,本品尚能消食生津,用于消化不良、津伤口渴等。

【用量用法】6～9g,煎服。

【使用注意】胃酸过多者忌用。

蕲 蛇 Qishe
《雷公炮炙论》

【来源】本品为蝰科动物五步蛇的干燥体。以黄酒润透去皮骨,切段用。

【性味归经】甘、咸,温。有毒。归肝经。

【功效主治】

1. 祛风通络　用于风湿顽痹,中风之口眼歪斜、半身不遂等。本品性善走窜,具有较强的祛风通络作用,更能透骨搜风,擅长治疗行痹、顽痹。常配防风、独活、天麻等药。

2. 祛风止痒　用于麻风,疥癣,皮肤瘙痒。本品祛风止痒,兼以毒攻毒,多配乌梢蛇、天麻等同用。

3. 定惊止痉　用于小儿急慢惊风,破伤风。本品为治惊风抽搐的要药。常与乌梢蛇、蜈蚣共研末,酒煎调服。

【用量用法】3～9g,煎服。研末吞服,一次1～1.5g,每日2～3次。

【使用注意】阴虚血热者忌用。

蚕　砂　Cansha
《名医别录》

【来源】本品为蚕蛾科昆虫家蚕幼虫的干燥粪便。生用。

【性味归经】甘、辛,温。归肝、脾、胃经。

【功效主治】

1. 祛风除湿,舒筋通络　用于风湿痹痛。本品作用温和,治风寒痹痛无论寒热新久均宜,以肢节疼痛、屈伸不利者最宜。根据痹证不同,可配伍内服、装袋外敷,亦可单煎后兑热黄酒服。

2. 化湿和胃,舒筋通络　用于吐泻转筋。常配木瓜、吴茱萸等药物。

【用量用法】5～15g,布包入煎。外用适量。

豨莶草　Xixiancao
《新修本草》

【来源】本品为菊科植物豨莶、腺梗豨莶或毛梗豨莶的干燥地上部分。切碎,生用,或加黄酒蒸制用。

【性味归经】苦、辛,寒。归肝、肾经。

【功效主治】

1. 祛风除湿,通经活络　用于风湿痹痛,四肢麻木,半身不遂。本品善祛筋骨间风湿而通痹止痛。生用尤善治湿热痹证,常配臭梧桐等药;制用可用于风寒湿痹或中风肢麻及半身不遂等,酒蒸为丸,温酒吞服。

2. 清热解毒　用于疮疡肿毒,湿疹瘙痒。本品既能清热解毒,又可祛风湿止痒。内外服用均可。

【用量用法】9～12g,煎服。外用适量。治风湿痹证宜制用,疮疡湿疹宜生用。

秦　艽　Qinjiao
《神农本草经》

【来源】本品为龙胆科植物秦艽、麻花秦艽、粗茎秦艽或小秦艽的干燥根。前三种按性状不同分别习称"秦艽"和"麻花艽",后一种习称"小秦艽"。生用。

【性味归经】苦、辛,微寒。归胃、肝、胆经。

【功效主治】

1. 祛风湿,舒筋络 用于风湿痹痛,筋脉拘挛,手足不遂。本品被誉为"风药中之润剂",治风湿痹痛无论寒热新久均可使用,兼热者尤宜,是治疗风湿痹痛,筋脉拘挛的通用药。治风湿热痹之关节红肿热痛,可配忍冬藤、黄柏等清热通络药;治风寒湿痹之肢节疼痛拘挛,可配羌活、桂枝等药。

2. 退虚热 用于骨蒸潮热,疳积发热。治骨蒸潮热,常配鳖甲等滋阴退虚热药;治疳积发热,常配胡黄连、地骨皮等药。

3. 清湿热 用于湿热黄疸。可单用,或配茵陈、猪苓等清热利湿退黄药。

【用量用法】3~10g,煎服。大剂量可用至30g。

【使用注意】不宜久煎。

防 己 Fangji
《神农本草经》

【来源】本品为防己科植物粉防己的干燥根。生用。

【性味归经】苦、辛,寒。归膀胱、肾、脾经。

【功效主治】

1. 祛风湿,止痛 用于风湿痹痛。治痹证无论寒热均宜,尤以热痹为佳,多配薏苡仁、滑石等药;治风湿关节冷痛,可配附子、白术等药。

2. 利水消肿 用于水肿,小便不利。治水肿无论风水、皮水、腹水均可选用,尤以泄下焦湿热见长。治头面身肿之风水证,常配黄芪、白术等药;治一身肌肤悉肿之皮水证,常配茯苓、黄芪等药;治湿热壅滞之腹胀水肿,常配椒目、葶苈子等药。

【用量用法】5~10g,煎服。

【使用注意】脾胃虚寒、食欲不振、阴虚体弱慎用。

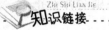
知识链接

汉防己和木防己的区别

汉防己为防己科植物粉防己的干燥根,以利水消肿见长,多用于痹证之关节积水、水肿、腹水及脚气浮肿等;木防己为马兜铃科植物广防己的根,长于祛风止痛,多用于治痹证之关节肿痛。

五加皮 Wujiapi
《神农本草经》

【来源】本品为五加科植物细柱五加的干燥根皮。生用。

【性味归经】辛、苦,温。归肝、肾经。

【功效主治】

1. 祛风湿,补肝肾　用于风湿痹痛、四肢拘挛。本品既善祛风除湿,又温补肝肾。风湿痹证兼有肝肾不足者最宜,可单用浸酒,或配木瓜、松节等药。

2. 补肝肾,强筋骨　用于肝肾不足,腰膝软弱,小儿行迟。凡肝肾亏虚之筋骨痿软不用者均可应用。常配牛膝和补肝肾强筋骨药。

3. 利水　用于水肿,脚气浮肿。治水肿,常配茯苓皮、陈皮、大腹皮等利水渗湿、利尿消肿药;治脚气浮肿,常配木瓜、薏苡仁等利湿消肿药。

【用量用法】5～10g,煎服。

【使用注意】阴虚火旺、舌干口燥者忌用。

知识链接

　　刺五加具有抵抗疲劳和恢复精力的功效,刺五加苷显示出可提高敏锐度和物理耐力,却没有含咖啡因产品具有的效力减退。研究显示刺五加苷可改善运动肌肉对氧的使用,这意味着人体可维持更久的有氧运动并更快地从运动疲劳中恢复过来。

桑寄生　Sangjisheng
《神农本草经》

【来源】本品为桑寄生科植物桑寄生的干燥带叶茎枝。生用。

【性味归经】苦、甘,平。归肝、肾经。

【功效主治】

1. 祛风湿,补肝肾,强筋骨　用于风湿痹证,腰膝酸痛。本品既可治风湿痹阻的腰膝酸痛,又可治肝肾不足的腰膝酸软,尤宜于风湿痹痛与肝肾不足互见者。常配独活、杜仲、当归等药。

2. 补肝肾,安胎　用于肝肾虚损之胎漏下血、胎动不安。常分别与补血止血、补肝肾安胎的药配用。

【配伍应用】独活配桑寄生:独活性温,功主祛风散寒,胜湿止痛;桑寄生性平,功主祛风湿,强筋骨。两药合用,既祛风寒湿,又能强腰膝,尤宜治风湿痹痛兼腰膝酸软者。

【用量用法】9～15g,煎服。

狗　脊　Gouji
《神农本草经》

【来源】本品为蚌壳蕨科植物金毛狗脊的干燥根茎。蒸后切片晒干或砂烫用。

【性味归经】苦、甘,温。归肝、肾经。

【功效主治】

1. 祛风湿,补肝肾,强腰膝　用于风湿腰痛脊强,肾虚腰膝软弱。本品长于祛腰脊之风寒湿邪,又善补肝肾,为强腰膝的要药。治风湿腰痛脊强,常配独活、桑寄生、五加皮等药;治肾虚腰膝软弱,多配菟丝子、杜仲、续断等药。

2. **收敛固涩** 用于肾虚尿频,遗尿。常配山药、益智仁等药。

【用量用法】6~12g,煎服。

【使用注意】肾虚有热之小便不利,口苦口干者忌用。

其他祛风湿药见表9-8。

表9-8 祛风湿药参考药

药名	功效	主治	要点	用量用法	使用注意
乌梢蛇	祛风通络,定惊止痉	风湿痹痛;一切干湿癣证;小儿急慢惊风,破伤风	性平专入肝经,风疾不论内外均可;为治疗惊风抽搐之要药	5~10g,煎服。研末服用,每次2~3g	入汤剂5~10g,研末服用,每次2~3g
伸筋草	祛风除湿舒筋活血	风湿痹痛,筋脉拘挛,肌肤不仁;跌打损伤	为治痹痛拘挛及损伤瘀肿之要药	3~12g,煎服	孕妇及月经过多者慎用
臭梧桐	祛风湿,通络,平肝	风湿痹痛;肝阳上亢		5~15g,煎服。外用适量	用于降压不宜高温久煎
络石藤	祛风通络,凉血消肿	风湿痹痛,筋脉拘挛;喉痹,疮肿	善治风湿热痹及筋脉拘挛兼热者	6~12g,煎服	
桑枝	祛风通络,行水消肿	风湿痹痛,四肢拘挛;水肿,脚气浮肿	以上肢肩臂疼痛者最佳	9~15g,煎服	

五、芳香化湿药

凡以化湿运脾为主要功效,用治湿困脾胃的药物,称为芳香化湿药,亦称化湿药。

本类药物多辛香温燥,主入脾、胃经。脾恶湿,"土爱暖而喜芳草",功主化湿醒脾或燥湿运脾,且兼解暑发表。主要适用于脾为湿困,运化失职而致的脘腹痞满、呕吐泛酸、大便溏泻、食少体倦、口甘多涎、舌苔白腻等湿阻中焦证。此外,有芳香解暑之功,湿温、暑湿、阴寒闭暑等证,亦可选用。

本类药物多辛香温燥,易耗气劫阴,故阴虚血燥及气虚者当慎用;又因其芳香,多含挥发油,不宜久煎,故而入汤剂多后下,以免降低疗效。

广藿香 Guanghuoxiang
《名医别录》

【来源】本品为唇形科植物广藿香的干燥地上部分。生用或鲜用。

【性味归经】辛,微温。归脾、胃、肺经。

【功效主治】

1. 化湿　用于湿阻中焦证。本品作用温和,为化湿和中之要药。可配其他化湿药、行气药。

2. 解暑　用于暑湿证,湿温初起。本品发表解暑而不峻,内能化湿而不燥,善治暑月外感风寒,内伤生冷之恶寒发热、头痛脘闷、呕恶吐泻、舌苔白腻等阴暑证,常配紫苏、半夏、厚朴等药;治湿温初起,湿热并重者,每配滑石、茵陈等清利湿热药。

3. 止呕　用于呕吐。治呕吐不论寒热虚实皆可随证配伍,尤宜于湿浊中阻者,单用或配半夏效更佳。

【配伍应用】广藿香配佩兰:广藿香微温,功主化湿解暑止呕,且兼发表;佩兰性平,功主化湿解暑。两药合用,善化湿和中,解暑,同兼发表。故凡湿浊中阻,无论寒热有无表证,均可使用。

【用量用法】3～10g,煎服。鲜品加倍。

【使用注意】阴虚火旺者忌用。

佩　兰　Peilan
《神农本草经》

【来源】本品为菊科植物佩兰的干燥地上部分。生用或鲜用。

【性味归经】辛,平。归脾、胃、肺经。

【功效主治】

1. 化湿　用于湿阻中焦证。与广藿香相似,也为化湿和中之要药,善治脾经湿热之口甜腻、多涎口苦等证。常配藿香、厚朴等药。

2. 解暑　用于暑湿证,湿温初起。本品化湿又能解暑,治暑湿证常配藿香、青蒿等药;治湿温初起,常配滑石、薏苡仁、藿香等药。

【用量用法】3～10g,煎服。鲜品加倍。

苍　术　Cangshu
《神农本草经》

【来源】本品为菊科植物茅苍术或北苍术的干燥根茎。生用或炒用。

【性味归经】辛、苦,温。归脾、胃、肝经。

【功效主治】

1. 燥湿健脾　用于湿阻中焦证。本品有较强的燥湿健脾之功效,为治湿阻中焦证之要药,每配厚朴、陈皮等药。

2. 祛风湿　用于风寒湿痹。本品既内燥脾湿,又外祛风湿,尤宜于痹证湿胜者,常配秦艽、独活等祛风湿药。治湿热下注之痿证,常配黄柏等清热燥湿药。

3. 解表　用于外感风寒表证夹湿。多配解表药。

此外,本品尚具明目之效,用于夜盲、眼目昏涩。可单用或配猪肝、羊肝蒸煮同食。

【配伍应用】苍术配厚朴、陈皮:苍术性温,功善燥湿健脾;厚朴性温,功主燥湿、行气、消积;陈皮性温,功主燥湿化痰、理气健脾。三药合用,既善燥湿行气,又可消积健脾,故凡寒湿中阻或兼夹食积者均可用。

【用量用法】3～9g,煎服。

【使用注意】阴虚内热、气虚多汗者忌用。

厚 朴 Houpo
《神农本草经》

【来源】本品为木兰科植物厚朴或凹叶厚朴的干燥干皮、根皮及枝皮。生用或姜汁炙用。

【性味归经】苦、辛,温。归脾、胃、肺、大肠经。

【功效主治】

1. 燥湿,行气,消积　用于湿阻中焦、胃肠积滞证。本品善燥湿、行气,既可除无形之湿满,又可下有形之实满,为消除湿滞痞满之要药。常配其他化湿、泻下药等。

2. 平喘　用于痰饮喘咳。本品治湿亦治痰,治痰壅所致之喘咳诸证。每配以止咳化痰平喘药。

【用量用法】3～10g,煎服。

【使用注意】体虚及孕妇慎用。

砂 仁 Sharen
《药性论》

【来源】本品为姜科植物阳春砂、绿壳砂或海南砂的干燥成熟果实。打碎生用。

【性味归经】辛,温。归脾、胃、肾经。

【功效主治】

1. 化湿行气　用于湿阻中焦,脾胃气滞证。本品为醒脾和胃之良药,治湿阻或气滞所致之脾胃不和诸证,尤宜于寒湿气滞者,常配厚朴、枳实等化湿行气药。

2. 温中止泻　用于脾胃虚寒吐泻。可单用研末吞服,或配干姜、附子等温里散寒药。

3. 理气安胎　用于妊娠气滞恶阻及胎动不安。本品善行气和中而止呕安胎,为治妊娠气滞恶阻及胎动不安之佳品。常配陈皮、白术等药。

【配伍应用】砂仁配木香:砂仁性温,功主化湿行气温中;木香性温,功善理气调中止痛。两药合用,既可化湿理气、又可和中止痛,适用于湿滞、食积或夹寒所致脘腹胀痛者。

【用量用法】3～6g,煎服,用时打碎,宜后下。

【使用注意】阴虚火旺者慎服。

其他芳香化湿药见表9-9。

表9-9 芳香化湿药参考药

药名	功效	主治	要点	用量用法	使用注意
白豆蔻	化湿行气,温中止呕	湿阻气滞证,胃寒呕吐	偏治中上二焦,善治湿阻气滞证	3~6g,煎服	火升作呕者不宜用
草豆蔻	燥湿行气,温中止呕	寒湿中阻气滞证,虚寒夹湿久泻		3~6g,煎服	不宜久煎,阴虚血少者忌用
草果	燥湿散寒,除痰截疟	寒湿中阻证,疟疾		3~6g,煎服。去壳取仁捣碎用	阴虚血少者忌用

六、利水渗湿药

凡以通利水道、渗利水湿为主要功效,用治水湿内停的药物,称为利水渗湿药,又称利湿药。

本类药物味多甘淡,主入肾、膀胱、小肠经。主具利水渗湿、利尿通淋、利湿退黄等功效。适用于水肿、小便不利、泄泻、痰饮、淋证、黄疸、带下、湿疮、湿温、湿痹等水湿内停所致的各种病证。

应用本类药物,须视具体病证,选择相对应的药物,作适当配伍。如水肿骤起有表证者,配发汗解表药;水肿日久,脾肾阳虚者,配温补脾肾药;湿热合邪者,配清热泻火药;热伤血络而致尿血者,配凉血止血药;湿热蕴结肝胆所致黄疸者,当配清热燥湿药;湿痹者,配祛风湿药。此外,水湿为有形之邪,易阻遏气机,每配行气药以增行气利水之效。

本类药易耗伤阴津,故阴亏津少、肾虚遗精遗尿者宜慎用或忌用。

茯 苓 Fuling
《神农本草经》

【来源】本品为多孔菌科真菌茯苓的干燥菌核。生用。

【性味归经】甘、淡,平。归心、脾、肾经。

【功效主治】

1. 利水渗湿 用于水肿,小便不利。本品甘补淡渗,作用平和,无寒热之偏,利水而不伤正,无论寒热虚实各种水肿均可用之,为利水渗湿之要药。尤以脾虚湿盛者为宜,常配猪苓、泽泻、白术等药;治脾肾阳虚水肿,多配附子、生姜等药;治阴虚小便不利水肿,可配阿胶、滑石等药。

2. 健脾 用于脾虚诸证。治脾胃虚弱,食少体倦便溏者,常配党参、白术等药;治脾虚湿泻,可配山药、薏苡仁等药;治脾虚停饮,可配桂枝、白术等药。

3. 安神 用于心悸,失眠。多用于心脾两虚、气血不足所致者,常配益气补血、安神药等。

【配伍应用】茯苓配猪苓:两药均味甘淡性平,具利水渗湿之功,且茯苓尚能健脾,两药相合,利水渗湿力优,治水湿内停或兼脾虚者。

【用量用法】10～15g,煎服。

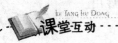
课堂互动

茯苓的不同药用部位功效有异?

茯苓全身是宝,黑色外皮部为"茯苓皮",皮层下的赤色部分是"赤茯苓",菌核内部的白色部分为"白茯苓",带有松根的白色部分,就是"茯神"。茯神的作用偏于宁心安神,白茯苓偏于利水健脾,赤茯苓偏于清热利湿,而茯苓皮的主要作用是利水消肿。

薏苡仁 Yiyiren
《神农本草经》

【来源】本品为禾本科植物薏苡的干燥成熟种仁。生用或炒用。

【性味归经】甘、淡,微寒。归脾、胃、肺经。

【功效主治】

1. 利水渗湿　用于水肿,小便不利,脚气等。本品功似茯苓而力稍弱,利而不峻,凡水湿滞留者均可使用,尤宜于脾虚湿滞者。治上述病证常配以利水消肿、健脾益气、燥湿利水之品。

2. 健脾止泻　用于脾虚泄泻。常配健脾益气之品。

3. 除痹　用于湿痹拘挛。可配祛风湿、利湿等药。也可单用煮粥长期服用。

4. 清热排脓　用于肺痈,肠痈。常配清热解毒消痈散结药。

【用量用法】9～30g,煎服。清利湿热宜生用,健脾止泻宜炒用。本品力缓,用量宜大。亦可煮粥食用,为食疗佳品。

【使用注意】孕妇慎用。

猪 苓 Zhuling
《神农本草经》

【来源】本品为多孔菌科真菌猪苓的干燥菌核。生用。

【性味归经】甘、淡,平。归肾、膀胱经。

【功效主治】

利水渗湿,用于小便不利,水肿,泄泻、淋浊,带下。本品功专利水,其利水之力较茯苓强,但无健脾安神之效,是利水退肿的常用之品。凡水湿停滞者均可应用,常与茯苓、泽泻等药同用。

【用量用法】6～12g,煎服。

【使用注意】无水湿者忌用。

泽 泻 Zexie
《神农本草经》

【来源】本品为泽泻科植物泽泻的干燥块茎。生用、麸炒或盐水炒用。

【性味归经】甘、淡、寒。归肾、膀胱经。

【功效主治】

1. 利水渗湿　小便不利,水肿,泄泻,痰饮。其利水渗湿之力较猪苓、茯苓强。常配茯苓、猪苓、白术等药。

2. 泄热　湿热带下,淋浊。本品能除肾和膀胱湿热,善治下焦湿热之证,为利水渗湿泄热之品。多配清热燥湿、利水渗湿药。

此外,本品尚有泻肾火而保真阴之功效,用于肾阴不足,阴虚火旺之证,常配熟地、山药、山萸肉等滋阴药,如六味地黄丸。

【用量用法】6～10g,煎服。

【使用注意】肾虚精滑者慎用。

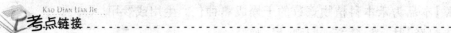

考点链接

> 猪苓与泽泻功效的共同点
> A. 利水消肿　　B. 泄热　　C. 健脾　　D. 渗湿　　E. 安神
> 答案:AD。

车前子 Cheqianzi
《神农本草经》

【来源】本品为车前科植物车前或平车前的干燥成熟种子。生用或盐水炙用。

【性味归经】甘,寒。归肾、肝、肺经。

【功效主治】

1. 利尿通淋　用于湿热淋痛,水肿、小便不利。本品性专降泄,善利尿通淋清热,治湿热下注,尤宜于热结膀胱所致小便淋漓涩痛者,并常配其他利尿通淋药;治水肿、小便不利者,配茯苓、猪苓等利水渗湿药。

2. 渗湿止泻　用于暑湿水泻。本品尚能利水湿、分清浊而渗湿止泻,即所谓"利小便而实大便",尤宜于湿盛之水泻。可单用研末,米汤送服;或配白术、茯苓等健脾利湿药。

3. 清肝明目　用于目赤肿痛,目暗昏花。配清补肝肾之品。

4. 清肺化痰　用于痰热咳嗽。常配清肺化痰止咳药。

【用量用法】9～15g,煎服,宜包煎。

【使用注意】孕妇忌用,肾虚精滑无湿热者慎用。

滑 石 Huashi
《神农本草经》

【来源】本品为硅酸盐类矿物滑石族滑石,主含含水硅酸镁〔$Mg_3(Si_4O_{10})(OH)_2$〕。研粉或水飞用。

【性味归经】甘、淡,寒。归胃、膀胱经。

【功效主治】

1. 利尿通淋　用于热淋,石淋。本品功善利尿通淋,质重降泄兼排石。为治湿热淋证之要药,尤善治石淋。治湿热淋痛,常配车前子、木通等利尿通淋药;治石淋,多配金钱草海金沙等通淋排石药。

2. 清热解暑　用于暑温,湿温。为治暑湿常用之品。治疗暑热烦渴,常与甘草配伍;治湿温初起,每与杏仁、薏苡仁等配用。

3. 外用收湿敛疮　用于湿疮,湿疹,痱子。可单用或配清热药等外用。

【配伍应用】滑石配生甘草:滑石甘淡性寒,功主清暑利尿;生甘草甘平,功主益气和中,清热解毒。两药相合,既清解暑热,又和中生津,善治暑热烦渴。

【用量用法】10~12g,煎服,宜包煎。外用适量。

木 通 Mutong
《神农本草经》

【来源】本品为马兜铃科植物木通、三叶木通或白木通的干燥藤茎。生用。

【性味归经】苦,寒。归心、小肠、膀胱经。

【功效主治】

1. 利尿通淋　用于热淋,水肿脚气。本品入膀胱而利水通淋,为治湿热淋痛之要药。治热淋,多与利尿通淋药配伍;治水肿脚气,常配猪苓、槟榔等利水消肿药。

2. 清心除烦　用于口舌生疮,心烦尿赤。本品又归心与小肠而清心火、导热下行,为治心火上炎之口舌生疮或下移小肠之心烦尿赤之要药。常配生地、竹叶等药。

3. 通经,下乳　用于血瘀经闭,湿热痹痛,产后乳汁不通或乳少。上述病证,可分别与活血通经、祛风湿清热、通经下乳药配用。

【用量用法】3~6g,煎服。关木通长于清心火,川木通长于利尿通淋。

【使用注意】据报道,关木通60g煎服,可致急性肾衰,故用量不宜过大;肾功能不全者及孕妇忌用。

茵 陈 Yinchen
《神农本草经》

【来源】本品为菊科植物滨蒿或茵陈蒿的干燥地上部分。生用。

【性味归经】苦,微寒。归脾、胃、肝、胆经。

【功效主治】

1. 清利湿热　利胆退黄,用于黄疸。本品功善清利脾胃、肝胆湿热而退黄,为治黄疸之要药,尤宜于湿热阳黄。治阳黄证,常配栀子、大黄等泻火解毒药;治阴黄证,则配附子、干姜等温里散寒药。

2. 清利湿热　用于湿温,湿疮,湿疹瘙痒。治湿温病邪在气分,多配黄芩、滑石等清热燥湿、清利湿热药;治湿疮湿疹,常配黄柏、苦参等清热燥湿、杀虫止痒药,也可煎汤外用熏洗。

【配伍应用】茵陈配栀子:茵陈苦微寒,功主清利湿热退黄;栀子苦寒,功主泻火利湿退黄。两药合用,清热利湿退黄力胜,治疗湿热黄疸效著。

【用量用法】6~15g,煎服。外用适量,煎汤熏洗。

【使用注意】血虚萎黄者慎用。

> **知识链接**
>
> 　　《中国药典》规定茵陈有两个采收期,春季幼苗高6~10cm时或秋季花蕾长成时采收,前者称"绵茵陈",后者称"茵陈蒿"。茵陈过去只用幼苗,故有"三月茵陈四月蒿,五月砍来当柴烧"之说。后来研究发现,茵陈的三个主要利胆有效成分蒿属香豆精、对羟基苯乙酮和茵陈香豆酸A、B以秋季的花前期和花果期含量为高,幼苗中则含利胆成分绿原酸和对羟基苯乙酮。

金钱草　Jinqiancao
《本草纲目拾遗》

【来源】本品为报春花科植物过路黄的干燥全草。生用。

【性味归经】甘、淡,微寒。归肝、胆、肾、膀胱经。

【功效主治】

1. 除湿退黄　用于湿热黄疸。本品善清湿热而退黄,为治湿热黄疸之佳品。常配伍茵陈、栀子、虎杖等同用。

2. 利尿通淋　用于石淋、热淋。本品善利水道而排石,为治石淋之要药。可单用大剂量煎汤代茶饮,或配伍鸡内金、海金砂、滑石等通淋排石药同用。

3. 解毒消肿　用于恶疮肿毒,毒蛇咬伤。可用鲜品捣烂取汁饮,药渣外敷;或配清热解毒药同用。

【用量用法】15~60g,煎服。外用适量。

【使用注意】脾胃虚寒者慎用。

虎　杖　Huzhang
《名医别录》

【来源】本品为蓼科植物虎杖的干燥根茎和根。生用。

【性味归经】苦,微寒。归肝、胆、肺经。

【功效主治】

1. 利湿退黄　用于湿热黄疸,淋浊带下。本品为清热利湿退黄之良药。治湿热黄疸,常配茵陈、栀子等药;治淋浊带下,多配萆薢、薏苡仁等药。

2. 清热解毒　用于水火烫伤,疮痈肿毒,毒蛇咬伤。治水火烫伤,多研末麻油调敷;

治疮痈肿毒,烧灰外用或单煎内服;治毒蛇咬伤,鲜品捣烂外敷或单煎内服。

3. 活血祛瘀 用于血瘀经闭,痛经,跌打损伤,癥瘕。治血瘀经闭,痛经,多配益母草、当归等补血活血药;治跌打损伤,癥瘕,多配乳香、莪术等行气活血止痛药。

4. 祛痰止咳 用于肺热咳嗽。可单煎内服,亦可配伍黄芩、枇杷叶等药。

【用量用法】9～15g,煎服。外用适量,制成煎液或油膏涂敷。

【使用注意】孕妇忌用。

其他利水渗湿药见表9－10。

表9－10 利水渗湿药参考药

药名	功效主治	用量用法	使用注意
香加皮	1. 利水消肿,用于水肿 2. 祛风湿,强筋骨,用于风湿痹痛,肝肾不足,筋骨痿软无力	3～6g,煎服。或浸酒,入丸散服	有毒不宜多用久用
赤小豆	1. 利水消肿,用于水肿 2. 解毒排脓,用于痈疮肿毒 3. 利湿退黄,用于黄疸	9～12g,先煎。外用适量	
冬瓜皮	1. 利水消肿,用于水肿 2. 清热解暑,用于暑热证	9～30g,煎服	
玉米须	1. 利水消肿,用于水肿,淋证 2. 利湿退黄,用于黄疸	15～30g,煎服	
通草	1. 利尿通淋,用于湿热淋证 2. 下乳,用于产后乳汁不通或乳少	3～5g,煎服	孕妇慎用
萆薢	1. 利湿浊,用于膏淋、带下 2. 祛风湿,用于风湿痹证	10～15g,煎服	肾阴亏虚遗精滑泻者慎用
海金沙	利尿通淋,用于各种淋证、水肿	6～12g,布包煎	肾阴亏虚者慎用
石韦	1. 利尿通淋,用于淋证 2. 清肺止咳,用于肺热咳喘 3. 凉血止血,用于血热出血	6～12g,煎服	
瞿麦	1. 利尿通淋,用于热淋 2. 活血通经,用于闭经,月经不调	9～15g,煎服	孕妇忌用
萹蓄	1. 利尿通淋,用于淋证 2. 杀虫止痒,用于湿疹阴痒	9～15g,煎服。外用适量	脾胃虚寒者慎用
地耳草	1. 利湿退黄,用于湿热黄疸 2. 清热解毒,用于疮疡肿毒 3. 活血消肿,用于跌打损伤	15～30g,煎服。外用适量	
垂盆草	1. 利湿退黄,用于湿热黄疸 2. 清热解毒,用于疮疡肿毒;毒蛇咬伤	15～30g,煎服。外用适量	

七、温里药

凡以温里散寒为主要功效,用治里寒证的药物,称为温里药,又称祛寒药。

本类药物多味辛性温热,主归脾、胃经,有的兼入肺、肝、肾、心经。以温里散寒、温经止痛为主要功效,或兼助阳、回阳。主要适应于外寒入侵,直中脏腑或经脉,或自身阳气不足,阴寒内生所致的里寒证。

本类药物多辛热燥烈,易助火劫阴,故实热证、阴虚火旺、津血亏少者忌用,孕妇及气候炎热时慎用。

附 子 Fuzi

《神农本草经》

【来源】本品为毛茛科植物乌头的子根的加工品。加工炮制为盐附子、黑附子(黑顺片)、白附片、淡附片等。

【性味归经】辛、甘,大热。有毒。归心、肾、脾经。

【功效主治】

1. 回阳救逆　用于亡阳证。本品辛甘大热,纯阳燥烈,为回阳救逆之要药。常配干姜、甘草同用;若治久病气虚欲脱,或出血过多,气随血脱者,每配人参用。

2. 补火助阳　用于阳虚证。本品又能补火助阳,上可助心阳、中能温脾阳、下善补肾阳,凡诸阳虚证,无不适宜,遂为治三脏阳虚诸证的佳品。治心阳不足之心悸气短,胸痹心痛,常配人参、桂枝等药;治脾肾阳虚,水湿内停之水肿,小便不利,常配茯苓、白术、生姜等温肾助阳、健脾利水药;治肾阳不足者,常配肉桂、山茱萸、熟地等温阳补肾药;治阳虚外感,表里皆寒者,常配麻黄、细辛等发汗解表药。

3. 散寒止痛　用于寒湿痹痛。本品温散走窜,为散阴寒、除风湿、止疼痛之猛药,尤善治寒痹剧痛者。每配白术、桂枝等药。

【配伍应用】附子配细辛、麻黄:附子辛热,功主助阳散寒;麻黄辛温,功主发表散寒;细辛辛温气烈,善祛少阴经风寒。三药合用,善助阳发表散寒,治阳虚外感效佳。

【用量用法】3~15g,煎服,宜先煎、久煎。

【使用注意】阴虚阳亢及孕妇忌用。不宜与半夏、瓜蒌、瓜蒌子、瓜蒌皮、天花粉、川贝母、浙贝母、平贝母、伊贝母、湖北贝母、白蔹、白及同用。

知识链接

　　附子在用法上要求先煎、久煎,其原因是由于附子含有多种乌头碱类化合物,具有很强的毒性,其毒性主要表现为心脏的毒性。实验证明,随着煎煮时间的延长,乌头碱得到进一步水解后,则毒性大大下降,故使用附子时宜先煎、久煎,使其毒性降低。

干 姜 Ganjiang

《神农本草经》

【来源】本品为姜科姜的干燥根茎。生用。

【性味归经】辛,热。归脾、胃、心、肺经。

【功效主治】

1. 温中散寒 用于脾胃寒证。本品能祛脾胃寒邪,又能助脾胃阳气,为温中散寒之要药。治胃寒呕吐,脘腹冷痛,常配伍高良姜等温中散寒药。治脾胃虚寒,脘腹冷痛,多配伍党参、白术等健脾益气药。

2. 回阳通脉 用于亡阳证。本品归心经而能回阳通脉。常与附子配伍以增效。

3. 温肺化饮 用于寒饮伏肺喘咳。症见形寒背冷、痰多清稀者,常与麻黄、细辛等药配伍。

【配伍应用】干姜配附子:干姜辛热,功主回阳通脉、温中散寒;附子辛热,功主回阳救逆。两药合用,不但回阳救逆力佳,而且温中散寒效著,治疗亡阳欲脱和中虚寒盛均可使用。

【用量用法】3~10g,煎服。

【使用注意】孕妇慎用;阴虚内热、血热出血者忌用。

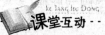

课堂互动

干姜与生姜之异同

　　二药同源,一为干品,一为鲜品,皆能温中散寒止呕,用于脾胃寒证之腹痛、呕吐等,还能温肺,治肺寒之证。但干姜性热,善祛里寒,散寒止痛力强,常用于虚寒腹痛;其温肺之效,重在化饮,治寒饮伏肺之喘咳;又善回阳通脉,治亡阳证。生姜性温,主散表寒,温中止呕力胜,常用于胃寒呕吐;其温肺之效,重在止咳,治肺寒咳嗽;又能解除表寒,治风寒表证。

肉 桂 Rougui

《神农本草经》

【来源】本品为樟科植物肉桂的干燥树皮。生用。

【性味归经】辛、甘,热。归肾、脾、心、肝经。

【功效主治】

1. 补火助阳 用于肾阳虚证。本品长于温补命门之火而助阳,为治命门火衰之要药;又能引火归源,为治下元虚冷、虚阳上浮诸证之要药。治肾阳不足,命门火衰者,常与附子、山萸肉等同用;治下元虚冷、虚阳上浮者,常配山萸肉、五味子等滋阴补肾药。

2. 散寒止痛 用于寒凝疼痛证。根据具体病证的不同,可分别配伍相应的药物治疗脘腹冷痛,寒湿痹痛,胸痹心痛,寒疝腹痛等寒痛证。

3. 温通经脉 用于寒凝血滞之痛经、闭经,或阳虚寒滞之阴疽。治寒凝血滞之痛经、闭经,常配活血调经、温经散寒药;治阴疽,可配鹿角胶、炮姜、麻黄等药。

此外,本品尚具温阳化气,鼓舞气血生长之效,用于气血虚衰之证。常在补益气血方中佐以少量本品,如十全大补丸、人参养荣丸。

【配伍应用】肉桂配附子:肉桂辛甘而热,功主补火助阳、散寒通脉;附子辛热,功主补火助阳、散寒止痛。两药合用,补火助阳、散寒止痛力著,可治肾阳虚衰、脾肾阳衰及里寒之重证。

【用量用法】1~5g,煎服,宜后下。研末冲服,每次1~2g。

【使用注意】有出血倾向者及孕妇忌用。不宜与赤石脂同用。

吴茱萸 Wuzhuyu
《神农本草经》

【来源】本品为芸香科植物吴茱萸、石虎或疏毛吴茱萸的干燥近成熟果实。生用或醋炙用。

【性味归经】辛、苦,热。有小毒。归肝、脾、胃、肾经。

【功效主治】

1. 散寒止痛 用于寒凝肝脉诸痛证。本品善温散肝经之寒邪而止痛,为治寒郁肝脉诸痛之要药。治厥阴巅顶头痛,常配人参、生姜等药;治寒疝腹痛,常配小茴香、木香等药;治冲任虚寒、瘀血阻滞之痛经,常配桂枝、当归、川芎等药;治寒湿脚气肿痛,多配木瓜、苏叶、槟榔等药。

2. 疏肝降逆 用于呕吐吞酸。本品可疏肝下气而降逆,为治疗中(脾胃)寒肝逆之要药。治肝火犯胃所致呕吐吞酸,常配黄连同用;胃寒呕吐,多配半夏、生姜等药。

3. 助阳止泻 用于虚寒泄泻。本品为脾肾阳虚,五更泄泻常用之品,每配补骨脂、五味子、肉豆蔻等药。

【用量用法】2~5g,煎服。外用适量。

【使用注意】不宜多服久服,阴虚火旺者忌用。

丁 香 Dingxiang
《药性论》

【来源】本品为桃金娘科植物丁香的干燥花蕾。生用。

【性味归经】辛,温。归脾、胃、肾经。

【功效主治】

1. 温中降逆 用于胃寒呕吐、呃逆。本品功善温脾暖胃散寒降逆,为治胃寒呕呃之要药。治虚寒呃逆,常配柿蒂、生姜等药;治胃寒呕吐,可配半夏、生姜等药;治脾胃虚寒呕吐,多配砂仁、白术等药。

2. 散寒止痛 用于脘腹冷痛。常配延胡索、五灵脂、橘红等药。

3. 温肾助阳 用于肾虚阳痿,宫冷。常配附子、肉桂、淫羊藿等药。

【配伍应用】丁香配柿蒂:丁香辛温,功主温中散寒降逆;柿蒂苦平,功主降气止呃。两药合用,共凑温中散寒,降气止呃之效,治虚寒呕呃之力佳。

【用量用法】1～3g,内服或研末外敷。

【使用注意】热证及阴虚内热者忌用。不宜与郁金同用。

其他温里药见表9－11。

表9－11 温里药参考药

药名	功效主治	用量用法	使用注意
小茴香	1. 散寒止痛,用于疝气痛,痛经 2. 理气和中,用于中焦寒凝气滞证	3～6g,煎服。外用适量	阴虚火旺者慎用
花椒	1. 温中止痛,用于中寒腹痛,虫积腹痛 2. 杀虫止痒,用于湿疹、阴痒	3～6g,煎服。外用适量	热病及阴虚火旺者忌用,孕妇慎用
高良姜	1. 散寒止痛,用于脘腹冷痛 2. 温中止呕,用于胃寒呕吐	3～6g,煎服。研末服,每次3g	
胡椒	1. 温中散寒,用于脾胃寒证 2. 下气消痰,用于癫痫	0.6～1.5g,研末吞服。外用适量	

八、理气药

凡以疏畅气机为主要功效,用治气滞或气逆证的药物,称为理气药,又称行气药。其中行气力强者,又称破气药。

本类药物味多辛香苦性温,且主归脾胃、肝、肺经,主要有理气健脾、疏肝解郁、理气宽胸、行气止痛等作用。主要适用于气机不畅的气滞或气逆证。此外,部分药物还有燥湿化痰、破气散结、降逆止呕等功效。

本类药物性多辛温香燥,易耗气劫阴,故气虚阴亏者慎用。破气药孕妇应忌用。理气药多气味芳香,故不宜久煎。

陈 皮 Chenpi
《神农本草经》

【来源】本品为芸香科植物橘及其栽培变种的干燥成熟果皮。药材分为"陈皮"和"广陈皮"。生用。

【性味归经】辛、苦,温。归脾、肺经。

【功效主治】

1. 理气健脾 用于脾胃气滞证。本品芳香醒脾,为理气健脾的要药。尤以脾胃气滞之呕泻及湿阻气滞者用之为宜,常配苍术、厚朴等药;若为脾虚气滞,脘腹胀满,腹痛喜按者,常配党参、白术、茯苓等药;若胃虚夹热,呕恶脘胀,每配竹茹、半夏、党参等药。

2. 燥湿化痰 用于痰湿壅滞。本品为治痰之要药。治湿痰壅滞,胸膈满闷、咳嗽痰多色白,常配半夏、茯苓等药;治寒痰咳嗽,痰多清稀,多配干姜、细辛等药。

【配伍应用】陈皮配半夏:陈皮辛苦温,功主理气健脾,燥湿化痰;半夏辛温,功主燥湿化痰,善行散水湿。两药合用,燥湿化痰力佳,用治痰湿滞中,客肺者。

【用量用法】3～10g,煎服。

枳 实 Zhishi
《神农本草经》

【来源】本品为芸香科植物酸橙及其栽培变种或甜橙的干燥幼果。生用或麸炒用。

【性味归经】苦、辛,微寒。归脾、胃、大肠经。

【功效主治】

1. 破气消积　用于食积气滞,脘腹痞满证。本品为破气除痞,消积导滞之要药。临床上可根据积滞内停情况随证配伍,饮食积滞者,常配山楂、麦芽等药;热结便秘者,多配大黄、厚朴等药;湿热积滞,泻痢后重者,常配神曲、黄连等药;脾虚食积者,可配白术等药。

2. 化痰除痞　用于痰滞之胸脘痞满,胸痹结胸证。治胸阳不振,痰阻胸痹者,常配薤白、桂枝、瓜蒌等药。治痰热结胸者,常配黄连、半夏等药。

此外,本品尚可治气虚下陷之胃扩张,胃下垂,脱肛,子宫脱垂等证,多配补气升阳药。

【配伍应用】枳实配白术:枳实苦辛微寒,功主破气消积、化痰除痞;白术甘苦而温,功主补气健脾、燥湿利水。两药合用,既有补气健脾之功,又有行气消积祛湿之效,治脾虚气滞夹积夹湿效尤佳。

【用量用法】3～10g,煎服。炒后性较平和。

【使用注意】孕妇及脾胃虚弱者慎用。

木 香 Muxiang
《神农本草经》

【来源】本品为菊科植物木香的干燥根。生用或煨用。

【性味归经】辛、苦,温。归脾、胃、大肠、三焦、胆经。

【功效主治】

1. 行气,调中,止痛　用于脾胃气滞证,大肠气滞、泻痢后重。本品可升可降,通调三焦,尤善行脾胃大肠之滞气,为行气止痛的要药。治脾胃气滞证,多配理气健脾药等;治大肠气滞、泻痢后重,多配清热燥湿、行气导滞药等。

2. 行气,止痛　用于肝胆气滞证。本品既行气调中,又能疏肝利胆。治疗湿热交蒸,肝胆郁滞所致的胁肋脘腹胀痛疼痛、黄疸等,常配疏肝理气药,或配等清热利湿退黄药。

【用量用法】3～6g,煎服。生用行气力强,煨用则力缓,多用于止泻。

【使用注意】阴虚火旺者慎用。

香 附 Xiangfu
《名医别录》

【来源】本品为莎草科植物莎草的干燥根茎。生用或醋炙用。

【性味归经】辛、微苦、微甘，平。归肝、三焦经。

【功效主治】

1. 疏肝理气　用于肝郁气滞诸痛证。本品为疏肝理气解郁之要药，无论寒热虚实皆可使用。治肝郁气滞之胁肋胀痛者，常配柴胡、枳壳等疏肝行气药。治寒疝腹痛者，多配乌药、小茴香等行气散寒止痛药。治寒凝气滞，肝郁犯胃之脘腹胀痛者，则配高良姜同用。

2. 调经止痛　用于肝郁月经不调、痛经、乳房胀痛等。本品为调经止痛之要药。常配当归、柴胡、青皮、橘核等药同用。

【用量用法】6～10g，煎服。醋炙止痛力增强。

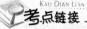

考点链接

治疗肝气郁结，月经不调，痛经，乳房胀痛，宜首选的药物是
A. 沉香　　　B. 木香　　　C. 香附　　　D. 枳实　　　E. 陈皮
答案 C。

沉　香　Chenxiang
《名医别录》

【来源】本品为瑞香科白木香含有树脂的木材。锉末或磨粉，生用。

【性味归经】辛、苦，温。归脾、胃、肾经。

【功效主治】

1. 行气止痛　用于胸腹胀痛。治寒凝气滞之胸腹胀痛，常配乌药、槟榔、木香等药；治脾胃虚寒之脘腹冷痛，则多配肉桂、附子、干姜等药。

2. 降逆止呕　用于胃寒呕吐、呃逆。本品为温中降逆止呕呃之良药。治寒邪犯胃、呕吐清水者，可配陈皮、胡椒等药；治胃寒久呃者，多配柿蒂、白豆蔻、紫苏叶等药。

3. 温肾纳气　用于虚喘证。本品为治肾气虚寒、气逆喘息的要药。治下元虚冷、肾不纳气之气逆喘急者，常配肉桂、补骨脂、熟地等药；治上盛下虚之痰饮咳喘者，多配厚朴、苏子、半夏等药。

【用量用法】1～5g，煎服，宜后下。或磨汁冲服。或入丸散。

【使用注意】气虚下陷、阴虚火旺者慎用。

川楝子　Chuanlianzi
《神农本草经》

【来源】本品为楝科植物川楝的干燥成熟果实。生用或麸炒用。

【性味归经】苦，寒。有小毒。归肝、胃、小肠、膀胱经。

【功效主治】

1. 行气止痛，疏肝泄热　用于肝郁化火所致诸痛证。多配延胡索同用。治肝胃不和之胁肋、脘腹作痛及疝气痛伴热象者，配柴胡、白芍等药；治寒疝腹痛，单用本药炒用，或配小茴香、吴茱萸等药。

2. 杀虫疗癣　用于虫积腹痛。尤适用于蛔虫腹痛,配槟榔、使君子等药同用。

此外,将本品焙黄研末,加工成软膏外涂,用于治头癣。

【配伍应用】川楝子配延胡索:川楝子性寒,功主理气止痛;延胡索性温,功主活血行气止痛。两药合用,行气活血止痛力著,善治血瘀气滞诸痛。

【用量用法】5～10g,煎服。外用适量,研末调涂。

【使用注意】本品有毒,不宜过量或持续服用;脾胃虚弱者不宜用。

薤　白　Xiebai
《神农本草经》

【来源】本品为百合科植物小根蒜或薤的干燥鳞茎。生用。

【性味归经】辛、苦,温。归肺、胃、大肠经。

【功效主治】

1. 通阳散结　用于胸痹证。本品能温通胸阳,散阴寒痰湿之凝结,为治胸痹的要药。治寒痰阻滞,胸阳不振引起的胸痹证,常配瓜蒌、半夏、枳实等药;治痰瘀胸痹,则宜与川芎、丹参、瓜蒌等药同用。

2. 行气导滞　用于胃肠气滞,泻痢里急后重。治胃肠气滞者,常配木香、砂仁等药;治湿热泻痢后重者,多配黄连、枳实等药。

【用量用法】5～10g,煎服。

【使用注意】气虚无滞者忌用,阴虚及内热者慎用,不耐蒜味者不宜用。

其他理气药见表9-12。

表9-12　理气药参考药

药名	功效主治	用量用法	备注
青皮	1. 疏肝破气,用于肝气郁滞证 2. 散结消滞,用于食积气滞脘腹胀痛,气滞血瘀证	3～10g,煎服	气虚、阴虚者慎用
乌药	1. 行气止痛,用于寒凝气滞胸腹诸痛证 2. 温肾散寒,用于膀胱虚寒证	6～10g,煎服	气虚血亏无滞、阴虚火旺及内有火者慎用
柿蒂	降气止呃,用于呃逆证	5～10g,煎服	

九、消导药

凡以消化饮食积滞、促进消化为主要功效,治疗食积停滞证的药物,称为消导药,又称消食药。

本章节药多味甘性平,主入脾、胃二经,具有消化食积、开胃和中的作用,主要适用于食积停滞证,症见脘腹胀满、不思饮食,嗳气吞酸、恶心呕吐、大便失调等;亦可用于治疗脾胃虚弱所致消化不良、食欲不佳等。

山 楂 Shanzha
《新修本草》

【来源】本品为蔷薇科植物山里红或山楂的干燥成熟果实。秋季果实成熟时采收。

【性味归经】酸、甘,微温。归脾、胃、肝经。

【功效主治】

1. 消食化积　用于肉食积滞证等。本品能消食化积,用于各种食积证,尤以消油腻肉积见长。可单用本品,亦可配伍神曲、麦芽等消导药以增强消导之功。

2. 行气散瘀　用于泻痢腹痛、疝气痛以及多种瘀血证。对于泻痢腹痛,可单用本品煎水或研末服用;对于疝气作痛,可与橘核、荔枝核配伍;对于瘀阻胸痹心痛,可与桃仁、红花配伍;对于瘀血闭经,产后瘀阻腹痛,可与益母草、当归、川芎等配伍。

3. 化浊降脂　用于高血压病、冠心病、高脂血症等。生用或泡茶饮均有较好的效果,亦可与银杏叶、丹参同用。

【配伍应用】山楂配伍神曲、麦芽:三药相合,共奏消食化积,健胃和中之功,用于各种食积或消化不良等证。

【用量用法】9~12g,煎服。

【使用注意】脾胃虚弱而无食积者,胃酸分泌过多者应慎用。

ZHI SHI LIAN JIE 知识链接

　　山楂含有酒石酸、柠檬酸、山楂酸及多种黄酮类化合物、糖类等,能增加胃中消化酶的分泌,促进消化;因为山楂中含有多种酸性物质,所以胃酸分泌过多者应慎用;所含脂肪酶可促进体内脂肪代谢分解;所含各种有机酸能提高蛋白酶的活性,提高消化肉类食物能力。山楂提取物有收缩子宫、强心、降压、降血脂、防止动脉粥样硬化、增加冠状动脉流量、扩张血管及抗心律失常等作用,实验表明山楂对痢疾杆菌及大肠杆菌有较强的抑制作用。

神 曲 Shenqu
《药性论》

【来源】本品为面粉和其他药物混合后经发酵而成的加工品。

【性味归经】甘、辛,温。归脾、胃经。

【功效主治】

消食和胃,用于饮食积滞之证。对于食积引起的脘腹胀闷、嗳腐吞酸,甚至泻痢者,常与山楂、莱菔子、陈皮同用,如保和丸;对于食积兼有脘腹胀满、食少纳呆、肠鸣腹泻等症状者,常与炒山楂、炒麦芽配伍。

此外,本品兼有较弱解表的作用,故对外感食滞证尤为适宜。

【用量用法】6~15g,煎服。

鸡内金 Jineijin
《神农本草经》

【来源】本品为雉科动物家鸡的干燥沙囊内壁。

【性味归经】甘、平。归脾、胃、小肠、膀胱经。

【功效主治】

1. 健胃消食 用于饮食积滞,小儿疳积之证。本品消食力强,可用于多种食积证,可单用,亦可与白术、山楂等配伍,用于治疗脾虚运化失职,食少纳呆,小儿疳积等。

2. 涩精止遗 用于肾虚遗尿,遗精。用于肾虚遗尿,常与桑螵蛸、益智仁、牡蛎等配伍;用于肾虚遗精,常与芡实、莲子、菟丝子等配伍。

3. 通淋化石 用于砂石淋证或胆结石等。常与海金沙、金钱草等配伍。

【用量用法】3~10g,煎服;研末服,每次1.5~3g,效果较煎剂好。

KAO DIAN LIAN JIE
考点链接

以下与鸡内金相关的描述,哪些是正确的

A. 性味甘、辛　　B. 主入脾、胃、小肠、膀胱经　　C. 能够涩精止遗

D. 能够治疗小儿疳积　　　　E. 能够治疗泌尿系及肝胆结石

答案:BCDE。

麦 芽 Maiya
《药性论》

【来源】本品为禾本科植物大麦的成熟果实经发芽干燥的炮制加工品。

【性味归经】甘,平。归脾、胃经。

【功效主治】

1. 消食和中 用于食积证,尤能促进如米、面类等淀粉性食物的消化,故本品被称为消食积腹胀之良药,常与山楂、神曲等配伍。

2. 回乳消胀 用于断乳及乳房胀痛。用于妇女哺乳期断乳或乳汁郁积所致乳房胀痛,可大剂量单用本品。

【用量用法】10~15g,煎服。回乳炒用60g。生麦芽功偏消食和胃,炒用麦芽多用于回乳。

【使用注意】妇女哺乳期不宜使用。

莱菔子 Laifuzi
《日华子本草》

【来源】本品为十字花科植物萝卜的干燥成熟种子。

【性味归经】辛、甘,平。归肺、脾、胃经。

【功效主治】

1. 消食除胀 用于食积气滞证。症见脘腹胀满、嗳气吞酸甚至腹泻等,常与神曲、山楂、陈皮等配伍,如保和丸。

2. 降气化痰 用于喘咳痰盛、食少胸闷。本品既能降气平喘,又能化痰,常与白芥子、紫苏子配伍。

此外,本品除消食外,又长于行气,能消气滞食积之脘腹胀满。故对食积而气滞腹胀者效果佳。

【用量用法】5~12g,煎服。

【使用注意】因本品辛散耗气,故气虚者慎用,且不宜与人参同用。

十、活血祛瘀药

凡以通利血脉、消散瘀血为主要作用,用于治疗瘀血阻滞之证的药物,称为活血祛瘀药或活血化瘀药,简称活血药或化瘀药。

本章节药味多辛、苦,主归心、肝经,走血分,具有活血祛瘀的作用,主要适用于各种瘀血阻滞血脉所引起的疾病,治疗范围可涉及内科、妇科、外伤科等。如瘀血头痛、胸胁脘腹痛、风湿痹痛、体内癥瘕积聚等内科病证;如血滞所致经闭、痛经、产后瘀阻、月经不调等妇科病证;如跌打损伤、瘀血肿痛、筋伤骨折、外伤所致出血或瘀血阻滞所致的出血等外伤科病证。

依据"气为血之帅""气行则血行""气滞则血滞"等理论,故活血祛瘀药应常配与理气药同用。此外,对于诸如风湿阻滞者、寒凝血瘀者、癥瘕积聚者、瘀热互结者、久瘀体虚或因虚致瘀者,应在使用活血祛瘀药的同时,进行随证配伍。

由于本章节药大多易耗血动血,故妇女月经过多、血虚经闭无瘀及出血无瘀者忌用,孕妇慎用或忌用。

川 芎 Chuanxiong
《神农本草经》

【来源】本品为伞形科植物川芎的干燥根茎。

【性味归经】辛,温。归肝、胆、心包经。

【功效主治】

1. 活血行气 用于血瘀气滞诸痛证。本品辛香行散,温通血脉,既能活血,又能行气开郁止痛,被誉为"血中气药",用于各种血瘀气滞之证,常与丹参、红花、赤芍等活血之品配伍;本品还能"下行血海",故长于调经,临床上被广泛用于月经不调、痛经、闭经、产后瘀滞腹痛等证,又被誉为"妇科调经之要药",常与当归、桃仁等活血调经之品配伍。

2. 祛风止痛 用于头痛,风湿痹痛。本品能"上行头目"而长于治头痛,无论风寒、风热、风湿、血瘀、血虚所致头痛,皆可随证配伍应用,故有"头痛不离川芎"之说,又被誉为"治头痛之要药"。本品能"旁通络脉"而祛风活血止痛,用于风湿痹痛,常与羌活、独活等祛风湿之品配伍。

【配伍应用】

1. 川芎配当归 两者合用,具有活血行血,调经止痛之功效,用于血虚挟瘀之头痛、痛经闭经、产后瘀滞腹痛及风湿痹痛等证。

2. 川芎用于各种证型头痛配伍　风寒头痛,常与白芷配伍;风热头痛,常与菊花、石膏等配伍;风湿头痛,常与羌活、藁本等配伍;血瘀头痛,常与桃仁等配伍;血虚头痛,常与当归、熟地等配伍。

【用量用法】3~10g,煎服。

【使用注意】阴虚阳亢之头痛忌用,月经过多、气虚多汗、出血性疾病慎用。

课堂互动

为什么医家常有"头痛不离川芎"之说?

川芎性味辛温,具有活血行气,祛风止痛之功,能"上行头目"而长于治头痛,无论风寒、风热、风湿、血瘀、血虚所致头痛,川芎能够起到祛风与止痛双重功效;此外,对其他类型头痛,如寒郁、痰湿、火郁、鼻渊等所致头痛,川芎皆可随证配伍应用,发挥其长于止头痛的功效。因此,医家常有"头痛不离川芎"之说。

延胡索　Yanhusuo
《雷公炮炙论》

【来源】本品为罂粟科植物延胡索的干燥块茎,夏初茎叶枯萎时采挖。又名元胡。

【性味归经】辛、苦,温。归肝、脾经。

【功效主治】活血、行气、止痛,用于血瘀气滞诸痛证。本品止痛效果极佳,被誉为"止痛之要药"。不论何种痛证,延胡索皆可配伍应用,对于心血瘀阻所致胸痹心痛,常与丹参、川芎、瓜蒌、蒲黄等配伍;对于肝郁气滞所致胸胁胀痛,常与柴胡、香附、川芎等配伍;对于寒邪所致胃脘冷痛,常与桂枝、高良姜等配伍;对于女子痛经、产后瘀滞腹痛,常与当归、红花、香附等配伍;对于寒疝腹痛,常与橘核、小茴香、吴茱萸等配伍;对于跌打损伤引起痛症,常与乳香、没药等配伍;对于风湿痹痛,常与秦艽、桑枝等配伍。

此外,临床上报道延胡索用于治疗多种内脏痉挛性或非痉挛性疼痛,以及麻风病引起的神经痛,均有较好疗效。

【用量用法】煎服,3~10g;研末吞服,每次1.5~3g。醋制可增强止痛作用。

郁　金　Yujin
《药性论》

【来源】本品为姜科植物温郁金、姜黄、广西莪术或蓬莪术的干燥块根。

【性味归经】辛、苦,寒。归肝、心、胆经。

【功效主治】

1. 活血止痛　用于气滞血瘀所致胸、胁、腹痛等诸痛证。本品味辛性寒,入气分可行气解郁,入血分能活血定痛,尤适用于血瘀气滞兼有郁热之证,常与丹参、柴胡、香附配伍。

2. 行气解郁　用于热病神昏,癫痫痰闭之证。本品能解郁开窍醒神,性寒入心经而能清心火。对于湿温病,痰浊蒙闭心窍者,常与石菖蒲、栀子、丹皮等配伍;对于痰浊蒙蔽心窍之癫痫、癫狂证,常与白矾配伍。

3. 清心凉血 用于气血上逆所致出血诸证。本品性寒而能清热,味苦而能降泄,从而达到顺气降火而凉血止血。临床上常用于治疗吐血、衄血及妇女倒经,常配生地、栀子、丹皮等凉血止血之品同用,如生地黄汤。

4. 利胆退黄 用于肝胆湿热证。常与茵陈、栀子、大黄等配伍使用。

【用量用法】3~10g,煎服。

【使用注意】不宜与丁香、母丁香同用。

丹 参 Danshen
《神农本草经》

【来源】本品为唇形科植物丹参的干燥根或根茎。

【性味归经】苦,微寒。归心、肝经。

【功效主治】

1. 活血祛瘀 用于瘀血或血行不畅之证。本品苦寒清泄,主入血分,长于活血祛瘀,被誉为"活血祛瘀之要药",临床上被广泛用于各种瘀血病证,常与川芎、当归等配伍。

2. 调经止痛 用于妇科血滞瘀阻诸证。本品既能活血祛瘀而又能调经止痛,且有"祛瘀生新而不伤正"之特点,被誉为"妇科活血调经之要药";对于妇女月经不调、痛经、闭经,产后瘀血阻滞腹痛等证尤为适合,可单味为末,温黄酒送服,或配与其他活血调经养血之品,如当归、益母草、泽兰等。

3. 凉血消痈 用于血热瘀结引起的疮疡肿毒。常与金银花、穿心莲、蒲公英等配伍。

4. 清心安神 用于热病伤及营分或心悸失眠。常与生地、酸枣仁、玄参等配伍。

此外,现代临床上以丹参为主的复方丹参滴丸、复方丹参注射液等用于治疗冠心病心绞痛、病毒性心肌炎、缺血性心脑血管疾病、血栓闭塞性脉管炎、急慢性肝炎、肝脾大等疾病,均有较好疗效。

【用量用法】10~15g,煎服。

【使用注意】不宜与藜芦同用。

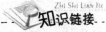
知识链接

丹参含有脂溶性非醌类成分丹参酮、异丹参酮、隐丹参酮、二氢丹参酮等。丹参能有效扩张冠状动脉和外周血管,显著增加冠脉血流量,通过有效调整心律,从而保护缺血心肌,改善微循环;还可抑制血小板聚集,防止血栓形成;能够降低血压;能够有效降低血脂;丹参通过抑制或减轻肝细胞变性、坏死或炎症反应,从而有效促进肝细胞再生,避免肝纤维化;能够促进机体组织的修复,加速骨折或皮肤切口愈合;丹参中所含的隐丹参酮、二氢丹参酮,对体外的葡萄球菌、大肠杆菌、变性杆菌有抑制作用。此外丹参还具有增强机体免疫能力、抗过敏、抑制中枢神经、抗肿瘤等作用。

益母草　Yimucao
《神农本草经》

【来源】本品为唇形科一年生或二年生植物益母草的新鲜或干燥的地上部分。

【性味归经】苦、辛,微寒。归肝、心、膀胱经。

【功效主治】

1. 活血调经　用于妇科血瘀经产诸证。本品主入心肝血分,长于活血化瘀调经,被誉为"妇科经产要药",临床上被广泛用于妇科瘀滞所引起的月经不调、闭经、痛经、产后瘀滞腹痛、恶露不尽等证,可单用本品熬膏服用;或与当归、川芎、赤芍等配伍。

2. 利尿消肿　用于水肿,小便不利。本品兼入膀胱经,因其能利尿消肿,又能活血化瘀,故长于治疗水瘀互结之水肿。可单用本品,或与车前子、白茅根等配伍以增强其利水消肿之功。

3. 清热解毒　用于疮疡肿毒,皮肤痒疹。可单用鲜品捣敷或煎汤外洗,或与苦参、黄连、黄柏等清热燥湿之品配伍。

此外,益母草还可用于跌打损伤所致瘀血肿痛,常与乳香、没药等配伍。

【用量用法】干品 9~30g 或鲜品 12~40g,煎服;亦可熬膏用。外用适量捣敷或煎汤外洗。

【使用注意】孕妇忌用。

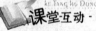

课堂互动

　　不是说益母草为"妇科经产要药"吗,那为什么孕妇要慎用甚至忌用益母草呢?因为益母草中含有益母草碱、益母草定、水苏碱等生物碱及苯甲酸、氯化钾、月桂酸、兰香苷等黄酮类物质等。动物实验及临床报道表明,益母草煎液及提取物具有兴奋子宫,加快子宫收缩及幅度作用,故孕妇要慎用甚至忌用益母草,因此,不要被"益母"二字或"妇科经产要药"所迷惑。

桃　仁　Taoren
《神农本草经》

【来源】本品为蔷薇科植物桃或山桃的成熟种子。

【性味归经】苦、甘,平;有小毒。归心、肝、肺、大肠经。

【功效主治】

1. 活血祛瘀　用于多种血瘀证以及肠痈,肺痈。本品长于活血祛瘀且力较强,常用于闭经、痛经、癥瘕积聚、产后腹痛及跌打损伤等血瘀证,常与当归、川芎、红花等配伍,如桃红四物汤。用于治疗肠痈,常与大黄、牡丹皮等配伍,如桃核承气汤;用于治疗肺痈,常配苇茎、冬瓜仁等配伍,如苇茎汤。

2. 止咳平喘　用于咳嗽气喘证。常与杏仁配伍,组成双仁丸。

3. 润肠通便　用于肠燥便秘。由于本品中富含植物油,故能滑肠润燥,常与当归、火麻仁、郁李仁等润肠之品配伍。

【配伍应用】桃仁配红花:桃仁甘润苦降,具有活血祛瘀作用;红花辛散温通,具有活血通经、祛瘀止痛。两药配伍,相得益彰,共奏活血通经、祛瘀生新之效,用于瘀血所致的胸腹疼痛、经闭痛经等证。

【用量用法】5~10g,宜捣碎入煎。

【使用注意】孕妇忌服。由于桃仁在体内能够分解出氢氰酸,对中枢神经系统先兴奋后出现麻痹,故桃仁有小毒,过量可发生毒副反应,其主要表现为:头晕、呕吐、心悸、烦躁不安等中枢神经损害的症状,其中引起呼吸衰竭是其毒性致死的主要原因。

红 花 Honghua
《新修本草》

【来源】本品为菊科植物红花的干燥花。

【性味归经】辛,温。归心、肝经。

【功效主治】

1. 活血通经 用于妇科瘀血阻滞所引起的闭经、痛经、产后腹痛等证。由于本品辛散温通,主入心肝血分,能祛瘀生新,活血通经,临床上被广泛使用于妇产科血瘀病证。常与桃仁、当归、川芎等配伍。

2. 祛瘀止痛 用于血瘀所致诸痛证及外伤科跌打损伤等。由于本品能够散瘀而消癥止痛,故在临床上多用于治疗瘀血阻滞病证,常与川芎、延胡索等配伍;对于外伤科跌打损伤、血瘀肿痛,常与乳香、没药等配伍。

3. 凉血解毒 用于血热瘀滞,斑疹等证。常与大青叶、紫草、牡丹皮、当归等配伍。

【用量用法】3~10g,煎服。

【使用注意】月经量多者及孕妇忌用。

知识链接

> 红花主要含有红花黄素、红花苷、新红花苷、少量糖类及油酸等。本品能够促进子宫兴奋,甚至使子宫痉挛;能够兴奋心脏,增加冠状动脉血流量,改善心肌缺血;能够降低血压和血脂;能够抑制血小板聚集,增加纤溶酶的活性;此外,还具有抗菌、抗炎、镇痛、抗缺氧、抗惊厥等作用。
>
> 近现代临床报道红花注射液用于冠心病心绞痛、缺血性心脑血管疾病、血栓闭塞性脉管炎以及多形性红斑、神经性皮炎等疾病,均有较好的疗效。

牛 膝 Niuxi
《神农本草经》

【来源】本品为苋科多年生植物牛膝的干燥根。主产于河南、四川,其中以产于河南省怀庆县者为道地药材,被称为怀牛膝,产于四川的称为川牛膝。

【性味归经】苦、甘、酸,平。归肝、肾经。

【功效主治】

1. 逐瘀通经　用于瘀血阻滞所致的妇科经产瘀血诸证及跌打损伤等证。本品性善下行,有疏利降泄之特点,且逐瘀活血通经力强,在临床上常被用于妇科血瘀经产诸疾及跌打损伤等多种瘀血病证。对于妇科血瘀经产诸疾,常与当归、熟地、桃仁、红花等配伍;对于跌打损伤,常配续断、乳香、没药等配伍。

2. 补肝肾　强筋骨,用于腰膝酸痛,下肢痿软无力。对于肝肾虚损之腰膝酸痛者,常与杜仲、续断等补益肝肾之品配伍;对于久痹及肾所致腰膝疼痛者,常与独活、桑寄生、威灵仙等祛风湿强筋骨之品配伍,如独活寄生汤。

3. 引火(血)下行　用于上部的火热病证。本品具有引上炎之火(血)下行之功。对于气火上逆,血热妄行之吐血、衄血等证,常与白茅根、藕节、栀子等凉血止血之品配伍;对于胃火上炎所致口舌生疮、齿龈肿痛,常与石膏、知母、麦门冬等清热滋阴之品配伍;对于肝阳上亢所致头痛眩晕、目赤等证,常与代赭石、牡蛎、龙骨等平肝潜阳之品配伍。

4. 利尿通淋　用于淋证,水肿,小便不利等证。对于湿热下注型之热淋、石淋、血淋等,常与车前子、滑石、瞿麦等利水渗湿之品相配伍;对于水肿、小便不利等,常与泽泻、车前子、生地等配伍,如济生肾气丸。

【用量用法】5～12g,煎服。逐瘀通经、引火(血)下行、利尿通淋宜生用;补益肝肾,强筋骨多酒炙用。

【使用注意】孕妇及月经量过多者忌用,肾虚之遗精、滑精及气虚下陷者应慎用。

土鳖虫　Tubiechong
《神农本草经》

【来源】本品为鳖蠊科昆虫地鳖或冀地鳖的雌虫干燥体。

【性味归经】咸,寒;有小毒。归肝经。

【功效主治】

1. 破血逐瘀　用于瘀血阻滞之经闭,产后瘀阻之腹痛,癥瘕积聚之证。本品主入肝经血分,长于破血逐瘀,消除癥瘕。对于妇女血瘀经闭、产后瘀血阻滞之腹痛等,常与大黄、桃仁配伍,如下瘀血汤;对于癥瘕积聚之证,常与鳖甲、柴胡、桃仁等配伍以达逐瘀消癥之功。

2. 续筋接骨　用于伤科跌损瘀肿,筋伤骨折等证。为骨伤科续筋接骨之常用药,可单用本品研末外敷,或研末用黄酒送服,或与骨碎补、自然铜、乳香、没药等配伍。

【用量用法】3～10g,煎服。研末服,每次1～1.5g,以黄酒送服。

【使用注意】孕妇忌用。

莪　术　Ezhu
《药性论》

【来源】本品为姜科植物蓬莪术、广西莪术或温郁金的干燥根茎。

【性味归经】辛、苦,温。归肝、脾经。

【功效主治】

1. 行气破血　用于气血瘀滞所致的癥瘕积聚,经闭,产后腹痛、心腹瘀痛及外伤跌打损伤等证。本品既能行气止痛,本品能入血分,故长于破血逐瘀,而且消癥瘕力强,为破血消癥的代表药。对于上述病证,本品常与三棱、川芎等配伍;若上述病证属正虚者,应与黄芪、人参、当归等扶正之品配伍,以求攻补兼施,以免伤其正气。

2. 消积止痛　用于食积气滞,脘腹胀痛之证。本品亦入气分,长于行气消积而化积止痛,常与青皮、木香、枳实、槟榔等配伍,以达行气消积止痛之功。

【用量用法】6~9g,煎服。醋制长于止痛。

【使用注意】孕妇及月经量过多者禁用。

水　蛭　Shuizhi

《神农本草经》

【来源】本品为水蛭科动物蚂蟥、水蛭及柳叶蚂蟥等的干燥体。

【性味归经】咸、苦,平;有小毒。归肝经。

【功效主治】

破血逐瘀消癥,用于癥瘕积聚,血滞经闭,跌打损伤等证。本品破血逐瘀药力峻猛,且疗效极佳,被誉为"破血消癥之良药"。对于癥瘕积聚之证,常与莪术、三棱、虻虫等配伍;对于跌打损伤等证,常与骨碎补、自然铜等配伍。

【用量用法】1~3g,煎服。研末吞服,每次0.3~0.5g。

【使用注意】孕妇禁用。

> **知识链接**
>
> 水蛭含水蛭素、肝素、蛋白质、抗血栓素等物质。水蛭素能抑制凝血酶同血小板结合,促进凝血酶与血小板解离,抑制血小板受凝血酶刺激的释放和由凝血酶诱导的反应。因此本品具有较强的抗凝作用,从而防止血栓形成,并且其对已形成的血栓具有溶解作用。水蛭还具有终止妊娠、保护脑组织及促进神经恢复、降血脂、防止肿瘤扩散等作用。

其他活血祛瘀药见表9-13。

表9-13　活血祛瘀药参考药

药名	功效主治	用量用法	使用注意
乳香	1. 活血行气止痛,用于血瘀诸痛证 2. 消肿生肌,用于疮疡痈肿,瘰疬	3~5g,煎汤或入丸散;外用适量,研末调敷	胃弱者及孕妇忌用
没药	1. 活血止痛,用于瘀血阻滞之证 2. 消肿生肌,用于疮疡不敛	3~5g,多入丸散;外用适量	胃弱者及孕妇忌用
姜黄	1. 破血行气,用于血瘀气滞诸证 2. 通经止痛,用于风湿肩臂疼痛痛	3~10g,煎服;外用适量	

续表

药名	功效主治	用量用法	使用注意
五灵脂	1. 活血止痛,用于血瘀阴滞诸痛证 2. 化瘀止血,用于瘀血内阻之出血证	3～10g,包煎;或入丸散;外用适量	不宜与人参同用,血虚无瘀及孕妇慎用
泽兰	1. 活血调经,用于妇科经产瘀血诸证及跌打损伤等证 2. 利水消肿,用于产后小便不利	6～12g,煎服;鲜品加倍;外用适量	血虚及无瘀滞者慎用
鸡血藤	1. 活血补血用于月经不调、痛经、经闭属血瘀或血虚证 2. 舒筋活络,用于风湿痹痛,肢体麻木,中风或半身不遂等	9～15g,煎服	
王不留行	1. 活血通经,用于血瘀经闭、痛经等证 2. 下乳消痈,用于产后乳汁不下及乳痈 3. 利尿通淋,用于热淋、石淋、血淋等证	5～10g,煎服	孕妇慎用
骨碎补	1. 活血续伤,用于跌打损伤或金创,损伤筋骨,瘀肿疼痛 2. 补肾强骨,用于肾虚腰膝痛、足痿弱,牙痛、久泻等证	3～9g,煎服;外用适量	阴虚内热及无瘀血者慎用
自然铜	接骨疗伤、散瘀止痛,用于跌打损伤,骨折筋断,瘀肿疼痛	3～9g,入汤剂应先煎;多入丸散剂,研末每次0.3g;外用适量	阴虚火旺及血虚无瘀者慎用
三棱	1. 破血行气,用于血瘀气滞之癥瘕积聚,经闭腹痛等 2. 消积止痛,用于食积气滞,脘腹胀痛	5～10g,煎服	月经过多及孕妇禁用;不与芒硝、玄明粉同用
穿山甲	1. 活血消癥,用于癥瘕积聚、血瘀经闭、及风湿痹痛等 2. 通经下乳,用于产后乳汁不通及偏少 3. 消肿排脓,用于痈肿疮疡,瘰疬等	5～9g,煎服;1～1.5g,研末服	痈疽已溃及孕妇忌服
斑蝥	1. 破血逐瘀消癥,用于血瘀之经闭、癥瘕积聚 2. 攻毒散结,用于痈疽恶疮、顽癣、瘰疬等	0.03～0.06g,炮制后多入丸散用;外用适量,研末敷贴或酒醋浸涂,或制油膏涂敷患处,不宜大面积用	本品有大毒,内服慎用;孕妇禁用

十一、止血药

凡以制止体内外出血为主要作用,适用于各种内外出血证的药物,称为止血药。

本章节药物皆有止血的作用,由于其药物性质有寒、散、敛、温的不同,因此按其作用偏重不同分为凉血止血、化瘀止血、收敛止血及温经止血等四大止血功能。主要适用于各种内外出血证,常见有吐血、咯血、衄血、尿血、便血、崩漏、紫癜及外伤出血等。

使用止血药应根据出血的病因、病情,从整体出发,进行必要的随证配伍。另外,应注意止血而要防止留瘀,尤其是使用具有凉血止血、收敛止血功效的止血药,必须注意有无瘀血,不能单一止血,应酌情配伍行气活血之品。依据前人"下血必升举,吐衄必降气"之理论,故在治疗下部出血证如便血、痔血、崩漏等,应当配以升阳举陷之品来辅助治疗;而在治疗上部出血证如吐血、咯血、衄血等,应当配以降气药来辅助治疗。

前人有"红见黑则止"的说法,一般而言,止血药在炒炭后其味苦涩,可以加强其收敛和吸附止血的作用。但也有少数止血药由于炒炭后会影响其止血效果,因此止血药是否要炒炭用,应根据具体病性和药性来定。

大 蓟 Daji
《名医别录》

【来源】本品为菊科植物大蓟的干燥地上部分或根。

【性味归经】苦、甘,凉。归心、肝经。

【功效主治】

1. 凉血止血 用于血热妄行所致的出血证。本品长于清泄血分热邪而凉血止血,被誉为"治血热出血之要药",尤其适用于咯血、吐血、崩漏、尿血等,可单味应用进行浓煎,亦可以配伍小蓟、侧柏叶等配伍,如十灰散。

2. 散瘀解毒消痈 用于热毒痈肿等。本品还具有散瘀解毒消痈的功效,在临床上常被运用于治疗痈肿疮毒。可单味,尤其以鲜品捣汁内服或捣烂外敷为佳;还可以与清热解毒药配伍,以增强解毒消痈之功。

【用量用法】9～15g,煎服;鲜品可用30～60g,鲜品煎汁内服适量;外用捣敷患处。

小 蓟 Xiaoji
《名医别录》

【来源】本品为菊科植物刺儿菜的干燥地上部分。

【性味归经】苦、甘,凉。归心、肝经。

【功效主治】

1. 凉血止血 用于血热妄行所致的出血证。本品凉血止血力较大蓟稍弱,亦为治疗血热出血之常用药,常与大蓟相须为用。本品尤其善于治疗尿血及血淋,常与蒲黄、滑石、生地等配伍,如小蓟饮子。

2. 散瘀解毒消痈 用于热毒痈肿等证,可单味,尤以鲜品捣汁内服或捣烂外敷为佳;还可配与清热解毒药同用。

【用量用法】5～12g,煎服;鲜品可用30～60g,鲜品煎汁内服适量;外用捣敷患处。

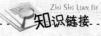

大蓟的临床新用

1. 治疗肺结核　大蓟 90g,瘦肉 120g,水煎服,每日 1 次,3 个月为一疗程,配合抗结核药同用,效果好。

2. 治疗荨麻疹　取新鲜大蓟,清水洗净,刮去表皮及抽心,留中间肉质部分,用量 100g;如无鲜品,干品用量:用量 50g,小儿酌减,水煎服,每日 1 次。

3. 治疗Ⅰ度烧伤　取适量新鲜大蓟,清水洗净,捣烂取汁,加适量植物油调成糊状涂于烧伤处。

4. 治疗上消化道出血　取适量鲜品大蓟、小蓟,洗净,捣烂取汁,文火炖开后加适量糖内服。

地　榆　Diyu

《神农本草经》

【来源】本品为蔷薇科植物地榆或长叶地榆的干燥根。

【性味归经】苦、酸、涩,微寒。归肝、大肠经。

【功效主治】

1. 凉血止血　用于各种血热妄行所致之出血证。本品苦寒降泄,味酸涩收敛,具有凉血泄热、收敛止血的作用,可用治各种出血证,尤其适应于下焦各种出血证,被誉为"治便血、痔血、血痢及崩漏等下焦血证之要药"。对于痔血、便血,常与槐花、栀子配伍;对于血痢,常与白头翁、木香、黄连等配伍;对于崩漏,常与蒲黄、黄芩、生地等配伍。

2. 解毒敛疮　用于烧烫伤,湿疹、皮肤溃烂及疮疡肿毒等。本品能泻火解毒敛疮,又被誉为"治烫伤之要药"。对于烧烫伤,可单味研末,麻油调成软膏外涂,或配大黄粉同用;对于湿疹及皮肤溃烂,用鲜品煎汁,纱布湿敷配患处,或配与大黄、煅石膏、枯矾制膏外涂;对于疮疡肿毒,可单味捣敷外用,亦可与金银花、大青叶等清热解毒之品配伍。

【用量用法】9～15g,煎服;外用适量,研末涂敷患处。解毒敛疮多生用。

【使用注意】本品中含有鞣质,由于鞣质容易被体内大量吸收,而导致中毒性肝炎,因此对于大面积烧伤患者,不宜使用地榆制剂外涂。

槐　花　Huaihua

《日华子本草》

【来源】本品为豆科植物槐的干燥花及花蕾。

【性味归经】苦,微寒。归肝、大肠经。

【功效主治】

1. 凉血止血　用于血热妄行之出血证。本品归大肠经,长于清泄大肠之火热并且具有良好的凉血止血作用,故擅长于治疗便血、痔血。对于便血、痔血,常与地榆配伍;对于吐血、衄血等证,常与荆芥、白茅根、蒲黄等配伍。

2. 清肝明目　用于肝火上炎所致的头痛、目赤等症。可单用煎汤代茶,或与黄芩、菊花、夏枯草等配伍。

【用量用法】5～10g,煎服。

三 七 Sanqi
《本草纲目》

【来源】本品为五加科多年生植物三七的干燥根和根茎。主产于云南、广西。

【性味归经】甘、微苦,温。归肝、胃经。

【功效主治】

1. 散瘀止血　用于体内外各种出血病证。本品具有"止血而不留瘀、化瘀而不伤正"的特点,临床上被广泛用于各种出血证,对出血夹瘀者尤为适合,可单味内服或外敷,或与血余炭、花蕊石等配伍,如化血丹。

2. 消肿定痛　用于跌打损伤,血瘀肿痛等证。本品还具有活血而消肿定痛,又被誉为"伤科之要药"。对于上述病证,可单味内服或外敷,或与乳香、没药、延胡索、木香等配伍。

临床上还用三七粉与琥珀粉、人参粉等配伍,用于防治冠心病心绞痛、缺血性脑血管疾病、脑出血后遗症及妇科血瘀经闭、痛经等瘀血证;另外,本品单味研末内服,可用于降血脂。

【用量用法】3～9g,煎服。研末,温水冲服,每次1～3g。

ZHI SHI LIAN JIE
知识链接

　　三七主要成分有三七皂苷、黄酮苷等。三七止血活性成分为三七氨酸通过增加血小板数量、增强血小板功能,还与收缩局部血管、增加血液中凝血酶含量,从而使三七有显著的止血有显著止血和抗凝作用。由于三七氨酸加热易被破坏,故三七止血宜生用。三七还能抑制血小板聚集、促进纤溶,使其具有较好的抗血栓的作用。

　　三七还具有促进造血、扩血管、降血压、抗心肌缺血、抗脑缺血、抗心律失常、抗动脉粥样硬化、抗炎、保肝、抗肿瘤、镇痛、调节糖代谢、延缓衰老、增强免疫力等作用。

茜 草 Qiancao
《神农本草经》

【来源】本品为茜草科植物茜草的干燥根及根茎。

【性味归经】苦,寒。归肝经。

【功效主治】

1. 凉血止血　用于衄血、吐血、咯血、尿血、便血、崩漏等证。本品苦寒降泄,主入肝经血分;且止血不留瘀,更适用于血热夹瘀出血证。对于上述病证,可与大蓟、小蓟、侧柏叶等配伍。

2. 祛瘀通经 用于血瘀经闭,跌打损伤以及风湿痹痛等证。对于血瘀之经闭,常与桃仁、红花、当归、丹参等配伍;对于跌打损伤及风湿痹痛,可用本品单味泡酒服,或与鸡血藤、桑枝、海风藤等配伍。

【用量用法】6～10g,煎服。

蒲 黄 Puhuang
《神农本草经》

【来源】本品为香蒲科水烛香蒲、东方香蒲或同属植物的干燥花粉。

【性味归经】甘,平。归肝、心包经。

【功效主治】

1. 止血 用于吐血、咯血、衄血,尿血,便血、崩漏等出血证。可单味应用,或随证选用其他药物。对于虚寒性出血证,可与艾叶、炮姜等配伍;对于外伤出血证,可单味研末外敷患处。

2. 化瘀 用于瘀血阻滞之心腹疼痛以及痛经、产后腹痛等证。本品常与五灵脂配伍,如失笑散。

3. 通淋 用于血淋证。本品能化瘀止血,且能利尿通淋,对血淋证尤为适合,常与生地、冬葵子、白茅根等配伍。

【用量用法】5～10g,包煎。外用适量,敷于患处。

【使用注意】孕妇忌服。

白 及 Baiji
《神农本草经》

【来源】本品为兰科植物白及的干燥块茎。

【性味归经】苦、甘、涩,微寒。归肺、肝、胃经。

【功效主治】

1. 收敛止血 用于体内外各种出血证。本品味涩质黏,其收敛止血力强,且主入肺、胃二经,常用于治疗肺胃出血之证。对于肺胃出血证,可单味研末,米汤送服,亦可与三七配伍;对于胃出血所引起的吐血、便血,常与乌贼骨配伍,如乌及散。

2. 消肿生肌 用于疮疡肿毒、烫伤以手足皲裂、肛裂等。对于疮疡肿毒初起者,可与金银花、大青叶等清热解毒之品配伍;对于疮疡痈毒已溃后不能收口者,可单味研末外涂,亦可与石膏、贝母等收敛生肌之品配伍;本品研末调以麻油外用,可用于治疗烫伤、手足皲裂以及肛裂等。

【配伍应用】

1. 白及配三七 两药合用,共奏祛瘀生新,益气止血之功,用于肺痨之咯血、吐血。

2. 白及配乌贼骨 两药配伍,其收敛止血力强,用于各种出血证,尤其以胃出血之吐血、便血为宜。

【用量用法】6～15g,煎服;每次3～6g,研末吞服。外用适量。

【使用注意】本品反乌头,不宜与川乌、制川乌、草乌、制草乌、附子同用。

仙鹤草 Xianhecao
《滇南本草》

【来源】本品为蔷薇科植物龙芽草的干燥地上部分。

【性味归经】苦、涩,平。归肺、肝、脾经。

【功效主治】

1. 收敛止血 用于多种出血证如吐血、咯血、衄血,尿血,便血、崩漏等。本品味涩性平,有较强的收敛止血之功,上述出血证不论寒热虚实均可使用。若为血热妄行之出血者,应与生地、牡丹皮等配伍;若为虚寒性出血者,应与黄芪、艾叶等配伍。

2. 止痢 用于泻痢。可单用,亦可与白头翁、地榆、黄连等配伍。

3. 杀虫 用于滴虫性阴道炎。可单味浓煎汁,外用冲洗阴部。

4. 截疟 用于疟疾。单用煎服或配与青蒿等截疟之品同用。

5. 解毒 用于疮痈肿毒等。单味外用即可,亦可配以金银花、蒲公英等清热解毒之品同用。

【用量用法】6~12g,煎服。外用适量。

艾 叶 Aiye
《名医别录》

【来源】本品为菊科植物艾的干燥叶。

【性味归经】苦、辛,温;有小毒。归肝、脾、肾经。

【功效主治】

1. 温经止血 用于虚寒性出血证。本品药性温热,善于温通经脉而止血,故长于治疗虚寒性出血,如妇女崩漏、胎漏下血等证;常与阿胶、生地等配伍,如胶艾汤。

2. 散寒止痛 用于下焦虚寒性脘腹冷痛等证。可单用内服,亦可与干姜、香附、肉桂等配伍。民间常用熟艾叶入布兜于脐部用于治疗虚寒性脘腹冷痛,现临床上已将艾绒制成艾条或艾柱来进行热敏艾灸,达到温通经络气血、散寒止痛的目的。

3. 调经安胎 用于寒客胞宫所致的痛经、月经不调以及胎漏下血、胎动不安等证。对于前者,本品常与当归、香附、肉桂等配伍;对于后者,多与桑寄生、川断、阿胶等配伍。

此外,本品还可用于湿疹瘙痒、疥癣以及泻痢霍乱、妇女带下等证。可用本品煎汤外洗或配伍相应药物内服。

【配伍应用】

1. 艾叶配阿胶 两药配伍,既能养血温经止血,又能暖宫调经安胎,用于崩漏经多属血虚有寒之证。

2. 艾叶配肉桂、香附 三药相配,既能温经散寒,又能调经止痛,用于寒客胞宫所致的痛经、月经不调、宫寒不孕等症。

【用量用法】3~9g,煎服。外用适量,供灸治或熏洗用,或将艾绒制成艾条、艾柱供热敏灸用。

炮 姜 Paojiang
《珍珠囊》

【来源】本品为干姜的炮制加工品。

【性味归经】苦、涩,温。归脾、肝经。

【功效主治】

1. 温经止血 用于虚寒性吐血、崩漏、便血等证。本品长于温经止血,主入脾经,尤适于脾阳虚、脾不统血之虚寒性出血证的治疗;可单味,亦可与艾叶、白及等配伍。

2. 温中止痛 用于虚寒性腹痛、吐泻等。可单味使用,亦可与配以附子、高良姜等温里药配伍。

【用量用法】3~9g,煎服;每次1~2g,入丸散剂。外用适量。

其他止血药见表9-14。

表9-14 止血药参考药

药名	功效主治	用量用法	使用注意
白茅根	1. 凉血止血,用于血热妄行之出血证 2. 清热利尿,用于热淋、水肿及湿热型黄疸	9~30g,煎服	
苎麻根	1. 凉血止血,用于血热出血证 2. 清热解毒,用于热毒痈肿、丹毒等 3. 安胎,用于胎漏下血,胎动不安 4. 利尿,用于淋证,小便不利、水肿	10~30g,煎服;外用适量,捣汁外敷或煎汤熏洗	
侧柏叶	1. 凉血止血,用于血热妄行之出血证 2. 祛痰止咳,用于咳喘痰多证	6~12g,煎服;外用适量	
紫珠	1. 收敛止血,用于各种内外出血诸证 2. 清热解毒,用于烧烫伤,热毒疮疡	3~15g,煎服;研末每次1.5~3g;外用适量	
棕榈炭	收敛止血,用于各种出血证及久泻久痢,妇女带下等证	3~9g,煎服	出血兼瘀滞、湿热下痢初及带下有邪热者均要慎用
血余炭	1. 收敛止血,用于各种出血证 2. 化瘀利尿,用于崩漏下血、小便不通之证	3~9g,煎服;1.5~3g,研末服	
藕节	收敛止血,用于各种出血证	9~15g,煎服	

十二、化痰止咳平喘药

凡能消除痰浊,治疗痰证为主要作用的药物,称为化痰药;以减轻或制止咳嗽、喘息为主要作用,主治咳喘证的药物,称为止咳平喘药。在临床上痰、咳、喘三者相互兼杂,在病机上联系紧密,故将化痰药与止咳平喘药归纳在同一章进行介绍。

由于临床上"痰"分寒痰、湿痰、热痰、燥痰等,所以化痰药之根据其药性又可分为温燥与凉润两大类,因此,本章节药物共分温化寒痰药、清化热痰药和止咳平喘药三大类。

使用化痰止咳平喘药时应注意以下几点:若其药性属温燥者,则不宜用于热痰、燥痰、阴虚或出血证;若其药性属凉润者,则不宜与用于寒痰、湿痰之证;由于化痰药刺激性较强,不宜用于咳嗽兼有咯血者,以免加重出血倾向;感冒或在麻疹初起若有表邪之咳嗽,不宜单用止咳药,并且忌用收敛性止咳平喘药,以免麻疹透发不畅。

(一)温化寒痰药

本节药物为温化寒痰药,其性味多为辛苦温燥,主入肺、脾、肝等经。具有温化寒痰,燥湿化痰的功效,此外,少部分药物还兼有散结消肿功效。主要用于治疗寒痰或湿痰证,临床症见咳嗽、气喘、痰多清稀,色白,舌苔白腻等;此外寒痰、湿痰可引起的眩晕、肢体麻木等症状;若有肝风内动夹痰浊,则易导致癫痫惊厥、中风痰迷等症状;若痰浊阻滞经络,则易引发瘿瘤、瘰疬、疼痛、阴疽流注、肿瘤等。本节药物药性温燥,不宜用于热痰、燥痰、阴虚或出血证等。

半　夏　Banxia

《神农本草经》

【来源】本品为天南星科植物半夏的干燥块茎。

【性味归经】辛,温;有毒。归脾、胃、肺经。

【功效主治】

1. 燥湿化痰　用于湿痰,寒痰证。本品辛温而燥,重在燥湿化痰,被誉为"治疗湿痰、寒痰之要药"。对于湿痰胸闷,常与陈皮、茯苓配伍;对于寒痰,常与细辛、干姜等配伍;对于湿痰蒙蔽清窍之眩晕,常与天麻、白术等配伍,如半夏白术天麻汤。

2. 降逆止呕　用于各种呕吐。半夏又被誉为"止呕之要药",不论痰饮、胃寒或胃热、胃气虚、胃阴虚等呕吐,均可随证配伍。由于本品性温,故长于痰饮或胃寒呕吐,常与生姜相须为用,如小半夏汤;对于胃热呕吐,常与黄连、陈皮、竹茹等配伍;对于胃阴虚之呕吐,常与麦冬、石斛等配伍;对于胃气虚呕吐,常与人参或党参配伍;对于妊娠呕吐,常与紫苏梗、砂仁等配伍。

3. 消痞散结　用于小结胸,心下痞,梅核气等证。本品辛开散结,化痰消痞。对于痰热互结之小结胸证,常与瓜蒌、黄连、薤白配伍;对于湿热阻滞之心下痞满证,常与黄芩、干姜、黄连、人参等配伍,组成半夏泻心汤;对于梅核气,常与厚朴、紫苏、茯苓配伍,如半夏厚朴汤。

4. 外用可消肿止痛　用于瘿瘤、痰核、瘰疬,痈疽肿毒及毒蛇咬伤等。对于痈疽肿毒及毒蛇咬伤、无名肿毒等,单用生品研末调敷,亦可鲜品捣敷;对于瘿瘤痰核瘰疬等证,常与海藻、昆布、川贝等配伍,以增强消肿散结之功。

【用量用法】3~9g,煎服。外用适量,磨汁涂或研末以酒调敷患处。

【使用注意】本品反乌头,不宜与川乌、制川乌、草乌、制草乌、附子同用。本品由于药性温燥,对于热痰、阴虚燥咳出血证、燥痰等应慎用。

天南星　Tiannanxing
《神农市草经》

【来源】本品为天南星科植物天南星、异叶天南星或东北天南星的干燥块茎。

【性味归经】苦、辛,温;有毒。归肺、肝、脾经。

【功效主治】

1. 燥湿化痰　用于湿痰、寒痰、顽痰证。对于顽痰、湿痰引起胸闷咳喘之证,常与半夏、枳实配伍;对于痰热咳嗽,常与竹茹、瓜蒌等配伍;对于寒痰咳嗽,常与细辛、干姜等配伍。

2. 祛风止痉　用于风痰证所致之眩晕、中风、癫痫及破伤风等。对于风痰之眩晕,常与半夏、天麻配伍;对于中风之半身不遂、口眼歪斜等,常与半夏、白附子、僵蚕等配伍;对于癫痫,常与牛黄、水牛角、石菖蒲等配伍;对于破伤风,常与白附子、防风、天麻等配伍。

3. 外用消肿止痛　用于痈疽肿痛,虫蛇咬伤等。对于痈疽肿痛,单用生品研末调敷,亦可鲜品捣敷;对于虫蛇咬伤,可用鲜品配与雄黄共同捣敷。

【用量用法】3~9g,多制用,煎服。外用适量,以生品研末以醋或酒调敷。

【使用注意】孕妇及阴虚燥痰者忌服。

旋覆花　Xuanfuhua
《神农市草经》

【来源】本品为菊科植物旋覆花或欧亚旋覆花的干燥头状花序。

【性味归经】苦、辛、咸,微温。归肺、脾、胃、大肠经。

【功效主治】

1. 降气化痰　用于痰饮壅肺或痰饮蓄结证。本品苦降辛开,化痰降气,消痞除满,对于痰饮壅肺或痰饮蓄结之证,证属寒热,皆可应用。对于证属寒痰壅肺之喘咳,常与紫苏子、半夏、前胡等配伍;对于证属痰热壅肺之喘咳者,常与桑白皮、瓜蒌等配伍。对于痰饮互结于胸膈引起的痞满,常与海浮石、海蛤壳等配伍。

2. 降逆止呕　用于嗳气,呕吐等证。本品入胃经,性苦而降,故长于降胃气而止呕嗳。对于痰浊中阻,胃气上逆所致嗳气、呕吐、胃脘不适等,常与代赭石、法半夏、生姜等配伍,如旋覆代赭汤。

【用量用法】3~9g,煎服,入汤剂需包煎。

白附子　Baifuzi
《中药志》

【来源】本品为天南星科植物独角莲的干燥块茎。

【性味归经】辛,温;有毒。归胃、肝经。

【功效主治】

1. **祛风痰、定惊搐** 用于风痰之中风口眼歪斜、惊风癫痫、破伤风、偏头痛等风痰证。本品辛温善于上行,既能燥湿化痰,又能祛风解痉,故对于风痰所致头面部疾病尤为适宜,临床上常用于治疗面瘫。对于中风之口眼歪斜,常与全蝎、僵蚕配伍,如牵正散;对于风痰所致之惊风、癫痫等,常与天南星、天麻等配伍;对于破伤风,常与天麻、防风、南星配伍;对于偏头痛,常与白芷、川芎等配伍。

2. **解毒散结止痛** 用于瘰疬痰核及毒蛇咬伤等。单用或配野菊花等清热解毒药,捣烂外敷或捣汁内服。

【用量用法】3~6g,煎服;0.5~1g,研末内服。外用生品,制成膏剂或研末用酒调敷。

【使用注意】阴虚或血虚动风、孕妇均要慎用;生品内服宜慎。

其他温化寒痰药见表9-15。

表9-15 温化寒痰药参考药

药名	功效主治	用量用法	使用注意
白芥子	1. 温肺祛痰,用于寒痰喘咳,悬饮等证 2. 通络止痛,用于肢体麻木,关节肿痛及阴疽流注	3~9g,煎服;外用适量	久咳肺虚及阴虚火旺者忌用
皂荚	1. 祛顽痰,用于顽痰阻肺,咳喘痰多症 2. 通窍开闭,用于痰涎壅盛之关窍闭阻证 3. 祛风杀虫,用于皮癣、疮疡等	1~1.5g,多研末服;1.5~5g,煎服。外用适量	孕妇、气虚阴亏及有出血倾向者禁用
白前	降气化痰止咳,用于咳嗽痰多,胸满喘急之症	3~10g,煎服	对胃刺激性强,有溃疡、出血倾向者慎用,阴虚劳嗽不宜用

(二)清化热痰药

本节药物大多苦寒或凉,多为甘润之品。具有清化热痰,润燥化痰的作用。临床上多于热痰、燥痰之证,症状多见咳嗽气喘、痰黄稠或痰稠难咯、唇干、舌质红苔黄腻;燥痰症状多见咳喘,痰少而黏稠或干咳,咳痰不爽,舌质红等。此外,还有部分药具有软坚散结的作用,用于治疗痰火郁结之瘿瘤、瘰疬、中风、惊风、癫痫等。本节药物药性寒凉,不宜用于寒痰、湿痰、脾虚便溏等证。

桔 梗 Jiegeng
《神农本草经》

【来源】本品为桔梗科植物桔梗的干燥根。

【性味归经】苦、辛,平。归肺经。

【功效主治】

1. **宣肺化痰** 用于肺气不宣所致的咳嗽痰多,胸闷不畅等证。本品辛散苦泄,专入肺经,功善宣开肺气,化痰利气,被誉为"治疗肺经气分之要药"。对于咳嗽属风寒者,常与紫苏、杏仁等配伍,如杏苏散;对于咳嗽属风热者,常与桑叶、菊花等配伍,如桑菊饮;对于痰滞胸痞,痰阻气滞者,常与枳壳相配伍。此外,根据"开宣肺气以通二便"的理论,临床上常用于治疗癃闭、便秘等证。

2. 利咽开音　用于咽痛音哑等证。本品还具有宣肺利咽开音作用,常与甘草、牛蒡子等配伍;对于热毒所致咽喉肿痛者,常与射干、连翘、板蓝根等配伍。

3. 祛痰排脓　用于肺痈吐脓等。常与鱼腥草、冬瓜仁等配伍。

此外,本品具有"载药上行"之特点,临床上将其作为治疗上焦部位疾病的引经药。

【用量用法】3～10g,煎服。

【使用注意】气机上逆及阴虚火旺者均应慎用。本品内服量过大易致恶心,应酌量用药。

瓜　蒌　Gualou
《神农本草经》

【来源】本品为葫芦科植物栝楼和双边栝楼的干燥成熟果实。

【性味归经】甘、微苦,寒。归肺、胃、大肠经。

【功效主治】

1. 清热化痰　用于痰热咳喘。本品甘寒质润,能够清肺润肺而化痰,对于热痰咳嗽者,常与黄芩、胆南星、枳实等配伍;对于燥邪伤肺者,咳痰不爽者,常与桔梗、川贝母、天花粉等配伍。

2. 散结消痈　用于肺痈、肠痈、乳痈等。对于乳痈初起,红肿热痛,常与蒲公英、金银花、乳香等配伍;对于肠痈,常与败酱草、薏苡仁、大血藤等配伍;对于肺痈咳吐脓血,常与鱼腥草、桃仁、芦根等配伍。

3. 利气宽胸　用于胸痹、结胸等。本品长于利气宽胸以通痹散结,被誉为"治疗胸痹之要药"。对于胸痹疼痛,常与半夏、薤白配伍,如瓜蒌薤白半夏汤;对于痰热互结之结胸证,常与半夏、黄连配伍。

4. 润肠通便　用于肠燥便秘。本品其仁质润,能润肠降燥以通便,常与火麻仁、郁李仁等润肠通便之药配伍。

【用量用法】9～15g,煎服。

【使用注意】本品药性甘寒而润滑,故脾虚便溏及寒痰、湿痰者忌服。反乌头,不宜与川乌、制川乌、草乌、制草乌、附子同用。

前　胡　Qianhu
《名医别录》

【来源】本品为伞形科植物白花前胡的干燥根。

【性味归经】苦、辛,微寒。归肺经。

【功效主治】

1. 降气化痰　用于咳喘痰多黄稠者。本品苦能降泄,寒能除热,专入肺经,故长于宣肺化痰降气,疏散风热。对于热痰壅肺之咳喘,常与桑白皮、苦杏仁、贝母等配伍,如前胡散。

2. 宣散风热 用于外感风热咳嗽有痰者。常与桑叶、牛蒡子、薄荷、桔梗等配伍。

【用量用法】3~10g,煎服。

川贝母 Chuanbeimu
《神农本草经》

【来源】本品为百合科植物川贝母、暗紫贝母、甘肃贝母、棱砂贝母、太白贝母或瓦布贝母的干燥鳞茎。

【性味归经】苦、甘,微寒。归肺、心经。

【功效主治】

1. 清热润肺、化痰止咳 用于肺热、肺燥及阴虚咳嗽。本品性寒而苦,能清泄肺热化痰;本品又为甘润之品,长于润肺止咳,为临床上治疗热痰、燥痰的常用药。对于肺虚、肺痨久咳,常配沙参、麦冬等养阴润肺之品配伍;对于肺热、肺燥之咳嗽,常与知母配伍,如二母丸。

2. 散结消痈 用于瘰疬、乳痈、肺痈及疮痈。本品性寒味苦,能够清热化痰。对于瘰疬,常与玄参、牡蛎等配伍以化痰软坚散结,如消瘰丸;对于热毒炽盛所引起的乳痈、肺痈、疮痈等证,常与蒲公英、鱼腥草、金银花等配伍。

【用量用法】3~10g,煎服;1~2g,研末冲服。

【使用注意】反乌头,不宜与川乌、制川乌、草乌、制草乌、附子同用。寒痰、湿痰者不宜用。

浙贝母 Zhebeimu
《本草正》

【来源】本品为百合科植物浙贝母的干燥鳞茎。

【性味归经】苦,寒。归肺、心经。

【功效主治】

1. 清热化痰止咳 用于热痰咳嗽。本品苦寒之性大于川贝母,长于清热化痰止咳,故治疗热痰之咳嗽效果较川贝母好;对于热痰咳嗽,常与瓜蒌、知母配伍。

2. 解毒散结消痈 用于瘰疬,瘿瘤,疮痈,肺痈等证。本品苦泄清热力强,长于清热散结消痈。对于痰热互结之瘰疬,可与玄参、牡蛎等配伍;对于瘿瘤,可与海藻、昆布等软坚散结之品配伍;对于乳痈、肺痈、疮痈等,常与蒲公英、鱼腥草等清热解毒之品配伍。

【用量用法】5~10g,煎服。

【使用注意】反乌头,不宜与川乌、制川乌、草乌、制草乌、附子同用。寒痰、湿痰不宜用。

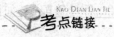

考点链接

请比较川贝母与浙贝母的功效主治异同点?

1. 共同点　清热化痰,散结消肿,均可用于肺热、痰热咳嗽、肺痈等以及乳痈、瘰疬等。

2. 不同之处　川贝母味甘质润故长于润肺止咳,更适于内伤咳嗽,燥痰等证;而浙贝母味苦能泄,故长于清热化痰,散结消痈力强于川贝母,更适于肺热、热痰、瘰疬等证。

其他清化热痰药见表9-16。

表9-16　清化热痰药参考药

药名	功效主治	用量用法	使用注意
竹茹	1. 清化热痰,用于热痰咳嗽 2. 开郁除烦,用于热痰内扰,心烦失眠 3. 清胃止呕,用于胃热呕吐	5～10g,煎服	寒痰者慎用
竹沥	1. 清热豁痰,用于痰热咳喘 2. 定惊利窍,用于中风痰迷、惊痫癫狂	15～30g,冲服	寒痰咳喘及脾胃虚寒便溏者慎用
天竺黄	清热化痰、清心定惊,用于小儿痰热惊风,痰热癫痫,热病神昏	3～9g,煎服;研末冲服,每次0.6～1g	寒痰者慎用
海藻 昆布	1. 消痰软坚,用于瘿瘤、瘰疬,睾丸肿痛 2. 利水消肿,用于脚气浮肿、水肿	6～12g,煎服 6～12g,煎服	不宜与甘草同用
礞石	1. 坠痰下气,用于顽痰、老痰胶结,气逆咳喘之实证 2. 平肝镇惊,用于痰火内盛之癫狂,惊风	5～10g,煎服,打碎布包先煎。多入丸散,每次1.5～3g	脾胃虚弱,小儿慢惊及孕妇忌用

(三)止咳平喘药

本节药物均具有止咳或平喘的功效,由于其性或寒或热,加上其味或苦或辛或甘,因此其止咳平喘之功各有侧重,有宣肺、清肺、降肺、敛肺和化痰等,但都可以用于治疗咳喘。喘咳应根据其寒热虚实之不同选择适宜的药物,并作相应的配伍。此外,本节药物中个别药物如洋金花具有麻醉镇咳平喘的作用,易成瘾、易恋邪,应慎用之。

苦杏仁　Kuxingren
《神农本草经》

【来源】本品为蔷薇科植物山杏、西伯利亚杏、东北杏或杏的干燥成熟种子。

【性味归经】苦,微温;有小毒。归肺、大肠经。

【功效主治】

1. 降气止咳平喘　用于多种咳喘证。本品苦温润降,走肺经,通过降肺气达到止咳平喘之功,被誉为"治疗咳喘之要药",可用于多种咳喘证。对于咳喘属风寒者,常与麻黄、桂枝、甘草等配伍,如麻黄汤;对于咳喘属风热者,常与桑叶、菊花、桔梗等配伍;对于燥热所致之咳喘,常与浙贝母、沙参、桑叶、栀子配伍;对于咳喘属肺热者,常与石膏、麻黄、甘草等配伍。

2. 润肠通便 用于肠燥便秘。本品味苦质润,能润滑肠道而通便,常与柏子仁、郁李仁、松子仁、桃仁等配伍,如五仁丸。

【用量用法】5～10g,煎服;生品入煎剂后下。

【使用注意】有小毒,内服不宜过量;婴儿慎用。

百 部 Baibu
《名医别录》

【来源】本品为百部科植物直立百部、蔓生百部或对叶百部的干燥块根。

【性味归经】甘、苦,微温。归肺经。

【功效主治】

1. 润肺下气止咳 用于多种咳嗽如新久咳嗽、肺痨咳嗽、百日咳等。本品甘润苦降,药性微温而不燥,专入肺经,长于止咳。对于外感风寒之咳嗽,常与荆芥、桔梗、紫菀等配伍;对于外感风热之咳嗽,常与桑叶、薄荷等配伍;对于气阴两虚之久咳,常与黄芪、沙参、麦冬等配伍;对于肺痨之咳嗽,常与阿胶、川贝母等配伍;单味可制成糖浆,用于治疗小儿百日咳。

2. 外用杀虫灭虱 用于蛲虫,阴道滴虫,头虱及疥癣等。对于蛲虫病,以本品浓煎约50ml,每晚睡前保留灌肠,连续10天;对于阴道滴虫,可与蛇床子、苦参等煎汤坐浴外洗或熏洗;外用本品水煎剂可治疗头虱及疥疮。

【用量用法】3～9g,煎服。外用适量,水煎或酒浸。

【使用注意】脾虚食少、便溏者忌用。

紫苏子 Zisuzi
《名医别录》

【来源】本品为唇形科植物紫苏的干燥成熟果实。

【性味归经】辛,温。归肺经。

【功效主治】

1. 降气化痰、止咳平喘 用于痰壅气逆咳喘痰多。本品长于降气消痰,气降痰消则咳喘可定,常用于治疗痰壅气逆之咳喘证。对于外感风寒所致咳喘证,常与苦杏仁、百部等相须为用;对于痰壅气逆之咳喘证,常与白芥子、莱菔子配伍,组成三子养亲汤。

2. 润肠通便 用于肠燥便秘。本品含有植物油,有润滑肠道的作用,常与苦杏仁、火麻仁等润肠之品配伍。

【用量用法】3～10g,煎服。

【使用注意】阴虚咳喘及脾虚便溏者应慎用。

葶苈子 Tinlizi
《神农本草经》

【来源】本品为十字花科植物播娘蒿或独行菜的干燥成熟种子。

【性味归经】辛、苦,大寒。归肺、膀胱经。

【功效主治】

1. 泻肺平喘　用于痰涎壅盛之咳喘实证。本品药性大寒,苦降辛散,长于清泻肺之水饮而平喘。常用于治疗痰饮伏肺证之咳嗽气喘甚至不得平卧者,如经方葶苈大枣泻肺汤。

2. 利水消肿　用于胸腹积水实证。本品辛散,有利于宣发肺气而通调水道,常用于治疗治胸腹积水证,本品药力峻猛,宜当慎用。对于肺气壅实之水肿、小便不利,常与牵牛子等峻下逐水药相配伍;对于痰热结胸之胸胁积水,常与大黄、芒硝、苦杏仁等配伍,如大陷胸汤;对于湿热蕴阻引起的腹水肿满,常与防己、椒目、大黄等配伍以增强利水消肿之功。

【用量用法】3~10g,包煎。研末服,3~6g。

其他止咳平喘药见表9-17。

表9-17　止咳平喘药参考药

药名	功效主治	用量用法	使用注意
桑白皮	1. 泻肺平喘,用于肺热咳喘等 2. 利水消肿,用于水肿	6~12g,煎服	肺寒咳喘及小便量多者宜慎用
枇杷叶	1. 清肺化痰,用于肺热咳喘 2. 降逆止呕,用于胃热呕吐、呃逆	6~10g,煎服	胃寒呕吐及风寒咳嗽者慎用
紫菀	润肺化痰止咳,用于咳嗽有痰	5~10g,煎服;内伤久咳宜炙用,外感暴咳宜生用	
款冬花	润肺化痰止咳,用于多种咳嗽	5~10g,煎服;内伤久咳宜炙用,外感暴咳宜生用	
马兜铃	1. 清肺化痰、止咳平喘,用于肺热咳喘 2. 清热平肝,用于肝阳上亢	3~9g,煎服;外用适量,煎汤熏洗	用量不宜过大,肾功能不全及婴幼儿、孕妇、老年人均禁用
白果	1. 敛肺定喘,用于哮喘痰嗽 2. 止带浊、固精缩尿,用于带下,白浊,小便频数,遗尿遗精等	5~10g,煎服	生食有毒;过食可致中毒;小儿尤当注意
洋金花	1. 平喘止咳,用于哮喘咳嗽 2. 解痉定痛,用于诸痛证,手术麻醉,癫痫及小儿慢惊风	0.3~0.6g,多入丸散;亦可作卷烟吸,每日不超过1.5g。外用适量	有毒,易成瘾。孕妇、高血压、心动过速者、青光眼等禁用

十三、安神药

凡以安定神志为主要功效,用于治疗神志失常病证的药物,称安神药。

本章节药主要适用于神志失常诸病证,如心神不宁、失眠、惊悸、健忘,癫狂、惊风、癫痫等。所涉及的药物多矿石贝壳类以及植物种子类,其中矿石贝壳类药物质重,具有镇静安神的作用,通常称为重镇安神药;而植物种子类药物多为质润性补而具养心安神之功,通常称为养心安神药。

神志失常病证的发生有诸多诱因,因此使用本节药物应根据病因病机,进行随证配伍用药。

(一)养心安神药

本节药物多以植物种子、种仁入药,多为甘平质润之品,故有滋养心肝、养阴补血、交通心肾等作用,主要适用于阴血不足、心脾两虚、心肾不交等因素所致的神志不安之虚证,如心悸、怔忡、失眠多梦、健忘等。

酸枣仁 Suanzaoren
《神农本草经》

【来源】本品为鼠李科植物酸枣的干燥成熟种子。

【性味归经】甘、酸,平。归心、肝、胆经。

【功效主治】

1. 养心益肝安神 用于心悸失眠等。本品味甘酸,主入心肝二经,长于养心益肝而安神,被誉为"养心安神之要药"。若心悸失眠属心肝血虚者,常与当归、龙眼肉、何首乌等配伍;若属心脾气血两虚者,常与人参、当归、黄芪、白术等配伍,如归脾汤;若属心肾不交者,常与麦门冬、玄参、生地、远志等配伍,如天王补心丹。

2. 敛汗生津 用于体虚多汗,常见有自汗、盗汗等。本品味酸,又能敛汗,常用于治疗体虚多汗,常与五味子、牡蛎、黄芪、山茱萸等配伍。

【用量用法】10~15g,煎服。研末冲服,每次1.5~3g。

柏子仁 Baiziren
《神农本草经》

【来源】本品为柏科植物侧柏的干燥成熟种仁。

【性味归经】甘,平。归心、肾、大肠经。

【功效主治】

1. 养心安神 用于心悸失眠。本品味甘,主入心肾二经,具有补养阴血,交通心肾之功,尤适于心阴虚及心肾不交所致心悸失眠。若属心阴虚者,常与人参、五味子、牡蛎等配伍,如柏子仁丸;若属心肾不交者,常与熟地、石菖蒲、麦门冬等配伍,如柏子养心丸。

2. 润肠通便 用于肠燥便秘。常与郁李仁、杏仁、桃仁、松子仁等配伍,组成五仁丸用于老年性肠燥便秘及习惯性便秘。

【用量用法】3~10g,煎服。

【使用注意】便溏及痰湿者慎用。

远　志　Yuanzhi
《神农本草经》

【来源】本品为远志科植物远志或卵叶远志的干燥根。

【性味归经】苦、辛,温。归心、肾、肺经。

【功效主治】

1. 宁心安神　用于惊悸、失眠健忘。本品主入心肾二经,走上可开心气而宁心安神,往下可通肾气而强志不忘,被誉为"交通心肾、安定神志之佳品"。常与茯神、人参、龙齿、石菖蒲等配伍,组成安神定志丸用于治疗心肾不交之心神不宁。

2. 祛痰开窍　用于痰阻心窍,癫痫发狂。本品味辛性温,具有祛痰通利心窍之功,尤其适宜于治疗痰阻心窍之癫痫狂躁之证,常与石菖蒲、郁金、白矾等配伍。

3. 消散痈肿　用于痈疽疮毒,乳痈肿痛。可用本品单味研末以黄酒送服,或外用调敷患处即可。

【用量用法】3～10g,煎服。

【使用注意】有胃炎及胃溃疡者慎用。

其他养心安神药见表9-18。

表9-18　养心安神药参考药

药名	功效主治	用量用法	使用注意
首乌藤 （夜交藤）	1. 养心安神,用于虚烦失眠,多梦等 2. 祛风通络、止痒,用于血虚身痛,风湿痹痛及皮肤痒疹	9～15g,煎服;外用适量,煎水外洗	
合欢皮	1. 安神解郁,用于愤怒忧郁,烦躁失眠 2. 活血消肿,用于跌打骨折,血瘀肿痛及痈肿疮毒	6～12g,煎服;外用适量	含有兴奋子宫作用的合欢总苷物质,故孕妇要慎用

（二）重镇安神药

本节药物大多以矿石、化石及介壳入药,具有质重沉降之特点,且大多性味咸寒、主入心、肝经,具有重镇安神,平惊定志、平肝潜阳等作用;适用于治疗各种诱因所致心神不宁、心悸失眠、惊悸、癫痫发狂等属实证者,以及肝郁化火、肝阳上亢等证。

矿石类药物如作丸散内服,易伤胃气,不宜久服;若需使用,须酌情配伍健脾养胃之品。此外,矿石类药若入汤剂,须打碎先煎、久煎;少部分药物有较强毒副作用,须慎用。

朱　砂　Zhusha
《神农本草经》

【来源】本品为硫化物类矿物辰砂族辰砂,主含硫化汞(HgS)。

【性味归经】甘,寒;有毒。归心经。

【功效主治】

1. 镇心安神 用于心神不安、心悸、失眠、惊风、癫痫等证。本品性味甘寒,专入心经,寒能降火,常用于治疗心火亢盛之心神不安、惊悸失眠等证,常与莲子心、黄连、酸枣仁等配伍。由于朱砂质地重,重可镇怯,被誉为"重镇安神之要药",常用于治疗高热神昏惊厥、小儿急惊风、癫痫等证。对于高热神昏惊厥,应与牛黄、麝香、郁金等配伍,如代表方安宫牛黄丸;对于小儿急惊风,常与牛黄、麝香、防风、僵蚕等配伍,如牛黄散;对于癫痫抽搐神昏,多与磁石、六神曲等配伍,如磁朱丸。

2. 清热解毒 用于疮疡肿毒,咽喉肿痛,口舌生疮。对于疮疡肿毒,常与麝香、雄黄、五倍子等配伍,如紫金锭;对于口舌生疮、咽喉肿痛等,常与冰片、硼砂等配伍,如冰硼散。

【用量用法】0.1~0.5g,研末冲服,或入丸散剂,不宜入煎剂。外用适量。

【使用注意】本品有毒,不宜大量服用,也不宜少量久服,以免汞中毒;孕妇及肝肾功能不全者禁用。忌火煅,因本品火煅后会析出水银,有剧毒。

龙 骨 Longgu
《神农本草经》

【来源】本品为古代哺乳动物如三趾马、犀类、鹿类、牛类、象类等的骨骼化石或象类门齿的化石。

【性味归经】甘、涩,平。归心、肝、肾经。

【功效主治】

1. 镇惊安神 用于神志不安,心悸失眠,惊痫癫狂。本品质重镇潜,长于镇惊安神,被誉为"镇惊安神之要药"。对于神志不安、心悸怔忡、失眠多梦,常与朱砂、酸枣仁、柏子仁等配伍;对于癫痫发作、惊痫抽搐等,常与牛黄、礞石、胆南星等配伍。

2. 平肝潜阳 用于肝阳上亢之眩晕、烦躁易怒等。本品质重,且入肝经,具有平抑肝阳作用,常与牛膝、代赭石、生牡蛎等配伍,如镇肝熄风汤。

3. 收敛固涩 用于滑脱诸证。本品味涩,煅后可用于治疗因肾气不固所导致的诸多滑脱病证,如遗精、滑精、尿频、遗尿、崩漏、带下等,亦可用于表虚不固所导致的自汗、盗汗等多种滑脱证。对于前者,可与牡蛎、五味子、芡实、桑螵蛸、乌贼骨等配伍以加强其固摄之力;对于后者,可与黄芪、浮小麦、牡蛎、五味子等配伍,以加强其收敛固表止汗之力。

4. 外用收湿敛疮 用于湿疮痒疹,疮疡久溃不愈。本品经过煅后外用,有较好的吸湿敛疮、生肌之效,常与枯矾、珍珠、黄柏、石膏等配伍,共同研末,调敷于患处,效佳。

【用量用法】15~30g,煎服,入汤剂宜先煎。外用适量。生用长于镇惊安神、平肝潜阳,煅用长于收敛固涩、收湿敛疮。

磁 石 Cishi
《神农本草经》

【来源】本品为氧化物类矿物尖晶石族磁铁矿,主含四氧化三铁。

【性味归经】咸,寒。归肝、心、肾经。

【功效主治】

1. 镇惊安神　用于心神不宁,惊悸,癫痫。本品质重沉降味咸,入心肾二经,长于镇惊安神且有益肾之功,常用于治疗肾虚肝旺所致神志不安之症,常与朱砂、六神曲相须为用,组成磁朱丸。

2. 平肝潜阳　用于肝阳上亢眩晕。本品入肝肾二经,既能平肝潜阳,又因其味咸益肾阴,从而敛肝上亢之浮阳,常与石决明、牡蛎、芍药等配伍。

3. 聪耳明目　用于肝肾阴虚,目暗耳聋。对于耳鸣、耳聋等症,多与熟地、山茱萸、五味子等配伍;对于目暗不明、视物不清等症,常配枸杞、菟丝子、女贞子等滋补肝肾阴之品以达明目之功。

4. 纳气平喘　用于肾不纳气之虚喘。常与蛤蚧、五味子、胡桃肉等助肾纳气之品配伍。

【配伍应用】磁石配朱砂:两药均为重镇安神之要药,均为质重性寒之品,皆入心经,两药常相须为用,配伍后重镇安神之力倍增,用于治疗心火亢盛之治神志不安、心悸失眠等证。

【用量用法】9～30g,煎服,须打碎先煎。入丸、散,每次1～3g。

【使用注意】脾胃虚弱者慎用。

其他重镇安神药见表9-19。

表9-19　重镇安神药参考药

药名	功效主治	用量用法
珍珠	1. 镇惊安神,用于心神不宁,心悸失眠及惊风,癫痫 2. 明目退翳,用于目赤翳障,视物不清 3. 解毒生肌,用于口舌生疮,咽喉溃烂,疮疡久溃	0.3～1g,多入丸散用;外用适量
琥珀	1. 镇惊安神,用于心神不宁,心悸失眠,惊风癫痫 2. 活血散瘀,用于瘀血阻滞证 3. 利尿通淋,用于淋证,癃闭	1.5～3g,研末冲服,或入丸散;不入煎剂

十四、平肝息风药

凡以平抑肝阳、息风止痉为主要作用的药物,称为平肝息风药,主要用于治疗肝阳上亢或肝风内动证。

本章药物多为虫类药或介类、矿石类,皆入肝经。介类及矿物药其质地沉重,长于平肝潜阳,而虫类药长于息风止痉,故前人有“介类潜阳,虫类息风”之说。本章药物在临床上主要用于治疗肝阳上亢之头晕目眩、头痛,肝风内动之惊痫抽搐,热极生风之惊风、破伤风,以及目赤翳障等症。

本类药中的介类、矿石类药其质重用量宜大,而部分虫类药温燥有毒,应严格掌控用量。此外,由于本类药物药性有寒凉温燥之分,故脾虚慢惊忌用寒凉之品,阴虚血亏者慎用药性温燥之品。

石决明 Shijueming
《名医别录》

【来源】本品为鲍科动物杂色鲍、皱纹盘鲍、羊鲍、澳洲鲍、耳鲍或白鲍的贝壳。

【性味归经】咸,寒。归肝经。

【功效主治】

1. 平肝潜阳 用于肝阳上亢,头晕目眩等。本品性寒清热,质重潜阳,专入肝经,具有平肝阳、清肝热之特点,被誉为"凉肝、镇肝之要药"。对于肝阳上亢兼有肝火亢盛所引起的头晕目眩、头痛,常与夏枯草、羚羊角、钩藤等配伍;对于肝肾阴虚,阴不制阳所致之肝阳上亢头晕目眩,多与生地、白芍、牡蛎、杭白菊等配伍。

2. 清肝明目 用于目赤,翳障,视物昏花、青盲雀目等。本品性寒,专走肝经,故长于清肝火而明目,为眼科常用药,广泛用于肝阳上亢或肝火上攻所致目赤、翳障、视物昏花等眼科疾病。对于肝火上炎者,常与决明子、菊花、夏枯草等清肝明目之品配伍;对于外感风热者,常与蝉蜕、菊花等清热之品配伍;对于肝肾阴虚血少者,常与熟地、菟丝子、枸杞等滋阴之品配伍。

【用量用法】6～20g,煎服;入煎剂需打碎先煎。外用滴眼宜煅用、水飞,平肝清肝宜生用。

牡 蛎 Muli
《神农本草经》

【来源】本品为牡蛎科动物长牡蛎、大连湾牡蛎或近江牡蛎的贝壳。

【性味归经】咸、涩,微寒。归肝、肾经。

【功效主治】

1. 平肝潜阳 用于肝阳上亢,头晕目眩。本品质重镇潜,被誉为"平肝潜阳之要药",多用治肝肾阴虚,而阴不制阳,肝阳上亢之眩晕耳鸣等症,常与龟板、龙骨、牛膝、赭石等配伍,如镇肝熄风汤。

2. 软坚散结 用于痰核,瘰疬,癥瘕积聚。本品味咸,长于软坚散结。对于痰火互结所致之痰核瘰疬,常与玄参、浙贝母、昆布等配伍;对于血瘀气滞所致之癥瘕痞块,常与鳖甲、三棱、莪术等配伍。

3. 收敛固涩 用于滑脱诸证。本品味涩,尤其煅后收敛固涩效果更佳,常与龙骨相须为用,用于治疗肾气不固之遗精、遗尿、崩漏、带下及表虚不固之自汗、盗汗等滑脱诸症。

此外,本品经过煅后,有较好的收敛制酸作用,常配乌贼骨、浙贝母为末内服,用于治疗胃酸过多的胃痛。

【用量用法】9～30g,煎服;宜打碎先煎。

代赭石 Zheshi
《神农本草经》

【来源】本品为氧化物类矿物刚玉族赤铁矿,主含三氧化二铁。

【性味归经】苦,寒。归肝、心经。

【功效主治】

1. 平肝潜阳 用于肝阳上亢,头晕目眩。本品长于镇潜肝阳,为治疗肝阳上亢头晕目眩之佳品。对于头晕目眩属肝阳上亢兼肝火盛者,常与石决明、牛膝、夏枯草等配伍;对于头晕目眩属阴虚阳亢者,多与龟板、牡蛎、白芍等配伍。

2. 重镇降逆 用于呕吐、呃逆、嗳气或气逆喘息等症。对于胃气上逆之呕吐、呃逆、嗳气等,常与旋覆花、生姜、半夏等配伍,如旋覆代赭石汤;对于肺气上逆之喘息症,若属肺肾阴阳两虚者,常与党参、五味子、山茱萸、胡桃肉等配伍;若症兼哮喘有声、卧睡不得安者,可与紫苏子、白前等配伍,亦可用本品单味研末,以醋调服,但应防止伤及胃气。

3. 凉血止血 用于血热吐衄,崩漏。对于血热之吐衄,常与大蓟、地榆、牛蒡子、生地等配伍;对于血热之崩漏,应与五灵脂、赤石脂等配伍。

【用量用法】9～30g,煎服,打碎先煎;入丸散,每次1～3g。

【使用注意】本品中含有微量砷,不宜长期服用;孕妇慎用。

羚羊角 Lingyangjiao
《神农本草经》

【来源】本品为牛科动物赛加羚羊的角。

【性味归经】咸,寒。归肝、心经。

【功效主治】

1. 平肝息风 用于肝风内动,惊痫抽搐及肝阳上亢,头晕目眩等。本品长于清肝热,平息肝风而止痉,被誉为"治肝风内动、惊痫抽搐之要药",尤适用于热极生风、高热惊厥抽搐等,常与钩藤、桑叶、生地、白芍等配伍,如羚角钩藤汤;对于癫痫惊悸,也常与钩藤、郁金、朱砂等配伍;对于肝阳上亢所致头晕目眩、头痛等症,常与天麻、牡蛎、代赭石等配伍。

2. 清肝明目 用于肝火上炎之目赤头痛。本品又长于平肝潜阳,而能清肝明目,常与龙胆草、决明子、黄芩等配伍。

3. 清热解毒 用于温病热毒炽盛所致壮热神昏、热毒发斑等。对于本证,常用方为清营解毒汤,由本品与生地、银花、连翘、赤芍、丹皮等配伍组成。

【用量用法】1～3g,入煎剂宜另煎2个小时以上,兑汁服。每次0.3～0.6g,磨汁或研粉末服。

牛 黄 Niuhuang
《本经》

【来源】本品为牛科动物牛干燥的胆结石。

【性味归经】苦,凉。入肝心二经。

【功效主治】

1. 息风止痉　用于温病热及小儿惊风之高热神昏、惊厥抽搐等。本品长于清心凉肝和息风止痉,常与朱砂、钩藤、全蝎等配伍。

2. 化痰开窍　用于温病热入心包及中风、惊风、癫痫等痰热蒙蔽之症。本品又长于化痰开窍,对于痰热蒙蔽之神昏口噤等症,常与麝香、郁金、黄芩、栀子、朱砂等配伍,如安宫牛黄丸;对于痰鸣之症,常用本品为末与竹沥化服,效佳。

3. 清热解毒　用于热毒郁结所致口舌生疮、咽喉肿痛、溃烂,痈疽疔毒等。对于口舌生疮,常与黄芩、大黄、雄黄等配伍;对于咽喉肿痛、溃烂,常与珍珠粉配用吹喉;对于痈疽疔毒等,常与麝香、乳香、连翘等配伍。

【用量用法】0.15～0.35g,多入丸散剂。外用适量,研末敷于患处。

【使用注意】孕妇慎用。

钩　藤　Gouteng
《名医别录》

【来源】本品为茜草科植物钩藤、大叶钩藤、毛钩藤、华钩藤或无柄果钩藤的干燥带钩茎枝。

【性味归经】甘,微寒。入肝、心包经。

【功效主治】

1. 息风止痉　用于肝风内动,惊痫抽搐。本品具有较为和缓的息风止痉之作用,又能平肝阳清肝热,故被誉为"治肝风内动,惊痫抽搐之常用药",尤适于小儿急惊风之证。对于小儿急惊风所引起的神昏、高热抽搐等,常与天麻羚羊角、全蝎、菊花等配伍;对于温病热病热盛生风之痉挛抽搐等,常与天麻、全蝎、羚羊角、白芍等配伍。

2. 清热平肝　用于头痛,眩晕。对于头痛、眩晕属肝火上炎者,常与黄芩、栀子、夏枯草等配伍;对于头痛、眩晕属肝阳上亢者,常配天麻、石决明、野菊花等配伍。

此外,本品还有凉肝定惊的作用,可用于治疗小儿夜啼症,常配蝉蜕、薄荷、高良姜等同用。

【用量用法】3～12g,煎服。入煎剂应后下,因其有效成分钩藤碱加热后易受破坏,故不宜久煎,一般不超过20分钟为佳。

天　麻　Tianma
《神农本草经》

【来源】为兰科植物天麻的干燥块茎。

【性味归经】甘,平。归肝经。

【功效主治】

1. 息风止痉　用于肝风内动,惊痫抽搐。本品甘缓不峻,性平,专入肝经,长于息风止痉,不论寒热虚实、内风外风等皆可随证配伍应用,尤其长于治疗内风,被誉为"治内风之圣药"。对于急惊风,常与钩藤、羚羊角、全蝎、僵蚕等配伍;对于脾虚慢惊风,常与人参、白术、茯苓等配伍;对于破伤风之痉挛抽搐、角弓反张等症,多与天南星、防风、白附子、蜈蚣等配伍。

2. 平抑肝阳　用于肝阳上亢、风痰等所致头痛、眩晕。本品长于平肝阳息肝风,故能定眩止晕,又被誉为"治疗眩晕之要药"。对于肝阳上亢者,常与钩藤、怀牛膝、蝉蜕、防风、人参等配伍,如天麻钩藤汤;对于风痰上扰者,常与半夏、白术、茯苓、陈皮等配伍,如半夏白术天麻汤;若头痛症状表现为偏正头痛,可加配川芎、白芷等。

3. 祛风通络　用于肢麻痉挛抽搐,风湿痹痛。常与秦艽、桑枝、独活、川芎等配伍。

【用量用法】3~10g,煎服。研末冲服,每次1~1.5g。

其他平肝息风药见表9-20。

表9-20　平肝息风药参考药

药名	功效主治	用量用法	使用注意
珍珠母	1. 平肝潜阳,用于肝阳上亢证 2. 清肝明目,用于目赤肿痛、视物昏花 3. 镇心安神,用于惊悸失眠,心神不宁	10~25g,打碎先煎;外用适量	脾胃虚寒者及孕妇慎用
蒺藜	1. 平抑肝阳,用于肝阳上亢,头晕目眩 2. 疏肝解郁,用于肝郁气滞,胸胁胀痛及乳闭胀痛 3. 祛风明目,用于风热上攻,目赤翳障及风疹瘙痒	6~10g,煎服;或入丸散服	孕妇慎用
罗布麻	1. 平抑肝阳,用于肝阳上亢之头晕目眩 2. 清热利尿,用于水肿、小便不利	6~12g,煎服或开水泡服	不宜过量或长期服用,以免中毒
全蝎	1. 息风止痉,用于痉挛抽搐 2. 解毒散结,用于疮痈肿毒、瘰疬结核 3. 通络止痛,用于风湿顽痹,顽固性偏正头痛	3~6g,煎服;每次0.6~1g,研末吞服;外用适量	本品有毒,用量不宜过大。孕妇慎用
蜈蚣	1. 息风止痉,用于痉挛抽搐 2. 解毒散结,用于疮痈肿毒、瘰疬痰核 3. 通络止痛,用于风湿顽痹,顽固性头痛	3~5g,煎服;每次0.6~1g,研末吞服;外用适量	本品有毒,用量不可过大。孕妇慎用
地龙	1. 清热息风,用于高热惊痫、癫狂 2. 通络,用于气虚血滞、半身不遂及痹证 3. 平喘,用于肺热咳喘 4. 利尿,用于热结膀胱、小便不利或尿闭不通	5~10g,煎服;每次1~2g,研末冲服	孕妇慎用、脾胃虚寒证不宜服
僵蚕	1. 息风止痉,用于惊痫抽搐 2. 祛风止痛,用于风中经络,口眼歪斜及风热头痛、目赤、咽肿或风疹瘙痒 3. 化痰散结,用于痰核、瘰疬	5~10g,煎服;每次1~1.5g,研末吞服	

十五、开窍药

凡具有开窍醒神的作用,能够治疗闭证神昏的药物,称开窍药,又称为芳香开窍药。

本类药味辛芳香,善于走窜,皆入心经,对于神昏谵语、惊痫、中风、癫痫、突然昏厥等属于热陷心包或痰浊阻蔽所致的窍闭实证,均可用本类药物"通关开窍,启闭回神"之功来治疗。

闭证神昏有虚实之分,虚者即为脱证,治当补虚固脱,而本章节所介绍的药物不适宜于虚证,只适用于窍闭实证。同样,窍闭实证有寒闭与热闭之分。寒闭者多因寒邪或痰浊所致,症见面青身凉、或伴有喉中痰鸣、舌淡苔白脉迟缓,宜选用温开药,并配以祛寒药、行气药同用;热闭者多因邪热内闭所致,症见面赤身热、舌绛、苔黄、脉数,宜选用凉开药,并配以清热解毒、凉血,息风之品同用。

本类药为救急、治标之品,只宜暂用,由于本类药辛散走窜力强,易耗人体元气,故不宜久服。

此外,本类药大多辛香,受热后容易于挥发,故内服宜制成丸散剂,大多不入煎剂。

麝 香 Shexiang
《神农本草经》

【来源】本品为鹿科动物林麝、马麝或原麝成熟雄体香囊中的干燥分泌物。

【性味归经】辛,温。归心、脾经。

【功效主治】

1. 开窍醒神 用于闭证神昏。本品性味辛温,气极香,走窜之性猛烈,故长于开窍通闭,被誉为"醒神回苏之要药",寒闭热闭皆可应用。对于热闭神昏,常与牛黄、朱砂、郁金、黄芩、栀子等配伍,如凉开之代表方安宫牛黄丸;对于寒闭神昏,常与苏合香、安息香、白术、青木香、乌犀屑、香附、朱砂等配伍,如温开之代表方苏合香丸。

2. 活血通经 用于血瘀经闭、癥瘕、心腹暴痛、跌打损伤、风寒湿痹等。对于经闭、癥瘕,常与桃仁、红花、川芎等配伍;对于跌打损伤、骨折扭伤,常与乳香、没药、续断等配伍;对于风寒湿痹,常与独活、威灵仙、桑枝等配伍,对于心腹暴痛,常与延胡索、木香等配伍。

3. 消肿止痛 用于疮疡肿毒,咽喉肿痛。内服及外用本品均可,对于疮疡肿毒,常与雄黄、乳香、没药等配伍;对于咽喉肿痛,常与牛黄、硼砂、冰片等配伍。

4. 催产 用于难产,死胎,胞衣不下。本品通过活血通经而具有催产下胎之功,常与肉桂、川芎、当归等配伍,组成香桂散。

【用量用法】0.03~0.1g,多入丸散,不入煎剂。

【使用注意】孕妇禁用。

冰 片 Bingpian
《新修本草》

【来源】本品为龙脑香科植物龙脑香树干经水蒸气蒸馏所得的结晶,习称"龙脑片",

又称"梅片"。

【性味归经】辛、苦,微寒。归心、脾、肺经。

【功效主治】

1. 开窍醒神　用于闭证神昏。本品芳香走窜,药性偏寒,功似麝香但力逊之,为凉开常用药,对热闭神昏尤为适宜,常与牛黄、麝香、黄芩、朱砂等配伍;本品通过配伍,亦可用于寒闭证。

2. 清热止痛　用于目赤肿痛,喉痹口疮。对于目赤肿痛,可单味研细末滴眼,也可配以炉甘石、硼砂、珍珠粉等同用制成滴眼药;对于喉痛口疮,常与硼砂、玄明粉、朱砂等共研细末,制成冰硼散,吹至喉之患处。

3. 外用清热消肿、防腐生肌　用于疮疡肿痛,溃后不敛。治疮疡溃后久不敛口者,常配煅龙骨、煅石膏、血竭等同用,以利于收敛生肌。本品还常作为五官科用药,用于急慢性化脓性中耳炎等。

【用量用法】0.15～0.3g,入丸散;不入煎剂。外用适量。

【使用注意】孕妇慎用。

苏合香　Suhexiang
《名医别录》

【来源】本品为金缕梅科植物苏合香树的树干渗出的香树脂经加工精制而成。

【性味归经】辛,温。归心、脾经。

【功效主治】

1. 开窍醒神　用于寒闭神昏。本品辛散温通,芳香辟浊,长于温开寒闭,被誉为"治疗寒闭之要药"。对于寒邪或痰浊内闭所致的中风痰厥、惊痫,本品与安息香、白术、青木香、乌犀屑、香附、朱砂等配伍,如温开之代表方苏合香丸。

2. 辟秽止痛　用于胸腹冷痛、满闷。对于痰浊、瘀血、寒凝气滞所引起上述病证,常用本品与冰片等配伍使用。

【用量用法】0.3～1g,入丸散;不入煎剂。

【使用注意】本品辛香温燥,故阴虚火旺者及体虚无瘀者慎用。

其他开窍药见表9－21。

表9－21　开窍药参考药

药名	功效主治	用量用法	使用注意
石菖蒲	1. 开窍宁神,用于痰湿蒙蔽清窍之神志昏迷 2. 化湿和胃,用于湿阻中焦,脘腹胀满,痞塞疼痛	3～10g,煎服;鲜品加倍	
安息香	1. 开窍醒神、祛痰辟秽,用于闭证神昏 2. 行气活血、止痛,用于心腹疼痛及产后血晕,口噤垂死 3. 外用促溃疡疮面愈合	每次0.6～1.5g,多入丸散;不入煎剂。外用适量	阴虚火旺者慎服

药名	功效主治	用量用法	使用注意
蟾酥	1. 开窍醒神,用于痧胀腹痛,吐泻,神昏 2. 解毒止痛,用于恶疮、瘰疬、咽喉肿痛及等牙痛及各种癌肿	每次 0.015～0.03g,入丸散用;本品有毒,内服切勿过量,外用不可入目	孕妇禁用
樟脑	1. 开窍辟秽,用于痧胀腹痛,吐泻,神昏 2. 除湿杀虫,用于疥癣湿疮,瘙痒溃烂 3. 温散止痛,用于牙痛及跌打损伤疼痛	每次 0.1～0.2g,内服入散剂或用酒溶化服;外用适量	有毒,内服宜慎,严控剂量。孕妇忌用

十六、补益药

凡能补益人体正气,增强功能,提高抗病能力,治疗虚证的药物,称补益药,亦称补虚药或补养药。

本章药物根据药性,功效和临床适应证的不同,可分为补气药、补阳药、补血药、补阴药四类。主要用于治疗因各种原因导致人体气血阴阳不足的病证。

补气药、补阳药药性大多偏甘温,属阳,主要起到振奋机体功能的作用,用以改善或消除因机体气虚或阳虚而导致的形衰乏力、畏寒肢冷等症;补血药、补阴药药性大多甘温或甘寒,属阴,主要起到补充机体耗损体液的作用,用以补充体内被耗损的精血津液等物质,从而改善或消除因精血津液不足所引起的证候。

补虚药不宜用于邪实而正气未虚的病证,以免"闭门留寇",加重病情。对于身体健康,并无虚证症状表现者,应慎用补虚药,更不宜滥用。此外,补虚药多为味甘质腻之品,易碍消化,对于脾胃虚弱者,应配以行气健脾之品,以免影响药物的消化吸收;而温补肾阳之品大多温燥,易助火伤阴,阴虚火旺者应慎用。

(一)补气药

补气药又称为益气药,本节药物大多甘温或甘平,能增强机体的活动能力,特别是脾肺两脏的功能,主要适应于脾肺气虚之证。若为脾气虚证,则症见食欲不振、脘腹胀满、大便溏薄、神疲倦怠,甚或浮肿,脏器下垂,舌淡苔白,脉细弱等。若为肺气虚证,则症见以少气懒言、声音低微、动则喘甚、易于出汗,舌淡苔白,脉细弱等。本节药中少数药还能补元气、补心气、补肾气。

补气药性多壅滞,容易阻碍气机的运行,特别是易致上中焦气滞证,引起胸闷、纳呆、腹胀不适等,故使用补气药时,应辅以理气药。

人 参 Renshen

《神农本草经》

【来源】本品为五加科多年生草本人参的干燥根。野生者称"山参";栽培者称"园参",一般栽培 6～7 年后收获。园参经晒干后称"生晒参",蒸制干燥后称"红参"。

【性味归经】甘、微苦,微温。归脾、肺、心经。

【功效主治】

1. 大补元气　用于气虚欲脱，脉微欲绝的危重证候。本品长于大补元气，被誉为"补气第一要药"。单用本品煎服可达大补元气、挽救虚脱之功；对于气虚欲脱，兼见四肢逆冷、脉微欲绝等亡阳征象者，常与附子、干姜、甘草等配伍，如四逆汤；对于气虚欲脱兼气阴两伤者，常与五味子、麦冬等配伍，如生脉散。

2. 补脾益肺　用于肺脾气虚证。本品又具补脾益肺之功，为补脾益气和补肺气之常用药。对于肺气虚者，常与黄芪、五味子等配伍；对于肺肾两虚者，常与胡桃肉、蛤蚧等配伍；对于脾气不足者，常与白术、茯苓、甘草等配伍，如四君子汤。

3. 生津止渴　用于热病津伤口渴及消渴病。本品既为救脱扶危之要药，也为治疗虚劳内伤之常品，具有较强的益气生津之功，对热病津伤之证尤为适合。对于热病气津两伤之口渴，常与石膏、知母、甘草、粳米等配伍，如白虎加人参汤；对于消渴病，本品常与天花粉、山药、玉竹等生津止渴之品配伍。

4. 安神益智　用于气血亏虚之失眠、健忘、心悸等。元气充沛，则神安志增，本品长于大补元气，故能安神益智，尤其适用于气血亏虚之失眠、健忘、心悸等症，常与酸枣仁、生地、丹参、五味子、远志、当归等配伍，如天王补心丹。

知识链接

人参在国人养生文化中占据着重要的地位，对它的神奇功效也是推崇备至。下面介绍几种常见服法，以供参考。

1. 炖服　将人参切成 2~3cm 的小段，放入瓷碗中，加适量水，密封碗口，放置于锅内隔水炖，文火 3~4 小时即可。注意，人参与煎熬之汤汁同服。

2. 研末服　将人参研成细粉，用温水吞服，每次 2g，每日 2 次。

3. 泡茶饮　将人参切成极细薄片，放在杯中，用沸水冲泡，闷盖 5 分后即可服用，可多次冲沸水饮用。

4. 嚼服　以切成细薄片后的人参 2~3 片含于口中细嚼，可以起到生津提神的效果。

5. 泡酒　将整根人参可切成薄片，放入瓶内用 50 度~60 度的白酒浸泡 1~2个月后，每日适量饮用白酒，也可与其他中药同时泡酒用。

6. 药膳　将人参与肉、鸡、鸭等滋补之品等一起烹炖，既可消除苦味，还可做成滋补强身药膳。

【配伍应用】

1. 人参配附子　人参益气固脱；附子益火救逆。两药相合，共奏大补大温，回阳救逆之功，组成回阳救逆代表方四逆汤，用于亡阳证。

2. 人参配白术　人参甘温善补肺气，白术补益脾气，两药合用，共奏益气健脾之功，用于脾胃气虚证或气虚自汗证等。

【用量用法】3~9g，宜文火另煎兑服；用于急重证，可用 15~30g。也可研末吞服，每次 2g，每日 2 次。

【使用注意】不宜与藜芦、五灵脂同用。服用人参时不宜饮茶或食用萝卜,以免影响功效。

西洋参　Xiyangshen
《本草从新》

【来源】本品为五加科植物西洋参的干燥根。

【性味归经】甘、微苦,凉。归心、肺、肾经。

【功效主治】

1. **补气养阴**　用于阴虚火旺之咳喘痰血证。本品性凉味苦,能够养阴清火,单用本品,或与知母、川贝母、阿胶、侧柏叶等配伍。

2. **清火生津**　用于热病气阴两伤之烦倦、口燥咽干以及气阴两虚之消渴证。单味或与养阴益气生津之品如麦冬、生地、山药等配伍。

本品可补益元气,但力逊于人参性凉而补;由于其性偏凉,而人参偏温,故对于不受人参温补者尤为适合。此外,本品还可用于肠热便血等。

【用量用法】3~6g,另煎兑服。

【使用注意】不宜与藜芦同用。

党参　Dangshen
《本草从新》

【来源】本品为桔梗科植物党参、素花党参或川党参的干燥根。

【性味归经】甘,平。归脾、肺经。

【功效主治】

1. **补益脾肺**　用于脾肺气虚所致纳差、呕吐、泄泻、气短喘促、气虚自汗等症。本品性平味甘,补气力缓,能补益脾肺之气,常代替人参用于脾肺气虚之轻证。对于脾气虚证,常与茯苓、白术、黄芪等健脾益气之品配伍;对于肺气虚证,常与黄芪、五味子等配伍。

2. **生津养血**　用于气血两亏及热病伤津等证。对于热病伤津,常与竹叶、麦冬、石膏等清热生津之品配伍;对于气血双亏,常与熟地、当归、白术、川芎等配伍,如八珍汤。

【用量用法】9~30g,煎服。

【使用注意】不宜与藜芦同用。

太子参　Taizishen
《本草从新》

【来源】本品为石竹科植物孩儿参的干燥块根。

【性味归经】甘、微苦,平。归脾、肺经。

【功效主治】

1. **补气健脾**　用于脾气虚弱、胃阴不足的食少倦怠。本品能够益气健脾,但其益气健脾之力逊于党参;其味甘能养胃阴,为清补之品,故长于脾气虚弱、胃阴不足之证。常与山药、石斛、黄芪等配伍以增强补气健脾之功。

2. 生津润肺　用于气虚津伤所致的肺虚燥咳、心悸不眠、虚热汗多等症。对于气虚津伤所致之肺燥咳嗽,常与沙参、麦冬、枇杷叶等配伍;对于气阴两伤所致之心悸不眠、多汗,常与酸枣仁、柏子仁、五味子等配伍。

【用量用法】9～30g,煎服。

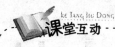

课堂互动

西洋参及太子参功致有何异同?

　　二者均为气阴双补之品,具有益脾肺之气阴,且有生津止渴之功。不同之处在于西洋参补气养阴、生津清火之力强于太子参,常用于气阴两伤而火较盛者;而太子参对于气阴不足之轻证,尤其适用于小儿之气阴不足证。

黄　芪　Huangqi
《神农本草经》

【来源】本品为豆科植物蒙古黄芪或膜荚黄芪的干燥根。

【性味归经】甘,微温。归脾、肺经。

【功效主治】

1. 补气升阳　用于脾胃气虚及中气下陷诸证。对于脾胃气虚之食少腹泻,可单用本品或与白术等配伍。本品甘温升补,长于补气升阳,被誉为“补气升阳之要药”;常用于治疗因中气下陷所致诸证如脱肛,子宫、胃等脏器下垂,常与人参、柴胡、升麻、当归等药配伍,如补中益气汤。

2. 益卫固表　用于肺气虚及表虚自汗,气虚外感诸证。本品通过补益卫气而固表止汗,常与防风、白术同用,如玉屏风散,为治疗于肺脾气虚,卫气不固之基础方。对于肺气虚弱、咳喘气短,常与紫菀、五味子等配伍。

3. 托毒生肌　用于气血亏虚所致疮痈不溃或溃久不敛等证。本品通过补气托毒之功,达到排脓生肌之效,常与当归、穿山甲、川芎等配伍。

4. 利水消肿　用于脾虚水肿,小便不利。常与防己、白术、甘草等配伍,如防己黄芪汤。

此外,本品还可用于气虚血滞所致之痹痛、半身不遂、面色萎黄、神倦脉虚以及气虚失摄之便血、崩漏等证,对以上病证进行相应配伍运用。

【用量用法】9～30g,大剂量可用至60g,煎服。

【使用注意】表实邪盛、内有积滞湿阻、阴虚阳亢、阳证疮疡及疮疡初起者,均当忌用。

白　术　Baizhu
《神农本草经》

【来源】本品为菊科植物白术的干燥根茎。

【性味归经】苦、甘,温。归脾、胃经。

【功效主治】

1. 补气健脾 用于脾胃气虚所致诸证。本品甘温补气,长于健运脾胃,被誉为"补气健脾之要药",本品常与茯苓、人参、黄芪等配伍用于治疗脾气虚诸证。

2. 燥湿利水 用于脾虚水停所致之水肿,痰饮。本品通过补气健脾而燥湿利水,故对脾虚水停所引起的痰饮、水肿最为适宜,被誉为"治痰饮、水肿之良药",常与茯苓、桂枝、甘草等配伍,组成治疗痰饮病的基础代表方苓桂术甘汤。

3. 固表止汗 用于表虚自汗。本品常与黄芪、防风配伍,如玉屏风散。

4. 安胎 用于脾虚气弱之胎动不安。本品通过补益脾气,气血生化有源,使得胎得所养而自安,本品常与砂仁、当归等配伍。

【用量用法】6～12g,煎服。炒用长于补气健脾,生用长于燥湿利水。

【使用注意】津亏燥渴、阴虚内热者慎用。

山 药 Shanyao
《神农本草经》

【来源】本品为薯蓣科植物薯蓣的干燥根茎。

【性味归经】甘,平。归脾、肺、肾经。

【功效主治】

1. 益气养阴 用于脾虚气弱证。本品味甘性,既补脾气,又养脾阴,且性兼涩而长于止泻,故对于脾虚食少便溏、小儿消化不良之泄泻等症尤为适宜,常与人参、白术、茯苓等配伍,如参苓白术散。

2. 补脾肺肾 用于肺肾虚弱之喘咳、虚劳痰嗽等证。本品味甘性平,主入脾肺肾三经。既能补脾肺之气,又养肺肾之阴,被誉为"平补脾、肺、肾三脏之佳品"。对于肺肾两虚咳喘,常与麦冬、五味子、山茱萸等配伍。

3. 固精止带 用于肾虚不固的遗精、尿频、带下等证。本品常与熟地、山茱萸、五味子等配伍。

此外,本品通过益气养阴而能生津止渴,还可用于消渴证。常与黄芪、生地、天花粉等配伍。

【用量用法】15～30g,煎服。

【使用注意】脾虚湿盛、胸腹满闷者忌用。

甘 草 Gancao
《神农本草经》

【来源】本品为豆科植物甘草、胀果甘草或光果甘草的干燥根及根茎。

【性味归经】甘,平,归心、肺、脾、胃经。

【功效主治】

1. 益气补中 用于用于心气虚及脾气虚证。本品蜜炙后长于补益心脾而复脉,对于心气虚所引起的心动悸,脉结代等症,常与人参、桂枝、麦冬、阿胶等配伍,如炙甘草汤;对于脾气虚证所致面黄、食少、便溏,神疲倦怠等,常与人参、白术、茯苓配伍,如四君子汤。

2. 祛痰止咳　用于痰多咳嗽。本品药性平和,对于各型咳喘均可随证配伍应用。对风寒咳嗽,常与麻黄、杏仁、桂枝等配伍;如麻黄桂枝汤;对于肺热咳喘,常与石膏、杏仁等配伍。

3. 清热解毒　用于疮痈肿毒、食物或药物中毒。单用本品,或与其他清热解毒之品配伍。

4. 缓急止痛　用于脘腹或四肢挛急疼痛。本品有良好的缓急止痛作用,对阴血亏虚所致四肢挛急疼痛,本品常与白芍配伍,如芍药甘草汤;对于脘腹疼痛属脾胃虚寒证者,可用本品与白芍、桂枝等配伍,如小建中汤。

5. 调和药性　用于调和诸药或减轻其他药味的毒副作用。

【配伍应用】

甘草配芍药:甘草味甘,长于补气缓急;芍药味酸,长于养血柔肝。两药相配,缓急止痛效增,常用于治疗脘腹、四肢拘急疼痛等,常见方如芍药甘草汤。

【用量用法】2~10g,煎服。补心脾、缓急止痛宜炙用。

【使用注意】不宜与大戟、甘遂、芫花、海藻同用;湿盛中满腹胀者不宜用;久服较大剂量甘草,易引起浮肿。

其他补气药见表9-22。

表9-22　补气药参考药

药名	功效主治	用量用法	使用注意
大枣	1. 补中益气,用于脾气虚证 2. 养血安神,用于血虚证及脏躁证 3. 缓和药性,用于缓和药物峻烈之性	6~15g,劈破煎服	湿盛腹满者禁用
刺五加	1. 健脾益气、化痰平喘,用于脾肺气虚证 2. 补肾强腰,用于肾虚腰膝酸软 3. 养心安神,用于心脾两虚证	9~27g,煎服	阳气不虚者慎用
白扁豆	1. 健脾化湿,用于脾虚湿盛证 2. 和中消暑,用于暑湿吐泻 3. 解毒,用于食物中毒	9~15g,煎服	生用有毒
饴糖	1. 补中缓急,用于中虚里急,脘腹疼痛 2. 润肺止咳,用于肺虚干咳少痰	15~20g,烊化冲服;或入膏丸服	
蜂蜜	1. 补中缓急,用于中虚脘腹疼痛 2. 润燥,用于肺虚燥咳及肠燥便秘 3. 解毒,用于解乌头类毒药之毒	15~30g,煎服或冲服;或入膏丸栓剂服;外用适量	湿阻中满及湿热痰滞,便溏或泄泻者均宜慎用

（二）补阳药

本节药物性味多为甘温或咸温、辛热之品，以补助阳气为主要作用，主要用于治疗各种阳虚证。其中，补阳作用较强者，又称为壮阳药。本节药物主要用于肾阳虚证。在使用补阳药时，应根据相应病情的进行配伍。

补阳药性多偏温燥，容易助火伤阴，因此，阴虚火旺者不宜使用。

鹿　茸　Lurong
《神农本草经》

【来源】本品为鹿科动物梅花鹿或马鹿的雄鹿尚未骨化密生茸毛的幼角。

【性味归经】甘、咸，温。归肾、肝经。

【功效主治】

1. 补肾阳，益精血　用于肾阳不足，精血亏虚所致诸证。本品为血肉有情之品，被誉为"温肾壮阳，补督脉，益精血之要药"；广泛用于治疗肾阳下足、精血亏虚所致诸证。可单用本品研末服，或泡酒服；临床上多与人参、巴戟天、肉苁蓉、熟地等配伍。

2. 强筋骨　用于肝肾不足所致诸证。本品禀纯阳之质，含生发之气，既长于峻补元阳、益精填髓，还能强筋健骨，常用于治疗肝肾不足所致的筋骨痿软、小儿发育不良、囟门不合、齿迟、行迟等症，常与山茱萸、熟地、山药等配伍。

3. 调冲任，固带脉　用于冲任虚寒、带脉不固的崩漏不止，带下过多。本品通过补肝肾、益精血，而调和冲任，用于治疗因冲任虚寒所致诸证。对于崩漏不止，可与阿胶、当归、蒲黄等配伍；对于白带过多，可与白蔹、狗脊等配伍。

4. 托疮毒　用于疮疡久溃不敛或阴疽内陷不起等。本品具有较好托毒生肌之功，又为治阴疽疮毒之良药。常与黄芪、肉桂、当归等配伍，效佳。

【用量用法】1～2g，入丸散剂，或研末冲服。

【使用注意】本品温补之力较强，宜从小量开始，缓慢加至治疗量，切不可骤用大量，以伤阴动血或阳升风动，甚至出现头晕、目赤、衄血、吐血等证。阴虚阳亢、血分有热者均当忌用。

课堂互动

　　使用鹿茸时，应注意其用量用法及注意事项有哪些？用量用法：1～2g，入丸散剂，或研末冲服。使用注意：宜从小量开始，缓慢加至治疗量，切不可骤用大量，以伤阴动血或阳升风动，阴虚阳亢、血分有热者均当忌用。

补骨脂　Buguzhi
《雷公炮炙论》

【来源】本品为豆科植物补骨脂的干燥成熟果实。

【性味归经】辛、苦，温。归肾、脾经。

【功效主治】

1. 补肾壮阳　用于肾阳不足,命门火衰之腰膝冷痛,阳痿等证,本品辛苦温燥,长于温补命门之火,被誉为"治脾肾阳不足、下元不固之要药"。对于肾阳不足之腰膝冷痛,常与菟丝子、胡桃肉、杜仲等配伍;对于肾阳不足、命门火衰之阳痿,常与鹿茸、巴戟天、胡桃肉等配伍。

2. 固精缩尿　用于肾虚之遗精,尿频等证,常与桑螵蛸、山茱萸等配伍。

3. 温脾止泻　用于脾肾阳虚泄泻。常与五味子、吴茱萸、肉豆蔻等配伍。

4. 纳气平喘　用于肾不纳气之虚喘。常与肉桂、沉香、磁石等配伍。

【用量用法】6～10g,煎服。外用适量。

【使用注意】本品温燥,易助火伤阴,阴虚内热及肠燥便秘者忌用。

杜　仲　Duzhong
《神农市草经》

【来源】本品为杜仲科植物杜仲的干燥树皮。

【性味归经】甘,温。归肝、肾经。

【功效主治】

1. 补肝肾,强筋骨　用于肝肾不足所致腰膝酸痛、筋骨痿软、阳痿、遗尿等证。本品具有温补肝肾、强筋健骨之功,且药力较强,被誉为"治肝肾不足之腰膝酸痛、筋骨痿软之要药"。对于肝肾不足所致腰膝酸软或疼痛、下肢痿软无力等,可用本品单味泡酒服,亦可与肉苁蓉、补骨脂、胡桃肉等配伍;对于肾虚阳痿、遗尿等,可与山茱萸、桑螵蛸、覆盆子等配伍。

2. 安胎　用于肝肾亏虚,下元虚冷的胎漏下血、胎动不安、习惯性流产等证。本品味甘性温,主入肝肾二经,具有补肝肾安胎的作用,尤其适宜于肝肾亏虚之胎动不安等症,常与桑寄生、砂仁、当归等配伍。

此外,本品还可降血压。

【用量用法】6～10g,煎服。

【使用注意】本品性温,易伤津液,故阴虚火旺者应慎用。

续　断　Xuduan
《神农市草经》

【来源】本品为川续断科植物川续断或续断的干燥根。

【性味归经】苦、辛,微温。归肝、肾经。

【功效主治】

1. 补肝肾,强筋骨,续折伤　用于肝肾不足,风湿痹痛及跌扑损伤、骨折等证。本品具有"补中有行,补而不滞"之特点,既补肝肾,又行血脉,还能续筋强骨,为骨伤科疗伤续折之常用药。对于腰膝酸软无力,常与杜仲、补骨脂、牛膝等配伍;对于风寒湿痹,可与独活、牛膝、桑枝等配伍;对于跌扑损伤及骨折等,可与自然铜、骨碎补、土鳖虫等配伍。

2. 止血安胎　用于肝肾虚弱,冲任失调的胎动不安、胎漏下血或崩漏。对于治胎漏下血、胎动不安或习惯性流产等症,常与杜仲、桑寄生、砂仁等同用;对于崩漏等症,常与黄芪、艾叶、地榆、炮姜等配伍。

【用量用法】9～15g,煎服。外用适量研末敷。

【使用注意】阴虚火旺者应慎用。

巴戟天　Bajitian
《神农本草经》

【来源】本品为茜草科植物巴戟天的干燥根。

【性味归经】甘、辛,微温。归肾、肝经。

【功效主治】

1. 补肾阳,益精血　用于肾阳虚弱所致的阳痿、不孕、月经不调、少腹冷痛等。本品性温不热,补阳之力温和。对于阳痿早泄、宫寒不孕等,常与淫羊藿、鹿茸、仙茅等配伍;对于月经不调、少腹冷痛等,常与高良姜、肉桂、吴茱萸等配伍。

2. 强筋骨,祛风湿　用于肝肾不足所致的筋骨痿软、腰膝疼痛或风湿久痹等。本品既能强筋骨,又能祛风湿。常与杜仲、牛膝等配伍。

【用量用法】3～10g,煎服。

【使用注意】阴虚火旺或内有湿热者应慎用。

淫羊藿　Yinyanghuo
《神农本草经》

【来源】本品为小檗科多年生草本淫羊藿、箭叶淫羊藿、柔毛淫羊藿、巫山淫羊藿或朝鲜淫羊藿的干燥地上部分。

【性味归经】辛、甘,温。归肝、肾经。

【功效主治】

1. 补肾阳　用于肾阳虚衰所致的阳痿不举,宫寒不孕及尿频等。本品辛甘温燥,长于补肾壮阳之功,被誉为“益精起痿,暖宫助孕之良品”。可单味浸酒服,亦可与鹿茸、巴戟天、熟地、枸杞等配伍。

2. 祛风湿,强筋骨　用于肝肾不足之筋骨痹痛日久、四肢拘挛麻木、半身不遂等。本品既能补肾阳,又能强筋骨而祛风湿治痹痛。可单味浸酒服,或与威灵仙、川芎等配伍。对于风湿痹证日久、肝肾不足之筋骨不健甚至半身不遂者,可与桑寄生、五加皮、杜仲、巴戟天等补益肝肾、祛风湿之品配伍。

【用量用法】6～10g,煎服。

【使用注意】本品为温燥之品,易助火伤阴,故阴虚火旺忌用。

肉苁蓉　Roucongrong
《神农本草经》

【来源】本品为列当科植物肉苁蓉或管花肉苁蓉的干燥带鳞叶的肉质茎。

【性味归经】甘、咸,温。归肾、大肠经。

【功效主治】

1. 补肾阳,益精血　用于肾阳不足,精血亏虚证所致阳痿、宫冷不孕及筋骨无力等。本品性较温和,补力和缓,具有补肾阳、益精血的作用。对于阳痿、筋骨无力等,常与熟地、五味子、菟丝子等配伍;对于宫冷不孕等,可与鹿茸、紫河车、淫羊藿等配伍。

2. 润肠通便　用于精血津液亏虚之肠燥便秘。本品甘咸质润,具有润肠通便之功。对于素体虚之人、老人肠燥便秘、阳虚便秘,常与当归、生地、麻子仁等配伍。

【用量用法】6～10g,煎服。

冬虫夏草　Dongchongxiacao
《月王药诊》

【来源】本品为麦角菌科冬虫夏草菌寄生在蝙蝠科昆虫幼虫上的子座及幼虫尸体的干燥复合体。

【性味归经】甘,平。归肺、肾经。

【功效主治】

1. 益肾壮阳　用于肾虚腰痛,阳痿遗精等证。本品长于补肾阳,益精血,壮阳起痿。对于本证,可单用浸酒,或与淫羊藿、菟丝子、巴戟天等配伍。

2. 益肺平喘、止血化痰　用于肺虚或肺肾两虚之久咳虚喘,劳嗽痰血等证。本品既能补肺气,又能益肺阴,同时还兼止血化痰之功,故长于治疗肺肾两虚之虚喘或劳嗽痰血之证,单用本品即效,或与蛤蚧、人参、胡桃肉、川贝母等配伍。

此外,本品还为补虚扶弱的常用佳品。对于正虚体弱,大病体虚等,能较好促进机体功能恢复,单用本品制成丸、散剂常服,或与鸡、鸭、猪肉等进行食疗。

【用量用法】3～9g,煎汤或炖服。或入丸散剂。

其他补阳药见表9－23。

表9－23　补阳药参考药

药名	功效主治	用量用法	使用注意
紫河车	1. 温肾补精,用于肾气不足,精血亏虚所致诸证及肺肾两虚之喘嗽 2. 益气养血,用于气血不足诸证	2～3g,研末吞服;或入丸、散	阴虚火旺者不宜单用本品
蛤蚧	1. 助肾阳、益精血,用于肾阳不足,精血亏虚的阳痿 2. 补肺气、定喘嗽,用于肺肾两虚,肾不纳气的虚喘久嗽	3～6g,多入丸散或酒剂	风寒或实热咳喘者忌用
菟丝子	1. 补阳固精,用于肾虚失固诸证 2. 养肝明目,用于目昏目暗,视力减退之证 3. 止泻,用于脾肾两虚之泄泻 4. 安胎,用于肝肾不足之胎动不安	6～12g,煎服;外用适量	阴虚火旺、大便燥结、小便短赤者忌用
沙苑子	1. 补肾固精,用于肾虚阳痿,遗精早泄,遗尿带下等 2. 养肝明目,用于肝肾不足之眩晕目昏	9～15g,煎服	阴虚火旺及小便不利者忌用

续表

药名	功效主治	用量用法	使用注意
仙茅	1. 温肾壮阳,用于肾阳不足,命门火衰所致阳痿精冷、遗尿尿频等 2. 强筋骨、祛寒湿,用于肾虚腰膝痿软、筋骨冷痛或寒湿久痹 3. 温脾止泻,用于脾肾阳虚所致脘腹冷痛及泄泻	3～10g,煎服	阴虚火旺者忌服;本品有毒,不宜过量及久服
益智仁	1. 温肾助阳、固精缩尿,用于肾气虚寒失固诸证 2. 温脾止泻、开胃摄唾,用于脾寒泄泻,腹中冷痛,涎唾自流	3～10g,煎服	阴虚火旺及内有湿热者忌服
锁阳	1. 补肾阳、益精血,用于肾阳不足,精血亏虚的阳痿,不孕,腰膝酸软等 2. 润肠通便,用于精血津液亏虚之肠燥便秘	5～10g,煎服	阴虚火旺、实热便秘及脾虚泄泻者忌服
海马	1. 补肾壮阳,用于肾阳虚衰精少,遗尿,尿频 2. 活血散结、消肿止痛,用于癥瘕积聚及跌扑损伤	3～9g,煎服;外用适量	孕妇及阴虚火旺者忌服
韭菜子	1. 温补肝肾,用于肾阳虚弱的阳痿遗精,遗尿尿频白带过多等 2. 壮阳固精,用于肝肾不足的腰膝酸软冷痛	5～15g,用水浸泡炖服;或作丸剂服	阴虚火旺者忌服
核桃仁	1. 补肾益肺,用于肺肾两虚的喘咳 2. 纳气定喘,用于肾阳不足之腰膝酸痛,遗精尿频 3. 润肠通便,用于肠燥便秘	6～9g,煎服	阴虚火旺,痰热咳嗽及便溏者忌服

(三)补血药

本节药多以甘味为主,多归心肝脾经,以补血为主要作用,多用以治疗血虚证。

使用补血药应根据血虚证表现来合理选药,同时应充分考虑其兼证进行适当配伍。此外,要考虑气、血、阴液之间的相互关系。由于气旺才能生血,故在使用补血药时多配与补气药;兼见阴虚者,则应选用补血、补阴双补之品,或与补阴药配伍。此外,在使用补血药同时,要充分发挥机体后天之本脾胃的功能,以使血液化生有源,同时也是为了防止补血药味甘滋腻影响脾胃正常运化,因此,补血同时常宜适当配以健运脾胃之品。

补血药大多味甘滋腻,因此,湿浊阻滞中焦,脘腹胀满及食少便溏者不宜使用。

当 归 Danggui
《神农本草经》

【来源】为伞形科植物当归的干燥根。

【性味归经】甘、辛,温。归肝、心、脾经。

【功效主治】

1. 补血 用于血虚诸证。本品补血而又活血,具有"补中有动,行中有补"之特点,被誉"为补血之要药",用治血虚诸证。常与白芍、川芎、熟地配伍,组成补血调经之基础方四物汤。

2. 调经　用于血虚或兼有瘀滞的月经不调,痛经,经闭等证。本品又长调经止痛,且能散寒,为补血调经之良药,又被誉为"妇科调经之要药"。对于血虚者,配伍如上;对于气滞血瘀者,在四物汤基础上配以桃仁、红花,组成桃红四物汤。

3. 活血、止痛　用于血虚,血滞或寒凝,以及跌打损伤,风湿痹阻的疼痛。本品辛香走散,长于治疗血滞兼寒的头痛,多与白芷、川芎等配伍;对于虚寒性腹痛,常与干姜、白芍等配伍;对于跌打损伤之疼痛证,常与延胡索、乳香、没药等配伍;对于风湿痹痛,可与独活、桑枝、秦艽等配伍;对于气血瘀阻之胸胁疼痛,可与香附、郁金等配伍。

4. 润肠　用于血虚肠燥便秘。常与火麻仁、肉苁蓉、熟地等配伍。

此外,本品还可用于痈疽疮疡。本品长于活血止痛,又能补血生肌,故可用于外科之痈疽疮疡。

【用量用法】6～12g,煎服。酒炒后能增强活血作用。当归身长于补血,当归尾长于活血,全当归长于和血。

【使用注意】本品为甘润之品,故湿盛中满、大便泄泻者忌用。

<h2 style="text-align:center">熟　地　Shudi</h2>
《本草图经》

【来源】本品为生地黄的炮制加工品。

【性味归经】甘,微温。归肝、肾经。

【功效主治】

1. 养血滋阴　用于血虚以及肾阴不足所致诸证。本品味甘微温质润,主归肝肾二经,长于补血滋阴,被誉为"滋补肝肾阴血之要药"。对于血虚所致诸证如血虚萎黄,眩晕,心悸失眠,月经不调,崩漏等证,常与当归、白芍、川芎等配伍,如四物汤;对于肾阴不足所致诸症如潮热骨蒸、盗汗、遗精、消渴等,常与山茱萸、山药等配方,如六味地黄丸。

2. 益精填髓　用于肝肾精血亏虚的腰膝酸软,眩晕耳鸣,须发早白等。本品又长于补肾益精填髓,常用于治疗各种原因引起的肝肾血亏虚不足诸证或精少之证。对于须发早白等症,常与何首乌、枸杞、补骨脂、白茯苓、菟丝子等配伍,组成七宝美髯丹。

【用量用法】煎服,9～15g。

【使用注意】本品味甘滋腻,易碍消化,故脾胃虚弱者应慎用。

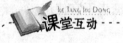

课堂互动

请比较生地与熟地功效之异同

相同处:两者均有滋阴生津之功效,均可用于阴血津液亏虚诸证。不同处:生地长于滋阴而清热凉血力较熟地强,故常用于血热津伤或阴液亏虚有热之证,还可以润肠,用于肠燥便秘等。而熟地长于养血滋阴,填精益髓,故适宜于血虚以及肾阴不足所致诸证,亦可用于肝肾精血亏虚的腰膝酸软,眩晕耳鸣,须发早白等。

何首乌 Heshouwu
《何首乌录》

【来源】本品为蓼科缠绕草本何首乌的干燥块根。生用称生首乌;以黑豆汁拌匀蒸至内外均呈棕褐色,晒干,称制首乌。

【性味归经】苦、甘、涩,微温;归心、肝、大肠经。

【功效主治】

1. 制首乌补益精血、固肾乌须 用于血虚证及肝肾精血亏虚诸证。本品经过制用后其性味甘补兼涩,微温且不腻不燥,长于补肝肾、益精血,被誉为"乌须发、抗早衰之滋补要药"。可单味泡酒服,亦可与熟地、枸杞、补骨脂、白茯苓、菟丝子、白茯苓等配伍,组成七宝美髯丹。

2. 生首乌解毒、截疟、润肠通便 用于体虚久疟,肠燥便秘及痈疽、瘰疬等证。生用其性味苦多行泄,长于解毒、截疟、润肠通便。对于体虚久疟、气血耗伤者,常与人参、当归、陈皮等配伍;对于肠燥便秘,可与火麻仁、当归、肉苁蓉等配伍;对于痈疽疮疡初起,多与金银花、连翘等清热解毒之品配伍;对于瘰疬结核,常与橘核、香附、昆布等配伍。

【用量用法】生何首乌:3~6g,煎服;制何首乌:6~12g,煎服。

【使用注意】本品味甘滋腻,大便溏薄及痰湿较重者不宜服用。

阿 胶 Ejiao
《神农本草经》

【来源】为马科动物驴的干燥皮或先经过煮浓缩制成的固体胶。

【性味归经】甘,平。归肺、肝、肾经。

【功效主治】

1. 补血 用于血虚诸证。本品性味甘平,质地滋润,为血肉有情之品;故长于补血滋阴,被誉为"补血之要药",用于治疗血虚诸证。可单用本品与黄酒炖服,亦可与人参、当归、熟地、黄芪等配伍,用以治疗血虚证。

2. 止血 用于多种出血证。本品既长于滋阴补血,常用于阴虚肺燥及热病伤阴之证;又长于止血,可用于多种出血证,故临床上将其作为补血止血之要药;尤其对于出血证而兼阴虚、血虚者最为适合。对于血热之吐衄,常与生地、蒲黄、地榆等配伍;对于冲任不固,崩漏及妊娠下血,常与艾叶、生地、炮姜等配伍。

3. 滋阴润燥 用于阴虚证、燥证。对于肺阴虚之干咳痰少,甚至咯血者,常与麦冬、杏仁、石斛等养阴润肺止咳之品配伍;对于燥热伤肺之干咳痰少,甚至咯血者,常与桑叶、石膏、枇杷叶、麦冬等配伍,如清燥救肺汤。

【用量用法】3~9g,入汤剂应烊化冲服。

【使用注意】本品味甘滋腻黏滞,脾胃虚弱者不宜用。

白 芍 Baishao
《神农本草经》

【来源】为毛茛科植物芍药的干燥根。

【性味归经】苦、酸,微寒。归肝、脾经。

【功效主治】

1. 养血调经　用于血虚或阴虚有热的月经不调,崩漏等证。对于血虚之月经不调,崩漏等证,常与当归、川芎、熟地等配伍,如四物汤;对于阴虚有热的月经不调,崩漏等证,常与地骨皮、黄柏、阿胶等配伍。

2. 平抑肝阳　用于肝阴不足,肝阳偏亢的头痛、眩晕。常与龙骨、牡蛎、生地、石决明等滋阴、平肝潜阳之品配伍。

3. 柔肝止痛　用于肝气不舒,胁肋疼痛及脘腹四肢挛急作痛。本品补血之力逊于熟地、当归、阿胶等补血药,但其以能养血柔肝血以安神而见长,对于肝气不舒、胁肋疼痛,常与当归、柴胡、陈皮等配伍;对于脘腹手足挛急疼痛,常与甘草配伍,组成芍药甘草汤。

4. 敛阴止汗　用于阴虚盗汗及营卫不和的表虚自汗等证。对于阴虚盗汗证,常与知母、黄柏等配伍;对于自汗,常与黄芪、白术、防风等配伍。

【用量用法】6～15g,煎服。

【使用注意】反藜芦。

（四）补阴药

本类药药性大多甘寒质润,有滋补阴液的作用,常用于治疗阴虚证。使用本类药时,不仅要随证选其相应补阴虚之品,还应根据病情进行随证配伍。此外,由于补阴药大多偏于寒凉滋腻,因此,脾胃虚弱、脾虚腹满便溏、痰湿内阻者均不宜使用。

北沙参　Beishashen

《本草汇言》

【来源】本品为伞形科多年生草本珊瑚菜的干燥根。

【性味归经】甘、微苦,微寒。归肺、胃经。

【功效主治】

1. 清肺养阴　用于肺阴虚所致诸证。本品味甘性寒,主入肺胃二经,长于养阴清肺,被誉为"治疗肺胃阴虚有热之良药"。对于肺阴虚所致之肺热燥咳、干咳少痰症,常与麦冬、玉竹、川贝母、桑叶等配伍,组成养阴清肺之代表方沙参麦冬汤;对于阴虚劳热、久咳咯血等,常与熟地、知母、贝母、天花粉等配伍。

2. 益胃生津　用于胃阴虚或热伤胃阴,津液不足证。单用本品水煎服,或与麦冬、石斛、玉竹等配伍。

【用量用法】5～12g,煎服。

【使用注意】反藜芦。

南沙参　Nanshashen

《神农本草经》

【来源】本品为桔梗科植物轮叶沙参或沙参的干燥根。

【性味归经】甘,微寒。归肺、胃经。

【功效主治】

1. 养阴清肺祛痰　用于肺阴虚所致诸症。本品味甘性寒,主入肺胃二经,具有清肺养阴、益胃生津作用,还兼有祛痰之功。常与麦冬、知母、川贝母、桑叶等配伍用于治疗肺阴虚所致肺热燥咳等症。

2. 清胃生津益气　用于热病后期气津不足或脾胃虚弱所致诸症。本品具有清胃热、通过补脾气而达养胃阴之效,故适于热病后期气津不足或脾胃虚弱所致诸症,常与石斛、麦冬、山药、玉竹等配伍。

【用量用法】9～15g,煎服。

【使用注意】反藜芦。

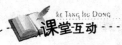

请比较北沙参与南沙参功效之异同

相同之处:两者均有养阴清肺、益胃生津之功效,均可用于肺热燥咳、阴虚劳嗽以及胃阴虚有热、咽干口燥等证。功效不同之处:北沙参清养肺阴胃阴之力强于南沙参,多用于肺胃阴虚有热之证;南沙参长于祛痰益气,多用于气阴两伤及燥痰咳之证。

麦 冬 Maidong
《神农本草经》

【来源】本品为百合科植物麦冬的干燥块根。

【性味归经】甘、微苦,微寒。归心、肺、胃经。

【功效主治】

1. 养阴润肺　用于肺阴虚所致诸证。本品甘润苦泄微寒清热,被誉为"滋阴清肺润燥之要药",尤其适合于肺胃阴虚有热之证。常与百合、沙参、生地、桑叶、贝母等滋阴润燥,清肺化痰之品配伍。

2. 益胃生津　用于胃阴虚所致诸证。本品甘寒质润,长于补胃阴清胃热,常用于胃阴虚有热之证,常与石斛、生地、沙参等配伍;亦可用于消渴证或津伤汗出之口渴烦饮。

3. 清心除烦　用于心阴虚及温病热邪入心营,心烦失眠等证。本品味甘性苦寒,入心经,故能清心烦热,常与酸枣仁、五味子、生地、玉竹等配伍。

【用量用法】6～12g,煎服。

【使用注意】脾胃虚寒便溏者及外感风寒、痰饮之咳嗽忌用。

枸 杞 Gouqi
《神农本草经》

【来源】本品为茄科植物宁夏枸杞的干燥成熟果实。

【性味归经】甘,平。归肝、肾经。

【功效主治】

1. 滋补肝肾　用于肝肾阴亏所致诸症。对于腰膝酸软、遗精等症,可单用本品泡水代茶饮,或与熟地、刺蒺藜、沙苑子等配伍;对于用于阴虚劳嗽燥咳证,常与麦冬、知母、贝母、枇杷叶等配伍;对于消渴,常与生地、麦冬、山药、天花粉等配伍。

2. 养肝明目　用于肝肾精血不足所致头目眩晕、视力减退或视物模糊。本品甘平质润,平补肝肾;被誉为"补肝肾,益精血,明目之良药"。对于肝肾阴虚所致视物模糊、减退等症,常与菊花、地黄、山萸肉、山药等配伍,如杞菊地黄丸。

此外,由于本品性味甘平,平补肝肾,常作为食疗之佳品。

【用量用法】6～12g,煎服。

百　合　Baihe
《神农本草经》

【来源】本品为百合科多年生草本卷丹、百合或细叶百合的肉质鳞叶。

【性味归经】甘,微寒。归肺、心经。

【功效主治】

1. 养阴润肺止咳　用于肺阴虚所致肺热燥咳、久咳劳嗽咯血等症。本品性味甘寒,质地润滑,长于养阴润肺止咳。对于前者,常与款冬花配伍,组成百花膏以滋阴润燥;对于后者,常与生地、川贝、玄参、当归身、桔梗等配伍,如百合固金汤。

2. 清心安神　用于热病后期余热未清所致虚烦惊悸、失眠多梦、精神恍惚等症。本品甘寒,入心经,故能清心安神,常与莲子心、淡竹叶、知母、地黄等配伍。

【用量用法】煎服,6～12g。

【使用注意】脾胃虚寒便溏者及风寒咳嗽忌用。

龟　甲　Guijia
《神农本草经》

【来源】本品为龟科动物乌龟的背甲及腹甲。

【性味归经】咸、甘,微寒。归肝、肾、心经。

【功效主治】

1. 滋阴潜阳　用于肾阴不足之阴虚内热、阴虚阳亢及热病阴虚之阳亢风动等证。本品性味甘寒,主入肝肾二经,故长于补肾阴、退虚热、潜肝阳,被誉为"滋阴退热潜阳之要药",常用于阴虚内热、阴虚阳亢、阴虚动风等证。对于阴虚内热所致骨蒸、盗汗、遗精等,常与知母、黄柏、熟地等配伍。对于阴虚所致动风、手足抽搐等,常与牡蛎、生地、鳖甲、阿胶等配伍。对于阴虚阳亢所致头晕、头痛等,常与菊花、石决明、代赭石等配伍。

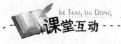

请比较龟甲与鳖甲功效之异同

相同之处:两者均有滋养肝肾之阴,平肝潜阳,都可以用于肾阴虚及阴虚火旺所致骨蒸潮热、盗汗、遗精以及肝阳上亢所致之头痛眩晕等症。不同之处:龟甲长于滋肾阴,兼有养血补心、益肾健骨、固经止血等功效,常用于冲任不固月经过多或崩漏不止,肾虚骨痿、小儿囟门不闭以及心虚惊悸,失眠,健忘等症;而鳖甲长于软坚散结,多用阴虚发热,阴虚阳亢,阴虚风动,癥瘕积聚,疟母等。

2. 益肾健骨 用于肾虚骨痿、小儿囟门不闭等。常与熟地、人参、鹿茸、牛膝、补骨脂等配伍。

3. 固经止血 用于阴虚血热,冲任不固月经过多或崩漏不止等。本品长于补肾阴、退虚热,尤其适用于阴虚血热所致月经过多或崩漏等证,常与黄柏、黄芩、白芍、椿根皮、香附等配伍,如固经丸。

4. 养血补心 用于心虚惊悸,失眠,健忘等。常与酸枣仁、远志、龙骨等配伍。

【用量用法】9～24g,煎服。入汤剂须打碎先煎。

【使用注意】阳虚、脾胃虚寒者不宜用;本品煎液有兴奋子宫的作用,故孕妇应慎用。其他补阴药见表9-24。

表9-24 补阴药参考药

药名	功效主治	用量用法	使用注意
鳖甲	1. 滋阴潜阳,用于阴虚发热,阴虚阳亢,阴虚风动等证 2. 软坚散结,用于癥瘕积聚,疟母等	9～24g,先煎	脾虚食少便溏及孕妇慎用
黄精	1. 滋肾润肺,用于用于肺肾阴虚所致诸证 2. 补脾益气,用于脾胃虚弱证	9～15g,煎服	脾虚有湿,咳嗽痰多及中寒便溏者不宜用
天冬	1. 养阴润燥,用于阴虚肺热的燥咳或劳嗽咯血 2. 清火生津,用于肾阴不足,阴虚火旺所致诸证	6～12g,煎服	脾胃虚寒,食少便溏者不宜用
女贞子	补肝肾阴、乌须明目,用于肝肾阴虚所致诸证及阴虚发热等	6～12g,煎服	脾虚泄泻及阳虚者不宜用
墨旱莲	1. 补肝肾阴,用于肝肾阴虚所致诸证 2. 凉血止血,用于阴虚血热之出血证	6～12g,煎服	脾胃虚寒及大便泄泻者不宜用
石斛	1. 养阴清热,用于热病津伤低热烦渴、阴虚低热等症 2. 益胃生津,用于胃阴不足,津液亏虚等证 3. 养肝明目,用于肾虚目暗,视力减退等 4. 强筋骨,用于肾虚痿痹,腰脚软弱	6～12g,煎服;鲜品15～30g	湿热尚未化燥者忌用
玉竹	1. 养阴润燥,用于阴虚肺燥所致干咳少痰 2. 生津止渴,用于热病烦渴及消渴等	6～12g,煎服	脾虚湿痰者忌用
桑椹	1. 滋阴补血,用于肝肾阴血亏虚诸证 2. 生津,用于津伤口渴,内热消渴 3. 润肠,用于肠燥便秘等	9～15g,煎服	脾胃虚寒,大便溏泄者不宜用;此外,小儿多食,可引起出血性肠炎,宜慎
黑芝麻	1. 补肝肾、益精血,用于肝肾精血不足的头晕眼花,须发早白等 2. 润肠燥,用于血虚津亏之肠燥便秘	9～15g,煎服	大便溏薄者不宜用

十七、收涩药

凡以收敛固涩为主要作用,治疗各种滑脱病证的药物,称为收涩药,又称为固涩药。

收涩药味多酸涩,性平或温,主入肺、肾、大肠、脾等经。根据本章药物作用的特点,可分为具有固表止汗、敛肺涩肠、固精缩尿止带等三种不同作用类别的收涩药。

具有固表止汗作用的收涩药主要适应于卫表不固之自汗证、盗汗症;具有敛肺涩肠作用的收涩药主要适应于肺虚久治不愈之喘咳症、肺肾两虚摄纳无力之虚喘证以及脾肾阳虚之久泻久痢等症;具有固精缩尿止带作用的收涩药主要适用于肾虚不固、膀胱失约所致遗精、滑精、遗尿、尿频、崩漏、带下等症,此外,部分药物还具有收湿敛疮生肌的作用,可用于疮疡溃久不敛等症。

收敛固涩药多为治标之品,应按"治病必求于本"的思路,在使用收涩药的同时,应与相应补益药进行配伍应用,以达到标本兼顾之目的。

收涩药容易敛邪,对于实邪未尽者,误用将"闭门留寇"。故对于表邪未解、湿热积滞所致的泻痢、带下,血热出血以及郁热未尽者均不宜使用。

麻黄根　Mahuanggen
《名医别录》

【来源】本品为麻黄科植物草麻黄或中麻黄的干燥根或根茎。

【性味归经】甘、微涩,平。归肺经。

【功效主治】收敛止汗,用于自汗,盗汗。本品性味甘平微涩,专入肺经,止汗力强,被誉为"敛肺固表止汗之专品"。对于气虚自汗,常与黄芪、党参、白术等配伍;对于阴虚盗汗,常与生地、白芍、牡蛎、五味子等配伍。

【用量用法】3～9g。外用适量,研粉扑撒。

【使用注意】有表邪者忌用。

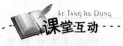
课堂互动

谈谈您对麻黄与麻黄根的认识

二药虽同出一源,但功效主治完全不同:麻黄发汗解表,是通过发汗以发散表邪,用于外感风寒表实证;而麻黄根收敛止汗,刚好与麻黄相反,故其是通过敛肺固表来止汗,为止汗之专品,用于多种原因所致的自汗、盗汗。

浮小麦　Fuxiaomai
《名医别录》

【来源】为禾本科植物小麦的干燥未成熟颖果。

【性味归经】甘,凉。归心经。

【功效主治】

1. 敛汗、益气　用于自汗,盗汗。本品甘凉,长于益气养心、养阴除热而止汗,对于阳虚自汗和阴虚盗汗都可使用。常单用本品炒焦研末,米汤送服;也可与麻黄根、牡蛎、五味子、黄芪等配伍。

2. 除热 用于骨蒸劳热。可与鳖甲、地骨皮、银柴胡等退热除蒸之品配伍。

【用量用法】15～30g,煎服;3～5g,研末服。

【使用注意】表邪汗出者忌用。

五味子 Wuweizi
《神农本草经》

【来源】本品为木兰科植物五味子的干燥成熟果实。

【性味归经】酸、甘,温。归肺、心、肾经。

【功效主治】

1. 敛肺滋肾 用于肺虚久咳或肺肾两虚之咳喘。本品味酸性甘温,具有"上能敛肺气,下能滋肾阴"之特点,故尤适于肺虚久咳及肺肾两虚之喘咳症。对于前者,常与五倍子、麦冬等配伍;对于后者,常与熟地、山茱萸、山药等配伍。

2. 生津敛汗 用于津伤口渴,消渴和自汗、盗汗。对于热伤气阴者,常与人参、麦冬配伍,组成生脉散;对于治消渴病,可与黄芪、山药、天花粉等配伍;对于自汗者,常与黄芪、麻黄根、防风等配伍;对于盗汗者,常与玄参、麦冬、生地、白芍等配伍。

3. 涩精止泻 用于肾虚遗精、滑精以及脾肾阳虚之五更泄。对于肾虚遗精、滑精等,常与金樱子、覆盆子、桑螵蛸等固涩之品配伍;对于五更泄,常与吴茱萸、补骨脂、肉豆蔻等配伍,组成四神丸。

4. 宁心安神 用于心肾阴血虚亏所致虚烦心悸、失眠多梦等。常与酸枣仁、人参、生地、当归身、远志等配伍,如天王补心丹。

【用量用法】2～6g,煎服;1～3g,研末服。

【使用注意】凡表邪未除、麻疹未透、咳嗽初起以及内有实热者均不宜用。

五倍子 Wubeizi
《本草拾遗》

【来源】本品为漆树科植物盐肤木或同属植物青麸杨、红麸杨等叶上寄生的虫瘿。

【性味归经】酸、涩,寒。归肺、大肠、肾经。

【功效主治】

1. 敛肺降火 用于肺虚久咳或肺热咳嗽。本品味酸性寒,既能敛肺止咳,又能清降肺热。对于肺热咳嗽,常与黄芩、贝母、瓜蒌等清热化痰之品配伍;对于肺虚久咳,常与五味子、罂粟壳、诃子等敛肺止咳之品配伍。

2. 涩肠止泻 用于久泻、久痢。常与诃子、五味子等涩肠止泻之品配伍。

3. 固精止遗 用于遗精、滑精。常与金樱子、覆盆子、桑螵蛸等配伍。

4. 敛汗 用于自汗、盗汗。常与麻黄根、牡蛎、五味子、黄芪等配伍。

5. 止血 用于崩漏下血或便血痔血。对于崩漏下血,可与血余炭、棕榈炭、藕节等配伍;对于便血痔血,可与地榆、槐花等配伍。

6. 收湿敛疮　用治疮疖肿毒、湿疮流水、溃疡不敛、肛脱不收、子宫下垂等病证。可单用本品研末外用或煎汤外洗。

【用量用法】3～6g,煎服;1～1.5g,入丸散剂。

【使用注意】湿热泻痢者忌用。

乌　梅　Wumei
《神农本草经》

【来源】本品为蔷薇科植物梅的干燥近成熟果实。

【性味归经】酸、涩,平。归肝、脾、肺、大肠经。

【功效主治】

1. 敛肺止咳,涩肠止泻　用于肺虚久咳以及久泻、久痢。本品药味酸涩,药性平和,长于收涩,既能敛肺气以止咳,又能涩大肠以止泻。尤其适于肺虚久咳、阴虚燥咳、久泻久痢等证。对于肺虚久咳,常与罂粟壳、杏仁、阿胶等配伍;对于久泻、久痢,常与肉豆蔻、党参、罂粟壳、诃子等配伍。

2. 生津止渴　用于虚热消渴。本品其味极酸,长于生津止渴,以故常用于虚热消渴之证。常与天花粉、山药、人参、麦冬等配伍。

3. 安蛔止痛　用于蛔虫腹痛。本品味酸能安蛔止痛,被誉为“安蛔之良药”。常与细辛、干姜、当归、黄连、附子、蜀椒等配伍,组成乌梅丸,用于治疗蛔厥证。

【用量用法】6～12g,煎服。

【使用注意】表邪未解及内有实热郁滞者均不宜用。

山茱萸　Shanzhuyu
《神农本草经》

【来源】本品为山茱萸科植物山茱萸的干燥成熟果肉。

【性味归经】酸、涩,微温。归肝、肾经。

【功效主治】

1. 补益肝肾　用于肝肾不足所致头晕目眩、腰膝酸软等。本品其温而不燥,长于补肾阳、益肾精,被誉为“补益肝肾之要药”。对于肝肾阴虚之头晕目眩、腰膝酸软,常与山药、熟地、泽泻等配伍,组成六味地黄丸;对于肾阳虚所致头晕目眩、腰膝酸软、小便不利,常与附子、肉桂、熟地、山药等配伍,如肾气丸。

2. 收敛固涩　用于体虚自汗、盗汗以及肾气虚不固所致诸证。对于自汗、盗汗症,常与黄芪、五味子、牡蛎、龙骨等配伍;若大汗欲脱者,当配附子、人参等以加强敛汗固脱之力。对于肾虚所致遗精滑精、小便不禁等证,常与熟地、补骨脂、金樱子、覆盆子、桑螵蛸等补肾固涩之品配伍;对于冲任不固之崩漏及月经过多等证,常与白芍、当归、熟地等配伍。

【用量用法】6～12g,煎服。

【使用注意】素体湿热及小便淋涩者均不宜用。

桑螵蛸　Sangpiaoxiao
《神农本草经》

【来源】本品为螳螂科昆虫大刀螂、小刀螂和巨斧螳螂的干燥卵鞘。

【性味归经】甘、咸,平。入肝、肾经。

【功效主治】

1. 固精缩尿　用于肾阳虚所致诸症。本品味甘咸性平和,主入肝肾二经,长于补肾助阳、固涩。对于肾虚之遗精、滑精等症,常与山茱萸、补骨脂、菟丝子等配伍。对于遗尿尿频、带下白浊等症,常与龙骨、龟板、人参、石菖蒲、远志等配伍,如桑螵蛸散。

2. 补肾助阳　用于肾虚阳痿。常与鹿茸、锁阳、巴戟天、淫羊藿等补肾助阳之品配伍。

【用量用法】5~10g,煎服。

【使用注意】阴虚火旺、膀胱有热者忌用。

其他收涩药见表9-25。

表9-25　收涩药参考药

药名	功效主治	用量用法	使用注意
肉豆蔻	1. 涩肠止泻,用于脾肾虚寒,久泻久痢 2. 温中行气,用于胃寒胀痛,食少呕吐	3~6g,后下;0.5~1g,入丸、散	湿热泻痢者忌用
罂粟壳	1. 涩肠止泻,用于久泻、久痢 2. 敛肺止咳,用于肺虚久咳 3. 止痛,用于心腹及筋骨疼痛	3~6g,煎服;或入丸散	有毒,且易成瘾,不宜久服多服
诃子	1. 涩肠止泻,用于久泻、久痢,脱肛 2. 敛肺止咳,用于肺虚久咳 3. 利咽开音,用于久咳失音	3~10g,煎服	外有表邪及内有湿热者慎用
赤石脂	1. 涩肠止泻,用于久泻、久痢 2. 收敛止血,用于崩漏,带下,便血 3. 敛疮生肌,用于疮疡不敛,湿疮	9~12g,先煎;外用适量	畏肉桂,孕妇慎用
金樱子	1. 固精缩尿,用于遗精,滑精,遗尿,尿频,带下病等 2. 涩肠止泻,用于久泻、久痢	6~12g,煎服	邪盛者忌用
莲子	1. 补脾止泻,用于脾虚久泻,食欲不振 2. 益肾固精,用于肾虚遗精、滑精 3. 养心安神,用于虚烦、惊悸、失眠 4. 固涩止带,用于带下病	6~15g,煎服	

续表

药名	功效主治	用量用法	使用注意
芡实	1. 补脾止泻,用于脾虚久泻 2. 益肾固精,用于遗精滑精 3. 除湿止带,用于带下病	9～15g,煎服	
海螺蛸	1. 涩精止带,用于遗精带下 2. 收敛止血,用于崩漏下血,肺胃出血,外伤出血 3. 制酸止痛,用于胃痛吐酸 4. 收湿敛疮,用于湿疮湿疹,溃疡不敛	5～10g,煎服;外用适量	阴虚有热者不宜用
覆盆子	1. 固精缩尿,用于肾虚不固诸症 2. 益肾明目,用于肝肾不足的目暗不明	6～12g,煎服	肾虚有火,小便短涩者忌用

十八、驱虫药

凡以驱除或杀灭人体寄生虫为主要作用的药物,称驱虫药,主要用于治疗虫证。

本章节药多具苦味,部分药物具有毒性,主归脾、胃、大肠经,对人体寄生虫,尤其对肠道寄生虫如蛔虫、绦虫、钩虫、蛲虫、姜片虫等有麻痹、杀灭的作用,并使其排出体外。

由于肠道寄生虫种类不同,应用驱虫药时,应根据寄生虫的种类、患者的体质和不同的兼证,进行适当的配伍用药。如患者体质壮实,可配泻下药以利于寄生虫排出体外;如兼有积滞者,应配与消导药同用;若脾胃虚弱者,应配与补益脾胃之药,以免伤正;若兼有里寒证者,应配与温里药;若属病久体虚者,应当先补后攻或攻补并举;若在蛔虫病正在发作,腹痛剧烈之时,应先安蛔为主,待腹痛症状缓解后再行驱杀。

本章药物宜空腹服用,以使药力直接作用于虫体,以提高疗效;对某些具有毒性的药物,应注意用法和控制剂量;孕妇及体弱患者均应慎用驱虫药。此外,应引导患者加强个人良好卫生习惯的养成,以免重复感染。

使君子 Shijunzi

《开宝本草》

【来源】本品为使君子科植物使君子的干燥成熟果实。

【性味归经】甘,温。归脾、胃经。

【功效主治】

1. 杀虫 用于蛔虫病、蛲虫病。本品长于驱蛔虫、蛲虫,被誉为"驱蛔杀虫之首选药";由于本品气香味甘,尤适宜于小儿虫积证的治疗。轻证可单味研末或炒香嚼服,重证应与苦楝皮、南瓜子等配伍。

2. 消积　用于小儿疳积证。本品还具有健脾消积之功,尤其适于小儿疳积兼虫证。若证属轻者,可单用本品炒香嚼食;若证属重者,应与党参、鸡内金、神曲、槟榔、苦楝皮等配伍,以健脾益气、驱虫消积。

【用量用法】9~12g,捣碎入煎剂;取仁 6~9g,多入丸散或单用炒香嚼服;小儿每岁每天顿服 1~1.5 粒,炒香嚼服,一日总量不超过 20 粒。

【使用注意】服药时忌饮浓茶。

槟 榔　Binglang
《名医别录》

【来源】本品为棕榈科植物槟榔的干燥成熟种子。

【性味归经】辛、苦,温。归胃、大肠经。

【功效主治】

1. 杀虫　用于多种肠道寄生虫病。本品对绦虫驱杀疗效最佳,可单用,或与南瓜子配伍;对于蛔虫病、蛲虫病,可单味,亦可与使君子、苦楝皮、雷丸等驱虫药配伍;对于姜片虫病,常与牵牛子、乌梅、甘草等配伍;对于钩虫病,常与榧子、雷丸等配伍。

2. 消积　用于食积气滞,泻痢后重。本品味辛,长于行胃肠之气,从而消积导滞,故对食积气滞,泻痢后重等证有效,常与木香、青皮、大黄等配伍,如木香槟榔丸。

3. 行气利水　用于水肿,脚气浮肿。对于水肿实证,常与泽泻、木通、商陆等配伍,如疏凿饮子;对于寒湿脚气肿痛,常与木瓜、吴茱萸、陈皮、紫苏、桔梗等配伍,如鸡鸣散。

4. 截疟　常与常山、青蒿等配伍。

【用量用法】3~10g,煎服。

【使用注意】脾虚便溏者慎用。

苦楝皮　Kulianpi
《名医别录》

【来源】本品为楝科植物楝或川楝的干燥树皮或根皮。

【性味归经】苦,寒;有毒。归肝、脾、胃经。

【功效主治】

1. 杀虫　用于蛔虫病,钩虫病,蛲虫病。本品苦寒有毒,驱虫作用力强。可单味水煎服用,或与槟榔、使君子、雷丸等配伍。本品还可以用于小儿蛔虫性肠梗阻的治疗,采用本品同类药物鲜苦楝根适量,熬成 100% 水煎剂进行内服。

2. 疗癣　用于疥癣湿疮。本品还具有清热燥湿之功效,外用可治疗疥疮、头或体癣、湿疹、湿疮等多种皮肤病,常单用本品研末,以醋或猪脂调敷患处,亦可配苦参、蛇床子等煎水外洗。

【用量用法】3~6g,煎服。外用适量,研末调敷患处。

【使用注意】本品有毒,孕妇及肝肾功能不全者慎用。

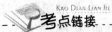

在使用驱虫药时应注意以下哪几点

A. 宜空腹服用,以使药力直接作用于虫体

B. 孕妇及体弱患者需慎用

C. 常配伍泻下药以助虫体排出体外

D. 对毒性大的药物应注意用量用法等

E. 若虫体正引起腹痛剧烈,应待腹痛症状缓解后再行驱杀

答案:ABCDE。

其他驱虫药见表 9 − 26。

表 9 − 26 驱虫药参考药

药名	功效主治	用量用法	使用注意
榧子	1. 杀虫消积,用于虫积腹痛 2. 通便,用于肠燥便秘 3. 润肺,用于肺燥咳嗽	9 ~ 15g,煎服	大便溏薄者慎用
雷丸	杀虫,用于绦虫病、钩虫病、蛔虫病、蛲虫病及脑囊虫病	15 ~ 21g,只入丸散剂	不宜入煎剂,因其有效成分蛋白酶加热后将被破坏
南瓜子	杀虫,用于绦虫病	60 ~ 120g,研粉,冷开水调服	
鹤草芽	杀虫,用于绦虫病及阴道滴虫病	30 ~ 45g,研粉,晨起空腹顿服	不入煎剂,因其有效成分不溶于水

十九、外用药

本类药物主要以外用为主,其性味差异较大,按其药物主要功效分类,主要可分为燥湿杀虫止痒、拔毒去腐生肌等两大类外用药。

具有燥湿杀虫止痒功效的外用药主要用于以下病证:疥癣、湿疹、痈疮疔毒、梅毒、虫蛇咬伤、麻风等证;具有拔毒去腐生肌功效的外用药主要用于以下病证:疮疡肿痛后成脓久而不溃或脓出不畅、或溃后腐肉不去,疮口久溃不敛等证。此外,部分外用药还可用于各种疼痛、眼科、风湿科等疾病的。

外用药大多具有不同程度的毒副作用,多作外用,少数药如作内服时应慎重使用;在外用时,也应严格遵从注意事项,并严格控制剂量。

雄 黄 Xionghuang
《神农本草经》

【来源】本品为硫化物类在矿物雄黄的矿石,主含二硫化二砷。

【性味归经】辛,温;有毒。归心、肝、胃经。

【功效主治】

1. 解毒 用于痈肿疗疮,湿疹疥癣,虫蛇咬伤。本品能以毒攻毒,具有良好的解毒作用,被誉为"治疗毒蛇咬伤之要药"。对于痈肿疗疮,常与乳香、没药等活血消肿生肌之品配伍;对于湿疹疥癣,常与白矾配伍,共同研末外敷患处;对于虫蛇咬伤,可单味使用本品研末,加适当香油或植物油调和进行外敷,或用黄酒冲服。

2. 杀虫 用于虫积腹痛。本品还具有较好的杀虫作用,对于肠道寄生虫尤其是蛔虫引起的腹痛效果尤佳,常与槟榔、牵牛子、使君子等配伍。

此外,本品还具有祛痰燥湿以及截疟的功效,临床上常用于治疗癫痫、哮喘、疟疾等病。

【用量用法】外用适量,研末外敷患处或加香油调敷患处。0.05~0.1g,入丸散用。

【使用注意】内服宜慎,不可久用;孕妇禁用。切忌火煅,因为本品经过煅烧后将分解为三氧化二砷(即剧毒药物砒霜)。

硫 黄 Liuhuang
《神农本草经》

【来源】本品为自然元素矿物硫族自然硫或用含硫矿物经提炼的加工品。

【性味归经】酸,温;有毒。归肾、大肠经。

【功效主治】

1. 外用解毒杀虫止痒 用于疥癣、湿疹、皮肤瘙痒等。本品具有较好的解毒杀虫止痒的作用,被誉为"治疥疮之要药"。对于疥疮,可用本品单味研末,加麻油或其他植物油调匀进行外涂;对于湿癣等,可以铅丹、石灰等配伍,共同研末外撒于湿癣处;对于皮肤瘙痒等,可单用本品研末外撒;亦可与蛇床子、白矾等配伍外用,以增强祛湿止痒之功。

2. 内服补火助阳通便 用于肾阳虚所致的寒喘、阳痿、虚寒性便秘等。对于寒喘,本品可与肉桂、附子等温里药配伍;对于阳痿,可与鹿茸、肉苁蓉、补骨脂等补肾壮阳之品配伍;对于虚寒性便秘,本品可与半夏配伍,组成半硫丸以温肾通便。

【用量用法】外用适量,研末油调涂敷于患处;1.5~3g,炮制后入丸散剂。

【使用注意】本品性温而燥且有毒,孕妇及阴虚阳亢者忌用。不宜与芒硝、玄明粉同用。

硼 砂 Pengsha
《日华子本草》

【来源】本品为天然硼酸盐类硼砂族矿物硼砂,经提炼精制而成的结晶体。

【性味归经】甘、咸,凉。归肺、胃经。

【功效主治】

1. 外用清热解毒　用于咽喉肿痛,口舌生疮,目赤翳障。本品外用长于清热解毒、消肿防腐,被誉为"五官科之常用药"。对于咽喉肿痛,口舌生疮等,本品常与冰片、朱砂、玄明粉等配伍,组成冰硼散,共同研末吹敷患处。

2. 内服清肺化痰　用于痰热互结之咳嗽,痰黄黏稠,咳吐不利等。对于上述病证,常与浙贝母、竹茹、黄芩、瓜蒌等配伍。

【用量用法】外用适量,研末撒或敷于患处,亦可外洗。1.5～3g,内服,入丸散剂。

【使用注意】多为外用,内服宜慎用。

其他外用药见表9-27。

表9-27　外用药参考药

药名	功效主治	用量用法	使用注意
白矾	1. 外用解毒杀虫、止痒,用于湿疹,湿疮,湿癣 2. 止血、止泻,用于久泻久痢,吐衄下血 3. 化痰,用于风痰所致昏厥、癫痫、癫狂	0.6～1.5g,外用适量,研末调敷或水洗;1～3g,内服入丸散	体虚及无湿热痰火者忌用
蛇床子	1. 杀虫止痒,用于阴部湿痒,湿疹,疥癣 2. 温肾壮阳,用于阳痿,宫冷不孕	15～30g,外用,研末调敷或煎水洗;3～10g,煎服	下焦湿热及阴虚火旺者忌服
轻粉	1. 外用攻毒杀虫、敛疮,用于疥癣,梅毒,疮疡溃烂 2. 内服利水通便用于水肿鼓胀,二便不通	外用适量,研末掺敷患处;每次0.1～0.2g,入丸散	不宜久服或过量,服后应及时漱口以免口腔溃烂。孕妇禁用
升药	拔毒化腐,用于痈疽溃后,脓出不畅或腐肉不去,新肉难生	外用适量	有毒;孕妇体虚者禁用,腐肉已去或脓水已尽者忌用
炉甘石	1. 解毒明目退翳,用于目赤翳障,烂弦风眼 2. 收湿生肌,用于敛疮疮疡久溃不敛,皮肤湿疮	外用适量	宜炮制后用,且只能外用
砒石	1. 外用蚀疮去腐,用于癣疮,瘰疬,牙疳,痔疮,溃疡腐肉不脱 2. 劫痰平喘、截疟,用于寒痰哮喘及疟疾	0.002～0.004g,内服入丸散,严禁作酒剂服;外用适量,以防局部吸收中毒	本品剧毒,不可久服;孕妇禁用;畏水银

附

1. 掌握的重点药物有106味　麻黄、桂枝、紫苏、生姜、香薷、荆芥、防风、石膏、知母、芦根、黄芩、黄连、黄柏、金银花、连翘、大青叶、板蓝根、生地、玄参、青蒿、大黄、芒硝、火麻仁、甘遂、牵牛子、独活、威灵仙、秦艽、防己、五加皮、桑寄生、广藿香、佩兰、苍术、厚朴、茯苓、薏苡仁、车前子、滑石、茵陈、金钱草、附子、干姜、肉桂、陈皮、枳实、木香、香附、山楂、鸡内金、川芎、延胡索、郁金、丹参、益母草、牛膝、大蓟、小蓟、三七、艾叶、半夏、天南星、桔梗、瓜蒌、川贝母、浙贝母、苦杏仁、百部、酸枣仁、柏子仁、远志、朱砂、龙骨、石决明、牡蛎、羚羊角、钩藤、天麻、麝香、冰片、人参、西洋参、党参、黄芪、白术、山药、甘草、鹿茸、补骨脂、杜仲、巴戟天、淫羊藿、当归、熟地、何首乌、阿胶、北沙参、南沙参、枸杞、麻黄根、浮小麦、五味子、乌梅、山茱萸、使君子、槟榔。

2. 熟悉的一般药物有112味 羌活、白芷、细辛、藁本、苍耳子、辛夷、薄荷、牛蒡子、蝉蜕、桑叶、菊花、柴胡、升麻、葛根、天花粉、栀子、夏枯草、龙胆草、青黛、穿心莲、蒲公英、鱼腥草、大血藤、射干、白头翁、重楼、牡丹皮、赤芍、银柴胡、地骨皮、番泻叶、芦荟、郁李仁、巴豆、川乌、木瓜、蕲蛇、蚕砂、豨莶草、狗脊、砂仁、猪苓、泽泻、木通、虎杖、吴茱萸、丁香、沉香、川楝子、薤白、麦芽、桃仁、红花、土鳖虫、莪术、水蛭、乳香、没药、泽兰、三棱、地榆、槐花、茜草、蒲黄、白及、仙鹤草、炮姜、白茅根、侧柏叶、旋覆花、白附子、前胡、竹茹、紫苏子、葶苈子、桑白皮、枇杷叶、首乌藤、合欢皮、磁石、代赭石、牛黄、全蝎、蜈蚣、地龙、僵蚕、苏合香、石菖蒲、太子参、大枣、刺五加、续断、肉苁蓉、冬虫夏草、紫河车、蛤蚧、菟丝子、沙苑子、白芍、麦冬、百合、龟甲、鳖甲、石斛、五倍子、桑螵蛸、肉豆蔻、海螵蛸、苦楝皮、雄黄、硫黄、硼砂。

3. 了解的参考药物有123味 蔓荆子、淡豆豉、竹叶、淡竹叶、决明子、谷精草、密蒙花、青葙子、苦参、白鲜皮、秦皮、白花蛇舌草、野菊花、土茯苓、熊胆、山豆根、马勃、马齿苋、鸦胆子、漏芦、紫花地丁、败酱草、紫草、水牛角、胡黄连、白薇、京大戟、芫花、乌梢蛇、伸筋草、臭梧桐、络石藤、桑枝、白豆蔻、草豆蔻、草果、香加皮、赤小豆、冬瓜皮、玉米须、通草、萆薢、海金沙、石韦、瞿麦、萹蓄、地耳草、垂盆草、小茴香、花椒、高良姜、胡椒、青皮、乌药、柿蒂、莱菔子、姜黄、五灵脂、鸡血藤、王不留行、骨碎补、自然铜、穿山甲、斑蝥、紫珠、棕榈炭、血余炭、藕节、苎麻根、白芥子、皂荚、白前、竹沥、天竺黄、海藻、昆布、礞石、紫菀、款冬花、白果、马兜铃、洋金花、珍珠、琥珀、珍珠母、蒺藜、罗布麻、安息香、蟾蜍、樟脑、白扁豆、饴糖、蜂蜜、仙茅、益智仁、锁阳、海马、韭菜子、核桃仁、黄精、天冬、女贞子、墨旱莲、玉竹、桑椹、黑芝麻、罂粟壳、诃子、赤石脂、金樱子、莲子、芡实、覆盆子、榧子、雷丸、南瓜子、鹤草芽、白矾、蛇床子、轻粉、升药、炉甘石、砒石。

综合测试

1. 寒凉药的作用是
 A. 回阳救逆 B. 温中散寒 C. 清热解毒 D. 温经通络 E. 助阳化气
2. 能发散、行气、行血的药味是
 A. 辛 B. 甘 C. 酸 D. 苦 E. 咸
3. 认识药物升降浮沉趋向的依据是
 A. 功效 B. 气味 C. 作用部位 D. 入药部位 E. 药物作用强弱
4. 以下说法中正确的是
 A. 归经是用以表示药物作用趋向的性能 B. 不归某经的药对该经不可能有作用

C. 归经的定位概念与解剖上脏器是一致的   D. 归经是指药物发生作用的主要部位

E. 药物作用范围很广,故所有药物归经都应有两个或两个以上

5. 两药合用,一种药物能使另一种药物原有功效降低或丧失的配伍关系称为

     A. 相使   B. 相畏   C. 相杀   D. 相恶   E. 相反

6. 不属于十八反的药对是

     A. 沙参与藜芦   B. 丹参与藜芦   C. 党参与藜芦   D. 玄参与藜芦   E. 人参与藜芦

7. 胸痹患者忌食的食物是

     A. 辛辣、油腻、煎炸食物   B. 肥肉、脂肪、动物内脏

     C. 胡椒、辣椒、大蒜   D. 油炸黏腻食物、寒冷硬食、不易消化食物

     E. 油腻、煎炸的食物

8. 需后下的药是

     A. 磁石、牡蛎   B. 薄荷、白豆蔻

     C. 蒲黄、海金沙   D. 人参、鹿茸

     E. 芒硝、阿胶

9. 胶类药应当

     A. 先煎   B. 后下   C. 包煎   D. 烊化   E. 另煎

10. 以下服药方法中,不正确的是

     A. 辛温解表药应当冷服   B. 呕吐患者服药宜小量频服

     C. 泻下药以得下为度   D. 消食药宜饭后及时服

     E. 对胃有刺激的药宜饭后服

11. 下面哪味药有"呕家之圣药"之称是

     A. 半夏   B. 干姜   C. 紫苏   D. 香薷   E. 生姜

12. 下列哪个药是治疗气分高热及肺胃实火之首选的要药

     A. 大黄   B. 石膏   C. 知母   D. 栀子   E. 黄芩

13. 利水渗湿药主要适应的病证是

     A. 痰饮伏肺   B. 湿温初起   C. 水湿内停   D. 湿困中焦   E. 风湿痹痛

14. 为行气止痛的要药是

     A. 木香   B. 葛根   C. 紫苏   D. 乳香   E. 狗脊

15. 下面哪味药素有"将军"之称的是

     A. 麻黄   B. 石膏   C. 人参   D. 大黄   E. 砒石

16. 下面哪味药不反藜芦

     A. 芍药   B. 细辛   C. 党参   D. 贝母   E. 苦参

17. 黄芩的功效长于

     A. 行气安胎   B. 补气安胎   C. 清热安胎   D. 补肾安胎   E. 止漏安胎

18. 泻下药中的火麻仁与郁李仁共性是

     A. 泻下攻积   B. 峻下逐水   C. 润肠通便   D. 利水消肿

19. 下列药中有一味药与其余三味药的来源不同,这一味药是

     A. 大青叶   B. 板蓝根   C. 青黛   D. 青蒿

20. 陈皮的来源为

     A. 桔的成熟果皮   B. 桔的幼果   C. 桔的加工品   D. 青皮

21. 下列哪味药既有消食又有解表作用的是

     A. 麦芽   B. 山楂   C. 紫苏   D. 神曲   E. 生姜

22. 下列哪味药既有杀虫又具有行气利水作用的是

    A. 槟榔   B. 白术   C. 使君子   D. 南瓜子   E. 雷丸

23. 临床上治疗血热兼淤的出血证应首选下列哪味药
    A. 艾叶   B. 仙鹤草   C. 地榆   D. 炮姜   E. 茜草

24. 下列哪味药在临床上就适宜于脾阳虚、脾不统血之虚寒性出血证的治疗
    A. 艾叶   B. 附子   C. 炮姜   D. 灶心土   E. 血余炭

25. 下列哪味药被誉为"止痛之要药"
    A. 川芎   B. 乳香   C. 没药   D. 延胡索   E. 细辛

26. 桔梗临床上常用于治疗便秘等证,主要是由于桔梗具有以下哪一功能
    A. 利尿通便   B. 开宣肺气   C. 肃降肺气   D. 通淋通便   E. 加强肾气

27. 临床上被誉为"治疗眩晕之要药"的是
    A. 钩藤   B. 天麻   C. 蜈蚣   D. 僵蚕   E. 珍珠

28. 治疗气虚欲脱,脉微欲绝之证应首选
    A. 附子   B. 人参   C. 西洋参   D. 党参   E. 丹参

29. 以下除哪味药外均具有安胎的功效
    A. 续断   B. 桑寄生   C. 菟丝子   D. 紫河车   E. 杜仲

30. 砒石内服入丸散剂,每次剂量为
    A. 2 ~ 4g   B. 0.2 ~ 0.4g   C. 0.02 ~ 0.04g   D. 0.002 ~ 0.004g E. 0.0002 ~ 0.0004g

(张金莲　李　淼　丁宝刚)

第十章 方剂概述

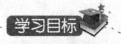

学习目标

1. 能够说出方剂的组成原则。
2. 知道方剂的组成变化,可以区别常用剂型的主要特点。
3. 能够准确描述方剂的配伍意义和配伍特点。
4. 知道方剂使用的注意事项。
5. 熟练背诵38首代表性方剂的组成、功用、主治。

第一节 方剂基本常识

方剂是祖国医学"理、法、方、药"的重要组成部分,是在辨证审因,决定治法之后,选择合适的药物,酌情用量,按照组成原则,妥善配伍而成。方剂通过增强或改变药物原有的功能,调节其偏性,制约其毒性,消除或缓解对人体不利的因素,发挥药物的综合作用,即所谓"药有个性之专长,方有合群之妙用"。

一、方剂的组成原则

方剂的组成原则是在辨证立法的基础上,配伍组方的准则,其典型结构包括"君、臣、佐、使"四个部分。

君药,是针对主病或主证起主要治疗作用的药物。其药力居方中之首,对方剂的功用起决定性作用,是不可缺少的药物。

臣药,有两种意义。一是辅助君药加强治疗主病或主证的药物。二是针对兼病或兼证起主要治疗作用的药物。

佐药,有三种意义。一是佐助药:即协助君臣药以加强治疗作用的药物,或直接治疗次要的兼证的药物。二是佐制药:即用以消除或减缓君、臣药的毒性与烈性的药物。三是反佐药:即根据病情需要,用与君药性味相反而又能在治疗中起相成作用的药物。

使药,有两种意义。一是引经药:即能引方中诸药以达病所的药物。二是调和药:即具有调和诸药作用的药物。使药的药力较小,用量较轻。

每一方剂的药味多少,君臣佐使是否齐备,要根据病情与治法的需要而定,并与所选用药物的功用、药性有密切关系。如病情简单,君药一味即可胜任,则无需加用其他药。君臣药无毒,亦无需再加制约的佐药。不需引经,亦不必用引经的使药。若有的药物一味可兼二职,则其他亦可省略。临床用药力求用药精良,用量适宜,君臣有序,切中病情。

二、方剂的组成变化

方剂的组成既有一定的原则性,又有极大的灵活性。在临床应用时,要根据病证的轻重缓急,患者的体质强弱、年龄大小、生活环境和四时气候的不同,灵活加减,令方药与病证相符,达到最好的治疗效果,做到"施其法而不泥其方,施其方而不泥其药"。方剂的变化方式,大致有以下三个方面。

1. 药味的增减变化 药味增减变化,即通常所说的"随证加减"。是指在君药、主病、主证、基本病机不变的情况下,改变方中次要的药物,以适应病情需要。

(1)佐使药的加减变化 在主证不变的情况下,对某些药进行增减,以适应一些兼证的需要。如主治少阳病的小柴胡汤,若口渴者,去半夏加天花粉,本病主证仍是少阳证,但口渴,是津液不足,故去佐药半夏之燥,加瓜蒌根以生津止渴。

(2)臣药的加减变化 这种加减改变了君臣配伍关系,必然使方剂的功用发生根本变化。如麻黄汤以麻黄为君药,桂枝为臣药,杏仁为佐药,甘草为使药,具有发汗解表、宣肺平喘之功,治疗外感风寒表实证。三拗汤为麻黄汤去桂枝组成,此方虽仍以麻黄为君,但无桂枝的配合,则发汗力减弱,并且以杏仁为臣,麻黄和杏仁配伍,功专宣利肺气,发散风寒,故为治疗风寒犯肺咳喘的常用方剂。麻黄加术汤为麻黄汤原方加白术组成,此方仍以麻黄为君,而桂枝、白术为臣,杏仁为佐,甘草为使。麻黄与桂枝配伍,发汗散风寒,麻黄与白术配伍,发散风湿,组成发汗散风寒湿邪的方剂,为治疗痹证初起的主要方剂(表10-1)。

表10-1 麻黄汤与三拗汤、麻黄加术汤药味变化比较

方剂	用药与配伍				功用	主治
	君	臣	佐	使		
麻黄汤	麻黄三两	桂枝二两	杏仁七十个	甘草一两	发汗解表,宣肺平喘	外感风寒表实证
三拗汤	麻黄三两	杏仁三两	—	甘草三两	宣肺解表	风寒束肺的咳喘
麻黄加术汤	麻黄三两	桂枝二两 白术四两	杏仁七十个	甘草一两	发汗解表,散寒祛湿	风寒湿痹初起

2. 药量的增减变化 药量的增减变化是指在不改变方剂药物组成的情况下,增加或减少方中药物的用量,以改变药效的强弱,乃至改变配伍关系,从而改变方剂的功用和主治。

如桂枝汤,君药桂枝与臣药芍药等量配伍,主治外感风寒表虚证。桂枝加芍药汤,为桂枝汤倍芍药组成,主治桂枝汤证兼见腹满时痛者。桂枝加桂汤,为桂枝汤加重君药桂枝的药量组成,君药变为芍药,主治奔豚证,气从少腹上冲心胸者(表10-2)。

如小承气汤与厚朴三物汤,由于用量不同,君药发生改变,其配伍关系、功用、主治各

有侧重,小承气汤重在泻下热结以通便,厚朴三物汤重在行气除满以通便(表10－3)。

表10－2　桂枝汤与桂枝加芍药汤、桂枝加桂汤的药量变化比较

方剂名称	用药与配伍				功用	主治
	君	臣	佐	使		
桂枝汤	桂枝三两	芍药三两	生姜三两	大枣十二枚	甘草二两	解肌发表,调和营卫	外感风寒表虚证
桂枝加芍药汤	芍药六两	桂枝三两				调和肝脾,缓急止痛	肝脾不和的腹痛
桂枝加桂汤	桂枝五两	芍药三两				温通心阳,平冲降逆	奔豚

表10－3　小承气汤与厚朴三物汤的药量变化比较

方剂	用药与配伍				功用	主治
	君	臣	佐	使		
小承气汤	大黄四两	枳实三枚	厚朴二两	—	攻下热结	里热结实,身热谵语,大便秘结,苔黄脉数
厚朴三物汤	厚朴八两	枳实五枚	大黄四两		行气消胀	气滞腹胀,便秘,身无热

3. 剂型的更换变化　剂型的更换变化,是指同一方剂,尽管用药、用量完全相同,若剂型改变,也会引起方剂药力和性能发生变化。但这些差异只是药力大小与峻缓的区别,在主治的病情上有轻重缓急之分而已。如理中丸与人参汤(表10－4)、抵当汤与抵当丸(表10－5)。

表10－4　理中丸与人参汤的剂型变化比较

方剂	药物				主治病证	用法
	人参	干姜	白术	甘草		
理中丸	三两	三两	三两	三两	中焦虚寒,皖腹疼痛,自利不渴,病后喜唾	蜜丸如鸡子黄大,服一丸
人参汤	三两	三两	三两	三两	胸痹,心中痞气,气从胁下逆抢心	水煎分三次服

表10－5　抵当汤与抵当丸的剂型变化比较

方剂	药物				主治病证	用法
	水蛭	虻虫	大黄	桃仁		
抵当汤	三十条	三十只	三两	二十个	下焦蓄血,少腹硬满,小便自利,其人发狂或如狂	水煎分三次服
抵当丸	二十条	二十只	三两	二十五个	下焦蓄血,少腹满不硬,小便自利,无狂	捣为丸分四次服

三、常用的剂型

剂型是指方剂组成之后,根据病证的需要和药物的特性制成一定的形态。临床应用方剂时,根据病情需要和药物特性而选择或者制作适宜的剂型,有助于增强治疗效果。

中医方剂的剂型有着悠久的历史,早在《黄帝内经》中就有汤、丸、散、膏、酒、丹等剂型。历代医家又有很多发展,明代《本草纲目》所载剂型已达 40 余种。新中国成立以来,随着制药工业的发展,又研制出许多新的剂型,如片剂、冲剂、针剂、注射剂等。

方剂剂型的分类,从给药途径方面,分为内服型和外用型;从剂型形态方面,分为液体剂型、固体剂型与半固体剂型等。现将常用剂型的主要特点分述如下:

1. 汤剂　是将药物饮片加水或酒浸泡后,再煎煮一定时间,去渣取汁,制成的液体剂型。主要供内服,如麻黄汤、小承气汤等;亦可外用作洗浴、熏蒸及含漱。汤剂的特点:优点是吸收快、能迅速发挥药效,可以根据病情的变化而随证加减;缺点是服用量大,煎煮、携带不方便;某些药的有效成分不易煎出或易挥发散失,不适于大生产。适用于病证较重或病情不稳定的患者。

2. 散剂　是将药物粉碎,混合均匀,制成粉末状制剂。分为内服与外用两类,内服散剂一般是研成细粉,以温开水冲服,量小者亦可直接吞服,如七厘散。亦有制成粗末,以水煎取汁服的,称为煮散,如银翘散。散剂的特点是制作简便,吸收较快,节省药材,便于服用与携带,不易变质。适用于各种病证。李杲说:"散者,散也,去急病用之。"外用散剂一般作为外敷、点眼、吹喉等,多用于外科和眼耳鼻喉科疾病。如金黄散、八宝眼药水、冰硼散等。

3. 丸剂　是将药物研成细粉或药材提取物,加适宜的黏合剂制成球形的固体剂型。丸剂的特点:吸收较慢,药效持久,节省药材,便于携带与服用。适用于慢性、虚弱性疾病,如六味地黄丸等。也有些丸剂药性比较峻急的,用于治疗急证,此类则多为含芳香类药物与剧毒药物,不宜作汤剂煎服,如安宫牛黄丸、舟车丸等。常用的丸剂有蜜丸、水丸、糊丸、浓缩丸等。

4. 膏剂　是将药物用水或植物油煎熬去渣而制成的剂型。有内服和外用两种,内服膏剂有流浸膏、浸膏、煎膏三种。煎膏特点是体积小,含量高,便于服用,口味甜美。有滋润补益作用,一般用于慢性虚弱患者,有利于较长时间用药,如鹿胎膏、八珍益母膏等。流浸膏与浸膏多数用作调配其他制剂使用,如合剂、糖浆剂、冲剂、片剂等。外用膏剂分软膏、硬膏两种。软膏又称药膏,硬膏又称膏药,古称"薄贴"。其特点是使用方便,药效较快。适用于外科疮疡疖肿、烧烫伤、跌打损伤、风湿痹证等。

5. 酒剂　又称药酒,古称酒醴,是将药物用白酒或黄酒浸泡,或加温隔水炖煮,去渣取液供内服或外用。其特点是便于保存。具有活血通络、止痛消肿和滋养补益的作用,可以内服亦可外用,如风湿药酒、参茸药酒、五加皮酒等。

6. 丹剂　非一种固定剂型。有内服与外用两种,内服丹剂有丸剂,也有散剂,每以药品贵重或药效显著而名之曰丹,如至宝丹、活络丹等;外用丹剂亦称丹药,是以某些矿物类药经高温烧炼制成的不同结晶形状的制品,如红升丹,常研粉涂撒疮面,治疗疮疡痈疽,亦可制成药条、药线和外用膏剂应用。

7. 茶剂　是将药物经粉碎加工而制成的粗末状制品,或加入适宜黏合剂制成的方块状制剂。用法是以沸水泡汁或煎汁,不定时饮用。茶剂大多用于治疗感冒、食积、腹泻,近年来又有许多健身、减肥的新产品,如午时茶、刺五加茶、减肥茶等。

8. 露剂　亦称药露,是用新鲜含有挥发性成分的药物,用蒸馏法制成的芳香气味的澄明水溶液。一般作为饮料及清凉解暑剂,常用的有金银花露、青蒿露等。

9. 锭剂　是将药物研成细粉,或加适当的黏合剂制成规定形状的固体剂型,有纺锤形、圆柱形、条形等。内服研末调服或磨汁服,外用则磨汁涂患处。常用的有紫金锭、万应锭等。

10. 条剂　亦称药捻,是将药物细粉用桑皮纸粘药后搓捻成细条,或将桑皮纸捻成细条再粘着药粉而成。用时插入疮口或瘘管内,能化腐拔毒,生肌收口,常用的有红升丹药条等。

11. 线剂　亦称药线,是将丝线或棉线置药液中浸煮,经干燥制成的外用制剂。用于治疗瘘管、痔疮或赘生物,通过所含药物的轻度腐蚀作用和药线的机械紧扎作用,使其引流通畅或萎缩、脱落。

12. 栓剂　古称坐药或塞药,是将药物细粉与基质混合制成的一定形状固体制剂。用于腔道并在其间融化或溶解而释放药物,有杀虫止痒、滑润、收敛等作用。婴幼儿由于直肠给药尤较方便,所以应用较多。常用的有小儿解热栓、消痔栓等。

13. 冲剂　是将药材提取物加适量赋形剂或部分药物细粉制成的干燥颗粒状或块状制剂,用时以开水冲服。其特点是作用迅速,味道可口,体积较小,服用方便。常用的有感冒退热冲剂等。

14. 片剂　是将药物细粉或药材提取物与辅料混合压制而成的片状制剂。其特点是用量准确,体积小,服用和携带方便。味很苦或具恶臭的药物压片后可再包糖衣,使之易于服用。如需在肠道吸收的药物,则又可包肠溶衣,使之在肠道中崩解,如牛黄解毒片、藿香正气片。

15. 糖浆剂　是将药物煎煮去渣取汁浓缩后,加入适量蔗糖溶解制成的浓蔗糖水溶液。其特点是味甜量小,服用方便,吸收较快,尤适用于儿童用药,如止咳糖浆、桂皮糖浆等。

16. 口服液　是将药物用水或其他溶剂提取,经精制而成的内服液体制剂。其特点是剂量较少,吸收较快,服用方便,口感适宜。近年来发展很快,尤其是保健与滋补性口服液日益增多,如人参蜂王浆口服液、杞菊地黄口服液等。

17. 注射剂　亦称针剂,是将药物经过提取、精制、配制等步骤而制成的灭菌溶液、无菌混悬液或供配制成液体的无菌粉末,供皮下、肌肉、静脉注射的一种制剂。其特点是剂量准确,药效迅速,适于急救,不受消化系统影响。对于神志昏迷,难于口服用药的患者尤为适宜,如清开灵注射液、生脉注射液等。

以上诸般剂型,各有特点,临证应根据病情与方剂特点酌情选用。此外,尚有胶囊剂、灸剂、熨剂、灌肠剂、气雾剂等,临床中都在广泛应用,而且还在不断研制新剂型,以提高药效与便于临床使用。

第二节 常用方剂

一、解表剂

【概念】凡以解表药为主组成,具有发汗、解肌、透疹等作用,可以治疗表证的方剂,统称解表剂。属"八法"中的"汗法"。

【适应范围】适用于表证以及麻疹、疮疡、水肿、疟疾、痢疾等病初起兼有表证的患者。

【使用注意】

1. 解表剂多用辛散轻宣之品组方,故煎药时间不宜太久,以免药性耗散,影响疗效。

2. 服解表剂后,应注意避风寒,或增加衣被,以助发汗,同时防止邪气趁机侵袭。

3. 发汗应适度,不可太过或不及,应以遍身微汗为度,不可大汗,以免伤正。

4. 若病邪已经入里,或麻疹已透,疮疡已溃,虚性水肿,吐泻伤津等,均不可用。

5. 注意禁食生冷、油腻之品,以免影响药物的吸收和疗效的发挥。

(一)辛温解表剂

辛温解表剂适用于外感风寒表证,常用发散风寒药如麻黄、桂枝等为主组方。

麻黄汤《伤寒论》

【组成】麻黄9g 桂枝6g 杏仁6g 甘草3g

【用法】水煎服,服后盖衣被,取微汗。

【功用】发汗解表,宣肺平喘。

【主治】外感风寒表实证。恶寒发热,头疼身痛,无汗而喘,舌苔薄白,脉浮紧。

【配伍意义】本方证为风寒袭表,致卫阳被遏,营阴郁滞,肺气失宣所致。方中麻黄发汗解表,宣肺平喘,为君药。桂枝解肌发表,温经散寒。既可助君药发汗以解表,又可温经止痛透营达卫,为臣药。杏仁降利肺气,加强止咳平喘,为佐药。炙甘草既能调和麻杏之宣降,又能缓和麻桂相合峻烈之性,为佐使药。

【配伍特点】

1. 麻黄和桂枝相须为用,一发卫气之郁以开腠理,一透营分之郁以和营卫,以增强发汗解表之功。

2. 麻黄和杏仁相配,一宣一降,以复肺气之宣降,增强宣肺平喘之功。

【使用注意】体虚外感、表虚自汗、失血等忌用。

【方歌】麻黄汤中用桂枝,杏仁甘草四般施,恶寒发热身无汗,发汗解表平喘宜。

桂枝汤《伤寒论》

【组成】桂枝9g 芍药9g 甘草6g 生姜9g 大枣3枚

【用法】水煎服,服后进食少量热稀粥或开水,以助药力,并温覆被取汗。

【功用】解肌发表,调和营卫。

【主治】外感风寒表虚证。头痛发热,汗出恶风,鼻鸣干呕,舌苔白不渴,脉浮缓或浮弱者。

【配伍意义】本方证为风寒束表,营卫不和所致。方中桂枝解肌发表以祛在表之风邪,助卫阳,通经络而止疼痛,以调卫,为君药。芍药益阴敛营,既可补充因汗出而导致的营阴不足,又可酸收敛汗以止营阴外泄之势,以合营,为臣药。生姜辛温,既助桂枝辛散表邪,又兼和胃止呕,大枣甘平,益气补中,滋脾生津,共为佐药。炙甘草调和药性,合桂枝辛甘化阳以实卫,合芍药酸甘化阴以和营,功兼佐使之用。

【配伍特点】

1. 桂枝、芍药等量合用,一治卫强,一治营弱,散中有收,汗中寓补,既可发散以祛风邪,又可敛阴而和营卫,使表邪得解,营卫调和。

2. 配伍中体现了辛甘化阳、酸甘化阴之法。

【使用注意】对于外感风寒表实证、风热表证、温病初期等皆不宜使用。

【方歌】桂枝汤中草姜枣,桂枝芍药等量配,解肌发表调营卫,表虚有汗此方为。

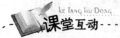

课堂互动

请同学们思考并讨论,桂枝汤中已有汗出,为何又用桂枝汤发汗?是否犯虚虚之戒? 桂枝汤证之汗为病汗,服桂枝汤后,遍身所出微汗,为"药汗"。曹颖甫曰:"'病汗'常带凉意,'药汗'则带热意,病汗虽久,不足以去病,药汗瞬时,而功乃大著。"

小青龙汤《伤寒论》

【组成】麻黄9g 芍药9g 细辛6g 干姜6g 甘草6g 桂枝9g 半夏9g
五味子6g

【用法】水煎温服。

【功用】解表散寒,温肺化饮。

【主治】外寒内饮证。恶寒发热,无汗,喘咳,痰多而稀,胸痞,或痰饮喘咳,不得平卧,或身体疼重,头面四肢浮肿,舌苔白滑,脉浮者。

【配伍意义】本方证为风寒束表,水饮内停,内外合邪所致。方中麻黄、桂枝相须为用,发汗散寒以解表,麻黄又能宣发肺气而平喘咳,桂枝温阳以利内饮之化,共为君药。干姜、细辛为臣,温肺化饮,兼助麻桂解表;五味子酸收敛气,白芍和营养血,防止诸药温燥伤津耗气;半夏燥湿化痰,和胃降逆,共为佐助药。炙甘草益气和中,又能调和诸药,是兼佐使之用。

【配伍特点】散中有收,散不伤正,收不留邪。

【使用注意】阴虚干咳无痰或痰热者不宜使用。

【方歌】小青龙汤桂芍麻,干姜辛草夏味加,外束风寒内停饮,散寒化饮效堪夸。

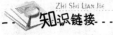

本方为何以小青龙命名?

　　龙为鳞虫之长,能兴云致雨,利济万事。青龙者,东方之神,色主青,主发育万物。大者,发汗力强似龙兴云致雨;小者,能驱除水饮如龙潜隐于波涛之中。古人以此命名藉以说明本方能发散外邪,温化里饮的功效。

(二)辛凉解表剂

　　辛凉解表剂适用于外感风热或温病初起的表证,常用发散风热药如薄荷、牛蒡子等为主组方。

银翘散《温病条辨》

　　【组成】连翘15g　金银花15g　桔梗6g　薄荷6g　竹叶4g　生甘草5g　荆芥穗4g　淡豆豉5g　牛蒡子6g

　　【用法】共为散,水煎服,药味大出,即取服,勿过煮。

　　【功用】辛凉透表,清热解毒。

　　【主治】温病初起。发热,无汗或有汗不畅,微恶风寒,咽痛口渴,头痛,咳嗽,舌尖红,苔薄白或微黄,脉浮数。

　　【配伍意义】本方证为温热之邪侵袭肌表,卫阳被遏所致。方中金银花、连翘辛凉透邪,芳香辟秽,清热解毒,为君药。薄荷、牛蒡子疏散风热,清利头目,并可解毒利咽;荆芥穗、淡豆豉辛温,可助君药发散表邪透热外出,共为臣药。芦根清热生津止渴,竹叶清上焦热,桔梗宣肺止咳化痰,共为佐药。甘草调和诸药,护胃安中,又可合桔梗清利咽喉,为佐使药。

　　【配伍特点】

　　1. 辛凉之中配伍少量辛温之品——荆芥穗、淡豆豉,既有利于透邪,又不悖辛凉之旨。

　　2. 疏散风邪与清热解毒、芳香辟秽之品相配,具有外散风热,透邪解表,兼清热解毒,芳香辟秽之功,构成清疏兼顾之剂。

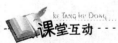

　　本方所治病证为邪热壅肺证,方中选用辛温的麻黄是否会加重病情?此为去性取用法,本方在大量辛凉药物之中配伍了辛而微温的荆芥穗和淡豆豉,二药用量很小,与辛凉药物相配,其温性均被制约,辛散透表之力增强,有助于解表散邪。

　　【使用注意】

　　1. 方中药物多为芳香轻宣之品,不宜久煎。

　　2. 外感风寒及湿热病初起患者禁用。

　　【方歌】银翘散主上焦病,薄荷牛蒡荆桔豉,竹叶甘草芦根入,上焦风热服之安。

麻黄杏仁甘草石膏汤《伤寒论》

【组成】麻黄 9g　杏仁 9g　甘草 6g　石膏 18g

【用法】水煎温服。

【功用】辛凉宣肺,清热平喘。

【主治】表邪未解,肺热喘咳证。身热不解,有汗或无汗,咳逆,甚则气急鼻煽,口渴,舌苔薄白或黄,脉浮而数者。

【配伍意义】本方证为风热袭肺或风寒郁而发热,壅遏于肺所致。方中麻黄辛温,宣肺解表而平喘,石膏辛甘大寒,清泄肺胃之热以生津,共为君药。杏仁苦平,降利肺气而平喘咳,为臣药。炙甘草益气和胃,又能合石膏而生津止渴,为佐使药。

【使用注意】风寒咳喘,痰热壅盛者,不宜使用。

【方歌】伤寒麻杏石甘汤,汗出而喘法度良,辛凉宣肺与平喘,肺热喘咳效力彰。

二、泻下剂

【概念】凡以泻下药为主组成,均具有通便、泻热、攻积、逐水等作用,治疗里实证的方剂,称为泻下剂。

【适应范围】

1. 用于由里热积滞、肠燥津枯、里实正虚等引起的便秘。

2. 用于水饮壅盛于里的实证等。

【使用注意】

1. 使用泻下剂,必待表邪已解,里实已成之后。

2. 泻下剂所用药物大多较猛烈,易伤胃气,得效后不宜再服,慎勿过剂。

3. 老年体虚,病后伤津及亡血,或孕妇、产妇,或正值经期的妇女,均应慎用或禁用此方。

4. 服药期间忌食油腻及不易消化的食物,以防重伤胃气。

大承气汤《伤寒论》

【组成】大黄 12g　厚朴 24g　枳实 12g　芒硝 6g

【用法】水煎服,先煎枳实、厚朴,后下大黄,芒硝溶服。

【功用】峻下热结。

【主治】

1. 阳明腑实证　大便不通,矢气频转,脘腹痞满,腹痛拒按,按之则硬,日晡潮热,不恶寒反恶热,神昏谵语,手足濈然汗出,舌苔黄燥起刺或焦黑燥裂,脉沉实。

2. 热结旁流　下利清水,色纯青,其气臭秽,脐腹疼痛,按之坚硬有块,口舌干燥,脉滑数。

3. 热厥、痉病或发狂之里热结实证

【配伍意义】本方证为邪气入里化热,传于阳明胃肠,实热与积滞相结,阻塞肠道,腑气不通所致。方中大黄苦寒泄热通便,荡涤胃肠邪热积滞,为君药。芒硝咸寒软坚泻热,润燥通便,与大黄相须为用,峻下热结之力增强,为臣药。厚朴下气除满,枳实破结消痞,两药相配,行气导滞,并助大黄、芒硝攻下热结,为佐使药。泻下热结,通畅腑气,使闭者通,塞着畅,承顺尾气下行,故名"承气"。

【配伍特点】泻下与行气并重,行气以助攻下,泻下以助行气。

【使用注意】

1. 本方苦寒峻下,故气虚阴亏,燥结不甚者,以及年老、体弱、孕妇等,均应慎用。

2. 中病即止,慎勿过剂。

【方歌】大承气汤后下黄,枳朴先煎泻力强,芒硝溶服峻下剂,阳明腑实便秘方。

【附方】大承气汤、小承气汤和调胃承气汤,三方类方比较(表10-6)。

表10-6 大承气汤、小承气汤和调胃承气汤类此

		大承气汤	小承气汤	调胃承气汤
组成	同	大黄		
	异	芒硝、枳实、厚朴	厚朴、枳实	甘草、芒硝
功用	同	泻下热结		
	异	峻下热结	轻下热结	缓下热结
主治	同	阳明病		
	异	阳明腑实证里热结实。症见腑气不通,大便不通,频传矢气,脘腹痞满,腹痛拒按,按之硬,舌苔黄燥起刺,或焦黑燥裂,脉实	阳明腑实证。症见谵语,便硬,潮热,舌苔老黄,脉滑	阳明病胃肠燥热证。症见恶热,口渴,便秘,腹满拒按,舌苔正黄,脉滑数

知识链接

泻下剂分类与配伍规律:

寒下剂,适用于热结,以寒下药为主,配伍理气药。

温下剂,适用于寒结,常用泻下药配伍温里药。

润下剂,适用于燥结证,常用润下药配伍寒下药。

逐水剂,适用于水结证,常用逐水药配伍益胃药。

攻补兼施剂,适用于里实正虚,常用泻下药配伍补益药。

三、和解剂

【概念】凡具有和解少阳、调和肝脾、调和寒热、表里双解等作用,用于治疗伤寒病邪在少阳、肝脾不和、寒热错杂以及表里同病的方剂,统称和解剂。

【适应范围】用于伤寒少阳证,肝脾不和证,寒热互结证,少阳阳明合病证等。

【使用注意】

1. 和解剂治疗病证病位在表里之间,所以凡邪在肌表、未入少阳或邪已完全入里,阳明热盛者,皆不宜使用和解剂。

2. 和解剂以祛邪为主,同时兼以扶助正气,所以纯虚证和纯实证均不宜选用和解剂。

(一)和解少阳剂

和解少阳剂适用于伤寒少阳证,常用具有和解少阳作用的柴胡或青蒿与黄芩配伍为主组方。

小柴胡汤《伤寒论》

【组成】柴胡 24g　黄芩 9g　人参 9g　甘草 6g　半夏 9g　生姜 9g　大枣 4 枚

【用法】去渣,再煎,温服。

【功用】和解少阳。

【主治】

1. **伤寒少阳证**　往来寒热,胸胁苦满,默默不欲饮食,心烦喜呕,口苦,咽干,目眩,舌苔薄白,脉弦者。

2. 妇人中风,热入血室,经水适断,寒热发作有时。

3. 疟疾、黄疸等病而见少阳证者。

【配伍意义】本方证为邪犯少阳,致少阳气机郁滞,枢机不利所致。方中柴胡为和解少阳之要药,可透达与清解少阳半表之邪,兼可疏泄气机之郁滞,使少阳之邪得以疏散,为君药。黄芩入胆经,清泄少阳半里之郁热,为臣药。柴胡之升散,得黄芩之降泻,两者配伍,以达到和解少阳之目的。半夏、生姜和胃降逆止呕;人参、大枣益气健脾,扶正以祛邪,且可益气以御邪内传,共为佐药。炙甘草助参、枣扶正,且能调和诸药,为使药。

【配伍特点】本方寒热并用,攻补兼施;祛邪为主,兼顾正气。

【使用注意】因柴胡升散,黄芩、半夏性燥,故阴虚血热者忌用。

【方歌】小柴胡汤和解功,半夏人参甘草从,更用黄芩加姜枣,少阳百病此方宗。

(二)调和肝脾剂

调和肝脾剂适用于肝脾不和证,常用疏肝理气药如柴胡、枳壳、陈皮与健脾药如白术、茯苓等配伍组方。

逍遥散《太平惠民和剂局方》

【组成】甘草 4.5g　当归 9g　茯苓 9g　芍药 9g　白术 9g　柴胡 9g

【用法】加烧生姜 1 块,薄荷少许,水煎热服。

【功用】疏肝解郁,养血健脾。

【主治】肝郁血虚,脾失健运证。两胁作痛,头痛目眩,口燥咽干,神疲食少,或往来寒热,月经不调,乳房胀痛,脉弦而虚者。

【配伍意义】本方证为肝郁血虚,脾失健运所致。方中柴胡疏肝解郁,使肝气条达,以助肝用,为君药。当归养血和血,为血中之气药;白芍酸苦微寒,养血敛阴,柔肝缓急,共补肝体,为臣药。白术、茯苓、甘草健脾益气,实土以御木侮,且使营血生化有源,共为佐药。少许薄荷,可疏散郁遏之气,透达肝经郁热;烧生姜降逆和中,辛散达郁,共为佐药。柴胡为肝经引经药,又兼使药之用。

【配伍特点】气血兼顾,肝脾同调。

1. 补肝体助肝用,即疏肝与养血并施,使血和则肝和,血充则肝柔。

2. 柔肝与健脾相配,实脾上而御木侮,木荣则土旺。

【方歌】逍遥散归柴芍,苓术甘草姜薄邀,疏肝养血兼理脾,肝郁血虚脾弱妙。

四、清热剂

【概念】凡以清热药为主组成,具有清热、泻火、凉血、解毒和滋阴透热等作用,用以治疗里热证的方剂,统称清热剂。

【适应范围】用于里热证,根据热邪侵袭的部位和程度分为:气分热,营分热,血分热,温疫,温毒,疮疡疔毒,脏腑热,暑热,虚热等。

【使用注意】

1. 清热剂应是在表证已解,热已入里,里热虽盛但尚未成实的情况下使用,若邪热在表,或者邪热已经入里结成腑实皆不可使用清热剂。

2. 要辨清里热是在气分、营分、血分,病对证治之。

3. 要辨清"热证"的性质,是实热还是虚热,屡用清热剂而热不退者,为阴虚火旺,应用滋阴壮水之法,使阴复则热自退。

4. 反佐法的使用,对于邪热炽盛,服凉药入口即吐者,可少佐温热药,或采用凉药热服法。

5. 顾护脾胃,清热剂所用药物大多苦寒,容易伤阳败胃,必要时可以配伍健脾和胃之品。

（一）清气分热剂

清气分热剂适用于热在气分证,常用清热泻火药石膏、知母等为主组成方剂。

白虎汤《伤寒论》

【组成】石膏50g 知母18g 甘草6g 粳米9g

【用法】以上四味,加水适量煎煮,煮至米熟,去滓取汤,温服。

【功用】清热生津。

【主治】伤寒阳明气分热盛证。壮热面赤,烦渴引饮,汗出恶热,脉洪大有力。

【配伍意义】本方证为伤寒邪入阳明之经,由寒化热,或温邪传入气分所致。方中重用石膏,辛甘大寒,清热解肌,止渴除烦,为君药。知母,苦寒质润,苦寒助石膏清解热邪,质润可滋养热邪所伤之阴津,为臣药。甘草、粳米和胃护津,缓解石膏、知母的寒凉重降之性,以防伤胃之弊,共为佐药。甘草调和诸药,为使药。

【配伍特点】

1. 辛甘寒的石膏与苦寒质润的知母相配,使清热生津之力倍增。

2. 大剂寒凉药中配伍补中护胃的药物,可防寒凉伤胃,达到祛邪而不伤正。

【使用注意】

1. 伤寒恶寒发热,无汗,脉浮等表证不解者,不宜使用。

2. 血虚或阳虚发热、真寒假热证等,不宜使用。

【方歌】白虎石膏粳米知,气分大热此方施,阳明热盛兼烦渴,清热生津用莫迟。

(二)清营凉血剂

清营凉血剂适用于热入营分证或热入血分证,常用清热凉血药如水牛角、生地为主组方。

清营汤《温病条辨》

【组成】水牛角30g　生地15g　玄参9g　竹叶心3g　麦冬9g　丹参6g　黄连5g　金银花9g　连翘6g

【用法】水煎服,水牛角镑片先煎,余药后下。

【功用】清营解毒,透热养阴。

【主治】邪热入营分证。身热夜甚,神烦少寐,时有谵语,目喜开或喜闭,斑疹隐隐,舌绛而干,脉数。

【配伍意义】本方证为邪热入营,耗伤营阴所致。方中水牛角苦咸性寒,清营凉血解毒,可清解营分热毒,且能散瘀,为君药。生地、玄参凉血滋阴,降火解毒;麦冬清热养阴生津,共为臣药。金银花、连翘清热解毒,且可透热于外;竹叶、黄连清心泻火,助君药以清热;丹参性凉,活血祛瘀,以防热与血结,共为佐药。

【配伍特点】

1. 采用透热转气之法,即在清热凉血药中,伍以轻宣透热之品,意在为热邪初入营分,不致郁遏,能使热邪转出气分而解。

2. 凉血药配伍活血药,以防热与血结。

【使用注意】若舌苔白滑为热重湿亦重,禁用本方,以防滋腻而助湿邪。

【方歌】清营汤治热传营,身热心烦眠不宁,角地银翘玄连竹,透热转营效力行。

(三)清热解毒剂

清热解毒剂适用于瘟疫、温毒及火毒等证,常用清热解毒药如黄芩、黄连、连翘、金银花等为主组方。

普济消毒饮《东垣试效方》

【组成】黄芩15g　黄连15g　陈皮6g　甘草6g　玄参6g　柴胡6g　桔梗6g　连翘3g　板蓝根3g　马勃3g　牛蒡子3g　薄荷3g　僵蚕2g　升麻2g

【用法】上药为末,煎汤频服,或蜜拌为丸,嚼化。

【功用】疏散风热,清热解毒。

【主治】大头瘟。恶寒发热,头面红肿焮痛,目不能开,咽喉不利,舌燥口渴,舌红苔白兼黄,脉浮数有力。

【配伍意义】本方证为风热疫毒之邪壅于上焦,发于头面所致。方中黄芩、黄连重用,酒炒之后上行头面,清热解毒,为君药。牛蒡子、连翘、薄荷、僵蚕辛凉宣泄,用以疏散上焦头面风热之邪,为臣药。玄参、马勃、板蓝根清热解毒;甘草、桔梗清利咽喉;陈皮疏理滞气,用以消散肿毒,共为佐药。升麻、柴胡疏散风热,并引诸药上行,专攻头面热毒,为使药。

【方歌】普济消毒芩连陈,牛蒡桔翘板蓝根,升柴马勃甘草玄,僵薄同治大头瘟。

（四）清脏腑热剂

清脏腑热剂适用于邪热偏盛某一脏腑所产生的火热证。由于邪热偏胜于不同脏腑,所表现出的证候各不相同,选药不同,方剂的组成亦不相同。如心经热盛,常用清心泻火药如黄连、木通等为主组方;肝经热盛,常用清肝泻火药如龙胆草、夏枯草等为主组方;肺经热盛,常用清肺泄热药如桑白皮、苇茎等为主组方;胃热壅盛,常用清胃泻火药如石膏、黄连等为主组方;大肠蕴热,常用清肠解毒药如白头翁、黄连等为主组方。

龙胆泻肝汤《医方集解》

【组成】龙胆草6g　黄芩9g　栀子9g　泽泻9g　木通6g　当归3g　生地6g　柴胡6g　车前子6g　生甘草6g

【用法】水煎服。

【功用】清肝胆实火,利下焦湿热。

【主治】

1. 肝胆实火上炎证　头痛目赤,胁痛口苦,耳聋耳肿等,舌红苔黄,脉弦数有力。

2. 肝胆湿热下注证　妇女带下黄臭,或阴肿,阴痒,阴汗,小便淋浊等,舌红,苔黄腻,脉弦数有力。

【配伍意义】本方证为肝胆经实火上炎,或湿热循经下注所致。方中龙胆草上清肝胆实火,下泻肝胆湿热,为君药。黄芩、栀子泻火解毒,燥湿清热,加强君药清热燥湿之功,为臣药。车前子、木通、泽泻导湿热从小便而去,使湿邪有出路;生地、当归可养阴补血,使祛邪而不伤正;柴胡可疏畅肝胆之气,并引诸药归于肝胆之经,且柴胡与黄芩相合,既解肝胆之热,又增清上之力,此六味药共为佐药。甘草调和诸药,防苦寒之品伤胃,为使药。

【配伍特点】

1. 清泻渗利药物与养阴补血、畅达肝气之品相配,使邪祛而正不伤,且顺应肝喜条达、体阴而用阳之性。

2. 泻火与除湿并用,既清上焦实火又祛下焦湿热。

【使用注意】

1. 本方苦寒,易伤脾胃,故脾胃虚寒和阴虚阳亢之证不宜选用。

2. 中病即止,不可多服、久服。

【方歌】龙胆泻肝栀柴芩,泽泻木通偕车前,生地甘草合当归,实火湿热皆能排。

清胃散《兰室秘藏》

【组成】生地6g　当归身6g　牡丹皮9g　黄连6g　升麻9g

【用法】水煎服。

【功用】清胃凉血。

【主治】胃火牙痛。牙痛牵引头痛,面颊发热,其齿喜冷而恶热;或牙宣出血;或牙龈红肿溃烂;或颊腮肿痛;口气热臭,口干舌燥,舌红苔黄,脉滑数。

【配伍意义】本方证为胃有积热,热循足阳明经上攻所致。方中黄连苦寒清泻阳明经腑之热,为君药。升麻清胃解毒,为臣药。生地、牡丹皮清热养阴,凉血止血,共为臣药。当归养血和血,为佐药。升麻兼以引经,为使药。

【配伍特点】黄连得升麻,则泻火而无凉遏之弊;升麻得黄连,则散火而无升焰之虞。两药升降相合,可使上炎之火得清,内伏之热得解。

【使用注意】牙痛属风寒及肾虚火炎者不宜使用。

【方歌】清胃散用当归连,升麻生地牡丹全,功用清胃与凉血,能消牙痛与牙宣。

(五)清虚热剂

清虚热剂适用于热病后期,邪留未尽,阴液已伤证,常用清虚热药如青蒿、银柴胡、地骨皮等为主组方。

青蒿鳖甲汤《温病条辨》

【组成】青蒿6g   鳖甲15g   生地12g   知母6g   丹皮9g

【用法】水煎服。

【功用】养阴透热。

【主治】温病后期,邪伏阴伤证。夜热早凉,热退无汗,舌红少苔,脉细数。

【配伍意义】本方证为温病后期,阴液已伤,邪伏阴分所致。方中鳖甲直入阴分,滋阴退热,入络搜邪;青蒿清热透络,引邪外出,共为君药。生地滋阴清热;知母滋阴降火,两味共助鳖甲养阴退热,为臣药。牡丹皮泻阴中之火,使火退而阴生,为佐药。

【配伍特点】养阴之中寓以清透之品,有"先入后出之妙",既可养阴退热,又可清透伏邪。

【使用注意】阴虚欲作抽搐者不宜使用本方。

【方歌】青蒿鳖甲地知丹,热伏阴分仔细看,夜热早凉无汗出,养阴透热服之安。

五、温里剂

【概念】凡以温热药为主组成,具有温里助阳,散寒通脉等作用,用于治疗里寒证的方剂,统称温里剂。

【适应范围】用于里寒证之中焦虚寒,阳衰阴盛,亡阳欲脱,血痹寒厥,阴疽等。

【使用注意】

1. 应明辨寒热真假,勿被假象迷惑,如为真热假寒,切不可误用。

2. 要注意因人、因时、因地制宜。

3. 反佐法的使用,若阴寒太盛,或真寒假热,服药入口即吐者,此为格拒,可少佐苦寒或咸寒之品,或冷服,避免格拒。

4. 素体阴虚或失血之人慎用,以免重伤阴血。

理中丸《伤寒论》

【组成】人参9g 干姜9g 白术9g 炙甘草9g

【用法】炼蜜为丸,每丸9g,每次1丸,开水送服。或作汤剂,水煎服,用量按原方比例酌减。

【功用】温中祛寒,补气健脾。

【主治】

1. 中焦虚寒 脘腹疼痛,喜温欲按,自利不渴,畏寒肢冷,呕吐,不欲饮食,舌淡苔白,脉沉细。

2. 阳虚失血 便血、吐血、衄血或崩漏等,血色暗淡,质清晰。

3. 其他 脾胃虚寒所致的胸痹,小儿慢惊,病后喜唾涎沫,或霍乱吐泻等。

【配伍意义】本方证为中焦脾胃虚寒所致。方中干姜温中暖脾祛寒,扶阳抑阴,为君药。人参补中益气,治疗中虚,为臣药。白术燥湿健脾,除湿益气,以健运中州,正投脾之所喜,为佐药。甘草蜜炙,性温具补,益气补中,调和诸药,为使药。

【配伍特点】干姜、人参、白术三药,一温一补一燥。可使寒湿去,阳气复,中虚得补,健运有权,中焦虚寒之证,自可得解。

【使用注意】药性温燥,故阴虚者忌用。

【方歌】理中丸主温中阳,甘草人参术干姜,呕利腹痛阴寒盛,散寒健脾是主方。

六、补益剂

【概念】凡以补益药为主组成,具有补养人体气、血、阴、阳等作用,治疗各种虚证的方剂,统称补益剂。

【适应范围】用于正气不足引起的各种虚弱证候。

【使用注意】

1. 要辨别虚实的真假,真虚假实证勿用攻伐之剂,真实假虚证勿用补益之剂。

2. 注意脾胃的功能,对虚证而不受补的患者,应先调理脾胃,适当配合健脾和胃,理气消导之品,以助运化,使之补而不滞。

（一）补气剂

补气剂适用于脾肺气虚证,常用补气药如人参、黄芪、白术等为主组方。

四君子汤《太平惠民和剂局方》

【组成】人参9g 白术9g 茯苓9g 炙甘草6g

【用法】上为细末,每次15g,水煎温服。

【功用】益气健脾。

【主治】脾胃气虚证。面色㿠白,语音低微,气短乏力,食少便溏,舌淡苔白,脉虚弱。

【配伍意义】本方证为脾胃虚弱,纳谷与运化乏力所致。方中人参甘温,大补元气,健脾养胃,为君药。白术苦温,健脾燥湿,加强助运化湿之力,为臣药。茯苓甘淡,渗湿健脾,使湿邪从小便排出,为佐药;炙甘草甘温,益气和中,调和诸药,为使药。

【配伍特点】补气药与健脾祛湿药配伍使用,补中有泻,补而不滞。

【方歌】四君益气又健脾,参术茯苓甘草比,食少便溏身乏力,脾胃气虚面效相当。

补中益气汤《脾胃论》

【组成】黄芪18g 炙甘草9g 人参6g 当归3g 橘皮6g 升麻6g 柴胡6g 白术9g

【用法】水煎服。

【功用】补中益气,升阳举陷。

【主治】

1. 脾胃气虚证 饮食减少,体倦肢软,少气懒言,面色㿠白,大便稀溏,脉大而虚软。
2. 气虚下陷证 脱肛,子宫脱垂,久泻久痢,崩漏以及清阳下陷诸证等。
3. 气虚发热证 身热,时发时止,手心热甚于手背,自汗,渴喜热饮,气短乏力舌淡,脉虚大无力。

【配伍意义】本方证为脾胃气虚,中气下陷所致。方中重用黄芪补中益气,升阳固表止汗,为君药。人参、炙甘草、白术,补气健脾,为臣药。当归,养血和营;陈皮,理气醒脾和胃,使诸药补而不滞;少量升麻、柴胡升阳举陷,协同补气药以升提下陷之中气,共为佐药。炙甘草调和诸药,又为使药。

【配伍特点】本方升麻、柴胡剂量虽小,但是确是本方不可或缺的药物。本方补中有升,元气内充,清阳得升,则气虚、气陷之证自愈。本方体现了甘温除大热的治法。

【使用注意】对阴虚发热以及内热炽盛者忌用。

【方歌】补中益气芪术陈,升柴参草当归身,劳倦内伤功独擅,气虚下陷亦堪珍。

> **知识链接** ZHI SHI LIAN JIE
>
> "甘温除热法"是指以甘温的药物为主,治疗虚证发热的一种方法。补中益气汤即以"甘温之剂,补其中而升其阳",治疗因内伤劳倦,脾胃气虚所引起的发热。为甘温除热的代表方。

(二)补血剂

补血剂适用于血虚证,常用补血药如熟地、当归、芍药等为主组方。

四物汤《仙授理伤续断秘方》

【组成】熟地12g 当归9g 白芍9g 川芎6g

【用法】水煎服。

【功用】补血调血。

【主治】营血虚滞证。症见头晕目眩,心悸,面色无华,妇人月经不调,量少或经闭不行,脐腹作痛,舌淡,脉细弦或细涩。

【配伍意义】本方证为营血亏虚,冲任虚损所致。方中熟地大补肝肾,滋阴养血,为君药。当归补血活血养血,调经,为臣药。白芍养血敛阴;川芎活血行气,调畅气血,共为佐药。熟地和白芍相配为血中之血药,使精血旺盛;当归和川芎相配为血中之气药,使气血畅达。四药配合,既能补血,又能活血调经。

【配伍特点】补血而不滞血,和血而不伤血。

【使用注意】对于阴虚发热,以及大失血之证,不宜使用。

【方歌】四物地芍与归芎,血家百病此方通,营血虚滞诸多证,加减运用在胸中。

归脾汤《济生方》

【组成】白术9g　当归9g　茯神9g　黄芪12g　龙眼肉12g　炒酸枣仁12g　人参6g　木香6g　远志6g　炙甘草3g

【用法】加生姜5片,大枣1枚,水煎温服。

【功用】益气补血,健脾养心。

【主治】

1. 心脾两虚证　症见心悸怔忡,健忘失眠,盗汗虚热,体倦食少,面色萎黄,舌淡,苔薄白,脉细弱。

2. 脾不统血证　症见便血,皮下紫癜,妇女崩漏,月经超前,量多色淡,或淋漓不止,舌淡,脉细者。

【配伍意义】本方证为心脾两虚,气血不足所致。方中黄芪补脾益气;龙眼肉补脾气,养心血,共为君药。人参、白术助黄芪加强补脾益气之功;当归滋养营血,助龙眼肉补心养血之效,共为臣药。茯神、酸枣仁、远志宁心安神,使神有所藏;木香理气醒脾,与补气养血药配伍,使之补不碍胃,补而不滞,共为佐药。炙甘草补气健脾,又能调和诸药;用法中加生姜、大枣调和脾胃,以资生化,共为使药。

【配伍特点】心脾同治,气血并补,重在治脾、补气,使脾旺则气血生化有源。方名归脾,意即在此。

【方歌】归脾汤用术参芪,归草茯神远志宜,酸枣木香龙眼肉,煎加姜枣益心脾。

知识链接 ZHI SHI LIAN JIE

如何区别使用归脾汤与补中益气汤?

归脾汤与补中益气汤均益气补脾。其不同之处,归脾汤是补气药配养心安神药,意在补益心脾,复其生血统血之职,主治心脾气血两虚之心悸怔忡,健忘失眠,体倦食少,以及脾不统血之便血、崩漏。补中益气汤是补气药配升阳举陷药,意在补气升提,复其升清降浊之能,主治脾胃气虚之少气懒言,气虚发热及中气下陷诸证。

(三)补阴剂

补阴剂适用于阴虚证,尤以肾阴虚为主,常用补阴药如熟地、麦冬、沙参等为主组方。

六味地黄丸《小儿药证直诀》

【组成】熟地24g　山萸肉12g　山药12g　泽泻9g　牡丹皮9g　茯苓9g

【用法】上为细末,炼蜜为丸,如梧桐子大,空腹或食前温开水送下。

【功用】滋阴补肾。

【主治】肾阴不足证。症见腰膝酸软,头晕目眩,耳鸣耳聋,盗汗,遗精,消渴,骨蒸潮热,手足心热,舌燥咽痛,牙齿动摇,足跟作痛,小便淋漓,以及小儿囟门不合,舌红少苔,脉沉细数。

【配伍意义】本方证为肾阴不足,虚火上炎所致。方中重用熟地滋补肾阴,填精益髓,为君药。山萸肉补养肝肾、收涩精气;山药滋肾补脾固精,共为臣药。三药合用,共补肝脾肾三阴之不足,以补肾阴为主,治其本,称为"三补"。泽泻利湿泄浊,可防熟地滋腻恋邪之弊;丹皮清泄相火,可制约山萸肉温涩之弊;茯苓淡渗脾湿,可助推山药健运之功,共为佐药。三药同泻阴虚火之有余,治其标,称为"三泻"。

【配伍特点】

1. 肝脾肾三阴并补,以补肾阴为主。

2. "三补三泻",补中寓泻,以补治本,以泻治标,以补为主,补不留邪,滋而不腻。

【使用注意】本方滋腻碍脾,脾虚泄泻者,慎用。

【方歌】六味地黄山药萸,泽泻苓丹三泻伍,腰膝酸软头眩晕,肾阴不足效可居。

【附方】六味地黄丸附方一览表(表10-7)。

表10-7 六味地黄丸附方一览表

方剂	组成	功用	主治
知柏地黄丸	六味地黄丸加知母、黄柏各6g	滋阴降火	虚火旺证。骨蒸潮热,虚烦盗汗,腰脊酸痛,遗精等证
杞菊地黄丸	六味地黄丸加枸杞、菊花各9g	滋肾养肝明目	肝肾阴虚证。两目昏花,视物模糊,或眼睛干涩,迎风流泪等证
都气丸	六味地黄丸加五味子6g	滋肾纳气	肾虚作喘,或呃逆等证
麦味地黄丸(八仙长寿丸)	六味地黄丸加麦冬9g、五味子6g	滋补肺肾	肺肾阴虚,或喘或咳者

(四)补阳剂

补阳剂适用于阳气虚证,常用补阳药如附子、肉桂、巴戟天等为主,配伍利尿、补阴之品组成方剂。

肾气丸《金匮要略》

【组成】干地黄24g 山药12g 山茱萸12g 泽泻9g 茯苓9g 牡丹皮9g 桂枝3g 附子3g

【用法】上为细末,炼蜜为丸。或水煎服,用量按照原方比例,酌情增减。

【功用】温补肾阳。

【主治】肾阳不足证。症见腰痛脚软,下半身常有冷感,少腹拘急,小便不利,或小便反多,入夜尤甚,舌淡而胖,脉虚弱,尺部沉细,以及阳痿早泄,痰饮,水肿,消渴,脚气,转胞等。

【配伍意义】本证为肾阳虚,命门之火不足所致。方中重用干地黄滋阴补肾,益髓填精,为君药。山茱萸、山药补肝脾,益精血;附子、桂枝性味辛热,温肾阳,化水行气,祛寒止痛,共为臣药。君臣相配,体现"阴中求阳",用少量温阳之品,意在微微生火,鼓舞肾气,取"少火生气"之义,剂"益火之源,以消阴翳"。泽泻、茯苓利水渗湿泄浊;丹皮清泄肝火与郁热,共为佐药。

【配伍特点】

1. 补阳与补阴配伍,补中有泻,寓泻于补,阴阳并补,而以补阳为主。

2. 滋阴之中配入少量附、桂以温阳,目的在于阴中求阳,少火生气,故方名"肾气"。

【使用注意】本方虽属阴阳并补,但以补阳为主。肾阴不足,虚火上炎者,不宜应用。

【方歌】肾气丸治肾阳虚,干地淮药及山萸,丹皮苓泽加附桂,引火归原热下趋。

七、固涩剂

【概念】凡以固涩药为主组成,具有收敛固涩作用,以治疗气、血、精、津液耗散滑脱之证的方剂,统称固涩剂。

【适应范围】用于气、血、精、津耗散滑脱之证,包括自汗,盗汗,久咳肺虚,久泻久痢,五更肾泄,遗精,遗尿,小便频数,崩漏,月经过多,带下等。

【使用注意】

1. 应根据气、血、精、津液耗伤程度的不同,配伍相应的补益药。

2. 若元气大虚,亡阳欲脱所致的大汗淋漓,小便失禁,必用大剂参附之类回阳固脱,此非单纯固涩所能治疗。

3. 外邪未去者忌用固涩剂,恐有"闭门留寇"之弊。

4. 由实邪所致的热病多汗,火扰遗泄,热痢初起,食滞泄泻,实热崩带等,非固涩剂治疗范围。

涩肠固脱剂

涩肠固脱剂适用于脾肾虚寒所致泻痢日久不止、滑脱不禁等病证,常用涩肠止泻药如肉豆蔻、诃子、赤石脂等为主组方。

真人养脏汤《太平惠民和剂局方》

【组成】人参9g　当归6g　白术9g　肉豆蔻6g　肉桂3g　甘草6g　白芍15g　木香4.5g　诃子4.5g　罂粟壳15g

【用法】水煎,饭前温服。

【功用】涩肠止泻,温补脾肾。

【主治】泻痢日久,脾肾虚寒证。症见泻痢无度,滑脱不禁,甚则脱肛坠下,脐腹疼痛,喜温喜按,不思饮食,或下痢赤白或便脓血,里急后重,舌淡苔白,脉迟细。

【配伍意义】本方证为素体脾胃虚寒,不能腐熟水谷,或久泻久痢,积滞虽去,但是脾胃损伤,关门不固所致。方中罂粟壳、诃子涩肠止泻,为君药。肉豆蔻暖脾温中,涩肠止泻;肉桂温补脾肾,消散阴寒;共为臣药。人参、白术益气健脾;当归、白芍养血和血,且白芍又治下痢腹痛;木香理气醒脾,使诸补涩之品不致壅滞气机,共为佐药,共同调气和血,以除下痢脓血、里急后重。炙甘草调和诸药,为使药。

【配伍特点】固涩之中少佐理气之品,寓涩中有通,补而不滞。

【使用注意】泻痢初起邪实,积滞未去,或湿热泄泻忌用本方。

【方歌】真人养脏木香诃,当归肉蔻与粟壳,术芍肉桂参甘剂,脱肛久痢固涩效。

四神丸《内科摘要》

【组成】肉豆蔻6g　补骨脂12g　五味子6g　吴茱萸各6g

【用法】丸剂如梧桐子大,每次6~9g,空腹饭前服。或水煎服,用量按原方比例酌减。

【功用】温补脾肾,固肠止泻。

【主治】肾泄证。症见五更泄泻,不思饮食,食不消化,或久泻不愈,腹痛肢冷,神疲乏力,舌淡,苔薄白,脉沉迟无力。

【配伍意义】本方证为命门火衰,火不暖土,脾失健运所致。方中重用补骨脂,温散寒邪,补肾阳以温煦脾土,为君药。肉豆蔻温脾暖胃,涩肠止泻,为臣药。吴茱萸温暖脾肾以散寒除湿;五味子酸敛固涩,涩精益气止泻,共为佐药。生姜暖胃散寒,大枣补脾养胃,共为使药。

【方歌】四神故纸吴茱萸,肉蔻五味四般须,大枣生姜共同煎,五更肾泄火衰扶。

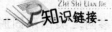
知识链接

四神丸与真人养脏汤同为固涩止泻之剂,如何区别使用?

四神丸与真人养脏汤同为固涩止泻之剂,但所治各异。四神丸重用补骨脂补肾为君,配伍暖脾涩肠之品,主治命门火衰,火不生土所致的肾泄。真人养脏汤以罂粟壳涩肠止泻为君,配伍温中补脾之品,主治泻痢日久,脾肾虚寒,而以脾虚为主者。

八、安神剂

【概念】凡以安神药为主组成,具有安神定志作用,治疗神志不安疾患的方剂,称为安神剂。

【适应范围】用于各种神志不安证,如症见惊悸、怔忡、失眠多梦、心烦神乱、惊狂善怒、癫痫,以及梦遗健忘、脏燥等。

【使用注意】

1. 重镇安神剂多由朱砂、磁石、生铁落等金石类的药物组成,此类药物易伤胃气,不宜久服。

2. 对脾胃虚弱者,可配合服用健脾和胃之品。

3. 不可久服,某些安神药,如朱砂等具有一定毒性,久服能引起慢性中毒,亦应注意。

（一）重镇安神剂

重镇安神剂适用于心神不安属实证,常用重镇安神药如朱砂、磁石、珍珠母等为主组方。

朱砂安神丸《医学发明》

【组成】朱砂15g 黄连18g 炙甘草16.5g 生地4.5g 当归7.5g

【用法】上药为丸,每次6~9g,睡前开水送下;亦可水煎服,用量按原方比例酌减。

【功用】镇心安神,清热养血。

【主治】心火亢盛,阴血不足证。症见心烦神乱,失眠多梦,惊悸怔忡,舌红,脉细数。

【配伍意义】本方证为心火亢盛,灼伤阴血,心失所养所致。方中重用朱砂寒能清热,重可镇怯,为君药。黄连泻火清心除烦,助朱砂清心安神,为臣药。生地滋阴清热;当归补养心血,二者相配以补阴血之不足,共为佐药。炙甘草调和诸药,防朱砂质重碍胃而,为使药。

【配伍特点】本方重镇、清心、养血并用,标本兼治,共奏重镇安神,清心泻火之功,故以"安神"名之。

【使用注意】方中朱砂含硫化汞,不宜多服或久服,以防引起汞中毒。

【方歌】朱砂安神用黄连,当归甘草地黄全,怔忡不寐心烦乱,养阴清热服之安。

（二）补养安神剂

补养安神剂适用于心神不安虚证,常用酸枣仁、柏子仁、远志等为主组方。

天王补心丹《摄生秘剖》

【组成】酸枣仁9g 柏子仁9g 当归身9g 天冬9g 麦冬9g 生地12g 人参5g 丹参5g 玄参5g 白茯苓5g 五味子5g 远志5g 桔梗5g

【用法】上药共为细末,炼蜜为小丸,用朱砂水飞为衣,每次6~9g,温开水送服,或用桂圆煎汤送服。亦可改为汤剂,用量按原方比例酌减。

【功用】滋阴清热,补心安神。

【主治】阴亏血少,神志不安证。症见心悸失眠,少寐神疲,梦遗健忘,手足心热,口舌生疮,舌红少苔,脉细而数。

【配伍意义】本方证为心肾两虚,阴虚血少,虚火内扰所致。方中重用生地滋阴养血,为君药。天冬、麦冬滋阴清热;酸枣仁、柏子仁养心安神;丹参清心活血,除烦安神;当归补血润燥,共为臣药。人参补气宁心益智;五味子益气敛阴;茯苓、远志养心安神,交通心肾;玄参滋阴降火,共为佐药。朱砂为衣,镇心安神;桔梗载药上行,使药力上入心经,共为使药。

【使用注意】服用本方,忌胡荽、大蒜、萝卜、鱼腥、烧酒。

【方歌】补心丹用生地黄,二冬二仁与三参,当归桔梗朱砂味,远志茯苓共养神。

九、理气剂

【概念】凡以理气药物为主组成,具有行气或降气的作用,以治疗气滞或气逆病证的方剂,统称为理气剂。

【适应范围】

1. 行气剂　适用于肝气郁滞之胸胁胀痛,疝气痛,痛经,月经不调;脾胃气滞之脘腹胀满,嗳气吞酸,呕恶食少,大便失常。

2. 降气剂　适用于肺气上逆之喘咳,胃气上逆之呃逆、呕吐、嗳气等。

【使用注意】

1. 要辨清虚实,勿犯虚虚实实之戒。

2. 辨清兼夹证,气滞兼有气逆者,宜行气与降气并用;若兼气虚者,则需配伍补气之品,以虚实兼顾。

3. 理气剂多属芳香辛燥之品,易伤津耗气,应适可而止,慎勿过剂。

4. 年老体弱者,或阴虚火旺者及孕妇,均当慎用。

(一)行气剂

行气剂适用于气机郁滞证,以肝气郁滞和脾胃气滞为主,对于肝气郁滞者,常用疏肝理气药如香附、乌药为主组成方剂;对于脾胃气滞者,常用陈皮、厚朴、木香等为主组方。

半夏厚朴汤《金匮要略》

【组成】半夏12g　厚朴9g　茯苓12g　生姜9g　苏叶6g

【用法】水煎服。

【功用】行气散结,降逆化痰。

【主治】梅核气。症见咽中如有物阻,咳吐不出,吞咽不下,胸膈满闷,或咳或呕,舌苔白润或白滑,脉弦缓或弦滑。

【配伍意义】本方证为痰气互结咽喉,肺胃宣降失常所致。方中半夏化痰散结,降逆和胃,为君药。厚朴下气除满,行气开郁,助半夏散结降逆,为臣药。茯苓渗湿健脾,助半夏以化痰;生姜助半夏和胃而止呕,共为佐药。苏叶宣肺疏肝,助厚朴行气宽胸,宣通郁结之气,为使药。

【使用注意】方中用药多属苦温辛燥,故津伤较重或阴虚者,不宜使用。

【方歌】半夏厚朴痰气疏,茯苓生姜共紫苏,加枣同煎名四七,痰凝气滞皆能除。

(二)降气剂

降气剂适用于肺气上逆或胃气上逆证,对于肺气上逆者,常用降气祛痰、止咳平喘药如苏子、杏仁、紫菀等为主组成方剂;对于胃气上逆者,常用旋覆花、代赭石、半夏等为主组方。

定喘汤《摄生众妙方》

【组成】白果9g　麻黄9g　苏子6g　甘草3g　款冬花9g　杏仁9g　桑白皮6g　黄芩6g　半夏9g

【用法】水煎服。

【功用】宣肺降气,清热化痰。

【主治】哮喘。症见咳嗽痰多气急,痰稠色黄,微恶风寒,舌苔黄腻,脉滑数。

【配伍意义】本方证为风寒外束,痰热内蕴所致。方中麻黄宣肺平喘,解表散邪;白果化痰平喘,祛痰止咳,共为君药。杏仁、苏子、款冬花、半夏降气平喘,祛痰止咳,助君药加强平喘祛痰之力,共为臣药。桑白皮、黄芩清泄肺热,止咳平喘,为佐药。甘草和中而调药,为使药。

【使用注意】

1. 新感风寒,虽恶寒发热,无汗而喘,但内无痰热者,不宜使用。

2. 哮喘日久,肺肾阴虚者,不宜使用。

【方歌】定喘白果与麻黄,款冬半夏白皮桑,苏子黄芩甘草杏,外寒痰热喘哮尝。

十、理血剂

【概念】凡以理血药为主组成,具有活血化瘀或止血作用,治疗瘀血和出血证的方剂,统称理血剂。

【适应范围】

1. 活血祛瘀剂　适用于蓄血及各种瘀血阻滞病证,如经闭、痛经、干血痨、癥瘕、半身不遂、外伤瘀痛等。

2. 止血剂　适用于血溢脉外而出现的吐血、衄血、咯血、便血、尿血、崩漏等各种出血证。

【使用注意】

1. 辨明寒热虚实,分清标本缓急,正确运用急则治标,缓则治本,或标本兼顾的法则。

2. 若逐瘀过猛,易伤正气,因此使用活血化瘀剂,当辅以扶正之品,使化瘀而不伤正。

3. 止血过急,易致留瘀,因此使用止血剂,又应适当配以活血化瘀之品,以防血止留瘀。

4. 活血祛瘀剂性多破泄,故月经过多及孕妇应慎用或忌用。

(一)活血祛瘀剂

活血祛瘀剂适用于蓄血及各种瘀血阻滞证,如经闭、痛经、血痨、癥瘕、半身不遂、外伤瘀血等,常用活血祛瘀药如川芎、桃仁、红花、赤芍、丹参等为主组方。

血府逐瘀汤《医林改错》

【组成】桃仁 12g　红花 9g　当归 9g　生地 9g　川芎 5g　赤芍 6g　牛膝 9g　桔梗 5g　柴胡 3g　枳壳 6g　甘草 3g

【用法】水煎服。

【功用】活血祛瘀,行气止痛。

【主治】胸中血瘀证。症见胸痛、头痛日久,痛如针刺而有定处,或呃逆日久不止,或内热烦闷,心悸失眠,急躁易怒,入暮潮热,唇暗或两目暗黑,舌黯红或有瘀斑,脉涩或弦紧。

【配伍意义】本方证为胸中瘀血阻滞,气机郁滞所致。方中当归、川芎、赤芍、桃仁、红花活血化瘀;牛膝祛瘀血,通血脉,引瘀血下行,共为君药。柴胡疏肝解郁,升达清阳;桔梗开宣肺气,载药上行,又可合枳壳一升一降,开胸行气,共为臣药。生地凉血清热,合当归又能养阴润燥,使祛瘀而不伤阴血,共为佐药。甘草调和诸药,为使药。

【配伍特点】

1. 寓补血于活血之中,活血而不伤正。

2. 寓行气于活血之内,气行以促血行。

【使用注意】孕妇忌服。

【方歌】血府逐瘀当归芎,桃红生地枳壳草,柴胡芎桔牛膝等,血化下行不作劳。

补阳还五汤《医林改错》

【组成】生黄芪 120g　当归尾 3g　赤芍 5g　地龙 3g　川芎 3g　红花 3g　桃仁 3g

【用法】水煎服。

【功用】补气,活血,通络。

【主治】中风。症见半身不遂,口眼㖞斜,语言謇涩,口角流涎,小便频数或遗尿不禁,舌黯淡,苔白,脉缓。

【配伍意义】本方证为正气亏虚,瘀血阻络所致所致。方中重用生黄芪,大补脾胃之元气,令气旺促进血行,瘀去络通祛瘀而不伤正,为君药。当归尾活血化瘀而不伤血,为臣药。川芎、赤芍、桃仁、红花助当归尾活血祛瘀;地龙通经活络,共为佐药。

【配伍特点】大量补气药与少量活血药相配,使气旺则血行,活血而不伤正。

【使用注意】

1. 使用本方需久服缓治,疗效方显,愈后还应继续服用一段时间,以巩固疗效,防止复发。

2. 方中生黄芪用量宜重,一般从小剂量开始,效果不显再逐渐加量,祛瘀药宜轻。

【方歌】补阳还五赤芍芎,归尾桃红佐地龙,四两黄芪为主药,益气活血经络通。

（二）止血剂

止血剂适用于血溢脉外的吐血、衄血、咯血、尿血、崩漏等各种出血证,常以止血药为主组方。

小蓟饮子《济生方》

【组成】生地 30g　小蓟 15g　滑石 15g　木通 6g　蒲黄 9g　藕节 9g　淡竹叶 9g　当归 6g　栀子 9g　炙甘草 6g

【用法】水煎服,用量据病证酌情增减。

【功用】凉血止血,利尿通淋。

【主治】血淋、尿血。症见尿中带血,小便频数,赤涩热痛,舌红,脉数。

【配伍意义】本方证为瘀热蕴结于下焦膀胱所致。方中重用生地凉血止血,养阴清热,为君药。小蓟凉血止血并能利尿;藕节、蒲黄凉血止血,并能消瘀,共为臣药。滑石、竹叶、木通清热利水通淋;栀子清泄三焦之火,致热从下而出;当归养血和血,引血归经,共为佐药。甘草和中调药,为使药。

【配伍特点】止血之中寓以化瘀,止血而不留瘀;清利之中寓以养阴,利水而不伤阴。

【使用注意】血淋日久,正气已虚,不宜使用,宜参用补血药治疗。

【方歌】小蓟饮子藕蒲黄,木通滑石生地襄,归草栀子淡竹叶,血淋热结服之良。

十一、治风剂

【概念】凡以辛散祛风或熄风止痉的药物为主组成,具有疏散外风或平息内风的作用,治疗风病的方剂,统称治风剂。

【适应范围】

1. 外风证　用于风邪外袭,侵入人体引起的头痛,肢体疼痛,皮肤瘙痒,口眼歪斜,破伤风等。

2. 内风证　由于脏腑功能失调所致的头痛眩晕,抽搐震颤,或猝然昏倒,口眼歪斜,半身不遂等。

【使用注意】

1. 应辨别风病属内、属外,采取相应的治法和方剂,外风宜疏散,内风宜平息。

2. 辨别病邪的兼夹以及病情的虚实,进行适当的配伍,灵活化裁。

3. 注意外风与内风之间的相互影响,分清主次轻重,全面照顾。

（一）疏散外风剂

疏散外风剂适用于外风证。常用辛散祛风药如羌活、独活、防风、川芎等为主组方。

川芎茶调散《太平惠民和剂局方》

【组成】川芎 12g　荆芥 12g　白芷 6g　羌活 6g　炙甘草 6g　细辛 3g　防风 4.5g 薄荷 12g

【用法】上为细末,每次 6g,食后用茶清调下。亦可用水煎服,用量按原方比例酌减。

【功用】疏风止痛。

【主治】外感风邪头痛。症见偏正头痛或巅顶头痛,恶寒发热,目眩鼻塞,舌苔薄白,脉浮。

【配伍意义】本方证为外感风邪所致。方中川芎为诸经头痛之要药,尤善治少阳、厥阴经头痛,长于祛风活血而止头痛,为君药。薄荷、荆芥疏风止痛,清利头目,共为臣药。羌活善于治太阳经头痛,白芷长于治阳明经头痛;细辛长于治少阴经头痛;共为佐药。防风祛风止痛,炙甘草益气和中,调和诸药,共为使药。清茶味苦甘而凉,既可上清头目,又可与诸辛温发散药配伍,制约其过于温燥与升散。方名川芎茶调散,其义亦在于此。

【使用注意】对于气虚、血虚,或因肝肾阴亏、肝阳上亢、肝风内动引起的头痛,非其所宜使用。

【方歌】川芎茶调荆芥防,辛芷薄荷甘草羌,目昏鼻塞风攻上,外感头痛茶调良。

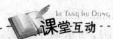

课堂互动

解表剂与疏散外风剂如何区别使用？外感风邪,病在肌表,以表证为主者,应用解表剂。风邪外袭,侵入肌肉、经络、筋骨、关节等处,应用疏散外风剂。

(二)平熄内风剂

平熄内风剂适用于内风证,分实证和虚证。常用平肝熄风药如羚羊角、钩藤、天麻等为主组成方剂。温病后期、阴虚生风、虚风内动者,属虚证,常用滋阴养血药如阿胶、龟板等为主组方。

镇肝熄风汤《医学衷中参西录》

【组成】牛膝30g　代赭石(生)30g　龙骨(生)15g　牡蛎(生)15g　龟板(生)15g
白芍15g　玄参15g　天冬15g　川楝子6g　麦芽(生)6g　茵陈6g　甘草4.5g

【用法】水煎服。

【功用】镇肝熄风,滋阴潜阳。

【主治】类中风。症见头目眩晕,目胀耳鸣,脑部热痛,心中烦热,面色如醉,或时常嗳气,或肢体渐觉不利,口角渐歪斜;甚或眩晕颠仆,昏不知人,移时始醒;或醒后不能复原。脉弦长有力者。

【配伍意义】本方证为肝肾阴亏,阳亢风动所致。方中重用牛膝引血下行,折其亢阳,并有补益肝肾之功,为君药。代赭石重镇降逆;龙骨、牡蛎、龟板、白芍益阴潜阳,镇肝熄风,共为臣药。玄参、天冬滋阴清热,益水涵木;茵陈、川楝子清泄肝热,疏肝理气,生麦芽疏肝解郁,以利于肝阳的平降镇潜,共为佐药。甘草调和诸药,与生麦芽相配,并能顾护中州,防止金石类药物碍胃之弊,为使药。

【配伍特点】镇潜以治其标,滋阴以治其本,标本兼顾,以治标为主。

【使用注意】方中重镇之品易于碍胃,对脾胃虚弱者,用量宜减,并适当配伍健脾养胃之品。

【方歌】镇肝熄风牛膝天,麦龟甘草芍川楝,玄参龙牡赭茵陈,阳亢动风奏奇功。

十二、治燥剂

【概念】凡以轻宣辛散或甘凉滋润的药物为主组成,具有轻宣外燥或滋阴润燥等作用,以治疗燥证的方剂,统称治燥剂。

【适应范围】用于外感凉燥或温燥,及肺痿、白喉、消渴、肺痨、便秘等证。

【使用注意】

1. 要分清外燥和内燥,外燥又须分清是温燥或凉燥。

2. 燥邪最易化热,伤津耗气,故忌用辛香耗津,苦寒化燥之品,可酌情配伍清热泻火和益气生津之品。

清燥救肺汤《医门法律》

【组成】桑叶9g　石膏8g　甘草3g　人参2g　胡麻仁3g　阿胶3g　麦冬4g　杏仁

2g 枇杷叶 3g

【用法】水煎,频频热服。

【功用】清燥润肺。

【主治】温燥伤肺,气阴两伤证。症见头痛身热,干咳无痰,气逆而喘,咽喉干燥,口渴鼻燥,胸膈满闷,舌干少苔,脉虚大而数。

【配伍意义】本方证为燥热伤肺,气阴两伤所致。方中重用桑叶清透肺中燥热之邪,为君药。石膏清泄肺热;麦冬养阴润肺;人参益气,共为臣药。麻仁、阿胶养阴润肺;杏仁、枇杷叶降泄肺气,共为佐药。甘草益气兼能调和诸药,为佐使药。

【配伍特点】本方凉不伤中,滋不腻膈,温不助热,降不伤肺。

【方歌】清燥救肺参草杷,石膏胶杏麦胡麻,温燥犯肺气阴伤,清燥润肺效堪夸。

十三、祛湿剂

【概念】凡以祛湿药为主组成,具有化湿利水,通淋泄浊作用,治疗水湿为病的方剂,统称为祛湿剂。

【适应范围】用于各种水湿证,包括风湿痹证,湿温,霍乱,脘腹胀满,呕吐泄利,水肿,小便不利,淋浊,黄疸,痿证,带下以及下部湿疮等。

【使用注意】

1. 湿邪易阻滞气机,故祛湿剂中常配伍理气药,以求气化则湿化。

2. 祛湿剂多为芳香温燥或渗利之品,易于耗伤阴津,故对素体阴虚津亏,病后体弱,以及孕妇等,均应慎用。

(一)化湿和胃剂

化湿和胃剂适用于湿浊内阻,脾胃失和证,常用苦温燥湿与芳香化湿药如苍术、藿香、厚朴等为主组方。

藿香正气散《太平惠民和剂局方》

【组成】藿香 15g 大腹皮 5g 白芷 5g 紫苏 5g 茯苓 5g 半夏曲 10g 白术 10g 陈皮 10g 厚朴 10g 桔梗 10g 甘草 12g

【用法】为散,生姜、大枣煎汤送服,每次 6g。

【功用】解表化湿,理气和中。

【主治】外感风寒,内伤湿滞证。症见霍乱吐泻,恶寒发热,头痛,脘腹疼痛,舌苔白腻,脉浮或濡缓。

【配伍意义】本方证为外感风寒,内伤湿滞所致。方中藿香辛温外散风寒,芳香内化湿浊,又和胃止呕,为君药。紫苏、白芷助藿香外散风寒,芳香开胃,为臣药。半夏曲、陈皮燥湿和胃,祛痰降逆止呕;白术、茯苓健脾利湿,以助祛湿止泻;厚朴、大腹皮行气化湿,行气消胀;桔梗宣肺利气,宽胸畅膈。生姜、大枣调和营卫,调脾胃,使湿邪去,脾胃和,共为佐药。甘草调和诸药,并可调和脾胃。为使药。

【方歌】藿香正气腹皮苏,甘橘陈苓朴白术,夏曲白芷加姜枣,风寒暑湿并能除。

(二)温化水湿剂

温化水湿剂适用于湿从寒化和阳虚气不化水所致的痰饮、水肿等证,常用温阳药如附子、桂枝等为主组方。

真武汤《伤寒论》

【组成】茯苓9g　白术6g　芍药9g　附子9g　生姜9g

【用法】水煎服

【功用】温阳利水。

【主治】

1. 脾肾阳虚,水气内停证　症见小便不利,四肢沉重疼痛,腹痛下利,或肢体浮肿,苔白不渴,脉沉迟。

2. 太阳病发汗太过,阳虚水泛证　症见汗出不解,其人仍发热,心下悸,头眩,身瞤动,振振欲擗地。

【配伍意义】本方证为脾肾阳虚,水气内停所致。方中附子温肾助阳,以化气行水,为君药。茯苓、白术健脾利湿,淡渗利水,使水湿从小便而出,共为臣药。生姜温阳祛寒,温散水气。白芍利小便以行水气,柔肝以止腹痛,敛阴荣筋以止筋惕肉瞤,共为佐药。

【配伍特点】

1. 温阳与利水相伍,温阳化气以行水,寒水得去则阳气自生。

2. 敛阴寓于温利之中,温阳利水而不耗阴,敛阴而不碍阳气,但总以温阳利水为要。

【方歌】真武汤壮肾中阳,茯苓术芍附生姜,少阴腹痛有水气,温阳利水有效方。

十四、祛痰剂

【概念】凡以祛痰药为主组成,具有消除痰饮作用,治疗各种痰病的方剂,统称为祛痰剂。

【适应范围】痰病适应范围较为复杂,有以咳嗽咳痰为主证者,亦有因痰郁而生病者,诸如头痛,眩晕,胸痹,呕吐,中风痰厥,癫狂惊痫,以及痰核瘰疬等。

【使用注意】

1. 治疗痰证,首先要治疗生痰之源。肺、脾、肾等脏腑功能失调均能生痰,因此治痰剂多配伍健脾、益肾等药物,以图标本同治。

2. 因痰随气升降,气滞则痰聚,气顺则痰消,因此祛痰剂要配伍理气药,诚如庞安常所说:"善治痰者,不治痰而治气,气顺则一身之津液亦随气而顺矣。"

3. 要辨清痰病的性质,区别其寒热燥湿。

4. 有咯血倾向者,慎用燥烈之剂,以免引起大量咯血。

5. 表邪未尽者,慎用滋润之品,以防留邪。

燥湿化痰剂

燥湿化痰剂适用于湿痰证,常用燥湿化痰如半夏、天南星等为主组方。

二陈汤《太平惠民和剂局方》

【组成】半夏15g　橘红15g　茯苓9g　甘草4.5g

【用法】加生姜7片,乌梅1枚,水煎服。

【功用】燥湿化痰,理气和中。

【主治】湿痰咳嗽证。症见咳嗽痰多,胸脘痞闷,呕恶少食,肢体困倦,或头晕心悸,舌苔白腻,脉弦滑。

【配伍意义】本方证为脾失健运,湿浊不化,凝聚成痰所致。方中半夏燥湿化痰,降逆止呕,为君药。橘红理气化痰,使气顺痰消,此即"治痰先治气,气顺痰自消",为臣药。茯苓健脾利湿,以治生痰之源;生姜以解半夏之毒,并可助半夏降逆消痰;乌梅能收敛肺气,共为佐药。甘草调和药性,为使药。半夏与橘红为方中主要药物,两者皆以陈久者良,故方名"二陈"。

【配伍特点】

1. 标本同治,燥湿理气治已生之痰,健脾利湿治生痰之本。

2. 有散有收,既可使之散不伤正,又能调和肺司开合之职。

【使用注意】燥痰或阴虚燥咳不宜使用。

【方歌】二陈汤用半夏陈,乌梅茯苓草姜存,燥湿化痰兼理气,湿痰咳喘此方珍。

十五、消食剂

【概念】凡以消食药物为主组成,具有消食导滞健脾化积等作用,以治疗食积停滞的方剂,统称为消食剂。

【适应范围】适用于食积、疳积等证。

【使用注意】消食剂虽较泻下剂缓和,但也属攻伐之品,不宜长期使用,纯虚无实者禁用。

保和丸《丹溪心法》

【组成】山楂 18g　神曲 6g　半夏 9g　茯苓 9g　陈皮 6g　连翘 6g　莱菔子 6g

【用法】水泛为丸,每次 6～9g,温开水送服。亦可水煎服,用量按原方比例酌减。

【功用】消食和胃。

【主治】食积证。症见脘腹痞满胀痛,嗳腐吞酸,厌食呕吐,或大便泄泻,舌苔厚腻,脉滑等。

【配伍意义】本方证为饮食不节,暴饮暴食所致。方中重用山楂能消一切饮食积滞,尤善消肉食油腻之积,为君药。神曲消食健脾,善化酒食陈腐之积;莱菔子下气消食,长于消谷痰气之积,共为臣药。君臣相配,可消一切饮食积滞。半夏、陈皮行气化滞,和胃降逆止呕;茯苓渗湿健脾止泻;连翘清热散结,共为佐药。本方药力平稳缓和,故名"保和"。

【配伍特点】本方配伍针对食、湿、热,使食滞得消,胃气得和。

【使用注意】脾虚食滞不宜使用。

【方歌】保和神曲与山楂,陈翘菔子苓半夏,消食和胃治食积,煎服亦可加麦芽。

十六、驱虫剂

【概念】凡以驱虫药物为主组成,具有驱虫或杀虫等作用,用于治疗人体寄生虫病的方剂,统称为驱虫剂。

【适应范围】适用于寄生在人体消化道的蛔虫、蛲虫、钩虫、绦虫、姜片虫等寄生虫病。

【注意事项】

1. 要空腹服,忌油腻香甜食物。

2. 要注意掌握用量,剂量过大或连续服用易伤正气或中毒,剂量不足则达不到驱虫的目的。

3. 驱虫药多为攻伐之品,年老体弱及孕妇应慎用或禁用。

4. 服驱虫药后,要注意调理脾胃,以善其后。

乌梅丸《伤寒论》

【组成】乌梅30g 细辛3g 干姜9g 黄连6g 当归6g 附子6g 蜀椒5g 桂枝6g 人参6g 黄柏6g

【用法】乌梅用50%醋浸一夜,去核捣烂,和入余药捣匀,烘干或晒干,研末,加密制丸,每服9g,日二至三次,空腹温开水送下。亦可作汤剂,水煎服,用量按原方比例酌减。

【功用】温脏补虚,安蛔止痛。

【主治】蛔厥证。症见腹痛时作,心烦呕吐,时发时止,常自吐蛔,手足厥冷。亦治久痢久泻。

【配伍意义】蛔厥证为素有蛔疾,胃热肠寒,蛔虫上扰所致。其配伍根据柯琴:"蛔得酸则静,得辛则伏,得苦则下"选药。方中乌梅重用味酸安蛔止痛,为君药。蜀椒、细辛辛温,温脏祛寒而伏蛔为臣药。黄连、黄柏苦寒下蛔而清胃热;附子、桂枝、干姜辛热,温脏祛寒,辛可制蛔;当归、人参补养气血,扶助正气,调和阴阳以解四肢厥冷。共为佐药。蜂蜜为丸,甘缓和中,为使药。

久泻久痢证为脾胃虚弱,寒热错杂所致。方中乌梅酸涩,可涩肠止泻;黄连、黄柏清热燥湿而止痢;附子、干姜、桂枝、蜀椒、细辛可温肾暖脾;人参、当归益气补血而扶正。诸药相合,温中补虚,清热燥湿止痢。

【配伍特点】寒热酸苦并用,消补兼施,祛邪扶正。

【使用注意】本方以安蛔为主,临证若酌加使君子、苦楝根皮、榧子等驱虫药,则驱蛔之力更强。

【方歌】乌梅丸用细辛桂,人参附子椒姜继,黄连黄柏及当归,温脏补虚又安蛔。

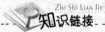

知识链接

体内有寄生虫的典型特征有:唇内生红白点是蛔虫病见症;肛门瘙痒是蛲虫病见症;便下白色节片,是绦虫病的特征;面色萎黄、贫血虚肿是钩虫病或姜片虫病的临床表现。

【附】其他常用方剂一览表

分类	方剂	来源	组成	用法	功用	主治
解表剂	九味羌活汤	《此事难知》	羌活、防风、苍术各6g、细辛2g、川芎、白芷、生地、黄芩、甘草各3g	水煎服	发汗祛湿，兼清里热	外感风寒湿邪，兼有里热证。恶寒发热无汗，头痛，肢体酸楚疼痛，口苦微渴，舌苔白或微黄，脉浮
	桑菊饮	《温病条辨》	桑叶7.5g、菊花3g、杏仁6g、连翘5g、薄荷2.5g、桔梗6g、甘草2.5g、苇根6g	水煎服	疏风清热，宣肺止咳	风温初起。但咳，身热不甚，口微渴，脉浮数
泻下剂	温脾汤	《备急千金要方》	大黄15g、当归、干姜各9g、附子、人参、芒硝、甘草各6g	水煎服	攻下寒积，温补脾阳	寒积腹痛。便秘腹痛，绕脐不止，手足欠温，苔白不渴，脉沉弦而迟
	麻子仁丸	《伤寒论》	麻子仁20g、芍药9g、枳实9g、大黄12g、厚朴9g、杏仁10g	丸剂，每次9g，1日1～2次，温开水送服	润肠泻热，行气通便	脾约证。肠胃燥热，脾津不足，大便秘结，小便频数
和解剂	痛泻要方	《医学正传》	白术6g、白芍6g、陈皮4.5g、防风3g	水煎，或丸服	补脾柔肝，祛湿止泻	痛泻。肠鸣腹痛，大便泄泻，泻必腹痛，舌苔薄白，脉两关不调，弦而缓
	半夏泻心汤	《伤寒论》	半夏12g、黄芩、干姜、人参各9g、黄连3g、大枣4枚、甘草9g	水煎温服	寒热平调，散结除痞	寒热互结之痞证。心下痞，但满而不痛，或呕吐，肠鸣下利，舌苔腻而微黄

续表

分类	方剂	来源	组成	用法	功用	主治
清热剂	犀角地黄汤	《备急千金要方》	水牛角 30g、生地 24g、芍药 12g、牡丹皮 9g	水煎服	清热解毒，凉血散瘀	1. 热入血分证。身热谵语，斑色紫黑，舌绛起刺，脉细数，或喜妄如狂，漱水不欲咽，大便色黑易解等 2. 热伤血络证。吐血，衄血，便血，尿血等，舌红绛，脉数
	导赤散	《小儿药证直诀》	生地、木通、甘草梢各 6g、竹叶 3g	水煎温服	清心利水养阴	心经火热证。心胸烦热，口渴面赤，意欲冷饮，以及口舌生疮，或心热移于小肠，症见小溲赤涩刺痛，舌红，脉数
	泻白散	《小儿药证直诀》	地骨皮、桑白皮各 15g、粳米 10g、甘草 3g	水煎，食前服	清泻肺热，平喘止咳	肺热喘咳证。气喘咳嗽，皮肤蒸热，日晡尤甚，舌红苔黄，脉细数
	白头翁汤	《伤寒论》	白头翁 15g、黄柏 12g、黄连 6g、秦皮 12g	水煎温服	清热解毒，凉血止痢	热毒痢疾。腹痛里急后重，肛门灼热，下痢脓血，赤多白少，渴欲饮水，舌红苔黄，脉弦数
	清暑益气汤	《温热经纬》	西瓜翠衣 30g、西洋参 5g、石斛、粳米各 15g、麦冬 9g、竹叶、荷梗、知母各 6g、黄连、甘草各 3g	水煎服	清暑益气，养阴生津	暑热气津两伤证。身热汗多，口渴心烦，小便短赤，体倦少气，精神不振，脉虚数
温里剂	小建中汤	《伤寒论》	饴糖30g、芍药18g、桂枝、生姜各 9g、炙甘草6g、大枣 4 枚	先将后五味水煎，去渣，加入饴糖溶化，温服	温中补虚，和里缓急	虚劳里急证。腹中时痛，喜温欲按，或心中动悸，虚烦不宁，面色无华，或手足烦热，咽干口燥，舌淡苔白，脉细弦等
	吴茱萸汤	《伤寒论》	吴茱萸、人参各 9g、大枣 4 枚、生姜 18g	水煎服	温中补虚，降逆止呕	1. 虚寒呕吐。胃中虚寒，食谷欲呕，或胃脘痛，吞酸嘈杂 2. 厥阴头痛。干呕吐涎沫 3. 少阴吐利。手足厥冷，烦躁欲死
	四逆汤	《伤寒论》	附子 15g、干姜 9g、炙甘草 6g、	水煎服	回阳救逆	少阴病。四肢厥逆，恶寒蜷卧，呕吐不渴，腹痛下利，神衰欲寐，舌苔白滑，脉微；或太阳病误汗亡阳

续表

分类	方剂	来源	组成	用法	功用	主治
补益剂	参苓白术散	《太平惠民和剂局方》	莲子肉、薏苡仁各9g、缩砂仁、桔梗各6g、白扁豆12g、白茯苓、人参、白术、山药各15g、甘草9g	上为细末，大枣煎汤调服。小儿量岁数加减服	益气健脾，渗湿止泻	脾虚夹湿证。饮食不化，胸脘痞闷，肠鸣泄泻，四肢乏力，形体消瘦，面色萎黄，舌淡苔白腻，脉虚缓
	生脉散	《医学启源》	人参、麦冬各9g、五味子6g	水煎服	益气生津，敛阴止汗	1. 温热、暑热，耗气伤阴证。汗多神疲，体倦乏力，气短懒言，咽干口渴后干红少苔，脉虚数。2. 久咳肺虚，气阴两虚证。干咳少痰，短气自汗，口干舌燥，脉虚细
	一贯煎	《续名医类案》	北沙参、麦冬、当归身各9g、生地18～30g、枸杞9～18g、川楝子4.5g	水煎服	滋阴疏肝	肝肾阴虚，肝气不舒证。胸脘胁痛，吞酸吐苦，咽干口燥，舌红少津，脉细弱或虚弦
	百合固金汤	《慎斋遗书》	百合12g、熟地、生地、当归身、麦冬各9g、白芍、贝母各6g、甘草3g、桔梗6g、玄参3g	水煎服	滋肾保肺，止咳化痰	肺肾阴亏，虚火上炎证。咳嗽气喘，痰中带血，咽喉燥痛，头晕目眩，午后潮热，舌红少苔脉细数
固涩剂	牡蛎散	《太平惠民和剂局方》	黄芪30g、麻黄根9g、牡蛎30g	粗散，水煎服	益气固表，敛阴止汗	自汗、盗汗。常自汗出，夜卧更甚，心悸惊惕，短气烦倦，舌淡红，脉细弱
安神剂	朱砂安神丸	《医学发明》	朱砂5g、黄连18g、炙甘草16.5g、生地4.5g、当归7.5g	丸剂，每次6～9g，睡前温开水送下。汤剂，朱砂冲服，每次1g	重镇安神，清心泻火	心火亢盛，阴血不足证。失眠多梦，惊悸怔忡，心烦神乱，舌红，脉细数
开窍剂	安宫牛黄丸	《温病条辨》	牛黄、犀角、黄连、黄芩、郁金、朱砂、栀子、雄黄各30g、麝香、冰片各7.5g、珍珠15g、金箔为衣	大蜜丸，每丸重3g每次1丸；小儿3岁以内每次1/4丸，4～6岁1/2丸	清热开窍，豁痰解毒	邪热内陷心包证。高热烦躁，神昏谵语，口干舌燥，痰涎壅盛，舌红或绛，脉数。亦治中风昏迷，小儿惊厥，属邪热内闭者

续表

分类	方剂	来源	组成	用法	功用	主治
理气剂	柴胡疏肝散	《景岳全书》	陈皮、柴胡各6g、川芎、香附、枳壳、芍药各5g、甘草3g	水煎,食前服	疏肝解郁,行气止痛	肝气郁滞证。胁肋疼痛,或寒热往来,嗳气、太息,脘腹胀满,脉弦
	苏子降气汤	《太平惠民和剂局方》	紫苏子、半夏各9g、川当归、甘草、前胡、厚朴各6g、肉桂3g	加生姜2片,枣子1个,苏叶5片,水煎服	降气平喘,祛痰止咳	实喘。痰涎壅盛,喘咳短气,胸膈满闷,痰多稀白,或腰疼脚软,或肢体浮肿,舌苔白滑或白腻,脉弦滑
	旋覆代赭汤	《伤寒论》	旋覆花9g、人参6g、生姜10g、代赭石9g、炙甘草6g、半夏9g、大枣4枚	水煎服	降逆化痰,益气和胃	胃气虚弱,痰浊内阻证。心下痞硬,嗳气不除,或反胃呕逆,吐涎沫,舌淡,苔白滑,脉弦而虚
理血剂	复元活血汤	《医学发明》	柴胡、瓜蒌根、当归各9g、红花、甘草、穿山甲各6g、大黄12g、桃仁9g	粗末,每服30g,加黄酒30ml,水煎服	活血祛瘀,疏肝通络	跌打损伤。瘀血留于胁下,痛不可忍
	温经汤	《金匮要略》	吴茱萸9g、当归、芍药、川芎、人参、桂枝、阿胶、丹皮、生姜、甘草、半夏各6g、麦冬9g	水煎温服	温经散寒,祛瘀养血	1. 冲任虚寒,瘀血阻滞证。漏下不止,月经不调,或前或后,或一月再行,或经停不至,而见入暮发热,手心烦热,唇口干燥。 2. 妇人久不受孕
	生化汤	《傅青主女科》	全当归24g、川芎9g、桃仁6g、干姜炮2g、甘草2g	黄酒、童便各半煎服	化瘀生新,温经止痛	产后瘀血腹痛。恶露不行,小腹冷痛
治风剂	独活寄生汤	《备急千金要方》	独活9g、桑寄生、杜仲、牛膝、细辛、秦艽、茯苓、桂心、防风、川芎、人参、甘草、当归、芍药、干地黄各6g	水煎温服	祛风湿,止痹痛,益肝肾,补气血	痹证日久,肝肾两虚,气血不足证。腰膝疼痛,肢节屈伸不利,或麻木不仁,畏寒喜温,心悸气短,舌淡苔白,脉细弱
	消风散	《外科正宗》	荆芥、防风、牛蒡子、蝉蜕、苍术、苦参、石膏、知母、当归、胡麻仁、生地各6g、木通、甘草各3g	水煎,食远服	疏风养血,清热除湿	风疹、湿疹。皮肤疹出色红,或遍身云片斑点,瘙痒,抓破后渗出津水,苔白或黄,脉浮数

续表

分类	方剂	来源	组成	用法	功用	主治
治燥剂	杏苏散	《温病条辨》	苏叶、杏仁、半夏、茯苓、前胡各9g、橘皮、桔梗、枳壳各6g、甘草3g、生姜3片、大枣3枚	水煎温服	轻宣凉燥，理肺化痰	外感凉燥证。头微痛，恶寒无汗，咳嗽痰稀，鼻塞咽干，苔白，脉弦
	麦门冬汤	《金匮要略》	麦冬70g、半夏10g、人参6g、甘草6g、粳米5g、大枣4枚	水煎温服	润肺益胃，降逆下气	肺痿。咳唾涎沫，短气喘促，咽喉干燥，舌干红少苔，脉虚数
	养阴清肺汤	《重楼玉钥》	生地12g、麦冬9g、生甘草3g、玄参9g、贝母5g、丹皮5g、薄荷3g、炒白芍5g	水煎服	养阴清肺，解毒利咽	白喉。喉间起白如腐，不易拭去，咽喉肿痛，初起或发热或不发热，鼻干唇燥，或咳或不咳，呼吸有声，似喘非喘，脉数无力或细数
祛湿剂	平胃散	《太平惠民和剂局方》	苍术15g、厚朴、陈皮各9g、甘草6g	散剂，生姜、大枣煎汤送服，每服6g。或加生姜、大枣，水煎服	燥湿运脾，行气和胃	湿滞脾胃证。脘腹胀满，不思饮食，呕吐恶心，暖气吞酸，肢体沉重，怠惰嗜卧，常自下利，舌苔白腻而厚，脉缓
	茵陈蒿汤	《伤寒论》	茵陈18g、栀子9g、大黄6g	水煎服	清热利湿退黄	湿热黄疸。面目俱黄，色鲜明，腹微满，口渴，小便短赤，舌苔黄腻，脉沉数
	八正散	《太平惠民和剂局方》	木通、车前子、萹蓄、大黄、滑石、甘草梢、瞿麦、栀子各9g	每服6g，加灯心草，水煎服	清热泻火，利水通淋	湿热淋证。尿频尿急，溺时涩痛，淋沥不畅，尿色浑赤，甚则癃闭不通，小腹急满，口燥咽干，舌苔黄腻，脉滑数
	五苓散	《伤寒论》	泽泻15g、白术、茯苓、猪苓各9g、桂枝6g	散剂，每服6g，米饮送下，服后多饮暖水，取汗。汤剂煎服	利水渗湿，温阳化气	1. 蓄水证。小便不利，头痛微热，烦渴欲饮，甚则水入即吐，舌苔白，脉浮 2. 水湿内停。水肿，泄泻，霍乱，小便不利者 3. 痰饮。脐下动悸，吐涎沫而头眩，或短气而咳者
	实脾散	《重订严氏济生方》	茯苓、白术、木瓜、木香、大腹子、草果仁、附子、干姜、厚朴各6g、炙甘草3g	散剂，每服12g，水煎温服	温阳健脾，行气利水	阳虚水肿。身半以下肿甚，手足不温，口不渴，胸腹胀满，大便溏薄，舌苔白腻，脉沉迟
	完带汤	《傅青主女科》	白术、山药各30g、人参6g、白芍15g、车前子、苍术各9g、甘草3g、陈皮、黑芥穗、柴胡各2g	水煎服	补脾疏肝，化湿止带	脾虚肝郁，湿浊带下。带下色白，清稀如涕，肢体倦怠，舌淡苔白，脉缓或濡弱

续表

分类	方剂	来源	组成	用法	功用	主治
祛痰剂	清气化痰丸	《医方考》	胆南星、半夏各9g、陈皮、杏仁、枳实、瓜蒌仁、黄芩、茯苓各6g	姜汁为小丸,每服6g,温开水送下	清热化痰,理气止咳	痰热咳嗽。痰稠色黄,咯之不爽,胸膈痞闷,甚则气急呕恶,舌红苔黄腻,脉滑数
	半夏白术天麻汤	《医学心悟》	半夏9g、白术15g、天麻、茯苓、橘红各6g、甘草3g	加生姜1片、大枣2枚,水煎服	燥湿化痰,平肝熄风	风痰上扰证。眩晕头痛,呕恶胸闷,舌苔白腻,脉弦滑
消食剂	健脾丸	《证治准绳》	白术15g、茯苓10g、人参9g、木香、黄连、甘草、神曲、陈皮、砂仁、麦芽、山楂、山药、肉豆蔻各6g	糊丸,每次6~9g,1日2次,空腹服	健脾和胃,消食止泻	脾虚停食证。食少难消,脘腹痞闷,大便溏薄,苔腻微黄,脉虚弱

综合测试

1. 银翘散的功用是　　(2010年中医执业助理医师考试真题)

　　A. 辛凉宣泄,清肺平喘　　　　B. 辛凉透表,清热解毒　　　　C. 疏风清热,宣肺止咳

　　D. 疏散风热,化痰止咳　　　　E. 清热解毒,散结消痈

2. 白头翁汤的功用是　　(2010年中医执业助理医师考试真题)

　　A. 清热解毒、凉血散瘀　　　　B. 清热解毒、凉血止痢　　　　C. 清热凉血、消肿止痛

　　D. 清热泻火、凉血止血　　　　E. 清热化湿、涩肠止痢

3. 乌梅丸主治证候中可见　　(2010年中医执业助理医师考试真题)

　　A. 虚烦不寐　　　B. 食入吐蛔　　　C. 四肢欠温　　　D. 胸痛满闷　　　E. 嗳气吞酸

4. 组成药物中含有当归与川芎的方剂是

　　A. 归脾汤　　　B. 朱砂安神丸　　　C. 补阳还五汤　　　D. 逍遥散　　　E. 补中益气汤

5. 镇肝熄风汤的组成药物中,含有　　(2010年中医执业助理医师考试真题)

　　A. 牛膝、玄参　　　B. 白芍、当归　　　C. 川楝子、麦冬　　　D. 赤芍、天冬　　　E. 代赭石、天麻

6. 以养阴透热为主要功用的方剂是　　(2010年中医执业助理医师考试真题)

　　A. 清营汤　　　B. 生脉散　　　C. 清胃散　　　D. 竹叶石膏汤　　　E. 青蒿鳖甲汤

7. 乌梅丸的功用不包括　　(2010年中医执业助理医师考试真题)

　　A. 散结　　　B. 温脏　　　C. 止渴　　　D. 消痞　　　E. 安蛔

8. 桂枝汤中最能体现调和营卫作用的药物是

　　A. 芍药、甘草　　　B. 桂枝、甘草　　　C. 桂枝、芍药　　　D. 生姜、大枣　　　E. 芍药、大枣

9. 天王补心丹中之"三参"是指

　　A. 人参、党参、沙参　　　　　　　　　　　　　B. 人参、丹参、苦参

　　C. 人参、西洋参、丹参　　　　　　　　　　　　D. 人参、丹参、元参

E. 人参、沙参、西洋参

10. 血府逐瘀汤的组成中没有
    A. 当归　　　B. 川芎　　　C. 熟地　　　D. 赤芍　　　E. 红花

11. 平胃散组成中没有
    A. 苍术　　　B. 厚朴　　　C. 甘草　　　D. 茯苓皮　　E. 生姜

12. 二陈汤组成中没有
    A. 半夏　　　B. 茯苓　　　C. 乌梅　　　D. 大枣　　　E. 甘草

13. 保和丸之功用为
    A. 健脾消食　B. 消食和胃　C. 消食止泻　D. 消食导滞　E. 行气导滞

14. 六味地黄丸中体现"三泻"的药物是
    A. 熟地、山茱萸、牡丹皮　　　　　　　B. 熟地、茯苓、山药
    C. 熟地、泽泻、山茱萸　　　　　　　　D. 泽泻、茯苓、牡丹皮
    E. 山药、山茱萸、茯苓

15. 泻下剂的应用原则是
    A. 表邪已解，里实已成　　　　　　　　B. 表邪未解，里实已成
    C. 表邪未解，里实未成　　　　　　　　D. 表里俱实

16. 逍遥散组成中没有
    A. 柴胡　　　B. 芍药　　　C. 枳壳　　　D. 甘草　　　E. 茯苓

17. 龙胆泻肝汤的功用是
    A. 泻三焦湿热，清血中瘀热　　　　　　B. 清肝胆实火，泻下焦湿热
    C. 泻肝胆实热，降心火上炎　　　　　　D. 清肝经湿热，补阴血不足

18. 归脾汤的功用是
    A. 滋阴养血，补心安神　　　　　　　　B. 益气补血，健脾养心
    C. 益气滋阴，补血复脉　　　　　　　　D. 益气健脾，养血安胎
    E. 健脾养血，安神定志

19. 下列哪项不是理中丸治疗的病证
    A. 阳虚失血证　B. 脾胃虚寒证　C. 小儿慢惊　D. 黄疸　　E. 胸痹

20. 不属于丸剂优点的是
    A. 与汤剂比，吸收较快　　　　　　　　B. 药效持久
    C. 便于服用、携带　　　　　　　　　　D. 节省药材
    E. 便于贮存

21. 补中益气汤中最能体现"补气升阳"作用的药配物伍是
    A. 人参、升麻、柴胡　　　　　　　　　B. 人参、黄芪、白术
    C. 黄芪、升麻、柴胡　　　　　　　　　D. 白术、升麻、柴胡
    E. 黄芪、人参、当归

22. 补阳还五汤的组成中没有
    A. 川芎　　　B. 地龙　　　C. 熟地　　　D. 赤芍　　　E. 黄芪

23. 川芎茶调散中善治少阴、厥阴、太阳、阳明诸经头痛的药物是
    A. 川芎、荆芥、白芷、防风　　　　　　B. 川芎、羌活、细辛、薄荷
    C. 川芎、细辛、白芷、荆芥　　　　　　D. 川芎、羌活、白芷、细辛
    E. 细辛、川芎、羌活、白芷

24. 清燥救肺汤主治的病证是
    A. 外感温燥　B. 外感凉燥　C. 温燥伤肺　D. 热邪壅闭于肺　E. 肺痿

25. 藿香正气散组成中没有
    A. 陈皮 　　　B. 厚朴 　　　C. 神曲 　　　D. 苏叶 　　　E. 白芷

26. 下列哪项不是麻子仁丸的主治证
    A. 大便干结,小便频数 　　　　　　　　B. 痔疮便秘
    C. 习惯性便秘 　　　　　　　　　　　　D. 血虚便秘
    E. 老年便秘属于肠胃燥热者

27. 炙甘草、枳实、柴胡和白芍组成,治疗手足不温,或身微热,胸胁胀闷,脘腹疼痛,或泄痢下重,脉弦的方剂是
    A. 四逆汤 　　B. 四逆散 　　C. 当归四逆汤 　　D. 逍遥散 　　E. 柴胡疏肝散

28. 下列方剂中不属于清热类方剂的是
    A. 清营汤 　　B. 普济消毒饮 　　C. 防风通圣散 　　D. 导赤散 　　E. 龙胆泻肝丸

29. 加味逍遥丸比逍遥丸多哪两味药
    A. 柴胡、当归 　　　　　　　B. 当归、白芍 　　　　　　　C. 白术、茯苓
    D. 甘草、牡丹皮 　　　　　　E. 牡丹皮、栀子

30. 一患者两目昏花,视物模糊,并且眼睛干涩应选用以下哪种方药
    A. 七味都气丸 　　B. 归芍地黄丸 　　C. 杞菊地黄丸 　　D. 麦味地黄丸 　　E. 六味地黄丸

31. 一患者自诉近日饮食不化,泄泻伴肠鸣,自觉胸脘痞闷、乏力,以下哪种适宜该患者
    A. 当归养血丸 　　B. 玉屏风口服液 　　C. 参苓白术散 　　D. 补中益气丸 　　E. 归脾丸

32. 若出现失眠多梦,惊悸怔忡,心烦神乱,舌红,脉细数,宜选用
    A. 天王补心丹 　　B. 朱砂安神丸 　　C. 磁朱丸 　　D. 酸枣仁汤 　　E. 甘麦大枣汤

33. 五苓散的功效是
    A. 利水渗湿、温阳化气 　　　　　　　　B. 利水渗湿、清热养阴
    C. 利水渗湿、通淋利浊 　　　　　　　　D. 清热利湿、行气消肿
    E. 健脾利水、益气祛风

34. 治疗上实下虚之咳喘,宜选用
    A. 定喘汤 　　B. 苏子降气汤 　　C. 麻黄汤 　　D. 小青龙汤 　　E. 都气丸

35. 具有祛风湿,止痹痛,益肝肾,补气血功用的方剂是
    A. 九味羌活汤 　　B. 大秦艽汤 　　C. 独活寄生汤 　　D. 羌活胜湿汤 　　E. 川芎茶调散

36. 患者脘腹胀满,不思饮食,恶心呕吐,嗳气吞酸,肢体沉重,怠惰倦卧,舌苔白腻而厚,脉缓。治宜首选
    A. 藿香正气散 　　B. 保和丸 　　C. 枳实导滞丸 　　D. 健脾丸 　　E. 平胃散

37. 川芎茶调散主治
    A. 外感风邪头痛 　　B. 肝阳上亢头痛 　　C. 气虚不升头痛 　　D. 血虚不荣头痛 　　E. 瘀血阻络头痛

38. 地黄饮子主治证是
    A. 须发早白 　　B. 喑痱 　　C. 脱发 　　D. 遗精 　　E. 命门火衰

39. 患者猝然血崩,色淡质稀,头晕肢冷,心悸气短,腰膝酸软,舌淡,脉微细。治用
    A. 归脾汤 　　B. 固冲汤 　　C. 温经汤 　　D. 固经丸 　　E. 四物汤

40. 流行性腮腺炎首宜选用
    A. 白虎汤 　　B. 黄连解毒汤 　　C. 普济消毒饮 　　D. 清热地黄汤 　　E. 清营汤

(汪　斌)

第十一章　常见病证

学习目标

1. 能够准确描述感冒、咳嗽、喘证、头痛、中风、胃痛、腹痛、便秘、水肿、郁证等各病证的病名涵义及临床特征。知道上述各病证的病因病机、病位、病性、治疗原则。

2. 知道上述各病的诊断要点、能够鉴别诊断,会辨证分型,并给出治法和方药。

3. 知道上述各病证的预防调护、转归和预后。

第一节　感　冒

感冒是感受触冒风邪或时行病毒,引起肺卫功能失调而导致的常见外感疾病。临床表现以鼻塞,流涕,喷嚏,咳嗽,头痛,恶寒,发热,全身不适,脉浮为其特征。本病四季均可发生,尤以冬春季为多。病情轻者多为感受当令之气,称为伤风、冒风、冒寒;病情重者多为感受非时之邪,称为重伤风。在一个时期内广泛流行、病情类似者,称为时行感冒。凡西医学的普通感冒、上呼吸道感染,流行性感冒,可参考本节辨证论治。

【病因病机】

1. **六淫侵袭**　六淫病邪风寒暑湿燥火均可为感冒的病因,因风为六气之首,"百病之长",故风为感冒的主因。风与当令之气相合伤人,而表现为不同证候,如秋冬寒冷之季,风与寒合,多为风寒证;春夏之时,风与热合,多见风热证;夏秋之交,暑多夹湿,每又表现为风暑夹湿证候,秋季多兼燥气。但一般以风寒、风热多见。

2. **时行病毒侵袭**　时行者指与岁时有关,每 2～3 年一小流行,每 10 年左右一大流行的邪气;病毒者指一种为害甚烈,具有较强传染性的邪气,又称疫疠之气。《诸病源候论·时气病诸候》:"因岁时不和,温凉失节,人感乖戾之气而生病者,多相染易",即指时行病毒之邪。人感时行病毒而病则为时行感冒。

以风为首的六淫病邪或时邪病毒,侵袭人体的途径或从口鼻而入,或从皮毛而入。因风性轻扬,《素问·太阴阳明论》说:"伤于风者,上先受之",肺为脏腑之华盖,其位最高,开窍于鼻,职司呼吸,外主皮毛,其性娇气,不耐邪侵,故外邪从口鼻、皮毛入侵,肺卫首当其冲。感冒的病位在肺卫,其基本病机是外邪影响肺卫,导致卫表不和,肺失宣肃,尤以卫表不和为主要方面。

外邪侵袭人体是否发病,关键在于卫气之强弱,同时与感邪的轻重有关。

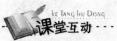课堂互动

有人常年不易感冒,有人时时感冒,那么感冒是否发生决定于什么呢?

有两方面的因素,一是正气能否御邪,即是正气较虚不能御邪之故,"邪之所凑,其气必虚",提示了正气不足或卫气功能状态暂时低下是感冒的决定因素;二是邪气能否战胜正气,即感邪的轻重,邪气轻微不足以胜正则不病感冒,邪气盛如严寒、时行病毒,邪能胜正则易病感冒,所以邪气是感冒发病的重要因素。

【诊断】

1. 起病较急,病程较短,病程 3~7 天,普通感冒一般不传变。时行感冒少数可传变入里,变生他病。

2. 典型的肺卫症状,初起鼻咽部痒而不适、鼻塞、流涕、喷嚏、语声重浊或声嘶、恶风或恶寒、头痛等,继而发热、咳嗽、咽痛、肢节酸重不适等。部分患者病及脾胃,而兼有胸闷、恶心、呕吐、食欲减退、大便稀溏等症。

3. 时行感冒呈流行性发病,多人同时发病,迅速蔓延。起病急,全身症状显著,如高热,头痛,周身酸痛,疲乏无力等,而肺系症状较轻。

4. 四季皆有,以冬春季为多见。

【鉴别诊断】

1. 感冒与风温　本病与诸多温病早期症状相类似,尤其是风热感冒与风温初起颇相似,但风温病势急骤,寒战发热甚至高热,汗出后热虽暂降,但脉数不静,身热旋即复起,咳嗽胸痛,头痛较剧,甚至出现神志昏迷、惊厥、谵妄等传变入里的证候。而感冒发热一般不高或不发热,病势轻,不传变,服解表药后,多能汗出热退,脉静身凉,病程短,预后良好。

2. 普通感冒与时行感冒　普通感冒病情较轻,全身症状不重,少有传变。在气候变化时发病率可以升高,但无明显流行特点。时行感冒病情较重,发病急,全身症状显著,可以发生传变,化热入里,继发或合并他病,具有广泛的传染性、流行性。

【辨证论治】

1. 治疗原则　选用辛温、辛凉、清暑祛湿解表法。时行感冒的病邪以时行病毒为主,解表达邪又应重视清热解毒。

2. 分证论治

(1)风寒表证

1)临床表现:恶寒重,发热轻,无汗,头痛,肢节酸疼,鼻塞声重,时流清涕,喉痒,咳嗽,咳痰清稀色白,舌苔薄白,脉浮或浮紧。

2)治法:辛温解表,宣肺散寒。

3)方药:荆防败毒散或荆防达表汤。两方均为辛温解表剂,前方疏风散寒,用于风寒感冒轻证;后方辛温发汗,疏风祛湿,用于时行感冒,风寒夹湿证。风寒感冒可用成药如午时茶、通宣理肺丸等;轻证亦可用生姜 10g,红糖适量,煎水服用。

（2）风热表证

1）临床表现：发热，微恶风寒，或有汗，鼻塞喷嚏，流稠涕，头痛，咽喉疼痛，咳嗽痰稠，舌边尖红苔薄白微黄，脉浮数。

2）治法：辛凉解表，宣肺清热。

3）方药：银翘散。以金银花、连翘辛凉透表，兼以清热解毒；薄荷、荆芥、淡豆豉疏风解表，透热外出；桔梗、牛蒡子、甘草宣肺祛痰，利咽散结；竹叶、芦根甘凉轻清，清热生津止渴。风热感冒可用成药银翘解毒片（丸）、羚翘解毒片、桑菊感冒冲剂等。时行感冒用板蓝根冲剂等。

（3）暑湿表证

1）临床表现：发生于夏季，身热，微恶风，汗少，身重倦怠，头昏重痛，或有鼻流浊涕，咳嗽痰黄，口中黏腻，胸闷欲呕，小便短赤，舌红苔黄腻，脉濡数。

2）治法：清暑祛湿解表。

3）方药：新加香薷饮。以香薷发汗解表，金银花、连翘辛凉解表，厚朴、扁豆和中化湿。暑湿感冒或感冒而兼见中焦诸症者，可用成药藿香正气丸（片、水、软胶囊）等。

（4）体虚感冒　年老或体质素虚，或病后，产后体弱，气虚阴亏，卫外不固，容易反复感冒，或感冒后缠绵不愈，其证治与常人感冒不同。

素体气虚者易反复感冒，感冒则恶寒较重，或发热，热势不高，鼻塞流涕，头痛，汗出，倦怠乏力，气短，咳嗽咳痰无力，舌质淡苔薄白，脉浮无力，系气虚感冒，治法为益气解表，方用参苏饮加减。阴虚津亏，感受外邪，微恶风寒，少汗，身热，手足心热，头昏心烦，口干，干咳少痰，鼻塞流涕，舌红少苔，脉细数，系阴虚感冒，治法为滋阴解表，方用加减葳蕤汤加减。

Shi Li Jie Xi
实例解析

患者，女，49岁，素体弱，易感冒，甚至不能间断，前两天又受凉，曾自服九味羌活丸未愈，现见头痛以眉棱骨痛为主，鼻塞流涕，咳嗽较甚，动则气促，不发热，恶风寒较重，周身酸痛，便溏，舌淡，苔白，脉浮大无力。根据上述描述，请写出：本病诊断、辨证分型、辨证依据、治法及方药。

诊断：感冒　　辨证分型：风寒感冒　　治法：辛温解表，宣肺散寒

方药：荆防败毒散加减。羌活、柴胡、前胡、独活、枳壳、茯苓、荆芥、防风、桔梗、川芎各4.5g、甘草1.5g

【转归预后】风寒感冒，寒热不退，邪气可化热而见口干欲饮，痰转黄稠，咽痛等症状。反复感冒，引起正气耗散，可由实转虚；或在素体亏虚的基础上反复感邪，以致正气愈亏，而成本虚标实之证。感冒未及时控制亦有转化为咳嗽、心悸、水肿等其他疾病者。

一般而言，感冒的预后良好，但对老年、婴幼、体弱患者及时行感冒之重症，可以诱发其他宿疾而使病情恶化，甚至出现严重的后果。

【预防与调摄】加强体育锻炼,增强机体适应气候变化的调节能力,在气候变化时适时增减衣服,注意防寒保暖,勿接触感冒患者以免时邪入侵,尤其是时行感冒的流行季节,预防服药一般可使感冒的发病率大为降低。主要药物有贯众、大青叶、板蓝根、鸭跖草、藿香、佩兰、薄荷、荆芥等。不过随着季节的变化,预防感冒的药物亦有所区别。如冬春季用贯众、紫苏、荆芥;夏季用藿香、佩兰、薄荷;时邪毒盛,流行广泛用板蓝根、大青叶、菊花、金银花等。常用食品如葱、大蒜、食醋亦有预防作用。

感冒患者应适当休息,多饮水,饮食以素食流质为宜,慎食油腻难消化之物。卧室空气应流通,但不可直接吹风。药物煎煮时间宜短,无汗者宜服药后进热粥或覆被以促汗解表,汗后及时换干燥洁净衣服以免再次受邪。

第二节　咳　嗽

咳嗽是指外感或内伤等因素,导致肺失宣降,肺气上逆,发出咳声或伴咳痰为临床特征的一种病证。有声无痰称为咳,有痰无声称为嗽,有痰有声谓之咳嗽。临床上多为痰声并见,很难截然分开,故以咳嗽并称,为肺系疾病的主要证候之一。咳嗽分外感咳嗽与内伤咳嗽两大类。外感咳嗽病因为六淫外邪侵袭肺系;内伤咳嗽病因为脏腑功能失调,内邪干肺。不论邪从外入,或自内而发,均可引起肺失宣肃,肺气上逆作咳。

咳嗽既是独立性的病证,又是肺系多种病证的一个症状。本节是讨论以咳嗽为主要临床表现的一类病证。西医学的上呼吸道感染、支气管炎、支气管扩张、肺炎等以咳嗽为主症者可参考本病证进行辨证论治,其他疾病兼见咳嗽者,可与本病证联系互参。

【病因病机】

1. 外邪侵袭　六淫邪气从口鼻或皮毛侵入,使肺气被束,肺失宣降,肺气上逆导致咳嗽。由于四时主气不同,因而人本所感外邪亦有区别。风为六淫之首,其他外邪多随风邪侵袭人体,所以外感咳嗽常以风为先导,或夹寒,或夹热,或夹燥,其中尤以风邪夹寒者居多。

2. 内邪干肺　内伤病因包括饮食、情志及肺脏自病。饮食不当,嗜烟好酒,内生火热,熏灼肺胃,灼津生痰;或生冷不节,肥甘厚味,损伤脾胃,致痰浊内生,上干于肺,阻塞气道,致肺气上逆而作咳。情志刺激,肝失调达,气郁化火,气火循经上逆犯肺,致肺失肃降而作咳。肺脏自病者,常由肺系疾病日久,迁延不愈,耗气伤阴,肺不能主气,肃降无权而肺气上逆作咳;或肺气虚不能布津而成痰,肺阴虚而虚火灼津为痰,痰浊阻滞,肺气不降而上逆作咳。

【诊断】

1. 以咳逆有声,或咳吐痰液为主要临床症状。

2. 外感咳嗽,起病急,病程短,常伴肺卫表证。

3. 内伤咳嗽,常反复发作,病程长,多伴其他兼证。

【鉴别诊断】

1. 咳嗽与哮病、喘病　哮病和喘病虽然也会兼见咳嗽,但各以哮、喘为其主要临床表现。哮病主要表现为喉中哮鸣有声,呼吸气促困难,甚则喘息不能平卧,发作与缓解均迅速。喘病主要表现为呼吸困难,甚至张口抬肩,鼻翼扇动,不能平卧。

2. **咳嗽与肺胀**　肺胀有久患咳、哮、喘等病证的病史,除咳嗽症状外,还有胸部膨满,喘逆上气,烦躁心慌,甚至颜面紫暗,肢体浮肿等症,病情缠绵,经久难愈。

3. **咳嗽与肺痨**　咳嗽是肺痨的主要症状之一,但尚有咯血、潮热、盗汗、身体消瘦等主要症状,具有传染性,X线胸部检查有助鉴别诊断。

4. **咳嗽与肺癌**　肺癌常以咳嗽或咯血为主要症状,多发于40岁以上吸烟男性,咳嗽多为刺激性呛咳,病情发展迅速,伴胸痛、气急、发热、消瘦、疲乏等。一般咳嗽病证不具有这些特点,肺部X线检查、纤维支气管镜检查及痰细胞学检查有助于确诊。

【辨证论治】

1. **治疗原则**　咳嗽的治疗应分清邪正虚实。外感咳嗽,为邪气壅肺,多为实证,故以祛邪利肺为治疗原则,根据邪气风寒、风热、风燥的不同,应分别采用疏风、散寒、清热、润燥治疗。内伤咳嗽,多属邪实正虚,故以祛邪扶正,标本兼顾为治疗原则,根据病邪为"痰"与"火",祛邪分别采用祛痰、清火为治,正虚则养阴或益气为宜。除直接治肺外,还应从整体出发注意治脾、治肝、治肾等。

2. **分证论治**

(1)外感咳嗽

1)风寒袭肺

①临床表现:咳声重浊,气急,喉痒,咳痰稀薄色白,伴鼻塞,流清涕,头痛,肢体酸楚,恶寒发热,无汗等表证,舌苔薄白,脉浮或浮紧。

②治法:疏风散寒,宣肺止咳。

③方药:三拗汤合止嗽散。方中用麻黄、荆芥疏风散寒,合杏仁宣肺降气;紫菀、白前、百部、陈皮理肺祛痰;桔梗、甘草利咽止咳。咳嗽较甚者加矮地茶、金沸草祛痰止咳;痒甚者,加牛蒡子、蝉蜕祛风止痒;鼻塞声重加辛夷花、苍耳子宣通鼻窍;若夹痰湿,咳而痰黏,胸闷,苔腻者,加半夏、茯苓、厚朴燥湿化痰;若表证较甚,加防风、苏叶疏风解表;表寒未解,里有郁热,热为寒遏,咳嗽音嘎,气急似喘,痰黏稠,口渴心烦,或有身热者加生石膏、桑白皮、黄芩解表清里。

知识链接

Zhi Shi Lian Jie

　　风寒感冒与风寒咳嗽二者均由外感风寒所致,但两者的证候特点有主次之别,治法与选方亦不同。风寒感冒,临床表现以恶寒发热、头身疼痛等表证为主,兼有咳嗽,治以辛温解表为主,佐以宣肺散寒,选方荆防败毒散。风寒咳嗽,临床表现以咳嗽声重、咳痰稀薄色白为主,兼有表证,治应宣肺止咳为主,佐以疏风散寒,为用三拗汤合止嗽散。

---

2)风热犯肺

①临床表现:咳嗽咳痰不爽,痰黄或稠黏,喉燥咽痛,常伴恶风身热,头痛肢楚,鼻流黄涕,口渴等表热证,舌苔薄黄,脉浮数或浮滑。

②治法:疏风清热,宣肺止咳。

③方药：桑菊饮。方中桑叶、菊花、薄荷疏风清热；桔梗、杏仁、甘草宣降肺气，止咳化痰；连翘、芦根清热生津。咳嗽甚者，加前胡、瓜蒌、枇杷叶、浙贝母清宣肺气，化痰止咳；表热甚者，加金银花、荆芥、防风疏风清热；咽喉疼痛，声音嘎哑，加射干、牛蒡子、山豆根、板蓝根清热利咽；痰黄稠，肺热甚者，加黄芩、知母、石膏清肺泄热；若风热伤络，见鼻衄或痰中带血丝者，加白茅根、生地凉血止血；热伤肺津，咽燥口干，加沙参、麦冬清热生津；夏令暑湿加六一散、鲜荷叶清解暑热。

3）风燥伤肺

①临床表现：喉痒干咳，无痰或痰少而粘连成丝，咳痰不爽，或痰中带有血丝，咽喉干痛，唇鼻干燥，口干，常伴鼻塞，头痛，微寒，身热等表症状，舌质红干而少津，苔薄白或薄黄，脉浮。

②治法：疏风清肺，润燥止咳。

③方药：桑杏汤。方中桑叶、豆豉疏风解表，清宣肺热；杏仁、象贝母化痰止咳；南沙参、梨皮、栀子清热润燥生津。表证较重者，加薄荷、荆芥疏风解表；津伤较甚者，加麦冬、玉竹滋养肺阴；肺热重者，酌加生石膏、知母清肺泄热；痰中带血丝者，加生地、白茅根清热凉血止血。

（2）内伤咳嗽

1）痰湿蕴肺

①临床表现：咳嗽反复发作，尤以晨起咳甚，咳声重浊，痰多，痰黏腻或稠厚成块，色白或带灰色，胸闷气憋，痰出则咳缓、憋闷减轻。常伴体倦，脘痞，腹胀，大便时溏，舌苔白腻，脉濡滑。

②治法：燥湿化痰，理气止咳。

③方药：二陈汤合三子养亲汤。二陈汤以半夏、茯苓燥湿化痰；陈皮、甘草理气和中；三子养亲汤以白芥子温肺利气、快膈消痰；苏子降气行痰；莱菔子消食导滞，使气行则痰行。两方合用，则燥湿化痰，理气止咳。临床应用时，尚可加桔梗、杏仁、枳壳以宣降肺气；胸闷脘痞者，可加苍术、厚朴健脾燥湿化痰；若寒痰较重，痰黏白如泡沫，怯寒背冷，加干姜、细辛以温肺化痰；脾虚证候明显者，加党参、白术以健脾益气；兼有表寒者，加紫苏、荆芥、防风解表散寒。症状平稳后可服六君子汤加减以资调理。

2）痰热郁肺

①临床表现：咳嗽气息急促，或喉中有痰声，痰多稠黏或为黄痰，咳吐不爽，或痰有热腥味，或咳吐血痰，胸胁胀满，或咳引胸痛，面赤，或有身热，口干欲饮，舌苔薄黄腻，舌质红，脉滑数。

②治法：清热肃肺，化痰止咳。

③方药：清金化痰汤。方中用黄芩、知母、栀子、桑白皮清泄肺热；茯苓、贝母、瓜蒌、桔梗、陈皮、甘草化痰止咳；麦冬养阴润肺以宁咳。若痰热郁蒸，痰黄如脓或有热腥味，加鱼腥草、金荞麦根、象贝母、冬瓜仁等清化痰热；胸满咳逆，痰涌，便秘者，加葶苈子、芒硝泻肺通腑化痰；痰热伤津，咳痰不爽，加北沙参、麦冬、天花粉养阴生津。

3）肝火犯肺

①临床表现：上气咳逆阵作，咳时面赤，常感痰滞咽喉，咳之难出，量少质黏，或痰如

絮状,咳引胸胁胀痛,咽干口苦。症状可随情绪波动而增减。舌红或舌边尖红,舌苔薄黄少津,脉弦数。

②治法:清肝泻火,化痰止咳。

③方药:黛蛤散合黄芩泻白散。方中青黛、海蛤壳清肝化痰;黄芩、桑白皮、地骨皮清泻肺热;粳米、甘草和中养胃,使泻肺而不伤津。二方相合,使气火下降,肺气得以清肃,咳逆自平。火旺者加栀子、丹皮清肝泻火;胸闷气逆者加葶苈子、瓜蒌、枳壳利气降逆;咳引胁痛者,加郁金、丝瓜络理气和络;痰黏难咳,加海浮石、贝母、冬瓜仁清热豁痰;火热伤津,咽燥口干,咳嗽日久不减,酌加北沙参、百合、麦冬、天花粉、诃子养阴生津敛肺。

4)肺阴亏耗

①临床表现:干咳,咳声短促,痰少黏白,或痰中带血丝,或声音逐渐嘶哑,口干咽燥,常伴有午后潮热,手足心热,夜寐盗汗,口干,舌质红少苔,或舌上少津,脉细数。

②治法:滋阴润肺,化痰止咳。

③方药:沙参麦冬汤。方中用沙参、麦冬、玉竹、天花粉滋阴润肺以止咳;桑叶轻清宣透,以散燥热;甘草、扁豆补土生金。若久热久咳,可用桑白皮易桑叶,加地骨皮以泻肺清热;咳剧者加川贝母、杏仁、百部润肺止咳;若肺气不敛,咳而气促,加五味子、诃子以敛肺气;咳吐黄痰,加海蛤粉、知母、瓜蒌、竹茹、黄芩清热化痰;若痰中带血,加山栀、丹皮、白茅根、白及、藕节清热凉血止血;低热,潮热骨蒸,酌加功劳叶、银柴胡、青蒿、白薇等以清虚热;盗汗,加糯稻根须、浮小麦等以敛汗。

实例解析

患者,女,51岁,近4年来反复咳嗽,咳痰,咳声重浊,胸闷气短,尤以晨起咳甚,痰黏色白,兼神疲、纳差、脘闷、便溏,舌淡苔白腻,脉濡滑。X线胸片提示双肺野纹理增粗、紊乱。根据上述描述,请写出:本病诊断、辨证分型、治法及方药。

诊断:咳嗽　　辨证分型:痰湿蕴肺　　治法:燥湿化痰,理气止咳。

方药:二陈平胃散合三子养亲汤加减。半夏15g、茯苓9g、苍术9g、陈皮15g、厚朴9g、甘草4.5g、苏子9g、白芥子9g、莱菔子9g。

【转归预后】咳嗽一般预后好,尤其是外感咳嗽,因其病轻浅,及时治疗多能短时间内治愈。但外感夹燥夹湿者,治疗稍难。因夹湿者,湿邪困脾,久则脾虚而积湿生痰,转为内伤之痰湿咳嗽;夹燥者,燥邪伤津,久则肺阴亏耗,转为内伤之阴虚肺燥咳嗽。内伤咳嗽多呈慢性反复发作过程,其病深,治疗难取速效,但只要精心调治亦多能治愈。咳嗽病证若治疗失当,无论外感咳嗽还是内伤咳嗽,其转归总是由实转虚,虚实兼夹,由肺脏而及脾、肾,正所谓肺不伤不咳,脾不伤不久咳,肾不伤不喘,病久则咳喘并作。部分患者病情逐渐加重,甚至累及于心,最终导致肺、心、脾、肾诸脏皆虚,痰浊、水饮、气滞、瘀血互结而病情缠绵难愈,甚至演变成为肺胀。

【预防与调摄】咳嗽的预防,重点在于提高机体卫外功能,增强皮毛腠理适应气候变化的能力,遇有感冒及时治疗。若常自汗出者,必要时可予玉屏风散服用。咳嗽时要注意观察痰的变化,咳痰不爽时,可轻拍其背以促其痰液咳出,饮食上慎食肥甘厚腻之品,以免碍脾助湿生痰,若属燥、热、阴虚咳嗽者,忌食辛辣动火食品,各类咳嗽都应戒烟,避免接触烟尘刺激。

第三节 喘 证

喘即气喘、喘息。临床表现以呼吸困难,甚则张口抬肩、鼻翼扇动、不能平卧为主要临床特征的一种病证谓之喘证。严重者可由喘致脱出现喘脱之危重证候。喘病古代文献也称"鼻息""肩息""上气""逆气""喘促"等。

喘证虽是一个独立的病证,但可见于多种急、慢性疾病过程中。它所涉及的范围很广,不但是肺系疾病的主要证候,且可因其他脏腑病变影响于肺所致。喘证主要见于西医的喘息性支气管炎、肺心病、肺炎、肺气肿、心源性哮喘、肺结核、矽肺以及癔病性喘息等疾病,当这些疾病出现喘证的临床表现时,可参照本节进行辨证论治。

【病因病机】

1. 外邪侵袭　外感风寒或风热之邪,未能及时表散,邪蕴于肺,壅阻肺气,肺气不得宣降,因而上逆作喘。

2. 饮食不当　恣食生冷、肥甘,或嗜酒伤中,脾失健运,痰浊内生;致肺气受阻,气津失布,津凝痰生,痰浊内蕴,上阻肺气,肃降失常,发为喘促。

3. 情志失调　情志不遂,忧思气结,肝失调达,气失疏泄,肺气痹阻,或郁怒伤肝,肝气上逆于肺,肺气不得肃降,升多降少,气逆而喘。

4. 劳欲久病　肺系久病,咳伤肺气,或久病脾气虚弱,肺失充养,肺之气阴不足,以致气失所主而喘促。若久病迁延,由肺及肾,或劳欲伤肾,精气内夺,肺之气阴亏耗,不能下荫于肾,肾之真元伤损,根本不固,则气失摄纳,上出于肺,出多入少,逆气上奔为喘。

若肾阳衰弱,肾不主水,水邪上犯,干肺凌心,肺气上逆,心阳不振,亦可致喘,此属虚中夹实之候。

喘证的病位,主脏在肺和肾,与肝、脾、心有关。喘证的病理性质有虚实两类。实喘在肺,为外邪、痰浊、肝郁气逆,肺壅邪气而宣降不利;虚喘当责之肺、肾两脏,因精气不足,气阴亏耗而致肺不主气,肾不纳气。

ZHI SHI LIAN JIE 知识链接

实喘的特点是呼吸深长有余,呼出为快,声高气粗,伴有痰鸣咳嗽,脉数有力,病势多急,是肺失宣降之证;虚喘的特点是呼吸短促难续,深吸为快,声低气怯,少有痰鸣咳嗽,脉微弱或浮大中空,病势徐缓,时轻时重,遇劳则甚,是肺肾两虚之证。

【诊断】

1. 以喘促气逆,呼吸困难,甚至张口抬肩,鼻翼扇动,不能平卧,口唇发绀为特征。

2. 多有慢性咳嗽、哮病、肺痨、心悸等病史,每遇外感及劳累而诱发。

【鉴别诊断】

1. 喘证与气短 两者同为呼吸异常,但喘证以呼吸困难,张口抬肩,甚至不能平卧为特征;气短亦即少气,主要表现呼吸微弱而浅促,或短气不足以息,似喘而无声,亦不抬肩撷肚,不像喘病呼吸困难之甚。但气短进一步加重,可呈虚喘表现。

2. 喘证与哮病 哮指声响言,为喉中有哮鸣音,是一种反复发作的疾病;喘指气息言,为呼吸气促困难,是多种急慢性疾病的一个症状。一般说来,哮必兼喘,喘未必兼哮。

【辨证论治】

1. 治疗原则 喘证的治疗原则是按虚实论治。实喘治肺,治以祛邪利气。应区别寒、热、痰、气的不同,分别采用温宣、清肃、祛痰、降气等法。虚喘治在肺肾,以肾为主,治以培补摄纳。应针对脏腑病机,或补肺、或纳肾、或健脾、或益气、或养阴等法。虚实夹杂,下虚上实者,当分清主次,权衡标本,适当处理。喘证多由其他疾病发展而来,积极治疗原发病,是阻断病势发展,提高临床疗效的关键。

2. 分证论治

(1)实喘

1)风寒壅肺

①临床表现:喘息咳逆,呼吸气促,胸部胀闷,痰多稀薄色白,兼有头痛,鼻塞,无汗,恶寒,或伴发热,口不渴,舌苔薄白而滑,脉浮紧。

②治法:宣肺散寒。

③方药:麻黄汤合华盖散加减。麻黄汤宣肺平喘,散寒解表。华盖散宣肺降气化痰。喘重者,加苏子、前胡降逆平喘。若寒痰阻肺,见痰白清稀量多泡沫,加细辛、干姜、半夏、陈皮温肺化痰,利气平喘。若得汗而喘不平,可用桂枝加厚朴杏仁汤和营卫,利肺气。若素有寒饮内伏,复感客寒而引发者,可用小青龙汤发表温里。

2)表寒肺热

①临床表现:咳逆上气,胸胀或痛,息粗,鼻煽,咳而不爽,吐痰稠黏,伴形寒,身热,烦闷,身痛,有汗或无汗,口渴,苔薄白或薄黄,舌边红,脉浮数或滑。

②治法:解表清里,化痰平喘。

③方药:麻杏石甘汤加减。本方宣肺泄热,降气平喘。表寒重加桂枝;痰热重加黄芩、桑白皮、瓜蒌、葶苈子、射干等以助其清热化痰。

3)痰热遏肺

①临床表现:喘咳气涌,胸部胀痛,痰多黏稠色黄,或夹血色,伴胸中烦热,面红身热,汗出口渴喜冷饮,咽干,尿赤,或大便秘结,苔黄或腻,脉滑数。

②治法:清热化痰,宣肺平喘。

③方药:桑白皮汤加减。方中桑白皮、黄芩、黄连、栀子清泻肺热;杏仁、贝母、半夏、苏子降气化痰。若痰多黏稠,加瓜蒌、海蛤粉清化痰热;喘不得卧,痰涌便秘,加葶苈子、大黄涤痰通腑;痰有腥味,配鱼腥草、金荞麦根、蒲公英、冬瓜子等清热解毒,化痰泄浊;身热甚者,加生石膏、知母、银花等以清热。

4)痰浊阻肺

①临床表现:喘而胸满闷窒,甚则胸盈仰息,咳嗽痰多黏腻色白,咯吐不利,兼有呕恶

纳呆,口黏不渴,苔厚腻色白,脉滑或濡。

②治法:化痰降逆。

③方药:二陈汤合三子养亲汤加减。方中用半夏、陈皮、茯苓、甘草燥湿化痰;苏子、白芥子、莱菔子化痰下气平喘。可加苍术、厚朴等燥湿理脾行气,以助化痰降逆。痰浊壅盛,气喘难平者,加皂荚、葶苈子涤痰除壅以平喘。若痰浊夹瘀,见喘促气逆,喉间痰鸣,面唇青紫,舌质紫暗,苔腻浊者,可用涤痰汤,加桃仁、红花、赤芍、水蛭等涤痰祛瘀。

5)肺气郁痹

①临床表现:每遇情志刺激而诱发,发病突然,呼吸短促,息粗气憋,胸闷胸痛,咽中如窒,咳嗽痰鸣不著,喘后如常人,或失眠、心悸,平素常多忧思抑郁,苔薄,脉弦。

②治法:开郁降气平喘。

③方药:五磨饮子加减。方中以沉香为主药,温而不燥,行而不泄,既可降逆气,又可纳肾气,使气不复上逆;槟榔破气降逆,乌药理气顺降,共助沉香以降逆平喘;木香、枳实疏肝理气,加强开郁之力。本证在于七情伤肝,肝气横逆上犯肺脏,而上气喘息,发病之标在肺与脾胃,发病之本则在肝,属气郁寒证。因而应用本方时,还可在原方基础上加柴胡、郁金、青皮等疏肝理气之品以增强解郁之力。若气滞腹胀,大便秘者又可加用大黄以降气通腑,即六磨汤之意。伴有心悸、失眠者,加百合、酸枣仁、合欢花等宁心安神。精神恍惚,喜悲伤欲哭,宜配合甘麦大枣汤宁心缓急。本证宜劝慰患者心情开朗,配合治疗。

(2)虚喘

1)肺气虚

①临床表现:喘促短气,气怯声低,喉有鼾声,咳声低弱,痰吐稀薄,自汗畏风,极易感冒,舌质淡红,脉软弱。

②治法:补肺益气。

③方药:补肺汤合玉屏风散加减。方中人参、黄芪、白术补益肺气;防风助黄芪益气护卫;五味子敛肺平喘;熟地益精以化气;紫菀、桑白皮化痰以利肺气。若寒痰内盛,加钟乳石、苏子、款冬花温肺化痰定喘。

若食少便溏,腹中气坠,肺脾同病,可与补中益气汤配合治疗。若伴咳呛痰少质黏,烦热口干,面色潮红,舌红苔剥,脉细数,为气阴两虚,可用生脉散加沙参、玉竹、百合等益气养阴。痰黏难出,加贝母、瓜蒌润肺化痰。

2)肾虚不纳

①临床表现:喘促日久,气息短促,呼多吸少,动则喘甚,气不得续,小便常因咳甚而失禁,或尿后余沥,形瘦神疲,面青肢冷,或有跗肿,舌淡苔薄,脉微细或沉弱。

②治法:补肾纳气。

③方药:金匮肾气丸合参蛤散。前方温补肾阳,后方纳气归肾。还可酌加仙茅、仙灵脾、紫石英、沉香等温肾纳气平喘。

若见喘咳,口咽干燥,颧红唇赤,舌红少津,脉细或细数,此为肾阴虚,可用七味都气丸合生脉散以滋阴纳气。如兼标实,痰浊壅肺,喘咳痰多,气急满闷,苔腻,此为"上实下虚"之候,治宜化痰降逆,温肾纳气,可用苏子降气汤加紫石英、沉香等。肾虚喘促,多兼血瘀,如面、唇、爪甲、舌质黯黑,舌下青筋显露等,可酌加桃仁、红花、川芎等活血化瘀。

3）正虚喘脱

①临床表现：喘逆剧甚，张口抬肩，鼻煽气促，端坐不能平卧，稍动则喘剧欲绝，或有痰鸣，咳吐泡沫痰，心慌动悸，烦躁不安，面青唇紫，汗出如珠，肢冷，脉浮大无根，或见歇止，或模糊不清。

②治法：扶阳固脱，镇摄肾气。

③方药：参附汤合黑锡丹。参附汤益气回阳，黑锡丹镇摄浮阳，纳气定喘。应用时尚可加龙骨、牡蛎、山萸肉以固脱。同时还可加服蛤蚧粉以纳气定喘。若呼吸微弱，间断难续，或叹气样呼吸，汗出如洗，烦躁内热，口干颧红，舌红无苔，或光绛而紫赤，脉细微而数，或散或芤，为气阴两竭之危证，治应益气救阴固脱，可用生脉散加生地、山萸肉、龙骨、牡蛎以益气救阴固脱。若出现阴竭阳脱者，加附子、肉桂急救回阳。

实例解析

患者，男，58岁。患者咳喘反复发作10余年，2天前受凉而诱发。症见：喘促息粗，胸闷憋胀，咳痰色白，质黏不爽，伴有发热，微恶寒，周身酸痛，略有汗出，心烦口渴，舌苔薄黄，舌质红，脉浮数。请写出：本病诊断、辨证分型、治法及方药。

诊断：喘证　辨证分型：实喘，风寒壅肺证　治法：宣肺散寒 行气化痰

方药：麻黄汤合华盖散加减。　麻黄9g、桂枝6g、杏仁6g、甘草3g、苏子30g、桑白皮30g、赤茯苓30g。

【转归预后】喘证的转归，视其喘证的性质、治疗等不同而有差异。一般情况是实喘日久，可由实转虚，或虚喘再次感邪而虚实兼夹，上实下虚；痰浊致喘者，因治疗因素而有寒热的转化。喘病日久，因肺气不能调节心脉，肺气不能布散津液，常因喘而致痰瘀阻痹，痰瘀阻痹又加重喘证。喘证日久可转成肺胀。喘证属危重病，但其预后也不尽相同。一般说来，实喘因邪气壅阻，只要祛邪利气，一般易治愈；但若邪气极甚，高热，喘促不得卧，脉急数者，病情重，预后差。虚喘因根本不固，气衰失其摄纳，补之不能速效，故治疗难；若虚喘再感新邪，且邪气较甚，则预后差；若发展至喘脱，下虚上实，阴阳离决，孤阳浮越之时，病情极险，应积极抢救，或可救危亡于万一。

【预防与调摄】慎风寒，戒烟酒，饮食宜清淡，忌食辛辣刺激及甜黏肥腻之品。平素宜调畅情志，因情志致喘者，尤须怡情悦志，避免不良刺激。加强体育锻炼，提高机体的抗病能力有助于预防喘证的发生。

喘证发生时，应卧床休息，或取半卧位休息，充分给氧。密切观察病情的变化，保持室内空气新鲜，避免理化因素刺激，做好防寒保暖，饮食应清淡而富营养，消除紧张情绪。

第四节　头　痛

头痛是指由于外感六淫与内伤杂病，以头部疼痛为主要表现的一类病证。头痛既是一种常见病证，也是一个常见症状，可单独出现，亦可以发生于多种急慢性疾病过程中。西医学中的偏头痛，还有国际上新分类的周期性偏头痛、紧张性头痛、丛集性头痛及

慢性阵发性偏头痛等,凡符合头痛证候特征者均可参考本节辨证论治。

【病因病机】

1. 感受外邪　多因起居不慎,坐卧当风,感受风、寒、湿、热之邪,邪气上犯于头,清阳之气受阻,气血不畅,阻遏络道而发为头痛。外邪中以风邪为主,因风为阳邪,"伤于风者,上先受之","高巅之上,唯风可到"。但"风为百病之长"、六淫之首,常夹寒、湿、热邪上袭。

2. 情志失调　忧郁恼怒,情志不遂,肝失条达,气郁阳亢,或肝郁化火,阳亢火生,上扰清窍,可发为头痛。若肝火郁久,耗伤阴血,肝肾亏虚,精血不承,亦可引发头痛。

3. 饮食不节　素嗜肥甘厚味,暴饮暴食,或劳伤脾胃,以致脾阳不振,脾不能运化转输水津,聚而痰湿内生,以致清阳不升,浊阴下降,清窍为痰湿所蒙;或痰阻脑脉,痰瘀痹阻,气血不畅,脉络失养而痛。饮食伤脾,气血化生不足,气血不足以充营脑海,亦为头痛之病因病机。

4. 内伤不足或先天禀赋不足　房劳伤肾,阴精耗损,或年老气血衰败,或久病不愈,产后、失血之后,营血亏损,气血不能上营于脑,髓海不充则可致头痛。此外,外伤跌扑,或久病入络,络脉不畅,血瘀气滞,脉络失养亦可致头痛。

头痛的病因,归纳起来不外乎外感与内伤两类。病位虽在头,但与肝、脾、肾密切相关。风、火、痰、瘀、虚为致病之主要因素。邪阻脉络,清窍不利;精血不足,脑失所养,为头痛基本病机。

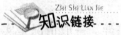
知识链接

　　头为诸阳之会,手足三阳经均循头面,厥阴经亦上会于巅顶,由于受邪之脏腑经络不同,头痛的部位亦不同。太阳头痛,在头后部,下连于项;阳明头痛,在前额部及眉棱骨;少阳头痛,在头之两侧,并连及于耳;厥阴头痛在巅顶部位,或连目系。

【诊断】

1. 以头痛为主要临床表现。

2. 头痛部位可发生在前额、额颞、巅顶、顶枕部甚至全头部疼痛。头痛性质或为跳痛、刺痛、胀痛、灼痛、重痛、昏痛、隐痛、空痛。可以突然发作,亦可以反复发作,时痛时止。疼痛持续时间可以数分钟、数小时、数天或数周,甚则长期疼痛不已。

3. 外感头痛者多有起居不慎,感受外邪的病史;内伤头痛者常有饮食、劳倦、房事不节、病后体虚等病史。

【鉴别诊断】

1. 头痛与类中风　类中风病多见于 45 岁以上,眩晕反复发作,头痛突然加重时,常兼半身肢体活动不灵,或舌謇语涩。

2. 头痛与真头痛　真头痛为头痛的一种特殊重症,其特点为起病急骤,表现为突然剧烈头痛,持续不解而阵发加重,甚至伴喷射样呕吐、肢厥、抽搐等。

【辨证论治】

1. 治疗原则

头痛的治疗"须分内外虚实",外感所致属实,治疗当以祛邪活络为主,视其邪气性质之不同,分别采用祛风、散寒、化湿、清热等法,外感以风为主,故强调风药的使用。内伤所致多虚,治疗以补虚为要,视其所虚,分别采用益气升清、滋阴养血、益肾填精,若因风阳上亢则治以熄风潜阳,因痰瘀阻络又当化痰活血为法。虚实夹杂者,当扶正祛邪并举。

2. 分证论治

(1)外感头痛

1)风寒头痛

①临床表现:头痛起病较急,痛连项背,常有拘急收紧感,或伴恶寒,遇风尤剧,口不渴,苔薄白,脉浮紧。

②治法:疏风散寒止痛。

③方药:川芎茶调散加减。方中川芎、羌活、白芷、细辛发散风寒,通络止痛,其中川芎可行血中之气,祛血中之风,上行头目,为外感头痛要药;薄荷、荆芥、防风上行升散,助芎、羌、芷、辛疏风止痛;茶水调服,取其苦寒之性,协调诸风药温燥之性,共成疏风散寒,通络止痛之功。

若鼻塞流清涕,加苍耳、辛夷散寒通窍。项背强痛,加葛根疏风解肌。呕恶苔腻,加藿香、半夏和胃降逆。巅顶痛加藁本祛风止痛,若巅顶痛甚,干呕,吐涎,甚则四肢厥冷,苔白,脉弦,为寒犯厥阴,治当温散厥阴寒邪,方用吴茱萸汤加半夏、藁本、川芎之类,以吴茱萸暖肝温胃,人参、姜、枣助阳补土,使阴寒不得上干,全方协同以温散寒邪,降逆止痛。

2)风热头痛

①临床表现:起病急,头呈胀痛,甚则头痛如裂,发热或恶风,口渴欲饮,面红目赤,便秘溲黄,舌红苔薄黄,脉浮数。

②治法:疏风清热和络。

③方药:芎芷石膏汤加减。方中以川芎、白芷、菊花、石膏为主药,以疏风清热。川芎、白芷、羌活、藁本善止头痛,但偏于辛温,故伍以菊花、石膏校正其温性,变辛温为辛凉,疏风清热而止头痛。应用时若风热较甚者,可去羌活、藁本,改用黄芩、栀子、薄荷辛凉清解。发热甚,加金银花、连翘清热解毒。若热盛津伤,症见舌红少津,可加知母、石斛、天花粉清热生津。若大便秘结,口鼻生疮,腑气不通者,可合用黄连上清丸,苦寒降火,通腑泄热。

3)风湿头痛

①临床表现:头痛如裹,肢体困重,胸闷纳呆,小便不利,大便或溏,苔白腻,脉濡。

②治法:祛风胜湿通窍。

③方药:羌活胜湿汤加减。该方治湿气在表,头痛头重证。因湿邪在表,故以羌活、独活、防风、川芎、藁本、蔓荆子等祛风以胜湿,湿去表解,清阳之气得布,则头痛身困可解;甘草助诸药辛甘发散,并调和诸药。若湿浊中阻,症见胸闷纳呆、便溏,可加苍术、厚朴、陈皮等燥湿宽中。若恶心呕吐者,可加生姜、半夏、藿香等芳香化浊,降逆止呕。若见身热汗出不畅,胸闷口渴者,为暑湿所致,宜清暑化湿,用黄连香薷饮加藿香、佩兰等。

（2）内伤头痛

1）肝阳头痛

①临床表现：头胀痛而昏，心烦易怒，面赤口苦，或兼耳鸣胁痛，夜眠不宁，舌红苔黄，脉弦有力。

②治法：平肝潜阳熄风。

③方药：天麻钩藤饮加减。本方重在平肝潜阳熄风，对肝阳上亢，甚至肝风内动所致的头痛均可获效。方用天麻、钩藤、石决明以平肝潜阳；黄芩、栀子清肝火；牛膝、杜仲、桑寄生补肝肾；夜交藤、茯神养心安神，临床应用时可再加龙骨、牡蛎以增强重镇潜阳之力。若见肝肾阴虚，症见朝轻暮重，或遇劳加重，脉弦细，舌红苔薄少津者，酌加生地、何首乌、女贞子、枸杞、墨旱莲等滋养肝肾。若头痛甚，口苦、胁痛，肝火偏旺者，加郁金、龙胆草、夏枯草以清肝泻火，火热较甚，亦可用龙胆泻肝汤清降肝火。

2）肾虚头痛

①临床表现：头痛而空，每兼眩晕耳鸣，腰膝酸软，遗精，带下，少寐健忘，舌红少苔，脉沉细无力。

②治法：滋阴补肾，填精生髓。

③方药：大补元煎加减。本方重在滋补肾阴，以熟地、山茱萸、山药、枸杞滋补肝肾之阴；人参、当归气血双补；杜仲益肾强腰。腰膝酸软，可加续断、牛膝以壮腰膝。遗精、带下，加莲须、芡实、金樱子收敛固涩。待病情好转，可常服杞菊地黄丸或六味地黄丸补肾阴、潜肝阳以巩固疗效。

若头痛畏寒，面白，四肢不温，舌淡，脉沉细而缓，证属肾阳不足，可用右归丸温补肾阳，填精补髓。若兼见外感寒邪者，可投麻黄附子细辛汤散寒温里，表里兼治。

3）气血虚证

①临床表现：头痛而晕，遇劳加重，面色少华，心悸不宁，自汗，气短，纳差，神疲乏力，舌淡苔薄白，脉沉细而弱。

②治法：气血双补。

③方药：八珍汤加减。方中以四君健脾补中而益气，又以四物养血。当加菊花、蔓荆子入肝经，清头明目以治标，标本俱治，可提高疗效。

4）痰浊头痛

①临床表现：头痛昏蒙，胸脘满闷，呕恶痰涎，纳呆，苔白腻，或舌胖大有齿痕，脉滑或弦滑。

②治法：健脾燥湿，化痰降逆。

③方药：半夏白术天麻汤加减。本方具有健脾化痰，降逆止呕，平肝熄风之功。以半夏、生白术、茯苓、陈皮、生姜健脾化痰、降逆止呕，令痰浊去则清阳升而头痛减；天麻平肝熄风，为治头痛、眩晕之要药。并可加厚朴、蔓荆子、白蒺藜运脾燥湿，祛风止痛。若痰郁化热显著者，可加竹茹、枳实、黄芩清热燥湿。

5）瘀血头痛

①临床表现：头痛经久不愈，其痛如刺，入夜尤甚，固定不移，或头部有外伤史，舌紫或有瘀斑、瘀点，苔薄白，脉沉细或细涩。

②治法:活血化瘀,通窍止痛。

③方药:通窍活血汤加减。方药麝香、生姜、葱白温通窍络;桃仁、红花、川芎、赤芍活血化瘀;大枣一味甘缓扶正,防化瘀伤正。可酌加郁金、菖蒲、细辛、白芷以理气宣窍,温经通络。头痛甚者,可加全蝎、蜈蚣、土鳖虫等虫类药以搜逐风邪,活络止痛。久病气血不足,可加黄芪、当归以益气养血。

治疗上述各证,均可根据经络循行在相应的方药中加入引经药,能显著地提高疗效。一般太阳头痛选加羌活、防风;阳明头痛选加白芷、葛根;少阳头痛选用川芎、柴胡;太阴头痛选用苍术;少阴头痛选用细辛;厥阴头痛选用吴茱萸、藁本等。

Shi li Jie Xi

实例解析

患者,女,18 岁。2005 年 1 月 7 日初诊,刻诊即:突发头痛较剧,连及项背,恶风畏寒,喜用毛巾裹头,苔薄白,脉浮紧。请写出:本病诊断、辨证分型、治法及方药。

诊断:头痛　辨证分型:风寒头痛　治法:疏散风热,祛风止痛。

方药:川芎茶调散加减。薄荷叶 24g、川芎 12g、荆芥 12g、细辛 3g、防风 4.5g、白芷 6g、羌活 6g、甘草 6g。

【转归预后】转归有证候间的转归和疾病间的转归。证候间的转归,如外感头痛未及时根治,日久耗伤正气可转为内伤头痛;内伤头痛之人再次感邪,也可并发外感头痛。风寒证或风湿证,邪气郁遏化热,也可成为风热证;肾虚证水不涵木,可转化肝阳证;肝阳证化火伤阴可转化为肾虚证;痰浊证因痰阻血脉,可转化为痰瘀阻痹证。疾病间的转归,如肝阳头痛日久,可转归或并发为眩晕、目盲、中风等病。

头痛的预后有较大差异,外感头痛,治疗较易,预后良好。内伤头痛,虚实夹杂,治疗较难,只要辨证准确,精心治疗,也可以使病情得到缓解,甚至治愈。若并发中风、心痛、呕吐等则预后较差。

【预防与调摄】头痛的预防在于针对病因,如避免感受外邪,勿情志过激,慎劳倦、过食肥甘等以免引发头痛。头痛的急性发作期,应适当休息,不宜食用炸烤辛辣的厚味食品,以防生热助火,有碍治疗,同时限制烟酒。若患者精神紧张,情绪波动,可疏导劝慰以稳定情绪,适当保证环境安静,有助缓解头痛。

第五节　中　风

中风,又名卒中,或称类中风,是由于气血逆乱,风、火、痰、瘀阻滞脑脉或血溢脑脉之外。以突然昏仆,不省人事,醒后见口眼歪斜,半身不遂为主症的一种疾病。本病起病急骤,变化多端,与风性善行的特征相似,故以中风命名,本病多见于中老年人,四季皆可发病,但以冬春两季最为多见。中风病是一个独立的疾病,其临床表现与西医所称的脑血管病相似。脑血管病主要包括缺血性和出血性两大类型。不论是出血性还是缺血性脑血管病均可参考本节辨证论治。缺血类包括短暂性脑缺血发作、脑血栓形成、脑栓塞;出血类包括脑出血、蛛网膜下腔出血等。

【病因病机】本病由于患者脏腑功能失调,气血素虚或痰浊、瘀血内生,加之劳倦内伤、忧思恼怒、饮酒饱食、用力过度、气候骤变等诱因,而致瘀血阻滞、痰热内蕴,或阳化风动、血随气逆,导致脑脉痹阻或血溢脉外,引起昏仆不遂,发为中风。其病位在脑,与心、肾、肝、脾密切相关。其病机有虚(阴虚、气虚)、火(肝火、心火)、风(肝风)、痰(风痰、湿痰)、气(气逆)、血(血瘀)六端,此六端多在一定条件下相互影响,相互作用。病性多为本虚标实,上盛下虚。在本为肝肾阴虚,气血衰少,在标为风火相煽,痰湿壅盛,瘀血阻滞,气血逆乱。而其基本病机为气血逆乱,上犯于脑,脑之神明失用。

1. 积损正衰 年老体弱,或久病气血亏损,脑脉失养。气虚则运血无力,血流不畅,而致脑脉瘀滞不通;阴血亏虚则阴不制阳,内风动越,挟痰浊、瘀血上扰清窍,突发本病。

2. 劳倦内伤 烦劳过度,伤耗阴精,阴虚而火旺,或阴不制阳易使阳气鸱张,引动风阳,内风旋动,则气火俱浮,或兼挟痰浊、瘀血上壅清窍脉络。

3. 脾失健运 过食肥甘醇酒,致使脾胃受伤,脾失运化,痰浊内生,郁久化热,痰热互结,壅滞经脉,上蒙清窍;或素体肝旺,气机郁结,克伐脾土,痰浊内生;或肝郁化火,烁津成痰,痰郁互结,携风阳之邪,窜扰经脉,发为本病。饮食不节,脾失健运,气血生化无源,气血精微衰少,脑脉失养,再加之情志过极、劳倦过度等诱因,使气血逆乱,脑之神明不用,而发为中风。

4. 情志过极 七情所伤,肝失条达,气机郁滞,血行不畅,瘀结脑脉;暴怒伤肝,则肝阳暴张,或心火暴盛,风火相煽,血随气逆,上冲犯脑。凡此种种,均易引起气血逆乱,上扰脑窍而发为中风。尤以暴怒引发本病者最为多见。

【诊断要点】

1. 以神志恍惚、迷蒙,甚至昏迷或昏愦,半身不遂,口舌歪斜,舌强言謇或不语,偏身麻木为主症。

2. 多急性起病。

3. 病发多有诱因,病前常有头晕、头痛、肢体麻木无力等先兆症。

4. 好发年龄为40岁以上。多发生在中老年人,老年人发病尤多。

5. 诊断时,在中风病病名的诊断基础上,还要根据有无神识昏蒙诊断为中经络与中脏腑两大中风类别。中风的急性期是指发病后两周以内,中脏腑最长可至1个月;恢复期是发病两周或1个月至半年以内;后遗症期系发病半年以上者。

【鉴别诊断】

1. 口僻 俗称吊线风,主要症状是口眼歪斜,多伴有耳后疼痛,因口眼歪斜有时伴流涎、言语不清。多由正气不足,风邪入中脉络,气血痹阻所致,不同年龄均可罹患。中风口舌歪斜者多伴有肢体瘫痪或偏身麻木,病由气血逆乱,血随气逆,上扰脑窍而致脑髓神机受损,且以中老年人为多。

2. 痫病 痫病与中风中脏腑均有猝然昏仆的见症。而痫病为发作性疾病,昏迷时四肢抽搐,口吐涎沫,双目上视,或作异常叫声,醒后一如常人,且肢体活动多正常,发病以青少年居多。

3. 厥证 神昏常伴有四肢逆冷,一般移时苏醒,醒后无半身不遂、口舌歪斜、言语不利等症。

4. 痉病 以四肢抽搐,项背强直,甚至角弓反张为主症。病发亦可伴神昏,但无半身不遂、口舌歪斜、言语不利等症状。

5. 痿病 痿病以手足软弱无力、筋脉弛缓不收、肌肉萎缩为主症,起病缓慢,起病时无突然昏倒不省人事,口舌歪斜,言语不利。以双下肢或四肢为多见,或见有患肢肌肉萎缩,或见筋惕肉瞤。中风病亦有见肢体肌肉萎缩者,多见于后遗症期由半身不遂而废用所致。

【辨证论治】

1. 治疗原则 急性期:治标祛邪。

(1)中经络 平肝熄风,清化痰热,活血通络、通腑。

(2)中脏腑 闭证宜开窍、涤痰、熄风、通腑。脱证宜扶正固脱、救阴回阳。

(3)恢复期、后遗症期 扶正祛邪。常用益气活血,滋养肝肾,育阴熄风等法。

2. 分证论治

(1)中经络

1)风痰瘀血,痹阻脉络证

①临床表现:半身不遂,口舌歪斜,舌强言謇或不语,偏身麻木,头晕目眩,舌质暗淡,舌苔薄白或白腻,脉弦滑。

②治法:活血化瘀,化痰通络。

③方药:化痰通络汤加减。方中半夏、茯苓、白术健脾化湿;胆南星、天竺黄清化热痰,天麻平肝熄风;香附疏肝理气;又配以丹参活血化瘀;大黄通腑泄热凉血以防腑实。

2)肝阳暴亢、风火上扰证

①临床表现:半身不遂,偏身麻木,舌强言謇或不语,或口舌歪斜,眩晕头痛,面红目赤,口苦咽干,心烦易怒,尿赤便干,舌质红或红绛,脉弦有力。

②治法:平肝泻火通络。

③方药:天麻钩藤汤加减。方中天麻、钩藤平肝熄风;生石决明镇肝潜阳;黄芩、栀子清热泻火;牛膝引血下行;益母草活血利水;杜仲、桑寄生补益肝肾;夜交藤、茯神安神定志。伴头晕、头痛加菊花、桑叶,疏风清热;心烦易怒加丹皮、郁金,凉血开郁;便干便秘加生大黄。临证时若症见神识恍惚,迷蒙者,为风火上扰清窍,由中经络向中脏腑转化,可配合灌服牛黄清心丸或安宫牛黄丸以开窍醒神。

3)痰热腑实,风痰上扰证

①临床表现:半身不遂,口舌歪斜,言语謇涩或不语,偏身麻木,腹胀便干便秘,头晕目眩,咳痰或痰多,舌质暗红或暗淡,苔黄或黄腻,脉弦滑或偏瘫侧脉弦滑而大。

②治法:化痰通腑。

③方药:星蒌承气汤加减。方中生大黄荡涤肠胃,通腑泄热;芒硝咸寒软坚;枳实泄痞;厚朴宽满。可加瓜蒌、胆南星清热化痰;加丹参活血通络。临证时若热象明显者,加栀子、黄芩;年老体弱津亏者,加生地、麦冬、玄参;若大便多日未解,痰热积滞较甚而出现躁扰不宁,时清时寐,谵妄者,此为浊气不降,携气血上逆,犯于脑窍而为中脏腑证,按中脏腑的痰热内闭清窍论治。

4)气虚血瘀证

①临床表现:半身不遂,口舌歪斜,口角流涎,言语謇涩或不语,偏身麻木,面色㿠白,气短乏力,心悸,自汗,便溏,手足肿胀,舌质暗淡,舌苔薄白或白腻,脉沉细、细缓或细弦。

②治法:益气活血,化瘀通络。

③方药:补阳还五汤加减。本方重用黄芪补气,配当归养血,合赤芍、川芎、桃仁、红花、地龙以活血化瘀通络。中风病恢复期和后遗症期多以气虚血瘀为基本病机,故此方亦常用于恢复期和后遗症期的治疗。气虚明显者,加党参、太子参以益气通络;言语不利,加远志、石菖蒲、郁金以祛痰利窍;心悸、喘息,加桂枝、炙甘草以温经通阳;肢体麻木加木瓜、伸筋草、防己以舒筋活络;上肢偏废者,加桂枝以通络;下肢瘫软无力者,加川断、桑寄生、杜仲、牛膝以强壮筋骨;小便失禁加桑螵蛸、益智仁以温肾固涩;血瘀重者,加莪术、水蛭、鬼箭羽、鸡血藤等破血通络之品。

5)阴虚风动证

①临床表现:半身不遂,口舌歪斜,舌强言謇或不语,偏身麻木,烦躁失眠,眩晕耳鸣,手足心热,舌质红绛或暗红,少苔或无苔,脉细弦或细弦数。

②治法:滋养肝肾,潜阳熄风。

③方药:镇肝熄风汤加减。方中牛膝补肝肾,并引血下行;龙骨、牡蛎、代赭石镇肝潜阳;龟板、白芍、玄参、天冬滋养阴液,以制亢阳;茵陈、麦芽、川楝子清泄肝阳,条达肝气;甘草、麦芽和胃调中。临证时并可配以钩藤、菊花熄风清热。若挟有痰热者,加天竺黄、竹沥、川贝母以清化痰热;心烦失眠者,加黄芩、栀子以清心除烦,加夜交藤、珍珠母以镇心安神;头痛重者,加生石决明、夏枯草以清肝熄风。

(2)中脏腑

1)痰热内闭清窍证(阳闭)

①临床表现:起病骤急,神昏或昏愦,半身不遂,鼻鼾痰鸣,肢体强痉拘急;项背身热,躁扰不宁,甚则手足厥冷,频繁抽搐,偶见呕血,舌质红绛,舌苔黄腻或干腻,脉弦滑数。

②治法:辛凉开窍、清肝熄风。

③方药:安宫牛黄丸合羚羊角汤。羚羊角为清肝熄风主药;桑叶疏风清热;钩藤、菊花平肝熄风;生地清热凉血;白芍柔肝养血;川贝母、竹茹清热化痰;茯神养心安神;甘草调和诸药。安宫牛黄丸可辛凉透窍。临证时若痰热内盛,喉间有痰声,可加服竹沥水20~30滴,或猴枣散0.3~0.6g以豁痰镇痉。肝火旺盛,面红目赤,脉弦有力者,可加龙胆草、栀子以清肝泻火;腑实热结,腹胀便秘,苔黄厚者,加生大黄、枳实、芒硝以通腑导滞。

2)痰湿蒙蔽心神证(阴闭)

①临床表现:素体阳虚,突发神昏,半身不遂,肢体松懈,瘫软不温,甚则四肢逆冷,面白唇暗,痰涎壅盛,舌质暗淡,舌苔白腻,脉沉滑或沉缓。

②治法:辛温开窍、豁痰熄风。

③方药:苏合香丸合涤痰汤加减。方中半夏、陈皮、茯苓健脾燥湿化痰;胆南星、竹茹清化痰热;石菖蒲化痰开窍;人参扶助正气。苏合香丸芳香化浊,开窍醒神。临证时若寒象明显,加桂枝温阳化饮;兼有风象者,加天麻、钩藤平肝熄风。

3）元气败脱，神明散乱证（脱证）

①临床表现：突然神昏或昏愦，肢体瘫软，手撒肢冷汗多，重则周身湿冷，二便失禁，舌痿，舌质紫暗，苔白腻，脉沉缓、沉微。

②治法：益气回阳、扶正固脱。

③方药：参附汤加味加减。方中人参大补元气，附子温肾壮阳，二药合用以奏益气回阳固脱之功。临证时汗出不止加山萸肉、黄芪、龙骨、牡蛎以敛汗固脱；兼有瘀象者，加丹参。

实例解析

SHI LI JIE XI

患者，男，73岁，退休干部，有高血压病症史，经常头晕头痛。12月9日突然半身不遂，偏身麻木，舌强不语，眩晕头痛，面红目赤，口苦咽干，尿赤便干，舌质红或红绛，脉弦有力。请写出：本病诊断、辨证分型、治法及方药。

诊断：中风。辨证分型：中经络 风阳上扰证。治法：平肝潜阳，活血通络。

方药：天麻钩藤饮加减。天麻9g、钩藤12g、石决明18g、栀子9g、黄芩9g、牛膝12g、杜仲9g、益母草9g、桑寄生9g、夜交藤9g、朱茯苓9g。

【转归与预后】中风患者的转当取决于其体质的强弱，正气的盛衰，病情的轻重及诊疗的正确及时与否、调养是否得当等。

中脏腑者，神志由昏迷逐渐转清，半身不遂趋于恢复，说明其向中经络转化，病情为顺，预后多好，若出现顽固性呃逆、呕血、昏迷者，此为中风变证，病势为逆，多致正气散脱，预后较差。

凡迁延性中风后遗症患者，常见半身不遂，口舌歪斜，言语不利，痴呆等，要抓紧时机，积极治疗，同时配合针灸按摩、外敷熏洗，并加强锻炼，以提高疗效。

中风后遗症期，若偏瘫肢体由松懈瘫软变为拘挛发痉，伴躁扰不宁，此由正气虚乏，邪气日盛，说明病情较重。若头晕、偏身麻木，舌质暗红，脉细弦而数，多有复中危险，病情较重，预后较差。

【预防与调摄】重视先兆征的观察，加强护理，是治疗和预防中风病的关键。急性期患者宜卧床休息，同时密切观察病情，注意神志、瞳孔、气息、脉象等情况，若体温超过39℃，可物理降温，警惕抽搐、呃逆、呕血及虚脱等变证的发生；保持呼吸道的通畅，防止肺、口腔、皮肤、会阴等部位感染；言语蹇涩或不语者当进行语言训练，要有耐心，循序渐进；病情稳定后，可配合针灸按摩及功能训练，并指导患者自我锻炼，促进患肢功能的恢复。平时在饮食上宜食清淡易消化之物，忌肥甘厚味、动风、辛辣刺激之品，并禁烟酒，要保持心情舒畅，做到起居有常，饮食有节，避免疲劳，以防止卒中和复中。

第六节　胃　痛

胃痛，又称胃脘痛，是由外感邪气、内伤饮食情志、脏腑功能失调等导致气机郁滞，胃失所养，以上腹胃脘部近歧骨处疼痛为主症的病证。以上腹胃脘部近心窝处经常发生疼痛为主症。胃痛是临床上一种常见的病证,西医学的急、慢性胃炎,消化性溃疡,胃痉挛,胃下垂,胃神经官能症等疾病,当以上腹痛为主要表现时,可参考本节辨证论治。

【病因病机】

1. 寒邪客胃　外感寒邪,内客于胃,寒主收引,致胃气不和而痛。《素问·举痛论篇》说:"寒邪客于肠胃之间,膜原之下,血不得散,小络引急,故痛。"

2. 饮食伤胃　饮食不节,暴饮暴食,损伤脾胃,内生食滞,致使胃中气机阻滞,胃气失和而疼痛。

3. 肝气犯胃　肝为刚脏,性喜条达而主疏泄,若忧思恼怒,则气郁而伤肝,肝木失于疏泄,横逆犯胃,致气机阻滞,因而发生疼痛。如《沈氏尊生书·胃痛》所说:"胃痛,邪干胃脘病也……唯肝气相乘为尤甚,以木性暴,且正克也。"

4. 脾胃虚弱　素体不足,或饮食所伤,或久病脾胃受伤,或肾阳不足,失于温煦,可引起脾胃虚弱,失其濡养而发生疼痛。此外,亦有过服寒凉药物而导致脾胃虚寒而痛者。

课堂互动

胃痛是最常出现的一个症状,如何护理呢?在日常生活中,只要有针对性的护理,可大大减少胃痛的发作。日常护理时,一定要注意保暖,遇寒更易引发疼痛,而温暖则可缓解疼痛。平常饮食宜以温热性的食物为主,可多食补中益气和温胃的食物,如南瓜、胡桃等。

【诊断要点】

1. 胃脘部疼痛,常伴有食欲不振,痞闷或胀满,恶心呕吐,吞酸嘈杂等。

2. 发病常与情志不遂,饮食不节、劳累、受凉等因素有关。

3. 起病或急或缓,常有反复发作病史。

4. 上消化道 X 线检查透视、纤维胃镜及病理组织学检查等,可见胃、十二指肠黏膜炎症、溃疡等病变。

【鉴别诊断】

1. 胃痞　与胃痛部位同在心下,但胃痞是指心下痞满闷,胸膈满闷,触之无形,按之不痛的病证。胃痛以痛为主,胃痞以满为患,且病及胸膈,不难区别。

2. 真心痛　心居胸中,其痛常及心下,出现胃痛的表现,应高度警惕,防止与胃痛相混。

3. 胁痛　肝气犯胃所致的胃痛攻撑连胁,应与胃痛鉴别。胃痛以胃脘部疼痛为主,伴有食少、恶心、呕吐等,胁痛以胁肋部疼痛为主,伴胸闷,喜长叹气等。

4. 腹痛　与胃痛均为腹部疼痛,但腹痛是以胃脘以下。其疼痛部位不难区别。

【辨证论治】

1. 治疗原则　治法上常以理气和胃止痛为基本原则,但须审证求因,审因论治。邪实者以祛邪为急,正虚者以扶正当先,虚实夹杂者又应邪正兼顾。

2.分证论治

（1）寒邪客胃

1）临床表现：胃痛暴作，恶寒喜暖，得温痛减，遇寒加重，口淡不渴，或喜热饮，苔薄白，脉弦紧。

2）治法：温胃散寒，理气止痛。

3）方药：良附丸。方中高良姜温胃散寒，香附行气止痛。寒重者可加吴茱萸、干姜，若见寒热身痛等表寒证者，加紫苏、生姜，或加香苏散疏散风寒；若兼见胸脘痞闷不食，嗳气呕吐等寒挟食滞者，可加枳壳、神曲、鸡内金、半夏以消食导滞，温胃降逆。若胃寒较轻者，可局部温熨，或服生姜红糖汤即可止痛散寒。

（2）饮食停滞

1）临床表现：胃痛，脘腹胀满，嗳腐吞酸，或吐不消化食物，吐食或矢气后痛减，或大便不爽，苔厚腻，脉滑。

2）治法：消食导滞，和胃止痛。

3）方药：保和丸。方中山楂、神曲、莱菔子消食导滞；半夏、陈皮、茯苓健脾和胃，化湿理气；连翘散结清热，共奏消食和胃之效。若脘腹气多胀甚者，可加枳壳、厚朴、槟榔行气消滞；若食积化热者，可加黄芩、黄连清火泻热；若大便秘结，可合用小承气汤；若胃痛急剧而拒按，大便秘结，苔黄燥者，为食积化热成燥，可合用大承气汤通腑泄热，荡积导滞。

（3）肝气犯胃

1）临床表现：胃脘胀闷；攻撑作痛，脘痛连胁，嗳气频繁，大便不畅，每因情志因素而痛作，苔薄白，脉沉弦。

2）治法：疏肝理气，和胃止痛。

3）方药：柴胡疏肝散。方中以柴胡、芍药、川芎、香附疏肝解郁；陈皮、枳壳、甘草理气和中，共奏理气止痛之功。可选加郁金、青皮、木香等以加强理气解郁之效。若疼痛较甚者，可加川楝子、延胡索以加强理气止痛作用。嗳气较频者，可加沉香、旋覆花顺气降逆。

（4）肝胃郁热

1）临床表现：胃脘灼痛，痛势急迫，心烦易怒，泛酸嘈杂，口干口苦，舌红苔黄，脉弦或数。

2）治法：疏肝理气，泄热和胃。

3）方药：丹栀逍遥散。方中柴胡、当归、白芍解郁柔肝止痛，丹皮、栀子清泄肝热，白术、茯苓、甘草和中健胃，可加左金丸，以黄连清泄胃火，肝体阴用阳，阴常不足，阳常有余，郁久化热，易伤肝阴，此时应忌刚用柔，慎用过分香燥之品，常选用当归、白芍、佛手等理气而不伤阴的解郁止痛药。

（5）瘀血停滞

1）临床表现：胃脘疼痛，如针刺、似刀割，痛有定处而拒按，或痛有针刺感，食后痛甚，或见吐血便黑，舌质紫黯，脉涩。

2）治法：活血化瘀，和胃止痛。

3）方药：失笑散合丹参饮。方中五灵脂、蒲黄、丹参活血散瘀止痛，檀香、砂仁行气和胃,痛甚者可酌加延胡索、三棱,并可加理气之品,如枳壳、木香、郁金;若血瘀胃痛,伴吐血、黑便时,当辨寒热虚实,就参考血证有关内容辨证论证。

(6)胃阴亏虚

1)临床表现:胃痛隐隐,口燥咽干,大便干结,舌红少津,脉细数。

2)治法:养阴益胃,和中止痛。

3)方药:一贯煎合芍药甘草汤。方中沙参、麦冬、生地、枸杞养阴益胃;当归、川楝子柔肝理气,芍药、甘草和中缓急止痛。若痛甚可加香橼、佛手;若脘腹灼痛,嘈杂泛酸,可酌加左金丸;若胃热偏盛,可加生石膏、知母、玉竹、芦根清泄胃热。若日久肝肾阴虚可加山萸肉、玄参、丹皮滋补肝肾。

(7)脾胃虚寒

1)临床表现:胃痛隐隐,喜温喜按,空腹痛甚,得食痛减,泛吐清水,纳差,神疲乏力,甚则手足不温,大便溏薄,舌淡苔白,脉虚弱或迟缓。

2)治法:温中健脾,和胃止痛。

3)方药:黄芪建中汤。方中黄芪益气补中;小建中汤温脾散寒,和中止痛。泛吐清水较多者,可加以干姜、陈皮、半夏等以温胃化饮。再可加以椒目、防己则化饮之功效更大。如寒胜而痛甚,呕吐肢冷,可用大建中汤建立中气,或理中丸以温和散寒,中阳得运,则寒邪自散,诸证悉除。

实例解析

患者,女,49岁。胃脘痛2天。2天前因贪食火锅而致胃痛。就诊时症见脘腹胀满而痛,嗳腐吞酸,恶闻食臭,口渴欲饮,大便秽臭不爽,小便黄赤,苔厚腻,脉弦紧

请写出:本病诊断、辨证分型、治法及方药。

诊断:胃脘痛 辨证分型:饮食伤胃 治法:消食导滞,和胃止痛

方药:保和丸加减。山楂18g、神曲6g、半夏9g、茯苓9g、陈皮3g、连翘3g、莱菔子3g。

【转归预后】胃痛预后一般较好,实证治疗较易,邪气去则胃气安;虚实夹杂,或正虚邪实者,则治疗难度较大,且经常反复发作。若影响进食,化源不足,则正气日衰,形体消瘦。伴有呕血、便血,量大难止,胃痛剧烈,兼见大汗淋漓、四肢不温,脉微欲绝者,为气随血脱的急危之候,如不及时救治,亦可危及生命。

【预防与调摄】对胃痛患者要重视精神与饮食方面的调摄,保持精神愉快,性格开朗,劳逸结合,切忌暴饮暴食,或饥饱无常,饮食以少食多餐,清淡易消化为原则,可减轻胃痛和减少胃痛发作,进而达到预防胃痛的目的。

第七节 腹 痛

腹痛是由于内外多种因素致使脏腑气机不利,或经脉失养,导致出现胃脘以下,耻骨毛际以上的部位发生疼痛为主要表现的病证。

　　腹痛是临床常见病症。现代医学中的不完全性肠梗阻、急慢性胰腺炎、胃肠痉挛、结核性腹膜炎、肠道激惹综合征、腹型过敏性紫癜、消化不良性腹痛、输尿管结石等疾病以腹痛为主要表现时，或一些外科、妇科疾病所致的腹痛，若保守治疗均可参照本病辨证论治。

　　【病因病机】腹痛不外由于外感、内伤、饮食、情志等原因引起，气机郁滞。经脉受阻，不通则痛。总体而言与寒、热、虚、实、气、血等相关，而且相互联系，相兼为病。

　　1. 外感时邪　外感六淫之邪，内传于里，经脉受阻，不通则痛。其中以寒热暑湿最为常见。外感寒邪，则寒凝气滞，经脉痹阻不通，不通则痛；外感暑热或寒邪不解，郁而化热，或湿热内阻，则传导失职，气机阻遏，腑气不通而发生疼痛。

　　2. 饮食不节或不洁　暴饮暴食，或恣食肥甘厚腻辛辣之品，或误食不洁之物，损伤脾胃，致使腑气通降不利，而发生腹痛。

　　3. 情志失调　不良情绪刺激造成肝气郁结，肝郁克脾，气机不利，或忧思伤脾，气机失调，腑气通降不利而发生腹痛。若气滞日久造成血瘀，脉络瘀阻，而致气滞血瘀腹痛。另外，由于跌打损伤和腹部手术，筋肉脉络受损，均可由此形成瘀血腹痛。

　　4. 阳气素虚　素体阳虚，或寒湿内停，或过服寒凉之品，致使脾阳虚损，不能温煦脏腑，经脉失养，气血无力运行而致虚寒腹痛。

　　总之，腹痛的成因是外感、内伤、饮食、情志等。病位主要在腹部，与脾、肝、胆、肾、大小肠、膀胱等脏腑有关。病机是脏腑气机不利，经脉气血瘀滞；脏腑亏虚，经脉失养，经脉受阻，不通则痛。病理性质多本虚标实。

　　【诊断要点】

　　1. 辨病性　腹痛常有寒热、气血、虚实之不同，因此首先当辨清其性质。寒痛见腹痛拘急，疼痛暴作，痛无间断，坚满急痛，遇冷痛剧，得热痛减；热痛以腹痛急迫，痛处灼热，时轻时重，腹胀便秘，得凉痛减，痛在脐腹为特点；气滞痛表现为腹痛胀满，时轻时重，痛处不定，攻撑作痛，得嗳气、矢气则胀痛减轻；血瘀痛则是腹部刺痛，痛无休止，痛处不移，拒按，入夜尤甚；食积腹痛多是脘腹胀满，嗳腐吞酸，嗳后痛缓，痛甚欲便，便后也痛减，甚至呕吐未消化食物。一般情况下，实痛痛势急剧，痛时拒按，按之有形，得食则甚；虚痛痛势绵绵，喜揉喜按，时缓时急，痛而无形，饥而痛甚。

　　2. 辨缓急　腹痛起病有急有缓。急性腹痛则突然发作，腹痛较剧，多因外感时邪、饮食不节、蛔虫内扰所致；慢性腹痛则发病缓慢，腹痛轻微，缠绵不休，病程迁延，多由内伤情志，阴阳失调，脏腑虚弱，气血不足所致。

　　3. 辨部位　腹痛部位有大腹、小腹、胁腹、少腹、脐周之分。由于脏腑经络的分布部位不同，因此不同脏腑病变导致腹部不同部位的疼痛。一般大腹疼痛多为脾胃有病；小腹疼痛多为膀胱受病；脐周疼痛多为虫积；胁腹、少腹疼痛多反映肝胆疾患；小腹右侧疼痛，为肠痈者。

　　【鉴别诊断】

　　1. 腹痛与胃痛　均可见到疼痛，并可相兼出现。但腹痛的疼痛部位在心下胃脘处，常伴随恶心、嗳气等胃部症状。腹痛的疼痛部位则偏下，在胃脘以下，耻骨毛际以上，常伴随有大便不调等症。

2. 与其他内科疾病中的腹痛症状鉴别　本节所述的腹痛是一个病证,以腹痛为主要表现。其他内科疾病中的腹痛是该病的一个症状。如痢疾以里急后重,下痢赤白脓血为主要表现;霍乱之腹痛,兼有较剧的吐泻症状;积聚之腹痛,伴随有脏器肿大或腹中有包块等等。腹痛只是上述病症的一个症状,应特别注意。

3. 与外、妇科腹痛相鉴别　内科腹痛先发热后腹痛,疼痛不剧,压痛不明显,腹部柔软,痛无定处;外科腹痛多先腹痛后发热,疼痛剧烈,痛有定处,压痛明显,伴有肌紧张和反跳痛;妇科腹痛多在小腹,与经、带、胎、产有关,如痛经、流产、异位妊娠、输卵管破裂。应结合腹部 B 超及 X 线检查,生化检查,进一步鉴别内科、外科、妇科之腹痛。

【辨证论治】

1. 治疗原则　针对其腹痛机制,通则不痛,因此其基本治则以"通"立法,审证求因,辨证论治,应根据寒热、气血、虚实之不同选用温中、散寒、理气、活血、清热、攻下等法。

2. 分证论治

(1)寒邪内阻证

1)临床表现:腹痛暴作,拘急难忍,遇冷痛剧,得热痛减,痛时拒按,形寒肢冷,手足不温,口淡不渴,尿清便溏,舌淡,苔白腻,脉沉紧。

2)治法:温里散寒,理气止痛。

3)方药:良附丸合正气天香散加减。方中高良姜、干姜、紫苏温里散寒;乌药、香附、陈皮理气止痛。临证时,若寒凝气滞,腹胀明显者,加木香、厚朴、元胡以行气止痛;腹中雷鸣切痛,胸胁逆满,呕吐,为寒气上逆者,用附子粳米汤以温中降逆;腹中冷痛,形寒肢冷,手足不温,内外皆寒者,可加桂枝、附子以助温阳散寒;少腹拘急冷痛,痛引阴部,而寒凝肝脉者,用暖肝煎以暖肝散寒;若腹痛拘急,而大便不通,兼手足厥冷,寒凝积滞者,改用大黄附子汤以泻寒积。本证轻证也可用附子理中丸等。

(2)湿热壅滞证

1)临床表现:腹部胀痛,痞满拒按,烦渴欲饮,便秘或便溏,身热不扬,自汗,小便短赤,苔黄腻,脉滑数。

2)治法:通腑泄热止痛。

3)方药:大承气汤加减。方中大黄、芒硝清热泻下通腑;枳实、厚朴行气导滞。临证时若燥结不甚,大便不爽,湿热较重者,去芒硝,加栀子、黄芩、黄柏以清热燥湿;若两胁胀痛,大便秘结者,加柴胡、郁金以理气泻热,或用大柴胡汤;小腹右侧疼痛,为肠痈者,用大黄牡丹皮汤。本证临床也可用成药沉香化滞丸。

(3)脾阳不足证

1)临床表现:腹痛轻微,时作时止,缠绵不休,喜按,疼痛劳累或饥饿则加重,休息或食后痛减。兼畏寒喜暖,神疲乏力,气短懒言,纳呆便溏,舌淡苔薄白,脉沉细无力。

2)治法:温补脾阳,缓急止痛。

3)方药:小建中汤加减。方中桂枝、生姜、大枣、饴糖温中补脾;白芍、甘草缓急止痛。临证时若神疲乏力,气短懒言,便溏等气虚明显者,加黄芪、党参、白术以健脾益气;若腹痛较剧,呕吐清涎中虚寒甚者,改用大建中汤以散寒止痛;若见腰膝酸冷,腹痛便溏,肢冷脉沉,脾肾阳虚者,宜附子理中汤以温补脾肾,散寒止痛;若兼便溏脱肛中气下陷者,可用补中益气汤以升提中阳;腹胀胁痛明显,且喜暖者,为寒凝气滞,宜加乌药、香附、木香以散寒行气止痛。

（4）饮食积滞证

1）临床表现:脘腹胀痛,疼痛拒按,嗳腐吞酸,恶心厌食,痛而欲泻,泻后痛减,大便奇臭或秘结,苔黄厚腻,脉滑有力。

2）治法:消食导滞。

3）方药:枳实导滞丸加减。方中药用大黄、枳实、神曲通腑导滞;黄芩、黄连、泽泻清热燥湿;茯苓、白术健脾和胃。腹胀便秘显著者,加木香、莱菔子、槟榔以行气导滞;食积较轻,腹痛不甚,仅脘腹满闷者,可用保和丸;若恶心、呕吐食积气逆者,加竹茹、半夏以化积降逆。

（5）肝气郁结证

1）临床表现:脘腹胀满疼痛,攻窜两胁,痛引少腹,时聚时散,得嗳气矢气则舒,遇忧思恼怒则剧,兼烦躁易怒,苔薄白,脉弦。

2）治法:疏肝解郁,理气止痛。

3）方药:柴胡疏肝散加减。药用柴胡、枳壳、陈皮、香附疏肝理气;川芎行气活血;白芍、甘草缓急止痛。临证时胁肋胀痛明显气滞较重者,加川楝子、延胡索、佛手、郁金以行气止痛;腹痛肠鸣即泻,而后痛减者,则用痛泻要方以疏肝健脾;痛引少腹睾丸者,加橘核、荔枝核、川楝子疏肝、散寒、行气止痛;若少腹绞痛,阴囊寒疝寒凝气滞者,可改用天台乌药散散寒理气止痛。

（6）瘀血阻滞证

1）临床表现:少腹疼痛,痛如针刺,持续不已,夜间较剧,甚则尿血或便血,舌质紫暗,脉细涩。

2）治法:活血化瘀,通络止痛。

3）方药:少腹逐瘀汤加减。方中赤芍、川芎、当归养血活血;没药、蒲黄、五灵脂、延胡子化瘀行气止痛;干姜、肉桂、小茴香温经散寒止痛。临证时,若属外伤性少腹痛,可加红花、桃仁、泽兰以活血化瘀止痛;兼有热象者,去温热药性的肉桂、干姜、小茴香,加牡丹皮、栀子以凉血活血;少腹胀满刺痛,大便色黑者,可用桃核承气汤以通腑祛瘀;瘀甚痛剧者,加桃仁、红花、三七;兼有神疲乏力气虚者,加黄芪、党参以补气。

实例解析 Shi li Jie Xi

> 患者,女,36岁。昨日受凉,突然出现腹痛难忍,按之尤甚,但局部用电热宝暖腹后疼痛减轻,吃冷饮凉饭后加重。伴随有头困重痛,口淡不渴,小便清,大便溏稀,日2次,舌淡,苔白腻,脉沉紧。请写出:本病诊断、辨证分型、治法及方药。
>
> 诊断:腹痛　辨证分型:寒邪内阻证　治法:散寒温里,理气止痛
>
> 方药:良附丸合正气天香散加减。高良姜9g、香附子9g、乌药6g、陈皮3g、苏叶3g、干姜3g。

【转归与预后】腹痛一般情况下若病家体质好,正气充足,则病程短,预后好,康复快;若体质差,正气虚,则病程长,预后差;若疾病迁延,病家日渐瘦弱,正气日衰者则难治。若出现突发的腹痛,疼痛剧烈难耐,兼有汗出淋漓,四肢厥逆,脉微欲绝者,为暴痛欲绝之象,须及时抢救。

【预防与调摄】寒性腹痛者,注意保暖;热性腹痛患者,忌食辛辣醇酒之品;食积腹痛患者,注意节制饮食,减量少吃或空一顿饮食;虚性腹痛患者,宜食易消化食物,忌生冷、寒凉、油腻之品。气滞患者,要保持心情舒畅。无论哪一种证型的患者,均需加强锻炼,增强体质。

第八节 泄 泻

泄泻是指排便次数增多,粪质稀薄或完谷不化,甚至泻出如水样为特征的病证。泄是指大便溏薄,时作时止病势缓之意;泻则是大便清稀如水而直下之状,二者虽有轻重,但临床无明显区别,故统称泄泻。本病证一年四季均可发生,但以夏秋两季较为多见。与西医腹泻的含义相同,可见于多种疾病中,凡属消化系统功能或器质性病变导致的腹泻,如急慢性肠炎、肠道激惹综合征、肠结核、吸收不良综合征等临床表现与本病类同的,均可参考本篇辨证论治。

【病因病机】泄泻的发生主要有感受外邪、饮食所伤、情志失调或脾胃虚弱、肾阳虚衰等有关。

1. 感受外邪 六淫之邪,均可使人发生泄泻,其中以暑、湿、寒、热较为常见,尤以感受湿邪致泻者最多。脾喜燥而恶湿,外湿侵入最易困阻脾土,以致脾失运化,清浊不分,水谷混杂而下形成泄泻。寒邪和暑热之邪除了侵袭皮毛、肺卫之外,亦能直接损伤脾胃,使脾胃功能障碍而引起泄泻,但多夹湿邪,形成暑湿、寒湿、湿热之邪为患,即谓"无湿不成泻。"

2. 饮食所伤 饮食过量,停滞不化;或恣食肥甘辛辣,湿热内蕴;或过食生冷,寒邪伤中,寒湿内生;或误食不洁,均可损伤脾胃,化生食滞、湿热、寒湿之邪,以致运化失职,和降失调,清浊不分,混杂而下发生泄泻。

3. 情志失调 郁怒伤肝,肝失疏泄,气机郁结,横逆乘脾;或忧郁思虑太过伤脾,脾气不运,土虚木乘;或素体脾虚,逢怒进食,更伤脾土,脾运失职,水谷不分,混杂而下,发为泄泻。

4. 脾胃虚弱 脾主运化,胃主受纳,若因长期饮食不节,饥饱失调;或劳倦内伤;或思虑太过;或久病体虚;或素体脾胃虚弱,不能受纳水谷,运化精微,聚水成湿,积谷为滞,湿滞内生,清浊不分,水谷糟粕混杂而下,遂成泄泻。

5. 肾阳虚衰 年老体弱,肾阳不足;或久病之后;或房事不洁,肾阳损伤,命门火衰,尤釜底无火,脾失温煦,运化失职而成泄泻。且肾为胃之关,主司二便,若肾气不足,关门不利则泻下不止。

【诊断要点】

1. 辨轻重缓急 泄泻而饮食如常,说明脾胃未败,多为轻症;泄而不能食,形体消瘦,多为重症;暴泻,发病急,病程短,或兼见表证,多以湿盛邪实为主,且尤在夏秋多发,若因暑湿热毒而致暴泄无度则为重症;久泻,发病缓,病程较长,反复发作,多因饮食、情绪、劳倦而复发,常以脾虚为主,或肝脾两病,或脾肾同病等,临床上亦可表现为虚实夹杂证。

2. **辨虚实寒热**　凡病势急骤,脘腹胀满,腹痛拒按,泻后痛减,小便不利者为实证;凡病程较长,反复发作,腹痛不甚,喜得温按,小便利者为虚证;粪质清稀如水样,完谷不化,腹痛畏寒,喜温者为寒证;粪便色黄褐臭秽,肛门灼热,泻下急迫,口渴喜冷饮者为热证。

3. **辨泻下物**　大便清稀,或如水样,气味腥秽者,为寒湿证;大便稀溏,色黄褐而臭,肛门灼热者,为湿热证;大便溏垢,臭如败卵,完谷不化者,为伤食证;大便溏稠,夹有白色黏冻者,为痰湿壅盛;大便稀溏,甚则完谷不化,无腥臭者,为虚寒证。

4. **辨久泻的特点**　久泻迁延不愈,倦怠乏力,稍有饮食不当,或劳倦过度既复发者,多以脾虚为主;泄泻反复不愈,每因情志不遂而复发,为肝郁脾虚;五更泄泻,完谷不化,形寒肢冷,腰膝酸软,为肾阳不足。

【鉴别诊断】

1. **痢疾与泄泻**　两者的病变均在肠,都有大便次数增多、粪质稀薄的病证。但泄泻以大便次数增加,粪质稀溏,甚如水样,或完谷不化为主症,无便下脓血、里急后重感;而痢疾是以腹疼、里急后重,便下脓血为主症。又痢疾与泄泻均可出现腹痛,但痢下之腹痛与里急后重同时存在,其痛泻后不减;而泄泻之腹痛多与肠鸣脘胀同时出现,并无里急后重感,便后腹痛暂缓。

2. **泄泻与霍乱**　二者均有大便稀薄,或伴有腹疼、肠鸣。但霍乱是上吐下泻同时并作的病证,其特点来势急骤,变化迅速,病情凶险。起病时先突然腹疼,继则吐泻交作,吐出气味酸腐热臭,为不消化之食物;所泻之物多为黄色粪水,或为米泔水样而不甚臭秽,常伴有恶寒、发热。部分患者吐泻之后,津液耗伤,皮皱腹瘪,口干等症而迅速消瘦,或发生转筋,腹中绞痛,若吐泻剧烈甚则发生厥脱津竭阳亡之危候;而泄泻仅以排便异常,粪质稀薄,便次增多为主要临床表现,发病有急有缓,且不伴呕吐,故截然不同。

【辨证论治】

1. **治疗原则**　泄泻病机为脾虚湿盛,治疗大法乃是健脾利湿。但临证尚须权变耳,如《明医指掌》这段话值得借鉴:"古云:治湿不利小便非其治也。故世俗治泄泻,多用淡渗之剂,利其小便;利而不已,即以燥剂涩之,此一偏之治也。殊不知泄虽注于湿,亦有风寒热虚实之不同,岂可执一而治乎。学者当验脉症用药,无不廖矣。"

暴泻,多外邪夹湿为主,治疗应着重化湿,同时佐以渗利,再根据寒湿和湿热的不同,分别采用温化寒湿与清化湿热之法。夹有表邪者,佐以疏解;夹有暑邪者,施以清暑;兼有伤食者,佐以消导。久泻以脾虚为主,当予健脾,佐以化湿利湿;若肝气乘脾者,宜抑肝扶脾;因肾阳虚衰者,宜温肾健脾;中气下陷者,宜健脾升提;久泄滑脱不止,宜固涩止泻。

治疗时须注意,暴泻以邪实为主,不可骤用补涩,以免闭邪留寇;久泻不可妄投分利,以免耗劫阴液;清热不可过用苦寒,以免损伤脾阳;补虚不可纯用甘温,甘能生湿满中;若病情处于虚实寒热兼夹或互相转化时,当随证施治。

2. 分证论治

(1) 寒湿泄泻证

1) 临床表现：泄泻清稀，甚如水样，腹痛肠鸣，脘闷食少，兼有外感风寒，则恶寒发热，头痛，肢体酸痛，口淡不渴，舌苔白腻或薄白，脉濡缓。

2) 治法：芳香化湿，解表散寒。

3) 方药：藿香正气散加减。方中藿香辛温散寒，芳香化湿，药量偏重；白术、茯苓、陈皮、半夏健脾除湿；厚朴、大腹皮理气消满，疏利气机；紫苏、白芷解表化湿。若表邪偏重，寒热身痛显著者，可加荆芥、防风以增强疏风散寒之力；若湿邪偏重，胸闷腹胀，苔白腻者，宜用胃苓汤健脾利湿；若寒重于湿，脘腹冷痛者，可用理中汤加味。

(2) 湿热泄泻证

1) 临床表现：泄泻腹痛，泻下急迫，或泻而不爽，大便色黄褐而臭，肛门灼热，小便短赤，烦热口渴，舌苔黄腻，脉濡数或滑数。

2) 治法：清热利湿。

3) 方药：葛根芩连汤加减。方中葛根既能解表清热，有能升清止泻，配伍黄连、黄芩苦寒清热燥湿。加炙甘草甘缓和中，调和诸药。若热邪偏重，痛泻交作，口干苦者加金银花、蒲公英、白头翁以清热解毒；若湿邪偏重，胸腹满闷，口不渴者加薏苡仁、茯苓、木通以增强利湿之效，使其湿热分消，泄泻可止；若挟食滞，嗳腐酸臭，脘腹痞满者加神曲、麦芽、山楂以消食化滞；病发于炎夏盛暑之时，夹有暑湿，症见泄泻如水，小便短赤，发热烦渴，自汗，面垢，舌苔薄黄，脉濡数，治以表里双解、清暑化湿，用新加香薷饮合香连丸，加藿香、荷叶、六一散。

(3) 伤食泄泻证

1) 临床表现：腹痛肠鸣，泻下粪便臭如败卵，夹有不消化食物，泻后痛减，脘腹胀满，嗳腐酸臭，不思饮食，舌苔垢腻或垢浊，脉滑大。

2) 治法：消食导滞。

3) 方药：保和丸加减。方中山楂、神曲、莱菔子消导食滞，宽中除满；半夏、陈皮和胃降逆；茯苓健脾祛湿；连翘清热散结。若积滞较甚，脘腹胀满，泻而不爽，苔黄腻，脉沉实者，采用"通因通用"之法，用枳实导滞丸消导积滞，清利湿热。

(4) 肝郁泄泻证

1) 临床表现：肠鸣攻痛，腹痛即泻，泻后痛缓，矢气频作，每因抑郁、恼怒或精神紧张而诱发，平素多有胸胁胀闷，嗳气食少，舌淡红、苔薄腻，脉弦。

2) 治法：抑肝扶脾。

3) 方药：痛泻要方加减。方中白术健脾补虚，燥湿和中；白芍养血柔肝，缓急止痛；陈皮理气醒脾；防风升清止泻。若肝郁气滞，胸胁脘腹胀痛甚者，可加柴胡、枳壳、香附以疏肝理气解郁止痛；若脾虚明显食后脘闷腹胀，神疲乏力者，应酌加黄芪、党参、扁豆以健脾益气，增进食欲；若反复发作不止者，可酌加酸涩收敛之乌梅、诃子等以收敛止泻；若夹有湿热，大便夹有黏液，酌加黄连、黄芩、枳壳以清热化湿；病情平稳时，可服逍遥丸以善后。

(5) 脾虚泄泻证

1) 临床表现：大便时溏时泻，迁延反复，稍有饮食不慎，或多进油腻食物，大便次数即明显增多,夹有未消化食物,饮食减少,食后脘闷腹胀,面色萎黄无华,肢体倦怠乏力,舌淡苔薄,脉细弱。

2)治法:健脾益气。

3)方药:参苓白术散加减。方中四君子汤健脾益气;扁豆、薏苡仁、山药、莲子既可健脾,又能渗湿而止泻,标本兼顾;陈皮、砂仁理气和胃;桔梗性升提,助四君子汤升发清阳之气。若脾阳虚衰,阴寒内盛,症见腹中冷痛,手足不温,宜用附子理中汤加肉桂、小茴香以温中散寒,补火生土;若久泻不愈,中气下陷,症见滑脱不禁或脱肛者,可用补中益气汤,并重用黄芪、党参以益气升阳举陷;若久泻不止,泄泻无度,次数频者,可加煨诃子、山萸肉、肉豆蔻等温涩止泻;若脾气虚弱,夹有湿滞,泻久而便溏,舌苔腻而难化者,可改用升阳益胃汤以升清阳,化湿浊。若大便泻下色呈黄褐色,为内夹湿热,可于原方加黄连、黄芩、厚朴等清热除湿。

(6)肾虚泄泻证

1)临床表现:病程日久,每与黎明之前,脐腹作痛,肠鸣即泻,泻下清稀如水,或完谷不化,泻后则安,形寒肢冷,腹部喜暖,腰膝酸软,舌淡苔白,脉沉细。

2)治法:温肾健脾,固涩止泻。

3)方药:四神丸加减。方中补骨脂温肾助阳;吴茱萸、肉豆蔻温中散寒;五味子涩肠止泻。可酌加附子、炮姜增强其温补脾肾之力;若年老体弱,久泻不止,中气下陷者,宜加黄芪、党参、白术或配合补中益气汤以益气升阳,健脾止泻;若滑脱不止者,合桃花汤以固涩止泻;若虽为五更泻,但脾肾阳虚不显,反见心烦嘈杂,而有寒热错杂之症者,治当寒温并用,温脾止泻,可改用乌梅丸。

若久泻伤阴,阴阳两伤者,症见泄泻时溏时濡,或干或稀,食欲不振,食后腹胀,口干不欲饮,形体消瘦,手足心热,舌质淡红、苔少、黄腻或白腻,脉细数或滑,治应调补脾肾之阴为主,兼顾补气健脾助运,方用胃关煎加减。

实例解析

患者,男,56岁。腹痛腹泻,里急后重,下痢赤白脓血2天,患者自诉因食不洁之物后出现脐周阵发性绞痛,腹泻,每日10次左右,大便中有赤白脓血,里急后重,肛门灼热,恶心呕吐,纳食欠佳,口渴喜冷饮,口苦,小便频,睡眠欠安,舌质红、苔黄腻,脉弦滑。请写出:本病诊断、辨证分型、治法及方药。

诊断:痢疾　辨证分型:湿热痢　治法:清肠化湿,调气和血。

方药:芍药汤加减。芍药20g、当归9g、黄连9g、槟榔5g、木香5g、大黄6g、黄芩9g、肉桂5g、甘草5g。

【转归与预后】泄泻的转归,应依据暴泻和久泻的不同而论。一般而言,暴泻病情较轻者,很快治愈,部分患者不经治疗,仅予饮食调养,亦可自愈;若病情较重,大便清稀如水,直下无度,伤阴耗气,很快造成亡阴亡阳之变;少数暴泻患者,因失治、误治或未彻底治疗,迁延日久,由实转虚,变为久泻。

久泻患者部分经过治疗获愈;少数患者反复泄泻,导致脾虚中气下陷,可见纳呆、消瘦、坠胀、脱肛等证；或久泄脾虚及肾，脾肾阳虚，水湿不得运化，泛滥全身，演变为水肿之证；或泄泻反复不愈，气血化生不足致气血亏虚，心神不宁而合并郁证、不寐、心悸等证；或泻下无度，病情趋向重笃。

【预防与调摄】养成良好的饮食卫生习惯，不饮生水，不食生冷瓜果，不暴饮暴食；生活起居应有规律，防止外邪侵袭，夏季切勿因热贪凉，尤其应注意腹部保暖，避免感邪；保持心情舒畅；泄泻患者应给予流质或半流质饮食，饮食宜新鲜、清淡，易于消化而富有营养，并结合食疗健脾益胃，忌食辛辣煎炸生冷油腻之品；重度泄泻易伤津耗气，应及时补充体液；肝气乘脾之泄泻患者，应注意调畅情志，消除紧张情绪，尤忌怒时进食。

第九节 便 秘

便秘是指由于大肠传导失常，导致大便秘结，排便周期延长；或周期不长，但粪质干结，排出艰难；或粪质不硬，虽有便意，但便而不畅的病证。

西医学中的功能性便秘，即属本病范畴，同时肠道激惹综合征、肠炎的恢复期、直肠及肛门疾病所致便秘、药物性便秘、内分泌及代谢性疾病的便秘，以及肌力减退所致的排便困难等，可参照本节辨证论治。

【病因病机】

1. 肠胃积热　素体阳盛，或热病之后，余热留恋，或肺热肺燥，下移大肠，或过食醇酒厚味，或过食辛辣，或过服热药，均可致肠胃积热，耗伤津液，肠道干涩，粪质干燥，难于排出，即所谓"热秘"。

2. 气机郁滞　忧愁思虑，脾伤气结；或抑郁恼怒，肝郁气滞；或久坐少动，气机不利，均可导致腑气郁滞，通降失常，传导失职，糟粕内停，不得下行，或欲便不出，或出而不畅，或大便干结而成气秘。

3. 阴寒积滞　恣食生冷，凝滞肠胃；或外感寒邪，积聚肠胃；或过服寒凉，阴寒内结，均可导致阴寒内盛，凝滞胃肠，失于传导，糟粕不行而成冷秘。

4. 气虚阳衰　饮食劳倦，脾胃受损；或素体虚弱，阳气不足；或年老体弱，气虚阳衰；过久病产后，正气未复；或过食生冷，损伤阳气；或苦寒攻伐，伤阳耗气，均可导致气虚阳衰，气虚则大肠传导无力，阳虚则肠道失于温煦，阴寒内结，导致便下无力，大便艰涩。

5. 阴亏血少　素体阴虚，津亏血少；或病后产后，阴血虚少；或失血夺汗，伤津亡血；或年高体弱，阴血亏虚；或辛香燥热，损耗阴血，均可导致阴亏血少，血虚则大肠不荣，阴亏则大肠干涩，导致大便干结，便下困难。

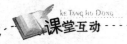

课堂互动

长期便秘对人体有什么危害？

便秘是肛肠病发病的诱因。宿便堆积在肠道里，压迫肠壁，使肠黏膜受伤，肠蠕动变慢。另外，宿便产生的毒素被肠道吸收，通过血液循环到达人体的各个部位，可导致面色晦暗、皮肤粗糙、黄褐斑、痤疮、肥胖等。

【诊断要点】

1. 便秘主要表现为排便次数减少,排便周期延长;或粪质坚硬,便下困难;或排出无力,出而不畅。

2. 常兼有腹胀、腹痛、纳呆、头晕、口臭、肛裂、痔疮、排便带血以及汗出气短、头晕心悸等兼杂证。

3. 发病常与外感寒热、饮食情志、脏腑失调、坐卧少动、年老体弱等因素有关,其病缓慢,多表现为慢性病变过程。

4. 纤维结肠镜等检查,常有助于部分便秘的诊断。

5. 应除外其他内科疾病中所出现的便秘症状,本病中老年多发,女性多见。

【鉴别诊断】积聚:与便秘均可出现腹部包块。但便秘者,常出现在小腹左侧,积聚则腹部各处均可出现;便秘多扪及索条状物,积聚则形状不定;便秘之包块为燥屎内结,通下排便后消失或减少,积聚之包块则与排便无关。

【辨证论治】

1. 治疗原则　便秘是由大肠传导失职,实秘为邪滞胃肠、壅塞不通,虚秘为肠失温润、推动无力,所以并非单纯通下所能治,而当分虚实,辨证论治。实者以驱邪为主,泻热、温散、通导为治本之法,并可辅以顺气导滞之品,标本兼治,邪去便通;虚者以养正为先,滋阴养血、益气温阳为治本之法,辅以甘温润肠之药,标本兼治,正复则便通。

2. 分证论治

(1)实秘

1)肠胃积热

①临床表现:大便干结,腹胀腹痛,面红身热,口干口臭,心烦不安,小便短赤,舌红苔黄燥,脉滑数。

②治法:泻热导滞,润肠通便。

③方药:麻子仁丸。方中大黄、枳实、厚朴通腑泄热,火麻仁、杏仁、白蜜润肠通便,芍药养阴和营。若津液已伤,可加生地、玄参、麦冬以滋阴生津;若燥热不甚,或药后通而不爽者,可用青麟丸以通腑缓下,以免再秘;若热势较甚,痞满燥实坚者,可用大承气汤急下存阴。

2)气机郁滞

①临床表现:大便干结,或不甚干结,欲便不得出,或便而不爽,肠鸣矢气,腹中胀痛,胸胁满闷,嗳气频作,食少纳呆,舌苔薄腻,脉弦。

②治法:顺气导滞。

③方药:六磨汤。方中木香调气,乌药顺气,沉香降气,大黄、槟榔、枳实破气行滞。可加厚朴、香附、柴胡以助理气之功。若气郁日久,郁而化火,可加黄芩、栀子、龙胆草清肝泻火;若气逆呕吐者,可加半夏、旋覆花、代赭石;若七情郁结,忧郁寡言者,加白芍、柴胡、合欢皮疏肝解郁。

3)阴寒积滞

①临床表现:大便艰涩,腹痛拘急,胀满拒按,胁下偏痛,手足不温,呃逆呕吐,舌苔白

腻,脉弦紧。

②治法:温里散寒,通便止痛。

③方药:大黄附子汤。方中附子温里散寒,大黄荡除积滞,细辛散寒止痛。可加枳实、厚朴、木香助泻下之力,加干姜、小茴香增散寒之功。若心腹绞痛,口噤暴厥属大寒积聚者,可用三物备急丸攻逐寒积。

(2)虚秘

1)气虚

①临床表现:粪质并不干硬,虽有便意,但临厕努挣乏力,便难排出,汗出气短,便后乏力,面白神疲,肢倦懒言,舌淡苔白,脉弱。

②治法:补气润肠。

③方药:黄芪汤。方中黄芪补脾肺之气,火麻仁、白蜜润肠通便,陈皮理气。若气虚较甚,可加人参、白术;若气虚下陷脱肛者,用补中益气汤;若气阴不足者,可加用生脉散;若日久肾气不足者,可用大补元煎。

2)血虚

①临床表现:大便干结,面色无华,心悸气短,失眠多梦,健忘,口唇色淡,舌淡苔白,脉细。

②治法:养血润燥。

③方药:润肠丸。方中当归、生地滋阴养血,火麻仁、桃仁润肠通便,枳壳引气下行。可加玄参、何首乌、枸杞养血润肠。若血虚内热,可加知母、胡黄连等清虚热;若阴血已复,大便仍干燥者,可用五仁丸润滑肠道。

3)阴虚证

①临床表现:大便干结,如羊屎状,形状消瘦,头晕耳鸣,两颧红赤,心烦少眠,潮热盗汗,腰膝酸软,舌红少苔,脉细数。

②治法:滋阴通便。

③方药:增液汤。方中玄参、麦冬、生地滋阴生津,可加芍药、玉竹、石斛助阴之力,加火麻仁、柏子仁、瓜蒌仁增润肠之效。若胃阴不足,口干口渴者,可用益胃汤;若肾阴不足,腰膝酸软者,可用六味地黄丸;若阴亏燥结,热盛伤津者,可用增液承气汤增水行舟。

4)阳虚

①临床表现:大便干或不干,排除困难,小便清长,面色㿠白,四肢不温,腹中冷痛,得热则减,腰膝冷痛,舌淡苔白,脉沉迟。

②治法:温阳便通。

③方药:济川煎。方中肉苁蓉、牛膝温补肾阳,润肠通便;当归养血润肠;升麻、泽泻升清降浊;枳壳宽肠下气。若老人虚冷便秘,可用半硫丸;若脾阳不足,阴寒冷积,可用温脾汤;若肾阳不足,尚可用肾气丸。

实例解析

患者,男,56岁。大便坚涩,腹痛拘急,胀满拒按,手足不温,喜热恶寒,舌苔白腻,脉弦紧。请写出:本病诊断、辨证分型、治法及方药。

诊断:便秘　辨证分型:实秘 冷秘

治法:温里散寒,通便止痛。

方药:温脾汤合半硫丸加减。大黄15g、当归9g、干姜9g、附子6g、人参6g、芒硝6g、甘草6g、半夏12g、硫黄6g。

【转归预后】若便秘日久,可引起肛裂、痔疮,并影响脾胃的运化功能,甚至浊气上逆,变证丛生。年老体弱、产后病后体虚便秘,多为气血不足,阴寒凝聚,治疗宜缓缓图之,难求速效。总之,便秘若积极治疗,并结合饮食、情志、运动等调护,多能在短期内康复。

【预防与调摄】对于习惯性便秘,应保持心情舒畅,增加体力活动,注重饮食调节,并按时如厕。

第十节　胁　痛

胁痛是以一侧或两侧胁肋部疼痛为主要表现的病证,古又称胠肋痛、季肋痛或胁下痛。胁,指侧胸部,为腋以下至第十二肋骨部的统称。如《医宗金鉴·卷八十九》明确提出:"其两侧自腋而下,至肋骨之尽处,统名曰胁。"胁痛是肝胆疾病中常见的症状,临床有许多病证都是依据胁痛来判断其为肝病或系与肝胆有关的疾病。胁痛病证大多与肝胆疾病有关,所以与肝胆病证有关的疾病多伴有胁痛的症状。若属外邪侵袭,络脉气血运行受阻所致胁痛,大都具有恶寒、脉浮等表证,临床也不多见,故不列入本节讨论范围。

胁痛病证,可与西医多种疾病相联系,如急性肝炎、慢性肝炎、肝硬化、肝寄生虫病、肝癌、急性胆囊炎、慢性胆囊炎、胆石症、胆道蛔虫以及肋间神经痛等。以上疾病若以胁痛为主要临床症状时,均可参考本节辨证论治。

【病因病机】胁痛主要责之于肝胆。因为肝位居于胁下,其经脉布于两胁,胆依附于肝,与肝相表里,其脉亦络于肝。肝为刚脏,主疏泄,性喜条达;主藏血,体阴而用阳。所以肝疏泄不及,肝郁气滞,脾土壅滞,湿自内生;或气郁日久,气滞及血,瘀血停积;或肝肾亏损,血不荣络等,均可导致胁痛,其具体病因病机分述如下。

1. 肝气郁结　肝的疏泄功能主要调节机体的情志活动。肝失疏泄引起的情志变化有抑郁与亢奋两个方面。抑郁为疏泄不及,气机郁结;亢奋为疏泄太过,暴怒气逆,均可导致肝脉不畅,气机失和而产生胁痛。

2. 瘀血阻络　肝主疏泄,条达气机,肝主藏血,调节血量。气行则血行,气滞则血凝。所以,气滞可以及血,血行不畅而瘀血停留,阻塞肝络,瘀血内著,气机不行,"不通则痛"。

3. 湿热蕴结　肝主疏泄,协助脾胃之气升降,促进胆汁的分泌,胆附于肝,经脉互相络属,二者为表里关系。外湿内侵或湿自内生,湿郁化热,湿热互结侵犯肝胆而使肝胆失于疏泄条达导致胁痛。

4. 肝阴不足　久病耗伤,劳欲过度,或由于各种原因引起的精血亏损,水不涵木,肝阴不足,络脉失养,致使"不荣则痛"。

总之,胁痛主要责之于肝胆,且与脾、胃、肾相关。本病以气滞、血瘀、湿热所致"不通则痛"属实,以精血不足所致"不荣则痛"属虚。病机转化较为复杂,既可由实转虚,又可由虚转实,甚或虚中夹实;既可气滞及血,又可血瘀阻气,但不外乎病在气,或病在血,或气血同病。

【诊断要点】

1. 辨外感、内伤　外感胁痛是由湿热外邪侵犯肝胆,肝胆失于疏泄条达而致,伴有寒热表证,且起病急骤,同时可出现恶心、呕吐或目睛发黄等症状,舌质红,苔黄腻,脉浮数或滑数;内伤胁痛是由肝郁气滞,瘀血内阻,或肝阴不足所引起,不伴有恶寒、发热的表证,且起病缓,病程较长。

2. 辨在气、在血　一般说来,气滞以胀痛为主,且游走不定,痛无定处,时轻时重,症状的轻重每与情绪变化有关;血瘀以刺痛为主,且痛处固定不移,疼痛持续不已,局部拒按,入夜尤甚。还有的胁痛是气血同病,气滞血瘀,尤应注意鉴别。

3. 辨虚实　与病程有关,一般说来病程短、来势急的,常因肝郁气滞、血瘀痹阻或外感湿热之邪所致的胁痛属实,症见疼痛剧烈而拒按,脉实有力。病程长、来势缓的,常因肝血不足、络脉失养所致的胁痛属虚,症见疼痛隐隐,久久不解,喜按,遇劳加剧,脉虚无力。在临床上,胁痛的患者,往往是虚实并见,既有湿热内蕴、肝郁气滞、血瘀痹阻之实,又有肝血不足之虚,临床辨证尤应注意。

【鉴别诊断】

1. 胸痛　胸痛中有肝郁气滞证,与胁痛中的肝气郁结证病机基本相同。但胁痛以一侧或两侧胁肋部胀痛或窜痛为主,伴有口苦、目眩等症。而胸痛是以胸部胀痛为主,可涉及胁肋部,伴有胸闷不舒心悸少寐。临证应分清主次,细心鉴别。

2. 胃脘痛　胃脘痛也易与胁痛混淆。因为两病证中皆有肝郁的病机。但胃脘痛病位在胃脘,兼有嗳气频作、吞酸嘈杂等胃失和降的症状。而胁痛病位在胁肋部,伴有目眩、口苦等少阳经的症状,两者有别。

3. 相关疾病　胁痛还应与黄疸、鼓胀、肝癌等本章疾病相鉴别。黄疸、鼓胀、肝癌等在病程中或早或晚均伴有一侧或两侧胁肋部疼痛,其鉴别要点在于:黄疸以身目发黄为主症;鼓胀为气、血、水互结,腹大如鼓,而肝癌又有相应的恶病质体征。所以,重视临床表现,结合病史不难鉴别。

【辨证论治】

1. 治疗原则　胁痛的治疗应着眼于肝胆,但在治疗原则上应根据"痛则不通""通则不痛"的理论,结合肝胆的生理特点,灵活运用。实证胁痛宜用理气、活血;虚证胁痛宜用滋阴、柔肝。另外,胁痛因湿热病邪所致者,治以利湿清热解毒,临床还应辨明湿热的孰轻孰重,区别对待。

2. 分证论治

（1）肝气郁结证

1）临床表现：两侧胁肋胀痛，走窜不定，甚则连及胸肩背，且情志激惹则痛剧，胸闷，善太息而得嗳气稍舒，伴有纳呆，脘腹胀满，妇女可兼乳房胀痛，舌苔薄白，脉弦。

2）治法：疏肝理气。

3）方药：柴胡疏肝散加减。方中柴胡解郁，香附、枳壳、陈皮理气除胀，川芎活血行气通络，白芍、甘草缓急止痛，共奏疏肝理气之功。若气滞及血，胁痛重者，酌加郁金、川楝子、青皮以增强理气活血止痛之功；若兼见心急烦躁、口干口苦、尿黄便干、舌红苔黄、脉弦数等气郁化火之状，酌加清肝之品，药用栀子、黄连、龙胆草等，若胁痛、肠鸣、腹泻者，为肝气横逆、脾运失健之证，酌加健脾止泻的白术、茯苓、泽泻、薏苡仁；若伴有恶心、呕吐是为肝胃不和，胃失和降，酌加和胃止呕之半夏、陈皮、藿香、生姜等。柴胡为治肝气郁结的主药，其性味苦平，通达三焦，醋炒入药，效力尤胜，但也要得当使用。

（2）瘀血阻络证

1）临床表现：胁肋刺痛，痛处固定拒按，入夜更甚，或面色晦暗，胁肋下或见癥块，或见赤丝红缕及朱砂掌，舌质紫暗或有瘀点、瘀斑，脉沉涩。

2）治法：活血化瘀，通络止痛。

3）方药：血府逐瘀汤或膈下逐瘀汤加减。方中桃仁、红花、当归、生地，川芎、赤芍活血化瘀而养血，柴胡行气疏肝，桔梗开肺气，枳壳行气宽中，牛膝通利血脉，引血下行。若瘀血严重，有明显外伤史者，应以逐瘀为主，方选复元活血汤；以大黄、桃仁、红花、穿山甲活血祛瘀，散结止痛；当归养血行瘀；柴胡疏肝调气；天花粉消肿化瘀；甘草缓急止痛，调和诸药，还可酌加三七粉另服，以助祛瘀生新之效。胁下有癥块者，加鳖甲、三棱、莪术、土鳖虫等，或配合服用鳖甲煎丸。

（3）湿热蕴结证

1）临床表现：胁肋胀痛，触痛明显而拒按，或牵及肩背，伴有纳呆恶心、厌食油腻、口苦口干、腹胀尿少，或有黄疸，舌苔黄腻，脉弦滑。

2）治法：清热化湿，理气通络。

3）方药：龙胆泻肝汤加减。方中龙胆草、栀子、黄芩清肝泻火，柴胡疏肝理气，木通、泽泻、车前子清利湿热，生地、当归养血清热益肝。可酌加郁金、半夏、青皮、川楝子以疏肝和胃，理气止痛。若便秘、腹胀满者为热重于湿，肠中津液耗伤，可加大黄、芒硝以泄热通便。若白睛发黄、溲黄、发热口渴者，可加茵陈、黄柏以清热除湿退黄。湿热蕴结的胁痛为肝胆实邪壅滞，治疗宜疏宜通，特别是胁肋部位剧烈疼痛，或疼痛反复不已者，尤宜疏通。用药包括通导腑气的大黄、芒硝，清化湿热的茵陈、黄柏、栀子，疏通气血的三棱、莪术、丹参，当归尾等。对于湿热蕴结的胁痛，祛邪务必要早，务必要尽，以防湿热胶固，酿成热毒，导致治疗的困难。

（4）肝阴不足证

1）临床表现：胁肋隐痛，绵绵不已，遇劳加重，口干咽燥，心烦少寐，两目干涩，头晕目眩，舌红少苔，脉弦细数。

2）治法：滋阴柔肝，养血通络。

3)方药:一贯煎加减。本方为柔肝的著名方剂。组方原则遵叶氏"肝为刚脏,非柔润不能调和"之意,在滋阴补血以养肝的基础上少佐疏调气机、通络止痛之品,宜于肝阴不足、络脉不荣的胁肋作痛。方中生地、枸杞滋养肝肾,沙参、麦冬、当归养阴柔肝,川楝子疏肝理气止痛。若两目干涩、视物昏花可加草决明、女贞子,头晕目眩甚者可加黄精、钩藤、天麻、菊花,心烦少寐、口苦甚可加栀子、丹皮、夜交藤、远志。

实例解析 Shi li Jie Xi

　　患者,女,34岁。胁肋胀痛,触痛明显而拒按,伴有胸闷纳呆恶心、厌食油腻、口苦口干、腹胀、尿少黄赤、大便不爽,舌苔黄腻,脉弦滑。请写出:本病诊断、辨证分型、治法及方药。

　　诊断:胁痛　辨证分型:湿热蕴结　治法:清热化湿,理气通络。

　　方药:龙胆泻肝汤加减。龙胆草 6g、黄芩 9g、栀子 9g、泽泻 9g、木通 6g、当归 3g、生地黄 6g、柴胡 6g、生甘草 6g。

【转归与预后】内伤胁痛各个证型之间可以互相转化。肝郁胁痛如久延未治,或治疗不当,日久气滞血瘀,可以转化为瘀血胁痛。久病致虚,或久郁成劳,又可出现肝血不足,虚实互见。外感胁痛,多属湿热蕴于肝胆致病,病久不去,则可见肝胆疏泄失职,气滞血瘀;又可因邪毒久羁而耗劫肝血、肝阴,而为虚实错杂之证。

无论外感或内伤胁痛,只要治疗护养得法,一般预后良好。但也有部分患者迁延不愈,成为慢性。若治疗不当,演变为癥瘕痞块、肝痛等证,则预后不佳。

【预防与调摄】胁痛皆与肝的疏泄功能失常有关,所以精神愉快、情绪稳定、气机条达,对预防与治疗胁痛有着重要的作用,胁痛属于肝血不足者,应注意休息,劳逸结合,多食蔬菜、水果、瘦肉等清淡有营养的食物,胁痛属于湿热蕴结者,尤应注意饮食,忌酒,忌辛辣肥甘之品,生冷不洁之品也应注意;对于香燥理气之品,不宜过量或长期服用。

第十一节　水　肿

水肿病是指以水肿症状为主要特征的疾病。水肿病常被简称为水肿。水肿初起,有的是从眼睑开始,继则延及头面、四肢、腹背,以至全身;有的是从下肢足踝部开始,然后渐及全身。重者可伴腹水、胸水。若出现腹满胸闷、气喘不能平卧、恶心呕吐、口泛尿味等症状为危重证候。

【病因病机】形成水肿的原因有内、外两个方面。外因主要是风寒、风热、风湿和寒湿、湿热、湿毒;内因主要是饮食不节,劳欲体虚。

1. 风寒或风热之邪外袭肌腠,内合于肺,不能通调水道,水液停留,泛溢肌肤发为水肿。

2. 风热湿毒浸淫肌肤,或疮毒痈疡未能及时清解消透,内侵脾肺,导致水液代谢受阻,泛溢肌肤,发为水肿。

3. 居处潮湿,涉水冒雨,水湿浸入体内,脾受湿困,失其健运,水湿停留,泛溢肌肤发为水肿。

4. 暴饮暴食,饮酒无制,或食生冷太过,损伤脾胃;或饮食失于调节,营养不良,脾气虚弱,以致脾阳不振,水湿停留,泛溢肌肤发为水肿。

5. 劳倦过度,纵欲无节,或久病体虚,以致脾肾两虚。肾阳衰弱,不能化气行水,水邪停留,泛溢肌肤发为水肿。

6. 其他,心系疾患日久不愈,心阳日损,终至不能帅血、帅水运行,水邪泛滥肌肤发为水肿;或瘀阻水停也可引起水肿。

总之,水肿发生的病机,主要是肺、脾、肾三脏及心受病,三焦气化失常,水液停留于体内,泛溢肌肤而成。此外,水肿日久,气化不行,必然要影响到血液的运行,血行不畅,久而必瘀;瘀阻水停,水瘀互结,每致水肿顽固难愈。

课堂互动 *KE TANG HU DONG*

肾衰竭往往导致水肿难愈而死亡。1954 年 12 月 23 日,美国波士顿医生约瑟夫·梅里为一对孪生兄弟实施肾脏移植手术,代表着人类器官移植手术首次取得成功。50 年以来,从肾脏、肝脏到心脏移植,医学界在器官移植技术领域不断取得突破,迄今挽救了 10 余万人的生命。

【诊断要点】

1. 水肿辨证,首先应辨清阳水、阴水。

阳水起病较速,病程较短,多从颜面部开始,而后及于全身,以上半身肿较著,按之凹陷,恢复较易。阴水起病势缓,病程较长,水肿以下半身较著,按之凹陷,恢复较慢。但阴水、阳水是可以互相转化的,如阳水久延不退,或屡经反复,正气日衰,脾肾之阳损伤,可转为阴水;若阴水复感外邪,可致水肿突然增剧,形成本虚标实之证。

2. 在辨别阳水、阴水的基础上,结合脏腑功能异常的表现,辨别属于何脏何腑。

如兼有表证或咳嗽气喘等症属肺;如兼有腹胀便溏等症属脾;若兼腰酸冷重等症属肾;若兼心悸、怔忡等症属心。另外,若水肿久延不退,还须注意是否兼有瘀血。

3. 辨别是否发展成为关格。阳水进行性加重或阴水反复发作加重,出现了神倦欲寐,恶心呕吐,甚则口泛尿味,为关格,病情危重。

【鉴别诊断】本病需与鼓胀相鉴别。鼓胀以腹胀大,腹皮苍黄,腹皮静脉曲张为特征,头面四肢一般不肿,晚期可见下肢浮肿或颜面虚浮。水肿先从颜面或下肢开始,然后继及全身,严重者可引起腹水、胸水,但无腹皮青筋暴露。

【辨证论治】

1. 治疗原则 对于水肿的治疗,《内经》提出"开鬼门""洁净府""去菀陈莝"三条基本原则。阳水应治以祛邪为主,多用发汗、通利小便、峻下逐水等法;阴水须扶正祛邪,治以温阳益气、健脾、益肾、补心为主,兼予利水消肿。如肿久迁延不退,或有瘀血征象者,宜配合活血化瘀法。肿退之后,以本虚为主,宜分别脏腑、阴阳、气血亏虚,予以补益固本。

2. 分型诊治

（1）阳水

1）风水泛滥证

①临床表现：水肿（初起眼睑浮肿，继则全身浮肿，来势迅速，小便减少），因于风寒者，可伴恶寒发热，肢体酸痛，咳嗽痰稀白，舌苔薄白，脉浮滑或紧。因于风热者，多见发热恶风，咽喉红肿疼痛，咳嗽痰黄，舌质红，脉浮滑数。水肿较甚，可见沉脉。

②治法：疏风、宣肺、行水。

③方药：越婢加术汤加减。越婢加术汤为散风清热，宣肺行水之剂。方中麻黄疏风宣肺，发汗解表，通调水道为主药，配生石膏清里泄热，并抑制麻黄之发汗太过，白术与生姜相配，健脾制水，资助麻黄发越水气。大枣、甘草护中和胃，且姜枣合用，既可辛温发散表寒而和胃气，又可散水气而不致伤津。临证时肿势较甚，可酌加茯苓皮、泽泻、车前子以利小便。风热偏盛，咽喉肿痛，加金银花、连翘、桔梗、鲜茅根以清热解毒利咽。风寒偏盛，去石膏，加桂枝、苏叶、防风以助麻黄辛温解表之力。

2）湿毒浸淫证

①临床表现：水肿（初为眼睑、头面浮肿，渐至全身皆肿），尿少色黄，身发疮痍，甚则溃烂，或伴恶风发热，苔薄黄，舌质红，脉浮数或滑数。

②治法：清热解毒，祛风利湿。

③方药：麻黄连翘赤小豆汤合五味消毒饮加减。麻黄连翘赤小豆汤是散风清热，利水消肿之剂；五味消毒饮重在清热解毒。方中麻黄、杏仁、桑白皮散风宣肺行水；赤小豆利水消肿，又能解毒活血；金银花、连翘、菊花、蒲公英、紫花地丁、紫背天葵清热解毒祛湿，消除疮痍；甘草、大枣、生姜和胃调中。临证时若脓疮溃破，湿盛而糜烂者，加苦参、土茯苓、白花蛇舌草，并重用蒲公英、紫花地丁解毒祛湿。大便干结，再加大黄通腑泄热。风盛者，加荆芥、防风祛风解毒。皮肤痒疹红赤灼热，血热盛者，加赤芍、丹皮、紫草、地肤子凉血祛风。

3）水湿浸渍证

①临床表现：水肿（常为全身浮肿），小便短少，身重困倦，胸闷腹胀，纳呆泛恶，舌苔白腻，脉沉缓，起病较缓，病程较长。

②治法：化湿健脾，通阳利水。

③方药：五皮饮合胃苓汤加减。五皮饮为利水消肿之剂。胃苓汤是燥湿健脾，通阳利水的代表方。方中桑白皮、陈皮、大腹皮、茯苓皮、生姜皮、泽泻、猪苓、桂枝通阳化气，利水消肿。苍术、厚朴燥湿健脾。白术、茯苓健脾渗湿。生姜、大枣、甘草和胃调中。临证时若上半身肿甚，咳喘气逆者，加麻黄、杏仁、葶苈子宣肺降逆。腹胀、脘痞甚，加干姜、椒目温脾利湿。纳呆泛恶明显，加制半夏、神曲和胃降逆。脾气素虚者，加黄芪、党参补气健脾。

4）湿热壅结证

①临床表现：水肿（常为全身浮肿），胸脘痞闷，腹大胀满，烦热口干，小便短赤，大便干结，苔黄腻，舌质红，脉沉数。

②证机概要：湿热壅盛，三焦气化不利。

③治法：分利湿热，通腑泻水。

④方药：疏凿饮子加减。疏凿饮子具有上下表里分利之功。分利是指水湿随汗、尿、大便排出。方中商陆、槟榔通利二便，配大腹皮行气导水。用茯苓皮、泽泻、椒目、木通、赤小豆、生姜皮利水清湿热。羌活、秦艽散风解表。

临证时若腹满不减，大便秘结，加生大黄、牵牛子或配己椒苈黄丸以通腑逐水。肿势严重，上迫于肺，胸满喘促，倚息不得卧，加葶苈子、桑白皮、杏仁泻肺行水平喘。若湿热伤及血络，尿痛、尿血，加白茅根、大蓟、小蓟、益母草凉血止血，清热利水。

（2）阴水

1）脾阳虚衰证

①临床表现：水肿日久（为全身浮肿，下半身肿甚），脘腹胀闷，纳减便溏，神倦肢冷，面色浮黄，小便量少色清，舌质淡，苔白滑或腻，脉沉弱。

②治法：温运脾阳，化湿利水。

③方药：实脾饮加减。实脾饮具有温阳健脾，行气利水的作用。方中附子、干姜、草果温运脾阳。白术、茯苓、甘草、姜、枣健脾和中。大腹皮、木瓜、厚朴、木香行气利水，气行则水行。临证时阳虚气弱，加黄芪、党参补气健脾。膀胱气化不利，可加桂枝、泽泻通阳利水。苔白腻，加苍术、厚朴、茯苓燥湿健脾。胸闷者，可加杏仁、紫菀宣肺利水。

若由长期的饮食失调，饥饿伤脾，营养不良，脾胃虚弱，化源不足，气虚湿阻而见面色萎黄，遍体浮肿，能食而疲乏无力，二便正常或小便反多，大便不实，苔薄白，脉虚无力。治宜益气健脾，不宜分利。可选用参苓白术散加黄芪。兼阳虚者，加附子以温阳益气。并注意加强营养以辅助治疗，多可调治而愈。

2）肾阳衰弱证

①临床表现：水肿日久（为全身浮肿，腰以下为甚，两踝最甚），腰膝酸软沉重，畏寒肢冷，神倦乏力，小便量少或反多，甚则心悸怔忡，喘促胸闷，面黧或白，舌质淡胖，苔白，脉沉细或沉迟无力。

②治法：温肾助阳，化气行水。

③方药：济生肾气丸合真武汤加减。济生肾气丸合真武汤温阳补肾，化气行水。方中附子、肉桂温肾壮阳，以助气化为主。山药补益脾肾。水之制在脾，故配白术、茯苓、泽泻、车前子健脾渗湿利水为辅。白芍调和营阴，又能缓和附子之辛燥。牛膝强腰壮肾，引药下行，加强利水之功。生姜温散水寒之气。用熟地、山萸肉乃阴中求阳之意。临证时阴寒较甚，可去山萸肉、熟地等阴柔之品。小便清长量多，去泽泻、车前子，加菟丝子、补骨脂温固下元。肾水凌心，心阳被遏，瘀血内阻，出现心悸，喘息，唇绀，脉虚数或结代，宜重用附子，去肉桂加桂枝、黄芪、丹参、泽兰、葶苈子以温补心肾，活血利水。

3）心阳气虚证

①临床表现：水肿日久（为全身浮肿，肿势较剧），心悸怔忡，气短乏力，喘咳胸闷，口唇青紫，小便短少，舌质淡紫，脉沉细无力或虚大。

②治法：温阳益气，利水消肿。

③方药：四君子汤合五苓散加减。四君子汤为健脾益气的代表方。五苓散为通阳利水的代表方。二方合用可益心气，补心阳，利水消肿。方中人参养心益气。桂枝配甘草

辛甘化阳,温补心阳。白术、茯苓健脾渗湿。泽泻、猪苓利水消肿。临证时加附子10g,以增强温补心阳之功。咳嗽吐稀痰者,加葶苈子15g以泻肺降气。脘腹胀满,加干姜以温补脾阳。肢冷浮肿较甚,心肾阳虚者,重用附子。气虚甚者,可再加黄芪。口唇发绀,舌质紫暗,瘀血不行者,加丹参、赤芍、红花、泽兰、当归等活血化瘀。

4)瘀阻水停证

①临床表现:水肿日久(肿势轻重不一),小便短少,肌肤或有紫红斑块,或皮肤殷红,妇女月经不调或经闭,舌质暗红,或有瘀点、瘀斑,或带有紫气,脉细涩。

②治法:活血化瘀,利水消肿。

③方药:桃红四物汤合当归芍药散加减。桃红四物汤为活血化瘀之剂,当归芍药散是养血和血利水之方,二方合用化瘀利水。方中桃仁、红花、赤芍、川芎活血化瘀。当归、熟地黄养血活血。茯苓、白术、泽泻健脾渗湿利水。临证时可加泽兰、益母草以加强化瘀利水之功。气虚者,加黄芪、党参。阳虚者加附子、桂枝益气温阳,助化瘀行水之力。

【转归预后】一般来讲,阳水预后较好,只要治疗及时,大多可以治愈。病起日久,反复发作,正气渐衰,转为阴水,则缠绵难愈。阴水日久,脾肾衰败,水毒潴留,出现恶心呕吐,口泛尿味,神倦欲睡;或肝肾阴竭,肝阳上亢,虚风内动,头晕头痛,神昏抽搐,甚则尿闭、下血,均属危候,预后不良。

实例解析

患者,男,56岁。腰痛、浮肿两年,初为面肿,后下肢亦肿,近三月来,水肿向全身发展,并感到少气懒言。食少腹胀,腰膝酸软,畏寒肢冷,无发热,小便少,大便溏,五更泄泻,舌淡,苔白而滑,脉沉细无力。请写出:本病诊断、辨证分型、治法及方药。

诊断:水肿 辨证分型:肾阳衰微证 治法:温肾助阳,化气行水。

方药:加味肾气丸加减。附子15g、白茯苓30g、泽泻30g、山茱萸30g、山药30g、车前子30g、牡丹皮30g、肉桂15g、牛膝15g、熟地15g。

【预防与调摄】适其寒温,避免外邪侵袭,饮食有节,劳逸适度,增强体质是预防水肿发生,或避免水肿复发、加剧的重要措施。

患喉蛾、疮毒痒疹者,须及时根治,防其并发水肿病。

肿势较剧者,应卧床休息。水气上逆,凌心射肺,喘息不得卧者,应半卧位或坐位,以减缓水气上逆。浮肿渐退,可适当活动,但不宜过劳,应节制房事,以免劳复。营养不良所致者,应加强营养。饮食宜低盐,严重者应忌盐。忌食辛辣、油腻、生冷等物以防食复。

第十二节 郁 病

郁病是由于情志不舒、气机郁滞所致的一类病证,以心情抑郁、情绪不宁、胸部满闷、胁肋胀痛,或易怒欲哭,或咽中如有异物梗塞等症状为主要临床表现。郁,有滞而不通之义,其发病多由精神因素所引起,以气机郁滞为基本病变。凡因情志不舒、气郁结聚而不得发导致脏腑失调,随即引起气滞、血瘀、痰壅、食积、湿停、火逆诸证,都可称为郁病。故

"郁非一病之专名,乃百病之所由起也"。

中医所说的郁有广义狭义之分。广义的郁,包括外邪、情志等因素所致的郁在内(历史上金元以前所论之郁多属此类)。狭义的郁,即专指以情志不舒为病因,以气机郁滞为基本病机的郁(明代以后所论的郁病,多单指情志之郁而言)。

本病主要见于西医学之抑郁症、神经衰弱、癔病及焦虑等症,也可见于更年期综合征及反应性精神病。当上述疾病出现郁病的临床表现时,可参考本节辨证施治。

【病因病机】本病由情志不舒,肝气郁结,逐渐引起五脏不和所致。主要是心、肝、脾三脏受累及气血失调引起。"脏气弱"是本病发病的内在因素。

1. **愤懑郁怒,肝失条达**　厌恶憎恨、愤懑恼怒等精神因素,均可使肝失条达,气机不畅,以致肝气郁结而成气郁,这是郁病主要的病机。因气为血帅,气郁日久,则血瘀不行,形成血郁;若气郁日久化火,则发生肝火上炎的病变,而形成火郁;若肝郁而津液运行不畅,停聚于脏腑、经络,凝聚成痰,则形成痰郁;若肝郁化火,灼伤阴血,则可导致肝阴不足。

2. **忧愁思虑,脾失健运**　忧愁思虑伤脾或肝郁伤脾,使脾失健运,则脾的消磨水谷及运化水湿的功能受到影响,这样蕴湿生痰,痰气互结,湿浊难化,食滞不消,日久则形成痰郁、湿郁、食郁。火郁伤脾,饮食减少,气血生化乏源,则可导致心脾两虚。

3. **情志过极,心失所养**　悲哀忧愁伤心,使心神失养而发生一系列病变。若心气不足,则出现心悸、气短、自汗;若心阴亏虚,阴不制阳,心火亢盛,则出现心烦、低热、面色潮红、脉细数;若心神失守,精神惑乱,则出现悲伤哭泣,哭笑无常。若拖延日久进而影响五脏六腑皆可受累。

综上所述,郁病的病因是情志内伤。但情志因素是否造成郁病,除与精神刺激的强度及持续时间的长短有关之外,也与机体本身的状况有极为密切的关系。其病机主要为肝失疏泄,脾失健运,心失所养及脏腑阴阳气血失调。病初起以气滞为主,常兼血瘀、化火、痰结、食滞等,多属实证。病久则耗伤阴血,伤及心脾,而成虚实夹杂之证。

知识链接　*Zhi Shi Lian Jie*

　　隐匿性抑郁症没有情绪低、言语少和动作迟缓的典型症状,而是以大量躯体不适为求医主诉,真正的抑郁被隐匿在繁多的主诉后面,使人难识其"庐山真面目",故有"隐匿性"之称。隐匿性抑郁症常见的主诉是浑身有说不清楚的难受,症状繁多,可涉及呼吸、消化、心血管、泌尿生殖、肌肉骨骼及中枢神经等系统,往往会误诊为"神经官能症""神经衰弱""肾亏"等,而给予一般性的镇静安眠、止痛药或养血安神等治疗。由于治"标"未治"本",故收效甚微。

【诊断要点】

1. **辨明受病脏腑及六郁的不同**　郁病的发生主要为肝失疏泄,脾失健运,心失所养,但其受病脏腑必有侧重,应予辨明。郁病以气滞为主要病变,而有六郁之分。一般说来,气郁、血郁、火郁主要关系于肝,食郁、湿郁、痰郁主要关系于脾;而虚证证型则与心的关系最为密切,其次为肝、脾。

2. 辨别证候虚实　　六郁病变,即气郁、血郁、火郁、食郁、湿郁、痰郁均属实,而心失所养,脾失健运,肝阴不足则属虚。若既有肝气郁结,又有脾虚不运者,当属虚实夹杂。

【鉴别诊断】应注意与虚火喉痹的鉴别。郁病中的梅核气一证,多见于青中年女性,因情志抑郁而起病,自觉咽中有如物梗塞感,但无咽痛及吞咽困难,咽中梗塞的感觉与情绪波动密切相关,在心情愉快、工作繁忙时,症状可减轻或消失,而当心情抑郁或注意力集中于咽部时,则梗塞感觉加重。虚火喉痹则以青中年男性发病较多,多因感冒、长期烟酒及嗜食辛辣食物而引发,咽部除有异物感外,尚觉咽干、灼热、咽痒,咯淡红黏痰,咽部症状与情绪波动无关,但过劳或感邪则易于加剧。

【辨证论治】

1. 治疗原则　　理气开郁为治疗郁病的基本原则。对于实证,首应理气开郁,并需根据是否兼有血瘀、痰结、湿滞、食积等而分别采用活血、降火、祛痰、化湿、消食等法。虚证则应根据损及的脏腑及气血阴精亏虚的不同情况而补之,或养心安神,或补益心脾,或滋养肝肾。对于虚实夹杂者,则又当视虚实的偏重而补虚泻实。郁病一般病程较长,用药不宜峻猛。在实证的治疗中,应注意理气而不耗气,活血而不破血,清热而不败胃,祛痰而不伤正;在虚证的治疗中,应注意补益心脾而不过燥,滋养肝肾而不过腻。除药物治疗外,精神治疗对郁病有极为重要的作用,这也是"治病必求于本"。故"郁病全在病者能移情易性"是非常有道理的。

2. 分证论治

(1)肝气郁结证

1)临床表现:精神抑郁,情绪不宁,胸部满闷,善太息,胁肋胀痛,痛无定处,脘闷嗳气,不思饮食,或恶心呕吐,大便不调,苔薄腻,脉弦。

2)治法:疏肝理气解郁。

3)方药:柴胡疏肝散加减 。本方由四逆散加川芎、香附、陈皮而成。方中柴胡、香附、枳壳、陈皮疏肝解郁,理气畅中;川芎、芍药、甘草活血定痛,柔肝缓急。胁肋胀满疼痛较甚者,可加郁金、青皮、佛手以加重其理气解郁作用;肝气犯胃,胃失和降,而见嗳气频作,脘闷不舒者,可加旋覆花、代赭石、苏梗、法半夏和胃降逆;兼有食滞腹胀者,可加"焦四仙"消食化滞;肝气乘脾而见腹胀、腹痛、腹泻者,可加苍术、木香、乌药、肉豆蔻健脾除湿,温经止痛;兼有气滞血瘀而见胸胁刺痛,舌质有瘀点、瘀斑,可加当归、丹参、桃仁、红花以活血化瘀。本症在选用理气药时,注意不可过于香燥,以免伤阴。

(2)气郁化火证

1)临床表现:除可见肝气郁结诸症外,并见性情急躁易怒,或头痛,目赤,耳鸣,口苦而干,或嘈杂吞酸,大便秘结,舌质红,苔黄,脉弦数。

2)治法:疏肝解郁,清肝泻火。

3)方药:丹栀逍遥散加减。本方以逍遥散疏肝解郁,加入丹皮、栀子清肝泻火。热势较甚,口苦、大便秘结者,可加龙胆草、大黄泻热通腑;肝火犯胃而见胁肋疼痛、口苦、嘈杂吞酸、嗳气、呕吐者,可合左金丸,泻肝和胃,降逆止呕;肝火上炎而见头痛、目赤、耳鸣者,加菊花、钩藤、白蒺藜清热平肝;热盛伤阴,而见舌红少苔、脉细数者,可去当归、白术、生姜等温燥之品,酌加生地、麦冬、山药滋阴健脾。肝火犯胃者亦可用化肝煎。

（3）血行郁滞证

1）临床表现：精神抑郁，性情急躁，头痛，失眠，健忘，或胸胁疼痛，或身体某部有发冷或发热感，舌质紫暗，或有瘀点、瘀斑，脉弦或涩。

2）治法：活血化瘀，理气解郁。

3）方药：血府逐瘀汤。本方由四逆散合桃红四物汤加味而成。四逆散疏肝解郁，桃红四物汤活血化瘀而兼有养血作用，配伍桔梗、牛膝理气活血，调和升降。血虚者，当以养血为主，既养血又活瘀；若胃肠功能欠佳者，少佐消导之品，以增强消化能力，使气血通调，郁自开矣，药如焦三仙、鸡内金、大腹皮等。

（4）痰气郁结证

1）临床表现：精神抑郁，胸部窒闷，脘胀胁痛；咽中作梗，如有梅核梗于咽中，吞之不下，咳之不出，苔白腻，脉弦滑。

2）治法：行气开郁，化痰散结。

3）方药：半夏厚朴汤。本方用厚朴、紫苏（可改用苏梗）理气宽胸，开郁畅中；半夏、茯苓、生姜化痰散结，和胃降逆，合用有辛香散结，行气开郁，降逆化痰的作用。郁金、旋覆花、炙远志等顺气化痰药物均可加入。若湿郁气滞而兼胸脘痞闷、嗳气、苔腻者，加香附、佛手片、苍术理气除湿；痰郁化热而见烦躁、舌红、苔黄者，可去厚朴、生姜，酌加竹茹、栝蒌皮、黄芩、黄连、贝母、枳实等清化痰热。

（5）心神惑乱证

1）临床表现：精神恍惚，心神不宁，多疑善恐，悲忧欲哭，喜怒无常，或时时欠伸，或手舞足蹈，骂詈叫喊等多种症状，舌质淡，脉细。

2）治法：养心安神。

3）方药：甘麦大枣汤。方中甘草甘润缓急；浮小麦味甘微寒，补益心气；大枣益脾养血，三者共用养心阴而益心气。也可加入安神镇心之品，如远志、龙齿、生铁落等。血虚生风而见手足蠕动或抽搐者，加当归、生地、珍珠母、钩藤养血熄风；躁扰、失眠者，加酸枣仁、柏子仁、茯神、制首乌等养心安神，表现喘促气逆者，可合五磨饮子开郁散结，理气降逆。

（6）心脾两虚证

1）临床表现：多思善虑，头晕目花，神疲气短，心慌心悸，胆怯易惊，失眠多梦，健忘，纳差，面色不华，舌质淡，苔薄白，脉细。

2）治法：健脾养心，益气补血。

3）方药：归脾汤。本方用黄芪、党参、白术、茯苓、甘草等健脾益气；当归、远志、酸枣仁、龙眼肉等补血养心；木香理气醒脾，使全方补而不滞。心胸郁闷，情志不舒者，加郁金、川佛手理气开郁；头痛加川芎、白芷活血祛风而止痛。

（7）心阴亏虚证

1）临床表现：心悸，健忘，失眠，多梦，五心烦热，潮热，盗汗，口咽干燥，舌红少津，脉细数。

2）治法：滋阴养血，补心安神。

3）方药：天王补心丹。本方以地黄、天冬、麦冬、玄参滋补心阴，人参、茯苓、五味子、当归益气养血,柏子仁、酸枣仁、远志、茯神、丹参养心安神。心肾不交而见心烦失眠,多梦遗精,腰膝酸软者,可用二阴煎合交泰丸(黄连、肉桂)养心安神,交通心肾;遗精较频者,可加芡实、莲须、金樱子补肾固涩。

(8)肝阴亏虚证

1)临床表现:情绪不宁,急躁易怒,眩晕,耳鸣,目干畏光,视物不明,或头痛且胀,面红目赤,舌干红,脉弦细或数。

2)治法:养阴泻火。

3)方药:滋水清肝饮。方中用生地、白芍、山萸肉等养阴,用栀子、丹皮、柴胡等清泻肝火。肝阴不足而肝阳偏亢,肝风上扰,以致头痛、眩晕、面时潮红,或筋惕肉瞤者,加刺蒺藜、草决明、钩藤、石决明平肝潜阳,柔润熄风;虚火较甚,表现低热,手足心热者,可加银柴胡、白薇、麦冬以清虚热;月经不调者,可加香附、泽兰、益母草理气开郁,活血调经。

实例解析

杨某,女,50岁。近半年来精神抑郁,胸闷,饮食不佳,脘胀胁痛;咽中感觉有异物,吞之不下,咯之不出,烦躁,时有低热,苔白腻,脉弦滑。请写出:本病诊断、辨证分型、治法及方药。

诊断:郁证　辨证分型:痰气郁结证。治法:行气开郁,化痰散结。

方药:半夏厚朴汤加减。半夏12g、厚朴9g、茯苓12g、生姜15g、苏叶6g。

【转归与预后】郁病各证候之间,存在着一定的联系。本属实证的肝气郁结、血行郁滞、痰气郁结等证候,病久之后,若损伤心脾,气血不足,则可转化为心脾两虚或心阴亏虚;若损及肝肾,阴精亏虚,则转化为肝肾阴虚的征候。实证中的气郁化火一证,由于火热伤阴而多转化为阴虚火旺。故郁病中的虚证,可以由实证病久转化而来,也可以由于忧思郁怒,情志过极等因素耗伤脏腑的气血阴精,而在发病初期即直接表现出比较明显的虚证。病程较长的患者,亦有虚实互见的情况。一方面正气不足,或表现为气血不足,或表现为阴精亏虚,同时又伴有气滞、血瘀、痰结、火郁等病变,而成为虚实夹杂之证。

郁病的预后一般良好。针对具体情况,解除情志致病的原因,对本病的预后有重要的作用。而在受到刺激后,病情常有反复或波动,易使病程延长。病程较短,而情志致病的因素又得以解除者,大多可以治愈;病程较长而情志致病因素未能解除者,往往需要较长时间的治疗,才能收到比较满意的效果。

【预防与调摄】适当参加体育锻炼和体力劳动,增强体质;正确对待各种事物,避免忧思郁虑,防止情志内伤,是防治郁病的重要措施。医务人员深入了解病史,详细进行检查,用诚恳、关怀、同情、耐心的态度对待患者,取得患者的充分信任,在郁病的治疗及护理中具有重要作用。对郁病患者,应作好精神治疗的工作,使患者能正确认识和对待疾病,增强治愈疾病的信心,并解除情志致病的原因,以促进郁病的完全治愈。

第十三节 消 渴

消渴是以多饮、多食、多尿、乏力、形体消瘦,或尿有甜味为主要临床表现的病证。其病机主要是禀赋不足,阴津亏损,燥热偏胜,且多与血瘀密切相关。本节之消渴病与西医学的症状型糖尿病基本一致。西医学的尿崩症,因具有多尿、烦渴的临床特点,与消渴病有某些相似之处,可参考本节辨证论治。

【病因病机】

1. 禀赋不足　先天禀赋不足,是引起消渴病重要的内在因素。其中尤以阴虚体质最易罹患。

2. 饮食失节　长期过食肥甘,醇酒厚味,辛辣香燥,损伤脾胃,致脾胃运化失职,积热内蕴,化燥伤津,消谷耗液,发为消渴。

3. 情志失调　长期过度的精神刺激,如郁怒伤肝,肝气郁结,或劳心竭虑,营谋强思等,以致郁久化火,火热内燔,消灼肺胃阴津而发为消渴。

4. 劳欲过度　房事不节,劳欲过度,肾精亏损,虚火内生,则"火因水竭益烈,水因火烈而益干",终致肾虚肺燥,胃热俱现,发为消渴。

5. 热病火燥　火燥之渴,指天时岁令多火热,或热病燥热所致,热病火燥伤阴引发消渴。

消渴病的病因比较复杂,禀赋不足、饮食失节、情志失调、劳欲过度等原因均可导致消渴。其病变的脏腑主要在肺、胃、肾,尤以肾为关键。三脏虽有所偏重,但往往又互相影响。其病机主要在于阴津亏损,燥热偏胜,而以阴虚为本,燥热为标,两者互为因果,阴愈虚则燥热愈盛,燥热愈盛则阴愈虚。

消渴病日久,则易发生以下两种病变:一是阴损及阳,阴阳俱虚。消渴虽以阴虚为本,但由于阴阳互根,阳生阴长,若病程日久,阴伤气耗,阴损及阳,则致阴阳俱虚,其中以肾阳虚及脾阳虚较为多见。严重者可因阴液极度耗损,虚阳浮越,而见烦躁、头痛、呕恶、呼吸深快等症,甚则出现昏迷、肢厥、脉细欲绝等阴竭阳亡危象。二是病久入络,血脉瘀滞。消渴病是一种病及多个脏腑的疾病,影响气血的正常运行,且阴虚内热,耗津灼液亦使血行不畅而致血脉瘀滞。血瘀是消渴病的重要病机之一,且消渴病多种并发症的发生也与血瘀密切有关。

消渴病常病及多个脏腑,病变影响广泛,未及时医治以及病情严重的患者,常可并发多种病证。如肺失滋养,日久可并发肺痨;肾阴亏损,肝失濡养,肝肾精血不能上承于耳目,则可并发白内障、雀目、耳聋;燥热内结,营阴被灼,脉络瘀阻,蕴毒成脓,则发为疮疖痈疽;阴虚燥热,炼液成痰,以及血脉瘀滞,痰瘀阻络,脑脉闭阻或血溢脉外,发为中风偏瘫,阴损及阳,脾肾衰败,水湿潴留,泛滥肌肤,则发为水肿。

知识链接

消渴之名首见于《内经》,有消瘅、肺消、膈消、消中等名称的记载。《丹溪心法》正式提出上消、中消、下消之名。《证治准绳》认为"渴而多饮为上消(经谓膈消),消谷善饥为中消(经谓消中),渴而便数有膏为下消(经谓肾消)"对三消的临床分类作了规范。

【诊断要点】

1. 部位　消渴病的三多症状,往往同时存在,但根据其表现程度上的轻重不同,而有上、中、下三消之分,及肺燥、胃热、肾虚之别。通常把以肺燥为主,多饮症状较突出者,称为上消;以胃热为主,多食症状较为突出者,称为中消;以肾虚为主,多尿症状较为突出者,称为下消。

2. 辨标本　本病以阴虚为本,燥热为标,两者互为因果,常因病程长短及病情轻重的不同,而阴虚和燥热之表现各有侧重。一般初病多以燥热为主,病程较长者则阴盛与燥热互见,日久则以阴虚为主。进而则由于阴损及阳,导致阴阳俱虚之证。

3. 辨本证与并发症　多饮、多食、多尿和消瘦为消渴病本证的基本临床表现,而易发生诸多并发症为本病的另一特点。本证与并发症的关系,一般以本证为主,并发症为次。多数患者,先见本证,随病情的发展而出现并发症。但亦有少数患者与此相反,如中老年患者,"三多"及消瘦的本证不明显,常因痈疽、眼疾、心脑病症等为线索,最后确诊为本病。

【鉴别诊断】

1. 与口渴症的鉴别　口渴症是指口渴饮水的一个临床症状,可出现于多种疾病过程中,尤以外感热病为多见。但这类口渴各随其所患病证的不同而出现相应的临床症状,不伴见多食、多尿、尿甜、瘦削等消渴的特点。

2. 与瘿病的鉴别　瘿病中气郁化火、阴虚火旺的类型,以情绪激动,多食易饥,形体日渐消瘦,心悸、眼突,颈部一侧或两侧肿大为特征。其中的多食易饥、消瘦,类似消渴病的中消,但眼球突出,颈前生长肿物则与消渴有别,且无消渴病的多饮、多尿、尿甜等症。其病机也与消渴不同,瘿病为痰气郁结,日久化火,心肝火旺,心胃阴虚所致。病变脏腑主要在肝。

【辨证论治】

1. 治疗原则　本病的基本病机是阴虚为本,燥热为标,故清热润燥、养阴生津为本病的治疗大法。由于本病常发生血脉瘀滞,阴损及阳的病变,易并发痈疽、眼疾、劳嗽等症,故还应针对具体病情,及时合理地选用活血化瘀、清热解毒、健脾益气、滋补肾阴、温补肾阳等治法。

2. 辨证论治

(1)上消　肺热津伤证。

①临床表现:口渴多饮,口舌干燥,尿频量多,烦热多汗,舌边尖红,苔薄黄,脉洪数。

②治法:清热润肺,生津止渴。

③方药:消渴方加减。方中重用天花粉以生津清热,佐黄连清热降火,生地、藕汁等养阴增液,尚可酌加葛根、麦冬,以加强生津止渴的作用。若烦渴不止,小便频数,而脉数乏力者,为肺热津亏,气阴两伤,可选用玉泉丸或二冬汤。玉泉丸中,以人参、黄芪、茯苓益气,天花粉、葛根、麦冬、乌梅、甘草等清热生津止渴。二冬汤中,重用人参益气生津,天冬、麦冬、天花粉、黄芩、知母清热生津止渴。二方同中有异,前者益气作用较强,而后者清热作用较强,可根据临床需要加以选用。

(2)中消 胃热炽盛证。

①临床表现:多食易饥,口渴,尿多,形体消瘦,大便干燥,苔黄,脉滑实有力。

②治法:清胃泻火,养阴增液。

③方药:玉女煎加减。方中以生石膏、知母清肺胃之热;生地黄、麦冬滋肺胃之阴;牛膝活血化瘀,引热下行。可加黄连、栀子清热泻火。大便秘结不通,可用增液承气汤润燥通腑,"增水行舟",待大便通后,再转上方治疗。本证亦可选用白虎加人参汤。方中以生石膏、知母清肺胃、除烦热,人参益气扶正,甘草、粳米益胃护津,共奏益气养胃、清热生津之效。对于病程较久,以及过用寒凉而致脾胃气虚,表现口渴引饮,能食与便溏并见,或饮食减少,精神不振,四肢乏力,舌淡,苔白而干,脉弱者,则治宜健脾益气、生津止渴,可用七味白术散。方中用四君子汤健脾益气,木香、藿香醒脾行气散津,葛根升清生津止渴。

(3)下消

1)肾阴亏虚证

①临床表现:尿频尿多,混浊如脂膏,或尿甜,腰膝酸软,乏力,头晕耳鸣,口干唇燥,皮肤干燥,瘙痒,舌红苔少,脉细数。

②治法:滋阴补肾,润燥止渴。

③方药:六味地黄丸加减。方中以熟地黄滋肾填精为主药,山萸肉固肾益精,山药滋补脾阴、固摄精微,两药在治消渴时用量可稍大,茯苓健脾渗湿,泽泻、丹皮清泄肝肾火热,共奏滋阴补肾,补而不腻之效。阴虚火旺而烦躁,五心烦热,盗汗,失眠者,可加知母、黄柏滋阴泻火;尿量多而混浊者,加益智仁、桑螵蛸、五味子等益肾缩尿;气阴两虚而伴困倦,气短乏力,舌质淡红者,可加党参、黄芪、黄精补益正气;若烦渴,头痛,唇红舌干,呼吸深快,阴伤阳浮者,用生脉散加天冬、鳖甲、龟板等育阴潜阳;如见神昏、心烦、脉微细等阴竭阳亡危象者,可合参附龙牡汤益气敛阴,回阳救脱。

2)阴阳两虚证

①临床表现:小便频数,混浊如膏,甚至饮一溲一,面容憔悴,耳轮干枯,腰膝酸软,四肢欠温,畏寒怕冷,阳痿或月经不调,舌淡苔白而干,脉沉细无力。

②治法:温阳滋阴,补肾固摄。

③方药:金匮肾气丸加减。方中以六味地黄丸滋阴补肾,并用附子、肉桂以温补肾阳。主治阴阳两虚,尿频量多,腰酸腿软,形寒,面色黧黑等症。本方以温阳药和滋阴药并用,对消渴而症见阳虚畏寒的患者,可酌加鹿茸粉0.5g,以启动元阳,助全身阳气之气化。本证见阴阳气血俱虚者,则可选用鹿茸丸以温肾滋阴,补益气血。上述两方均可酌加覆盆子、桑螵蛸、金樱子等以补肾固摄。

消渴多伴有瘀血的病变,故对于上述各种证型,尤其是对于舌质紫暗,或有瘀点、瘀斑,脉涩或结或代,及兼见其他瘀血症候者,均可酌加活血化瘀的方药。如酌加丹参、川芎、郁金、红花、山楂等。或配用降糖活血方。方中用丹参、川芎、益母草活血化瘀,当归、赤白芍养血活血,木香行气导滞,葛根生津止渴。

实例解析

患者,男,67岁。近月来小便频数,混浊如膏,面容憔悴,耳轮干枯,腰膝酸软,四肢不温,畏寒怕冷,阳痿,舌淡苔白而干,脉沉细无力。请写出:本病诊断、辨证分型、治法及方药。

诊断:消渴 辨证分型:阴阳两虚证。治法:滋阴温阳,补肾固涩。

方药:金匮肾气丸加减。干地黄 24g、山药 12g、山茱萸 9g、茯苓 9g、泽泻 9g、丹皮 9g、桂枝 3g、附子 3g。

【预防与调摄】本病除药物治疗外,注意生活调摄具有十分重要的意义。正如《儒门事亲·三消之说当从火断》说:"不减滋味,不戒嗜欲,不节喜怒,病已而复作。能从此三者,消渴亦不足忧矣。"生活饮食,不可偏嗜,务使患者精神安静,避免过度紧张,防止情绪波动,化火伤阴。更应远房帏,节制欲念,以固肾气。其中,尤其是节制饮食,具有基础治疗的重要作用。不可过饥过饱,禁忌辛辣刺激之品和膏粱厚味。在保证机体合理需要的情况下,应限制粮食、油脂的摄入,忌食糖类,饮食宜以适量米、麦、杂粮,配以蔬菜、豆类、瘦肉、鸡蛋等,定时定量进餐。戒烟酒、浓茶及咖啡等。保持情志平和。养成有规律的生活起居习惯。

第十四节 腰 痛

腰痛是指腰部一侧或两侧疼痛的病证。因腰为肾之府,故腰痛与肾的关系最为密切。腰痛一年四季都可发生,发病率较高,可分为外感和内伤两类。

西医学中,脊柱疾病,脊椎旁软组织疾病,脊神经根受刺激,内脏疾病等,以腰痛为主的,如风湿性腰痛、类风湿脊椎炎、脊椎外伤和椎间盘脱出、腰肌劳损、肾脏疾病等,均可参照本节进行辨证论治。

【病因病机】腰为肾之府,受肾精充养,又为任、督、冲、带之脉循行之处。凡感受外邪,闪挫跌仆,劳欲过度,久病、年老、体虚,均可导致腰痛。

1. 外邪侵袭 六淫之邪,均可引起腰痛,但以湿邪为主,但其中以寒湿和湿热最为常见。久坐久卧冷湿之地,或涉水冒雨,劳汗当风,衣着湿冷,寒湿侵袭,以致经脉阻滞,气血运行不畅,发为腰痛。外感湿热,或寒湿郁久化热,湿热阻遏经脉,伤及腰府,发为腰痛。

2. 气滞血瘀 劳作久病或跌仆闪挫,致气滞血凝,瘀血凝阻,脉络不和亦致腰痛。

3. 肾亏体虚 平素过劳,或久病体虚,或年老体弱,或房室过度,以致肾精亏损,经脉失于濡养,从而发生腰痛。

总之,感受外邪、外伤瘀血均可伤及腰部的经脉,导致气血运行不畅,脉络拘急发为腰痛实证;肾精亏虚腰府失养发为腰痛虚证。腰痛多为本虚标实,本虚以肾虚为主,标实多为寒湿、湿热、气滞、血瘀相互为患。

【诊断要点】主要是辨寒热虚实。凡感受外邪者,起病急骤,腰痛剧烈,其证多属实证。属湿者腰部重痛,卧时不能转侧,行时重痛无力;属寒者腰部冷痛,得热则舒;属湿热者,腰部热痛。属肾精亏损者,起病较缓,常见慢性反复发作,以腰酸痛为主,伴有脏腑虚损证候。若客邪久羁,损伤肾气,则为实中夹虚证;肾气久亏,卫阳不足,感受外邪,则为虚中夹实之证。因劳伤久病或跌仆闪挫所致者,属瘀血腰痛,为实证,其痛如刺,日久可致虚实夹杂。

【鉴别诊断】

1. 腰痛与淋证　热淋可伴腰痛,但以尿频尿急灼痛为主;石淋发作腰痛,多属腰一侧,其痛如绞,坐立不安,每伴尿黄赤或见血尿。而腰痛多无尿频、尿急、尿痛及尿血等。

2. 腰痛与痹证　腰痛仅止表现腰部的疼痛。但痹证除可见腰痛外,以肢体关节疼痛为主要表现。

【辨证论治】分证论治:腰痛的治疗,属实证者,以祛邪为主,分别予以祛风、散寒、利湿、清热、祛瘀等,或兼而用之;属虚证者,以补肾为主,若为本虚标实,虚实夹杂者,当祛邪兼以补肾,或补肾兼以祛邪。

1. 外感腰痛

(1)寒湿证

①临床表现:腰部冷痛重着,转侧不利,静卧痛不减,阴雨天加剧,得温则舒,苔白腻,脉沉迟或濡缓。

②治法:散寒除湿,温经通络。

③方药:甘姜苓术汤(又名肾着汤)加减。方中干姜辛温散寒;白术苦温燥湿健脾;茯苓甘淡除湿,甘草培中健脾。共奏健脾除湿、散寒止痛之功。临证时若寒湿重者,加附子、肉桂以温散寒湿而止痛;若湿邪偏重,脘闷,苔厚腻者,加苍术、厚朴以燥湿和中;若兼有风邪者,加防风、秦艽以祛风散寒;若兼肾虚者,加杜仲、桑寄生、续断以补肾壮腰膝;若寒湿之邪及肾阳,见腰酸膝软;若脉沉无力者,加菟丝子、破故纸以温肾散寒;若腰痛引腿足,加牛膝、桂枝温经散寒。

(2)湿热证

①临床表现:腰痛伴灼热感,暑热天或雨天疼痛加重,烦热口苦,小便短赤,舌苔黄腻,脉濡数或弦数。

②治法:清热利湿,和血止痛。

③方药:加味二妙散加减。方中黄柏苦寒清热,苍术苦温燥湿,二药合用,具有清热燥湿之功。防己、草薢利湿;当归尾、牛膝活血化瘀;龟板滋肾清热。共奏清热利湿、舒筋活络止痛之功。临证时若小便灼热明显者,加木通、猪苓、车前子、栀子以清利下焦湿热;若关节红肿热痛,加乳香、没药、土茯苓以清利湿热,活血止痛;若湿热之邪伤及肾阴,致腰膝酸软,口干咽燥,手足心热,加女贞子、墨旱莲以滋补肾阴。

2. 内伤腰痛

（1）肾虚证

1）肾阳虚

①临床表现：腰痛酸软重着，喜按喜揉，腿膝无力，遇劳更甚，卧则减轻，少腹拘急，面色㿠白，手足不温，舌质淡，脉沉细。

②治法：温补肾阳。

③方药：右归丸加减。方中熟地、山药、山萸肉培补肾精。枸杞、菟丝子、杜仲补肾壮腰膝。附子、肉桂温补肾阳。当归养血活血。共奏温补肾阳、壮腰强膝之功。临证时若兼食少便溏，气短乏力者，加党参、黄芪、白术、茯苓以健脾益气。

2）肾阴虚

①临床表现：腰部酸软疼痛，心烦失眠，口燥咽干，面色潮红，手足心热，舌红少苔，脉弦细数。

②治法：滋补肾阴。

③方药：左归丸加减。方中熟地、山药、枸杞、山萸肉、龟板胶、牛膝填补肾阴；配菟丝子、鹿角胶以补精强腰。共奏滋补肾阴、壮腰强膝之功。临证时若兼烦热，口干苦者，加知母、黄柏以滋肾清热；心烦失眠者，可加栀子、酸枣仁；口燥咽干，舌红苔少甚者，加生地、玄参、麦冬以滋阴生津；若兼相火偏亢，可选用知柏地黄丸以引火归元。

（2）瘀血证

①临床表现：腰痛如刺，痛有定处，痛处拒按，日轻夜重，轻者俯仰不便，重者不能转侧，舌质紫暗，或有瘀斑，脉细涩。

②治法：活血化瘀，理气止痛。

③方药：活络效灵丹加减。方中当归养血活血，丹参助当归加强活血祛瘀之力；乳香、没药活血祛瘀，行气止痛。共奏活血祛瘀、通络止痛之功。临证时若为跌仆闪挫所致，可加大黄（酒炒）、三七粉（冲）以活血止痛；若兼风湿者，加独活、狗脊以祛风胜湿；若兼肾虚者，加熟地、续断、杜仲以补肾壮腰。亦可选用身痛逐瘀汤。

实例解析 *Shi li jie Xi*

杨某，男，49岁。2005年5月23日初诊。刻诊即：近半月来腰部冷痛重着，转侧不利，静卧痛不减，阴雨天加剧，得温则舒，苔白腻，脉濡缓。请写出：本病诊断、辨证分型、治法及方药。

诊断：腰痛　辨证分型：寒湿腰痛。治法：散寒行湿，温经通络。

方药：甘姜苓术汤加减。甘草6g、白术6g、干姜12g、茯苓12g。

【转归与预后】腰痛一般预后良好。某些腰痛如日久不愈，可转化为慢性，少数可转为痿证或引起瘫痪，则预后不良。

【预防与调摄】

1. 预防

（1）注意摄生，节制房事，避免身心过劳。

（2）对从事久立、久坐、久行等工作人员,应注意工间休息。

（3）坚持进行合宜的保健体操,以利恢复腰部疲劳。

（4）注意勿卧湿地,勿着湿衣,避免寒湿侵袭。

（5）饮食宜清淡,勿多食膏粱酒醴,免生湿热。

（6）勿强力举重物,以免损伤腰络。避免跌、仆、闪、挫。

（7）急性腰痛者,要积极治疗,防止转为慢性。

2. 调摄

（1）应注意休息。

（2）局部可用热敷。

（3）闪挫、坠堕所致者可配合按摩、外治等法。

（4）保持大便通畅。

第十五节　月经病

月经病是指月经的周期、经期、经量发生异常,或伴随月经周期出现明显不适应症状的一类疾病,是临床妇科的多发病。常见的月经病有:崩漏、痛经、闭经等。

月经病的病因病机主要是外感六淫,内伤七情或多产房劳,饮食不节,劳逸失常,跌仆闪挫等致病因素影响,使脏腑功能失常,气血失调,导致冲任督带损伤,从而引发月经病。

月经病的辨证着重以月经的期、量、色、质及伴随月经周期出现的其他症状为要点,结合全身证候,运用四诊八纲,综合分析判断。

月经的治疗原则重在调经治本。调经即调理月经使之恢复正常,治本即消除病因。在论治过程中首先应注意辨别他病与经病的不同,若因他病引发经病,则当先治他病而后调经;若由经病而引发他病,则当先调经,经调则他病去也。其次需注意标本缓急,急则治标,缓则治本。再者选方用药尚须考虑是否正值经期,年龄长少,体质强弱等不同情况灵活运用。

一、崩漏

崩漏是指经血非时暴下不止或淋漓不尽,前者谓之崩中,后者称之漏下。崩与漏出血情况虽不同,但二者常交替出现,且其病因病机基本一致,故概称崩漏,亦是疑难急重病证。本病类似于西医学无排卵功能失调性子宫出血。

【病因病机】本病的发病机制主要是冲任损伤,不能制约经血,使子宫藏泻失常。《诸病源候论·漏下候》指出,崩中是因"冲任之气虚损,不能制其经脉,故血非时而下"所致。崩漏的常见证型有肾虚、脾虚、血热和血瘀。

1. 肾虚　先天不足,肾气稚弱,天癸初至,冲任未盛;或绝经期肾气渐衰,因故重虚;或久病大病穷必及肾;或房劳多产等均致肾虚。若耗伤精血,肾阴亏虚,阴虚失守,虚火动血,迫血妄行可致崩漏;若素体阳虚,命门火衰,肾阳虚损,封藏失职,冲任不固,难以制约经血,亦可引发崩漏。

2. **脾虚** 素体脾虚,或忧思过度,饮食劳倦损伤脾气,脾虚则统摄无权,冲任不固,不能制约经血,而成崩漏。

3. **血热** 素体阳盛血热;或素性抑郁,郁久化热;或过食辛辣,火热内盛,均可引起热扰冲任,迫血妄行,致成崩漏。

4. **血瘀** 情志所伤,气滞血瘀;或经期、产后余血未净又感于寒热,以致邪与血结而成瘀;或崩漏日久,离经之血为瘀。瘀阻冲任,血不归经,发为崩漏。

综上所述,崩漏虽有肾虚、脾虚、血热、血瘀等不同病变,但其病本在肾,病位在冲任,变化在气血,表现为子宫非时下血,或为崩,或为漏,或崩漏互见,或崩闭交替。

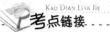

考点链接

> 治疗崩漏的三大法是
> A. 塞流、澄源、求因三法　　B. 补肾、调肝、益脾三法
> C. 塞流、澄源、复旧三法　　D. 塞流、止血、复旧三法
> E. 止血、求因、澄源三法
> 答案及解析:崩漏的治疗,根据病情的轻重缓急,出血的久暂,采用"急则治其标,缓则治其本"的原则,灵活运用塞流、澄源、复旧三法。故答案为 C。

【诊断要点】

1. **临床表现** 月经的周期、经期、经量发生严重紊乱。表现为月经不按周期而妄行;出血或量多如注,或淋漓不断;行经时间超过半个月以上,甚至数月不净。出血量多日久者常有不同程度的贫血表现。

2. **妇科检查** 多无明显改变。

3. **辅助检查** 为排除生殖器肿瘤、炎症或全身性疾病引起的阴道出血,可做 B 超、MRI、宫腔镜检查、诊断性刮宫、基础体温测定等。

【鉴别诊断】

1. **月经先期,月经过多、经期延长、期间出血** 月经先期是周期缩短但仍有周期,月经期、经量基本正常;月经过多时经量过多,但周期、经期基本正常;经期延长是行经时间一般在 7～15 天,但周期、经量无改变;经间期出血发生在两次月经中间,颇有规律,且出血时间仅 2～3 天,不超过 7 天能自然停止。这些均与崩漏的周期、经期、经量的同时严重失调有所不同。

2. **胎产出血** 崩漏应与妊娠早期的出血性疾病如胎漏、胎动不安、异位妊娠相鉴别,采取询问病史、做妊娠试验和 B 超检查等方法,可以明确诊断。堕胎、小产者,都是在停经一段时间以后发生,阴道出血不止,伴有小腹部阵发性疼痛,有胚胎排出,做妇科检查、盆腔 B 超、宫颈刮出物病理检查可鉴别。

3. **赤带** 赤带多由阴道炎、宫颈炎、宫颈息肉等引起,以带中有血为特点,月经一般正常。

4. **外阴、阴道外伤出血** 有外阴、阴道、阴道创伤史,或暴力性交史,阴道出血颜色鲜红,妇科检查可见外阴、阴道哆开的伤口,有活动性出血,宫颈口未见血液自宫腔流出,可与崩漏鉴别。

5. 生殖器肿瘤出血 临床可表现如崩似漏的阴道出血,或同时有阴道分泌物增多,有异味等症。必须通过妇科检查或结合 B 超、MRI、CT 检查或诊断性刮宫等以助鉴别。

此外,心血管疾病、肝脏疾病和血液病等导致的不正常阴道出血,通过详细地询问病史、妇科检查、血液分析、肝功能以及凝血因子的检查或骨髓细胞的分析,不难与崩漏相鉴别。

【辨证论治】 崩漏的治疗,根据病情的轻重缓急,出血的久暂,采用"急则治其标,缓则治其本"的原则,灵活运用塞流、澄源、复旧三法。①塞流:即止血。用于暴崩之际,急当止血防脱。止血之法有固气止血、固涩止血、求因止血等。若出血势急量多者,急需中西医结合进行抢救。②澄源:即正本清源,亦是求因治本,是治疗崩漏的重要阶段,一般用于暴血缓减后的辨证论治,常用补肾、健脾、清热、理气、化痰等法。塞流与澄源两法常常可同步进行。③复旧:即调理善后。血止后,以调理月经周期为治本之法。对青春期患者重在补肾气、益冲任;对育龄期患者重在舒肝养肝、调理冲任;对更年期患者重在滋肾调肝、扶脾固冲任。

治崩三法各有不同,又有内在联系,不可截然分开,必须结合具体病情互相参合,因证而施,灵活运用。

1. 肾虚

(1)肾阴虚证

①临床表现:经血非时而下,量多或淋漓不尽,色鲜红,质稍稠,头晕耳鸣,腰膝酸软,五心烦热,舌质偏红,苔少,脉细数。

②治法:滋肾益阴,固冲止血。

③方药:左归丸去牛膝,合二至丸。方中熟地、山药、枸杞、山茱萸、菟丝子滋肾阴,补肾气;龟胶育阴止血,鹿胶补肾填精,二胶合力,取其阳中有阴之义;女贞子、墨旱莲养阴止血,牛膝有活血引血下行之弊,故去之。若肝阴失养,兼见咽干、眩晕者,加夏枯草、生牡蛎平肝潜阳;若心阴不足,心烦不寐者,加入人参、麦冬、五味子补心安神。

(2)肾阳虚

①临床表现:经来无期,经量多或淋漓不尽,色淡,质稀,面色晦黯,畏寒肢冷;腰膝酸软,小便清长,大便稀溏,舌淡黯,苔薄白,脉沉细。

②治法:温肾益气,固冲止血。

③方药:右归丸去肉桂、当归。方中制附子温肾壮阳,补益命门之火;山萸肉、山药、枸杞滋肾养血,填精益髓;鹿角胶补命火、温督脉;杜仲、菟丝子温补肝肾,肉桂、当归性温活血,故血多时宜去之。若出血量多,加黄芪、人参补气摄血;若患者年少肾气不足,可加紫河车、仙灵脾加强补肾益冲之功;若血量多而色黯红有块、小腹疼痛者,为寒凝致瘀,可酌加乳香、没药、五灵脂、炮姜温经祛瘀止血。

2. 脾虚

(1)临床表现 经来无定期,量多如崩,或淋漓不断,血色淡而质稀,神疲气短,面色㿠白,四肢不温,纳呆食少。舌淡胖,苔薄白,脉细弱。

(2)治法 健脾益气,固冲止血。

（3）方药　固本止崩汤去当归,加升麻、山药、大枣、乌贼骨。方中人参、白术、黄芪补气培元,固中摄血;熟地养血滋阴;黑姜温中止血,因当归药性温行,故暂不用,加升麻以升提阳气;山药、大枣以健脾补血;乌贼骨以涩血固冲。若兼血虚者,加首乌、枸杞、寄生以益肾养血;若久漏不止,或少腹胀痛者,加益母草、炒蒲黄以化瘀止血。

3. 血热

（1）临床表现　经血非时突然大下,或淋漓日久难止,血色深红,质稠,口渴烦热,便秘溺黄。舌红苔黄,脉洪数。

（2）治法　清热凉血,固冲止血。

（3）方药　清热固经汤。方中黄芩、焦栀子、地骨皮、地榆、藕节清热止血;龟甲、牡蛎育阴潜阳,龟甲又能补任脉之虚,化瘀生新;生地、阿胶补血止血;棕榈炭收涩止血;生甘草调和诸药。若兼见少腹及两胁胀痛,心烦易怒,脉弦者,加柴胡、夏枯草、龙胆草以清肝泄热;若舌苔黄腻,少腹疼痛者,为湿热阻滞冲任,宜上方去阿胶,选加忍冬藤、红藤、黄柏、砂仁、茵陈以清热利湿。

4. 血瘀

（1）临床表现　经血非时而下,量时多时少,时出时止,或淋漓不断,血色紫黯有块,小腹疼痛拒按,舌质紫黯,苔薄白,脉涩。

（2）治法　活血化瘀,固冲止血。

（3）方药　四物汤合失笑散加三七、茜草炭、益母草、乌贼骨。方中四物汤补血和血调经;失笑散活血化瘀止血,加三七、益母草、茜草炭增强化瘀止血之功;乌贼骨涩血而不留瘀。若兼胁腹胀甚者,加川楝子、柴胡、枳壳、香附以疏肝理气;若兼见口苦,出血量多,色红者,加仙鹤草、地榆、夏枯草、丹皮以化瘀泄热;若兼有少腹冷痛者,加乌药、炮姜等温经散寒止痛。

【转归预后】

1. 崩漏的转归,常多脏受累,气血同病,因果转化。崩漏的治疗务必兼顾病机转归灵活处理。

2. 崩漏的预后与发展和治疗有关（青春期最终可建立正常排卵的月经周期）。

3. 生育期崩漏正值排卵旺盛期,有部分患者有自愈趋势。

4. 更年期崩漏疗程较短,促进其绝经。

【预防与调摄】

1. 尽早治疗月经过多、月经先期、经期延长等出血倾向明显的月经病,以防发展成崩漏。

2. 暴崩下血时,应卧床休息。注意观察出血量、色、质及伴随症状的变化,观察血压脉搏等情况。

3. 重视经期卫生,尽量避免或减少宫腔手术。

4. 加强营养,宜进高蛋白及含铁高的饮食,忌食辛辣生冷之品。

5. 注意调畅情志,避免精神刺激。

二、痛经

凡在经期和经行前后,出现周期性小腹疼痛,或痛引腰骶,甚至剧痛晕厥者,称为

"痛经"亦称"经行腹痛"。若偶尔伴随月经出现轻微的腰酸腹坠,不影响日常工作、学习者,不作病论。

西医学把痛经分为原发性痛经和继发性痛经,前者又称功能性痛经,系指生殖器官无明显器质性病变者;后者则多继发于生殖器官的某些器质性病变,如盆腔子宫内膜异位症、慢性盆腔炎、子宫腺肌病、妇科肿瘤、宫颈口粘连狭窄等。功能性痛经多见于青少年女性,容易痊愈。继发性痛经多见于育龄期妇女,病程较长,缠绵难愈。本节所述主要指原发性痛经。

【病因病机】痛经发病有虚实之分;实者多由气滞血瘀,寒湿凝滞,湿热蕴结,致使气血运行不畅,冲任阻滞,"不通则痛";虚者多由肝肾亏损,气血虚弱致使精亏血少,冲任失养,"不荣则痛"。病位在冲任、胞宫,变化在气血,表现为痛证。

1. 气滞血瘀　素性抑郁,或愤怒伤肝,肝气郁结,气滞血瘀,每值经前、经期气血下注冲任、胞宫,气血更加壅滞不通,"不通则痛"。

2. 寒湿凝滞　经期产后冒雨、游泳,或久居湿地,感受寒湿,或过食生冷,寒湿客于冲任,血为寒凝,经前、经期气血下注冲任、胞宫,气血壅滞不通,"不通则痛"。

3. 湿热蕴结　素有湿热内蕴,或经期、产后,感受湿热之邪,与血搏结,稽留于冲任、胞宫,以致气血运行不畅,经行之际,气血下注冲任、胞宫,气血壅滞更甚,"不通则痛"。

4. 肝肾亏损　先天禀赋不足,或多产房劳,久病虚损,伤及肝肾,以致精亏血少,冲任失养,加之经行血泄,血海空虚,冲任、子宫失于濡养,"不荣则痛"。

5. 气血虚弱　素体虚弱,气血不足,或大病久病,耗伤气血,或脾胃虚弱,化源不足,以致气虚血少,冲任失养,经后气血更虚,冲任、胞宫失于濡养,"不荣则痛"。气虚无力流通经血,亦可发为痛经。

【诊断要点】

1. 临床表现　经期或经行前后小腹疼痛,有的可痛及全腹部或骶部,随月经周期而发,或疼痛难忍,或伴有呕吐,汗出,面青肢冷,以致晕厥,经净后疼痛缓解,也有部分患者,经血将净或经净后1～2天始觉小腹隐痛。

2. 妇科检查　功能性痛经者,妇科检查多无明显器质性病变。继发性痛经者,可有明显阳性体征,如子宫内膜异位症多有痛性结节,子宫粘连、活动受限,或伴有卵巢囊肿;子宫腺肌症子宫多呈均匀性增大,局部有压痛;慢性盆腔炎者有盆腔炎症征象。有的患者可见子宫体极度屈曲,宫颈口狭窄。

3. 辅助检查　盆腔 B 超、腹腔镜、宫腔镜检查,对子宫内膜异位症、子宫腺肌症、慢性盆腔炎的诊断有帮助,必要时也可结合碘油造影以助诊断。

【鉴别诊断】

1. 异位妊娠　异位妊娠疼痛不呈周期性,多有停经史和早孕反应;妊娠试验阳性;妇科检查时,宫颈有抬举痛,腹腔内出血较多时,子宫有漂浮感;B 超常可见子宫腔以外,有孕囊或包块存在;后穹隆穿刺或腹腔穿刺阳性;内出血严重时,患者出现休克危象。痛经虽可出现剧烈的小腹痛,但无上述妊娠征象。

2. 胎动不安　胎动不安在少量阴道流血和轻微小腹疼痛的同时,可伴有腰酸和小腹下坠感,腹痛不呈周期性;妇科检查,子宫体增大符合停经月份,且变软;妊娠试验阳性;B超可见宫腔内有孕囊和胚芽,或见胎心搏动。

还应注意与引起腹痛症状且恰好发生在经期的其他疾病进行鉴别,如急性阑尾炎、卵巢囊肿蒂扭转、结肠炎、膀胱炎等。

【辨证论治】

(一)治疗原则

本病治疗以调理气血为主。具体实施时应标本兼顾,痛时缓急止痛以治标,平时辨证求因以治本。经前、经期冲任二脉气实血盛,易生阻滞,治宜理气活血以行滞,经后血随经去,血海暂虚,治宜益气养血以补虚。

(二)辨证论治

1. 气滞血瘀

①临床表现:经前或经期,小腹胀痛拒按,经行不畅,色黯有块,块下痛减,胸胁、乳房胀痛,舌紫黯,或有瘀点,脉弦或弦涩有力。

②治法:活血化瘀,行气止痛。

③方药:膈下逐瘀汤。方中桃仁、红花、川芎、赤芍活血化瘀;延胡索、五灵脂化瘀止痛;当归养血和血;丹皮凉血活血;香附、乌药、枳壳理气行滞;甘草调和诸药。若痛剧伴见恶心、呕吐者,酌加吴茱萸、生姜、半夏以和胃降逆;兼小腹冷痛者,酌加艾叶、小茴香以温经止痛;兼小腹胀坠或痛连肛门,酌加姜黄、川楝子、柴胡、升麻以行气升阳。

2. 寒湿凝滞

①临床表现:经前或经期,小腹冷痛或绞痛,得热痛减,经行量少,色黯有块,畏寒肢冷,面色青白,带下量多,舌黯苔白或白滑,脉沉紧。

②治法:温经散寒,化瘀止痛。

③方药:少腹逐瘀汤加苍术、茯苓。方中肉桂、干姜、小茴香温经散寒;延胡索、蒲黄、五灵脂、没药化瘀止痛;当归、川芎、赤芍养血活血行瘀,茯苓健脾渗湿;苍术燥湿化浊。若因寒盛,症见小腹绞痛,手足不温或冷汗淋漓、面色青白者,酌加附子、艾叶、细辛以辛温散寒;腰痛甚者,酌加杜仲、狗脊、川断以强腰壮肾;若伴肢体酸重不适,苔白腻,或有久居潮湿之地史,宜加薏苡仁、羌活以增强散寒除湿之功。

3. 湿热蕴结

①临床表现:经前或经期,小腹胀痛拒按,痛连腰骶,经行量多或经期延长,经色紫红,质稠有块,平素带下量多,黄稠臭秽,小便黄赤,舌红,苔黄腻,脉滑数或濡数。

②治法:清热除湿,化瘀止痛。

③方药:清热调血汤加红藤、败酱草、薏苡仁。方中黄连清热燥湿;当归、川芎、桃仁、红花、丹皮活血祛瘀通经;香附、莪术、延胡索行气化瘀止痛;莪术祛瘀行血;生地、白芍清热凉血,缓急止痛,加红藤、败酱草、薏苡仁增强清热除湿之功。若月经过多或经期延长,酌加槐花、地榆、马齿苋以清热凉血止血;若痛连腰骶,酌加续断、狗脊、秦艽以除湿止痛。

4. 肝肾亏损

①临床表现:经期或经后,小腹隐痛,喜按,经行量少,色黯淡,质稀,头晕耳鸣,或有潮热,腰骶酸痛,舌淡,苔薄白或薄黄,脉细弱。

②治法:补肾益精,调肝止痛。

③方药:调肝汤。方中巴戟天、山茱萸补肾填精;阿胶滋阴益血;当归、白芍养血柔肝,缓急止痛;山药、甘草补脾肾生精血。若经行量少,酌加鹿角胶、熟地、枸杞以填精益血;腰骶酸痛甚,酌加桑寄生、杜仲、川断以强腰壮肾;伴有潮热、心烦者,酌加地骨皮、鳖甲以滋阴清热。

5. 气血虚弱证

临床表现:经期或经后,小腹隐痛,喜按,或小腹及阴部空坠痛,月经量少,色淡,质稀,神疲乏力,头晕心悸,失眠多梦,面色无华证舌淡,苔薄,脉细弱。

治法:益气补血,和营止痛。

方药:黄芪建中汤加当归、党参。方中桂枝、黄芪温中补气,通经止痛;白芍、饴糖养血和营,缓急止痛;炙甘草、生姜、大枣健脾胃以生气血,加当归补血、党参补气。若失眠多梦者,酌加茯神、远志、五味子养心安神;腰酸肢冷者,酌加杜仲、狗脊以温肾壮阳,潮热盗汗者,酌加墨旱莲、地骨皮以养阴清热。

【预防与调摄】

1. 宣传月经生理常识,消除恐惧焦虑心理,注意调节情绪,以免气机郁滞。

2. 经期注意保暖,忌冒雨涉水、游泳以免受寒。

3. 经期禁房事,以免发生子宫内膜异位症及盆腔感染。

4. 不宜食用生冷、寒凉、油腻之品,以免伤脾碍胃,寒湿内生。

5. 经期避免剧烈运动和过重体力劳动,以免气血耗伤。

知识链接

痛经的饮食调养

根据痛经不同表现的辨证需要,分别给予温通、顺气、化瘀、补虚的食品。温经散寒的食品如红糖、生姜、小茴香之类;气滞血瘀者,应吃些活血通气的食物,如芹菜、荠菜、菠菜、香葱、香菜之类;身体虚弱、气血不足者,宜吃些补气血之品,如鸡、猪肝、猪血、牛肝、核桃仁、荔枝、桂圆、大枣、山药等。

三、闭经

女子年逾 16 周岁,月经尚未来潮;或已经行经又中断 6 个月以上者成为"闭经"。前者称"原发性闭经",后者称为"继发性闭经"。古称"女子不月""月事不来""经闭"等。妇女妊娠期、哺乳期或更年期的月经停闭不行,属生理现象;有的少女初潮 1~2 年内偶有月经停闭现象,也可不予治疗。

西医学所指的原发性闭经主要见于子宫、卵巢的先天异常或无子宫等。继发性闭经主要见于多囊卵巢综合征、阿谢曼综合征、席汉综合征、闭经–溢乳综合征、卵巢早衰、生殖道结核及精神心理因素引起的中枢神经及丘脑下部功能失常。

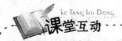

【病因病机】闭经的发病机制有虚、实两个方面,虚者多由肝肾亏损,气血亏虚,阴虚血燥,而致精血不足,血海空虚,无血可下,故而经闭不行。实者多由气滞血瘀,痰湿阻滞而致血行不畅,冲任受阻,胞脉不通,而经闭不行。

1. 肝肾亏损　先天禀赋不足,或后天房劳多产、大病久病伤及肝肾,肝不藏血,肾不施化,冲任亏损,血海不盈,无血可下,则经闭不行。

2. 气血亏虚　素体气血亏虚,或饮食劳倦,忧思过发,损伤脾胃,气血生化无源;或大病久病,虫积所伤,耗血伤精,血海空虚,无血可下,则经闭不行。

3. 阴虚血燥　失血伤阴,或久病耗损,或过食辛温燥热之品,灼煎阴血,致血海干涸,无血可下,而成血枯经闭。若病久不愈,阴血耗损,血海枯竭,虚火内炽,则为阴虚血热之虚劳经闭。

4. 气滞血瘀　经行产后,胞脉空虚,外感风冷寒湿,或内伤寒凉生冷,血为寒凝,行而不畅,冲任受阻,胞宫脉络瘀滞不通,则经闭不行;或内伤七情,肝气郁结,气滞则血行瘀阻,发为闭经。

5. 痰湿阻滞　形肥体胖,脂膜闭塞冲任胞脉;或脾虚失运,水湿停留,凝聚成痰,阻于冲任,闭塞子宫,胞脉不通,而经闭不行。

【诊断要点】

1. 临床表现　青春期女子,年逾16周岁,月经尚未初潮,可伴第二性征发育差;或已行经,月经停闭超过6个月。

2. 妇科检查　注意检查外阴、子宫、卵巢有无缺失、损伤、萎缩、畸形、肿块,阴毛有无脱落,处女膜有无闭锁等;继发性闭经日久者,常见子宫缩小、阴道黏膜充血等雌激素水平低落现象。

3. 辅助检查　基础体温测定,B超、CT、MRI、宫腔造影及性激素水平测定等均有助于诊断。结核病、重度贫血及营养不良等所致的继发性闭经,借助血常规、胸腹部X线及宫腔镜等检查有助于确诊。

【鉴别诊断】

1. 避年　避年者月经一年一行,可正常生育。闭经者,月经停闭不行,往往不孕,并伴全身不适。

2. 暗经　暗经者,终身不行经而能受孕。原发性闭经往往有子宫缺失、始基子宫或性器官畸形。经盆腔B超及妇科检查可助鉴别。

3. 早孕　对于月经稀发者早孕,应注意与闭经相鉴别。早孕者月经不行,伴有厌食、择食、恶心等早孕反应。闭经者多先有月经不规则,继而月经停闭。借助妊娠试验、

B超及妇科检查有助于鉴别。

【辨证论治】

1. 治疗原则 虚者补而通之;实者泻而通之;虚实夹杂者当攻中有养,补中有通,以达到恢复或建立规律性月经周期为目的。本病虚证多实证少,切忌妄行攻破之法。

2. 分证论治

(1)肝肾亏损证

临床表现:年逾16岁尚未行经,或月经周期延后,经量过少,渐至经闭,兼见形体瘦弱,面色憔悴,肌肤不荣,头晕耳鸣,腰膝酸软,阴中干涩,阴毛、腋毛稀疏脱落,舌淡红,苔少,脉沉弦细。

治法:补益肝肾,养血通经。

方药:归肾丸。方中熟地、山茱萸补肾益精;枸杞、杜仲、菟丝子填精益血,强腰健肾;当归补血活血;山药、茯苓健脾益气。若精血不足,面色苍白,肌肤不荣,酌加何首乌、阿胶、鸡血藤以益精养血;腰膝酸软,小腹凉,夜尿多,酌加益智仁、仙茅、仙灵脾以温肾助阳。

(2)气血亏虚证

临床表现:月经周期逐渐延迟,经血量少,色淡,质稀,终至经闭不行,兼见面色萎黄,神疲肢倦,头晕眼花,心悸气短,舌淡,苔薄,脉细无力。

治法:补中益气,养血调经。

方药:人参养荣汤。方中人参、黄芪、白术、茯苓、陈皮、炙甘草补中益气;当归、白芍、熟地养血调经;五味子、远志宁心安神;桂心温阳和营。若性欲低下,子宫萎缩,毛发脱落者,酌加鹿角胶、紫河车等血肉有情之品以大补气血;肠鸣形寒,腹泻便溏者,去当归,酌加炮姜、小茴香、艾叶以温经养血;腹胀满,加砂仁、香附以理气行滞。

(3)阴虚血燥证

临床表现:月经延后,量少、色红、质稠,渐至停闭不行,五心烦热,颧红唇干,骨蒸劳热,盗汗不止,干咳少痰或痰中带血,舌红,少苔,脉细数。

治法:滋阴润燥,养血通经。

方药:加减一阴煎加丹参、黄精、女贞子、制香附。方中生地、熟地滋养肾阴,清解血热;麦冬、知母、地骨皮养阴清热;白芍和血敛阴;炙甘草调和诸药,加女贞子、黄精滋补精血;丹参、制香附理气活血。若虚热不解,加鳖甲、青蒿以清虚热;盗汗不止者,酌加浮小麦、煅龙牡以固涩止汗;心烦失眠者,酌加柏子仁、合欢皮、黄连、珍珠母以清心安神;咯血者,酌加桑叶、百合、白及以凉血止血。

(4)气滞血瘀证

临床表现:月经数月不行。少腹胀痛拒按,胸胁乳房胀痛,精神抑郁,烦躁易怒。舌质紫黯,有瘀点,脉沉弦或弦涩。

治法:理气活血,祛瘀通经。

方药:血府逐瘀汤。方中桃红四物汤活血化瘀,养血调经;柴胡、枳壳、甘草疏肝理气,气行则血行;桔梗开胸膈之结气;牛膝引瘀血下行。少腹痛甚拒按者,酌加延胡索、姜黄、三棱以化瘀止痛;身重疲乏无力者,加人参、黄芪以健脾益气;腰腹冷痛者,去生地加小茴香、肉桂以温经止痛;小腹疼痛灼热兼便结,加败酱草、丹皮、知母、大黄以清热通便。

（5）痰湿阻滞

临床表现:月经稀发,量少,色淡,渐至闭经。形体肥胖,胸胁满闷,呕恶痰多,神疲倦怠,纳少便溏,带下量多。舌体胖大,苔白腻,脉沉滑。

治法:豁痰除湿,活血通经。

方药:丹溪治湿痰方。方中苍术、半夏燥湿化痰;白术、茯苓健脾利湿;滑石渗湿利水;川芎、当归、香附理气行血。全方化痰除湿,理气健脾,活血通经。胸脘满闷者,酌加瓜蒌、枳壳以宽胸顺气;疲乏无力者,酌加人参、黄芪以益气健脾面浮肢肿者,酌加益母草、泽兰、泽泻以活血利水消肿。

【预防与调摄】

1. 坚持平衡饮食,忌偏食、择食等不良饮食习惯;身体肥胖者应节制饮食,增加体力活动,减轻体重;营养不良者要积极改善饮食,增进食欲,增强体质。

2. 采取有效的节育措施,避免多次人工流产、引产、刮宫等损伤。

3. 采用新法接生,避免产后大出血及感染。哺乳期不宜过长。

4. 注意及时治疗某些可能导致闭经的疾病,如炎症、结核、糖尿病、肾上腺及甲状腺疾病。

5. 调畅情志,解除心理负担,稳定思想情绪,积极配合治疗。

综合测试

1. 肝胃郁热胃痛的特点是
   A. 隐痛　　　　　　　　　B. 灼痛　　　　　　　　　C. 胀痛
   D. 暴痛　　　　　　　　　E. 刺痛

2. 胃脘疼痛,如针刺、似刀割,痛有定处,按之痛甚,痛时持久,食后加剧,入夜尤甚,舌质紫黯或有瘀斑,脉涩。治方应首选
   A. 血府逐瘀汤　　　　　　B. 桃红四物汤　　　　　　C. 桃仁红花煎
   D. 芍药甘草汤　　　　　　E. 失笑散合丹参饮

3. 气虚型便秘,治疗首选
   A. 济川煎　　　　　　　　B. 黄芪汤　　　　　　　　C. 木香顺气丸
   D. 六磨汤　　　　　　　　E. 化肝煎

4. 肠胃积热型便秘,若热势较甚,痞满燥实坚者,可用下列哪种方药急下存阴
   A. 青麟丸　　　　　　　　B. 五仁丸　　　　　　　　C. 补中益气汤
   D. 增液承气汤　　　　　　E. 大承气汤

5. 女子年逾多少周岁,月经尚未来潮;或已经行经又中断6个月以上者称为"闭经"
   A. 14　　　　　　　　　　B. 15　　　　　　　　　　C. 16
   D. 17　　　　　　　　　　E. 18

6. 患儿大便清稀,中多泡沫,臭气不甚,肠鸣腹痛,或伴恶寒发热,鼻流清涕,咳嗽,舌淡,苔薄白。辨证属哪型
   A. 伤食泻　　　　　　　　B. 脾虚泻　　　　　　　　C. 脾肾阳虚泻
   D. 湿热泻　　　　　　　　E. 风寒泻

7. 小儿腹泻的治疗原则是

A. 燥湿止泻   B. 运脾化湿   C. 补气健脾

D. 补肾健脾   E. 消食导滞

8. 患者经前或经期小腹胀痛拒按,经行不畅,色黯有块,块下痛减。胸胁、乳房胀痛。舌紫黯,或有瘀点,脉弦或弦涩有力。辨证属哪种证型

A. 气滞血瘀   B. 气虚血瘀   C. 寒凝血瘀

D. 瘀血阻滞   E. 血热血瘀

9. 崩漏的临床表现为

A. 月经的周期提前   B. 月经的经量异常增多   C. 月经的经期延长

D. 月经的周期、经期发生严重紊乱

E. 月经的周期、经期、经量发生严重紊乱

10. 患者眩晕耳鸣,头痛且胀,每因烦劳或恼怒而头晕、头痛加剧,颜面潮红,急躁易怒,少寐多梦,口苦,舌质红,苔黄,脉弦。治疗首选

A. 左归丸   B. 半夏白术天麻汤   C. 天麻钩藤饮

D. 右归丸   E. 补中益气汤

(李培源)

实训指导

实训一 四诊(望、闻、问、切)

【实训要求】

1. 使学生能够应用四诊理论知识,练习四诊技巧,加深对四诊内容的理解记忆。

望诊:望诊的方法及其内容;正常神、色、形、态方面的表现;舌诊的方法、注意事项及其内容。

闻诊:闻诊的方法及其内容。

问诊:问诊的方法及技巧;问诊的内容。

切诊:切脉的方法及注意事项;正常的脉象;八纲脉的脉象及其主病。

2. 要求学生通过模拟练习说出各异常变化的表现及其临床意义。

【实训内容】

一、望诊

（一）望诊的方法

（二）神、色、形、态

（二）望舌

二、闻诊　闻诊的方法及其内容

三、问诊

（一）问诊的方法及注意事项

（二）问一般情况

（三）问现病史

"四问三史"(既往史、个人史、家族史)。

四、切诊

（一）诊脉的方法及注意事项

（二）常脉的脉象

（三）常见的病脉

【实训方法】

1 教师演示四诊操作规范,配合观看教学录像、图片等。

2. 指导学生互相模拟四诊过程。

3. 教师指导、提问,学生边操作边口述或回答指导教师的提问。

【实训学时】 4 学时

实训二 辨证

【实训要求】

1. 让学生熟练说出八纲、气血津液、脏腑辨证方法及各证候的临床表现特点。

2. 通过练习会判断八纲辨证、气血津液辨证、脏腑病辨证常见的证型。

3. 会书写病案报告。

【实训内容】

一、八纲辨证

二、气血津液辨证

三、脏腑辨证

四、病案书写规范要求

【实训方法】

1. 以病案讨论的形式指导学生对病、证进行辨证分析。

2. 观看教学录像。

3. 给出病案,让学生练习写病案,老师审阅修改。

【实训学时】 4 学时

实训三 常用中药饮片实物辨认

【实训要求】

掌握常用中药饮片实物性状的辨识和鉴别技能。

【实训内容】

1. 中药饮片的制作。
2. 中药饮片的颜色、形状、气味、质地等。

【实训方法】

1. 观看教学录像,让学生了解中药饮片的制作过程。

2. 示教:举例说明,常用中药饮片辨认基本内容、辨别中药饮片的颜色、形状、气味、质地等。

3. 根据饮片辨认要点辨认饮片实物,在教师的组织下,借助中药饮片图片和饮片实物,学生通过眼看、手摸、鼻闻、口尝等方式,对常用中药正品饮片进行辨认训练,使学生掌握中药的来源、常用中药饮片和药材的基本特征、辨识方法和技能,并适当补充临床处方和调剂等知识。

【实训学时】 2 学时

实训四 中药知识强化训练

【实训要求】

1. 让学生知道常用中药的分类,性能,功效和主治等中药性能的基本知识及临床应用。
2. 能够鉴别功用相近的中药。

【实训内容】

1. 常用或有代表性中药的分类、性能、功效、主治、应用特点与主要配伍等。
2. 部分药物特殊的用法用量,使用注意。
3. 功用相近中药的比较。

【实训方法】

1. 通过教学录像和药物饮片辨识,让学生在认识中药饮片的基础上巩固常用或有代表性中药的分类、性能、功效、主治、应用特点与主要配伍。
2. 老师强调部分药物特殊的用法用量,使用注意。
3. 老师提问学生回答及讨论的方式加强学生对功用相近中药区别的理解。

【实训学时】 4 学时

实训五　方剂基本常识

【实训要求】

1. 让学生知道方剂的组成原则和方剂的组方变化形式。
2. 能够说出方剂各剂型的优势。
3. 会煎煮中药并指导患者服药。

【实训内容】

1. 方剂的组成原则和方剂的组方变化。
2. 方剂剂型。
3. 中药的煎煮方法和服药方法。

【实训方法】

1. 老师以患病学生或患者现场开出处方给学生分析处方的组成结构,方义及加减变化。
2. 老师启发学生,让学生说出自己看到过的药物剂型或组织学生到医院药房去认识各种药物剂型,最后强调各种剂型的优点。
3. 组织学生到医院煎药室了解汤药的煎煮过程及各种汤药的煎煮方法。

【实训学时】　2学时

实训六　临床病的中医诊断与治疗(一)

【实训要求】

1. 训练学生所学的基本理论、基本知识、基本技能在辨证施治的整个过程中的应用。
2. 练习病历的书写。

【实训内容】

1. 江某某,男,50岁,工人,于2007年2月6日初诊

主诉:反复咳嗽、咳痰3年,发作1月,加重2天。

现病史:患者于2004年底因野外作业,调摄不慎,始咳嗽咳痰,此后每逢冬春寒冷季节发作或加剧,经治疗病情时轻时重。近1月来因气候突变宿痰复作,咳嗽,咳痰黏稠不爽,口渴心烦,自服"五积散",诸症不减。2天前复因外出受凉,病情加重,故来延医。刻下症见咳嗽息粗,咯吐黄稠痰,口渴心烦,时有发热感觉,伴恶寒身痛,鼻塞流涕。查:舌

苔薄黄腻,脉浮紧。

要求:①作出病证诊断;②对主症进行分析;③确定治法;④写出方药。

2. 唐某某,男,42岁,推销员。于2007年4月7日就诊。

主诉:间发胃脘疼痛1年余,加重2天。

现病史:患者于2006年3月在外地推销产品时,因与人争吵后突发胃脘疼痛,攻撑连胁,在某诊所处以中药汤剂5剂,经治疗后疼痛缓解。此后每因情绪不畅之时则胃痛发作,伴嗳气、矢气,情志舒畅则痛缓。2天前患者复因恼怒而胃痛加重。就诊时症状:胃脘胀痛,攻撑窜动,疼痛连胁,嗳气频繁,泛吐酸水,大便不畅。查:舌苔薄白,脉沉弦。胃镜检查报告为"慢性浅表性胃炎"。

要求:①病证诊断;②辨证分析;③确定治法;④主方用药(包括剂量);⑤简要医嘱。

【实训方法】

1. 先让学生分析病例,按要求完成整个辨证施治过程。
2. 老师对以上病例进行解析,重点分析辨证依据和处方用药。
3. 按要求让学生书写出完整病历。
4. 老师审阅学生书写的病历。

【实训学时】 2学时

实训七 临床病的中医诊断与治疗(二)

【实训要求】

1. 训练学生所学的基本理论、基本知识、基本技能在辨证施治的整个过程中的应用。
2. 反复练习病历的书写。

【实训内容】

1. 彭某某,女,28岁,助理工程师。2002年5月10日初诊。

现病史:患者发热、乏力一周,两目皮肤发黄3天。患者一周前自觉发热(体温38℃),全身乏力,食欲不振,四天后出现两目及皮肤发黄,并感头重身困,上腹饱胀,纳差,恶心呕吐,厌食油腻,口淡不渴,大便溏薄,小便黄,舌苔厚腻微黄,脉濡数。体温38.4℃,脉搏92次/分,血压120/86mmHg,巩膜、全身皮肤黄染,腹软,肝于右肋缘下2cm,质软,边缘清楚,触痛,脾未触及。

要求:①辨证;②简要病因病机分析;③治法;④选方;⑤简要医嘱。

2. 夏某某,女,55岁,工程师。

现病史:患者因小腿、足趾麻木,消瘦、多饮、多尿1年,加重10天,于2003年6月18日入院。曾在门诊做针刺、理疗治疗近1年,未效。现症状:小腿、足趾麻木,口渴多饮,全身无力,腰膝酸软,头晕耳鸣,一年来体重下降 15kg,尿频量多,舌红少苔,脉细数。血压 170/106mmHg;血糖 11.1mmol/L。尿糖 + + + 。

要求:①诊断;②主证分析;③治法;④选方;⑤用药。

【实训方法】

1. 先让学生分析病例,按要求完成整个辨证施治过程。

2. 老师对以上病例进行解析,重点分析辨证依据和处方用药。

3. 按要求让学生书写出完整病历。

4. 老师审阅学生书写的病历。

【实训学时】 2 学时

模拟测试卷

试卷一

一、选择题

(一)单项选择题(每题 1 分,共 20 分)

1. 心主

    A. 血脉   B. 皮毛   C. 肌肉四肢

    D. 筋   E. 骨

2. 血液正常循行于脉内而不逸出脉外,依赖于

    A. 肝藏血   B. 心主血   C. 脾统血

    D. 肺主气   E. 肾藏精

3. 内脏下垂属于下列何症

    A. 气滞   B. 血瘀   C. 气陷

    D. 血虚   E. 气逆

4. "热者寒之"具体应用的治法是

    A. 和法   B. 清法   C. 温法

    D. 消法   E. 汗法

5. 便秘患者自购番泻叶泡水饮用通便,常咨询番泻叶的每次泡用量,应该是

    A. 1.5～3g   B. 5～10g   C. 15～20g

    D. 25～30g   E. 50g

6. 生石膏具有清热泻火的功效,煅后还具有哪种作用

    A. 除烦止渴   B. 滋阴润燥   C. 收敛生肌

    D. 清肝明目   E. 解毒消肿

7. 具有较强的燥湿健脾的功效的药物是

    A. 苍术   B. 藿香   C. 佩兰

    D. 砂仁   E. 厚朴

8. 具有毒性的温里药是

    A. 吴茱萸   B. 肉桂   C. 附子

    D. 干姜   E. 丁香

9. 患者出现胸胁胀痛,月经不调,痛经,首选药物是

    A. 郁金   B. 红花   C. 桃仁

    D. 牛膝   E. 地榆

10. 当归的功效应除外

    A. 补血   B. 活血   C. 止痛

    D. 助阳   E. 调经

11. 患者每于早晨腹痛,大便稀溏,最适合的药物是

    A. 党参   B. 白术   C. 补骨脂

D. 益智仁　　　　　　　　　E. 黄芪

12. 使君子的功效是
    A. 行气利水　　　　　B. 杀虫消积　　　　　C. 清热解毒
    D. 燥湿杀虫　　　　　E. 凉血止血

13. 既能平肝潜阳又能柔肝止痛的药物是
    A. 白芍　　　　　　　B. 白蒺藜　　　　　　C. 白僵蚕
    D. 白花蛇　　　　　　E. 白附子

14. 延胡索的功效是
    A. 疏肝理气止痛　　　B. 温里散寒止痛　　　C. 活血化瘀止痛
    D. 活血行气止痛　　　E. 祛风通络止痛

15. 下列哪项不是麻子仁丸的主治证
    A. 大便干结,小便频数　B. 痔疮便秘　　　　　C. 习惯性便秘
    D. 血虚便秘　　　　　E. 老年便秘属于肠胃燥热者

16. 炙甘草、枳实、柴胡和白芍组成,治疗手足不温,或身微热,胸胁胀闷,脘腹疼痛,或泻痢下重,脉弦的方剂是
    A. 四逆汤　　　　　　B. 四逆散　　　　　　C. 当归四逆汤
    D. 逍遥散　　　　　　E. 柴胡疏肝散

17. 下列方剂中不属于清热类方剂的是
    A. 清营汤　　　　　　B. 普济消毒饮　　　　C. 防风通圣散
    D. 导赤散　　　　　　E. 龙胆泻肝丸

18. 一患者两目昏花,视物模糊,并且眼睛干涩应选用以下哪种方药
    A. 七味都气丸　　　　B. 归芍地黄丸　　　　C. 杞菊地黄丸
    D. 麦味地黄丸　　　　E. 六味地黄丸

19. 一患者自诉近日饮食不化,泄泻伴肠鸣,自觉胸脘痞闷、乏力,以下哪种适宜该患者
    A. 当归养血丸　　　　B. 玉屏风口服液　　　C. 参苓白术散
    D. 补中益气丸　　　　E. 归脾丸

20. 若出现失眠多梦,惊悸怔忡,心烦神乱,舌红,脉细数,宜选用
    A. 天王补心丹　　　　B. 朱砂安神丸　　　　C. 磁朱丸
    D. 酸枣仁汤　　　　　E. 甘麦大枣汤

(二)多选题(每题2分,共20分)

1. 肝胆病常出现
   A. 眼花　　　　　　　B. 黄疸　　　　　　　C. 口苦
   D. 烦躁易怒　　　　　E. 胁痛

2. 中医学治未病是指
   A. 未病先防　　　　　B. 治标治本　　　　　C. 既病防变
   D. 正治反治　　　　　E. 调整阴阳

3. 麝香的功效是
   A. 开窍醒神　　　　　B. 活血散结　　　　　C. 止痛
   D. 催产　　　　　　　E. 和气养胃

4. 三七的主要治疗有
   A. 体内外出血　　　　B. 跌打损伤　　　　　C. 瘀滞肿痛
   D. 胸腹刺痛　　　　　E. 经闭

5. 杜仲的主治是

A. 腰膝酸软　　　　　　　B. 滑胎　　　　　　　　C. 阴虚咳嗽

D. 头晕目眩　　　　　　　E. 骨折肿痛

6. 半夏药性温燥,临床使用时不宜用于

A. 痰湿咳嗽　　　　　　　B. 寒痰咳嗽　　　　　　C. 阴虚燥咳

D. 出血症　　　　　　　　E. 热痰

7. 茵陈蒿汤的证治要点是

A. 午后身热　　　　　　　B. 身目俱黄,黄色鲜明　　C. 舌苔黄腻

D. 胸闷不饥　　　　　　　E. 脉沉数

8. 理气剂中用药多为芳香辛燥之品,易伤津耗气,须慎用者包括

A. 孕妇　　　　　　　　　B. 产妇　　　　　　　　C. 阴虚火旺者

D. 阳虚畏寒者　　　　　　E. 年老体弱者

9. 下列哪些属于健脾丸的主治症状

A. 脉虚弱　　　　　　　　B. 倦态无力　　　　　　C. 大便不通

D. 大便泄泻　　　　　　　E. 苔腻微黄

10. 一患者平素食少,乏力,时常腹胀,泄泻,可选用以下哪种药物治疗

A. 肾气丸　　　　　　　　B. 玉屏风口服液　　　　C. 启脾丸

D. 八珍丸　　　　　　　　E. 人参健脾丸

二、填空题(每空 1 分,共 30 分)

1. 解表药分为 _____ 和 _____ 两类。

2. 车前子煎煮时需要 _____ ,大黄用在大承气汤煎煮时需要 _____ ,生龙骨、牡蛎煎煮时一般需要 _____ 。

3. 甘草的功效为 _____ 、 _____ 、 _____ 、 _____ 、 _____ 。

4. 中药汤剂的优点主要是 _____ 、 _____ 和便于 _____ 。

5. 所谓扶正,即是 _____ 、 _____ ,提高机体抗邪能力。

6. 气的主要功能有 _____ 、 _____ 、 _____ 、 _____ 、 _____ 五个方面。

7. 八纲辨证是各种辨证的 _____ ,包括有 _____ 和 _____ , _____ 和 _____ , _____ 和 _____ , _____ 和 _____ 。

8. 中药自古以来将中药学的著作称为 _____ 。

三、简答题(每题 5 分,共 20 分)

1. 什么是整体观念? 什么是辨证论治?

2. 简述五色主病的临床意义。

3. 什么是清热药? 清热药分为哪几类? 各类举出两味药。

4. 简述解表剂的定义、分类及代表中成药。

四、问答题(共 10 分)

刘×,男,58 岁,农民,1999 年 9 月 20 日就诊。患者肢体关节疼痛 13 年。13 年前因冒风淋雨后出现肢体关节酸痛不适,屈伸不利,时而肩、腕关节疼痛,时而膝关节疼痛,经服"乙酰水杨酸"症状缓解,但一遇气候变化又发作。近半年来,身体渐瘦,时感头晕目眩,关节游走不定,痛时灼热感,外表不红肿,苔薄黄。脉弦数。近 1 周患者肢体关节红肿热痛,痛势较急,呈游走性疼痛,关节屈伸不利,伴身热、口渴、烦躁、搜赤、舌红、苔黄、脉数。

问题:1. 病名诊断及辨证分型。

2. 病机分析。

3. 治法。

4. 方药。

试卷二

一、选择题

(一)单选题(每题1分,共20分)

1. 阴阳学说中"处于一个统一体的矛盾双方的相互排斥、相互斗争"指阴阳的
   - A. 互根　　　　　　B. 对立　　　　　　C. 转化　　　　　　D. 消长

2. 能化生血液,营养全身的气是
   - A. 元气　　　　　　B. 营气　　　　　　C. 宗气　　　　　　D. 卫气

3. 以下对"三焦"功能描述正确的是
   - A. 上焦如雾　　　　B. 中焦如渎　　　　C. 下焦如沤　　　　D. 上焦如沤

4. 胸胁胀痛,善太息,咽部异物感,情志抑郁,舌淡苔白,脉弦是
   - A. 肾阳虚　　　　　B. 肝火上炎　　　　C. 肾阴虚　　　　　D. 肝气郁结

5. 具有"降泄"作用的是
   - A. 淡味　　　　　　B. 苦味　　　　　　C. 涩味　　　　　　D. 辛味

6. 具有"回阳救逆,补火助阳"作用的药是
   - A. 附子　　　　　　B. 麻黄　　　　　　C. 五加皮　　　　　D. 防风

7. 原则上不能与人参配伍使用的是
   - A. 肉桂　　　　　　B. 五灵脂　　　　　C. 杏仁　　　　　　D. 防己

8. 下列方剂属于解表方的是
   - A. 小柴胡汤　　　　B. 大承气汤　　　　C. 清营汤　　　　　D. 桂枝汤

9. 以下不是组成白虎汤的药味是
   - A. 石膏　　　　　　B. 枳实　　　　　　C. 知母　　　　　　D. 甘草

10. 可用于治疗脾肺气虚的方剂是
    - A. 四君子汤　　　　B. 四逆汤　　　　　C. 四物汤　　　　　D. 四逆散

11. 属于补阳方的是
    - A. 六味地黄丸　　　B. 肾气丸　　　　　C. 理中丸　　　　　D. 四逆散

12. 炙甘草、枳实、柴胡和白芍组成,治疗手足不温,或身微热,胸胁胀闷,脘腹疼痛,或泻痢下重,脉弦的方剂是
    - A. 四逆汤　　B. 四逆散　　C. 当归四逆汤　　D. 逍遥散　　E. 柴胡疏肝散

13. 下列方剂中不属于清热类方剂的是
    - A. 清营汤　　B. 普济消毒饮　　C. 防风通圣散　　D. 导赤散　　E. 龙胆泻肝丸

14. 若出现失眠多梦,惊悸怔忡,心烦神乱,舌红,脉细数,宜选用
    - A. 天王补心丹　　B. 朱砂安神丸　　C. 磁朱丸　　D. 酸枣仁汤　　E. 甘麦大枣汤

15. 五苓散的功效是
    - A. 利水渗湿、温阳化气　　　　B. 利水渗湿、清热养阴　　　　C. 利水渗湿、通淋利浊
    - D. 清热利湿、行气消肿　　　　E. 健脾利水、益气祛风

16. 治疗上实下虚之咳喘,宜选用
    - A. 定喘汤　　B. 苏子降气汤　　C. 麻黄汤　　D. 小青龙汤　　E. 都气丸

17. 具有祛风湿,止痹痛,益肝肾,补气血功用的方剂是
    - A. 九味羌活汤　　B. 大秦艽汤　　C. 独活寄生汤　　D. 羌活胜湿汤　　E. 川芎茶调散

18. 患者脘腹胀满,不思饮食,恶心呕吐,嗳气吞酸,肢体沉重,怠惰倦卧,舌苔白腻而厚,脉缓。治宜首选
    - A. 藿香正气散　　B. 保和丸　　C. 枳实导滞丸　　D. 健脾丸　　E. 平胃散

19. 川芎茶调散主治

    A. 外感风邪头痛   B. 肝阳上亢头痛   C. 气虚不升头痛   D. 血虚不荣头痛   E. 瘀血阻络头痛

20. 患者猝然血崩,色淡质稀,头晕肢冷,心悸气短,腰膝酸软,舌淡,脉微细。治用

    A. 归脾汤   B. 固冲汤   C. 温经汤   D. 固经丸   E. 四物汤

(二)多选题(每题 2 分,共 20 分)

1. 中医学治未病是指

    A. 未病先防   B. 治标治本   C. 既病防变   D. 正治反治   E. 调整阴阳

2. 麝香的功效是

    A. 开窍醒神   B. 活血散结   C. 止痛   D. 催产   E. 和气养胃

3. 三七的主要治疗有

    A. 体内外出血   B. 跌打损伤   C. 瘀滞肿痛   D. 胸腹刺痛   E. 经闭

4. 杜仲的主治是

    A. 腰膝酸软   B. 滑胎   C. 阴虚咳嗽   D. 头晕目眩   E. 骨折肿痛

5. 茵陈蒿汤的证治要点是

    A. 午后身热   B. 身目俱黄,黄色鲜明

    C. 舌苔黄腻   D. 胸闷不饥

    E. 脉沉数

6. 独活寄生汤的功用

    A. 祛风湿   B. 止痹痛   C. 益肝肾   D. 清湿热   E. 补气血

7. 鸡内金的主治证有

    A. 食积不化   B. 小儿疳积   C. 肝胆结石   D. 遗尿遗精   E. 咳嗽气喘

8. 白芍适用于

    A. 肝气不和,胸胁作痛   B. 肝脾不和,脘腹挛痛   C. 血虚,四肢拘挛作痛

    D. 肝阳上亢,眩晕头痛   E. 行经腹痛

9. 属于保和丸的组成有

    A. 黄芩、黄连   B. 砂仁、麦芽   C. 连翘、陈皮   D. 茯苓、神曲   E. 山楂、半夏

10. 患者患风寒湿痹,关节疼痛,屈伸不利,宜选用

    A. 巴戟天   B. 淫羊藿   C. 百合   D. 麦冬   E. 白术

三、填空题(每空 0.5 分,共 10 分)

1. 对世界本原持一元论、二元论、多元论的学说分别是＿＿＿＿＿、＿＿＿＿＿、＿＿＿＿＿。中医认为人体是以＿＿＿＿＿为主宰,五脏为＿＿＿＿＿,结合＿＿＿＿＿、形体官窍共同组成的一个有机整体。

2. 中药"四大热药"是指＿＿＿＿＿＿＿＿＿＿＿＿＿＿＿＿＿＿＿＿。

3. 五行相生的顺序是＿＿＿＿＿＿＿＿＿＿＿＿＿＿＿＿＿＿＿＿＿。

4. 应用升降浮沉应遵循的原则是＿＿＿＿＿＿＿＿＿＿＿＿＿＿＿＿＿。

5. 气的最基本运动形式是＿＿＿＿＿＿＿＿＿＿＿＿＿＿＿＿＿＿＿＿＿。

人体之气根据生成的来源可分＿＿＿＿＿＿＿＿＿＿＿＿＿＿＿＿＿＿＿。

6. 中医学理论体系的主要特点是＿＿＿＿＿＿＿＿＿＿＿＿＿＿＿＿＿＿。

7. 茵陈是治疗＿＿＿＿＿的要药;蒲公英是治疗＿＿＿＿＿要药;鱼腥草是＿＿＿＿＿治疗的要药。

8. 活血祛瘀药可分为＿＿＿＿＿＿＿、＿＿＿＿＿＿＿、＿＿＿＿＿＿＿、＿＿＿＿＿＿＿四大类。

9. 有"夏月麻黄"之称的药物是＿＿＿＿＿＿＿＿＿＿＿＿＿＿＿＿＿＿＿＿＿。

四、简答题(每题 4 分,共 20 分)

1. 五脏的生理功能分别是什么?

2. 何谓八纲辨证？说出八纲辨证的意义。

3. 四气五味的概念是什么？

4. 比较麻黄与桂枝的异同点。

5. 什么是痰饮？什么是瘀血？

五、问答题(每题 10 分,共 30 分)

1. 中药配伍的概念是什么？配伍七情的内容是什么？

2. 试述传统方剂的组成各部分的作用。

3. 患者,女,40 岁。因"头痛反复发作 2 年余"而就诊。患者伏案工作,2 年前开始出现阵发性头痛,以后枕及头顶部胀痛为主,与天气及情绪变化无明显关系,初时痛势也不甚剧烈。但 2 月前开始症状加重,头痛可持续整天不解,甚至呈阵发性刺痛样加剧,伴头重头昏,肢体困重,纳差,时有胸闷、欲呕。无发热、复视、视物旋转、耳鸣等症。X 线提示颈椎生理曲度变直,脑血流图提示椎基底动脉供血不足。查体见形体肥胖,舌淡,边有瘀斑,苔白腻,脉弦滑。

请为该病例作出中医诊断、中医辨证、辨证分析依据、治法、主方、药物。

参考答案

绪论

1. D　2. C　3. A　4. B　5. B　6. D　7. E

第一章

1. C　2. B　3. D　4. C　5. C　6. D　7. C　8. C　9. D　10. D　11. B　12. B　13. D　14. E　15. C　16. D
17. D　18. C　19. C　20. C　21. D　22. C　23. C　24. D　25. D　26. C　27. A　28. C　29. B　30. B

第二章

1. E　2. E　3. B　4. B　5. B　6. C　7. A　8. A　9. A　10. C

第三章

1. C　2. B　3. A　4. D　5. B　6. C　7. B　8. C　9. C　10. D　11. D　12. C　13. A　14. B　15. D　16. B
17. C　18. D　19. A　20. B

第四章

1. A　2. C　3. D　4. D　5. A　6. D　7. B　8. A　9. E　10. B

第五章

1. E　2. E　3. B　4. B　5. B　6. A　7. A　8. A　9. A

第六章

1. D　2. A　3. A　4. C　5. A　6. B　7. A　8. B　9. C　10. A　11. C　12. C　13. D　14. D　15. D　16. A
17. D　18. C　19. C　20. B

第七章

1. E　2. E　3. B　4. B　5. B　6. C　7. A　8. A　9. A　10. C

第八章

1. A　2. B　3. C　4. A　5. B　6. D　7. C　8. A　9. E　10. D　11. B　12. C　13. D　14. B　15. D

第九章

第一节
1. C　2. A　3. A　4. D　5. D　6. C　7. B　8. B　9. D　10. A
第二节
1. C　2. A　3. A　4. D　5. D　6. C　7. B　8. B　9. D　10. A　11. E　12. B　13. C　14. A　15. D　16. D

17. C   18. C   19. D   20. A   21. D   22. A   23. E   24. C   25. D   26. B   27. B   28. B   29. D   30. D

第十章

1. B   2. B   3. B   4. C   5. A   6. E   7. C   8. C   9. D   10. C   11. D   12. D   13. B   14. D   15. B   16. C

17. B   18. B   19. D   20. A   21. C   22. C   23. E   24. C   25. C   26. D   27. D   28. D   29. E   30. C   31. C

32. B   33. A   34. B   35. C   36. E   37. A   38. B   39. B   40. C

第十一章

1. B   2. E   3. B   4. E   5. C   6. B   7. E   8. A   9. E   10. C

模拟测试卷

试卷一

一、选择题

(一) 单选题

1. A   2. C   3. C   4. B   5. A   6. C   7. A   8. C   9. A   10. D   1. C   12. B   13. A   14. D   15. D   16. D

17. D   18. C   19. C   20. B

(二) 多选题

1. ABCDE   2. AC   3. ABCD   4. ABCD   5. ABE   6. ABE   7. BCE   8. ABCE   9. ABD   10. CE

二、填空题

略

三、简答题

略

试卷二

一、选择题

(一) 单选题

1. B   2. B   3. A   4. D   5. B   6. A   7. B   8. B   9. B   10. A   11. B   12. D   13. D   14. B   15. A   16. B

17. C   18. E   19. A   20. B

(二) 多选题

1. AC   2. ABCD   3. ABCD   4. ABE   5. BCE   6. ABCE   7. ABCD   8. ABCDE   9. CDE   10. AB

二、填空题

略

四、简答题

略

参考文献

[1]姚军汉.中医学.北京:高等教育出版社,2006.

[2]吴水盛.谭泰华.中医学.北京:北京大学医学出版社,2007.

[3]张珍玉.中医学基础.北京:中国中医药出版社,2009.

[4]张登本.中医学基础.北京:中国中医药出版社,2004.

[5]吴敦序.中医病因病机学.上海:上海中医学院出版社,1987.

[6]邓中甲.方剂学.北京:中国中医药出版社,2003.

[7]段富津.方剂学.上海:上海科技出版社,2000.

[8]惠纪元.方剂学.2版.北京:中国中医药出版社,2002.

[9]程化奇.中医学.2版.北京:人民卫生出版社,2001.

[10]陶忠增.中药方剂学.北京:人民卫生出版社,2005.

[11]国家基本药物临床应用指南编委会.国家基本药物临床应用指南(中成药).北京:人民卫生出版社,2009.

[12]张的凤,余润民,张金莲.中医药学概论.南昌:江西高校出版社,2009.

[13]张冰,吴庆光,钱三旗.应用中药学.北京:科学出版社,2005.

[14]陶忠增.中药方剂学.北京:人民卫生出版社,2005.

[14]杨丽.中药学.北京:人民卫生出版社,2005.

[16]张廷模.临床中药学.上海:上海科学技术出版社,2006.

[17]姚军汉.中医学.北京:北京大学医学出版社,2010.

常 用 方 剂

一画

[1]一贯煎(《柳州医话》)沙参　麦冬　当归　生地　枸杞　川楝子

二画

[2]二陈汤(《太平惠民和剂局方》)半夏　陈皮　茯苓　炙甘草

[3]二阴煎(《景岳全书》)生地黄　麦冬　酸枣仁　生甘草　玄参　茯苓　黄连　木通　灯心(或竹叶)

[4]二神散(《杂病源流犀烛》)海金沙　滑石

[5]十灰散(《十药神书》)大蓟　小蓟　侧柏叶　荷叶　茜草根　栀子　茅根　大黄　丹皮　棕榈皮

[6]丁香散(《古今医统》)丁香　柿蒂　良姜　炙甘草

[7]七味都气丸(《医宗己任编》)熟地　山茱萸　山药　茯苓　丹皮　泽泻　五味子

[8]人参养营汤(《太平惠民和剂局方》)人参　甘草　当归　白芍　熟地　肉桂　大枣　黄芪　白术　茯苓　五味子　远志　橘皮　生姜

[9]八正散(《太平惠民和剂局方》)木通　车前子　扁蓄　瞿麦　滑石　甘草梢　大黄　栀子　灯心

[10]八珍汤(《正体类要》)人参　白术　茯苓　甘草　当归　白芍　川芎　熟地黄　生姜　大枣

[11]人参五味子汤(《幼幼集成》)人参　白术　茯苓　五味子　麦冬　炙甘草　生姜　大枣

[12]人参乌梅汤(《温病条辨》)人参　乌梅　木瓜　山药　莲子肉　炙甘草

[13]二仙汤(经验方)仙茅　淫羊藿　当归　巴戟天　知母　黄柏

[14]十补丸(《济生方》)熟地　山药　山茱萸　泽泻　茯苓　丹皮　肉桂　五味子　炮附子　鹿茸

三画

[15]三才封髓丹(《卫生宝鉴》)天冬　熟地　人参　黄柏　砂仁　甘草

[16]三子养亲汤(《韩氏医通》)苏子　白芥子　莱菔子

[17]三仁汤(《温病条辨》)杏仁　白蔻仁　薏苡仁　厚朴　半夏　通草　滑石　竹叶

[18]三拗汤(《太平惠民和剂局方》)麻黄　杏仁　生甘草　生姜

[19]大补元煎(《景岳全书》)人参　炒山药　熟地　杜仲　枸杞　当归　山茱萸　炙甘草

[20]大补阴丸(《丹溪心法》)知母　黄柏　熟地　龟板　猪脊髓

[21]大承气汤(《伤寒论》)大黄　厚朴　枳实　芒硝

[22]大柴胡汤(《伤寒论》)柴胡　黄芩　半夏　枳实　白芍药　大黄　生姜　大枣

[23]大黄黄连泻心汤(《伤寒论》)大黄　黄连

[24]大黄附子汤(《金匮要略》)大黄　附子　细辛

[25]川芎茶调散(《太平惠民和剂局方》)川芎　荆芥　薄荷　羌活　细辛　白芷
甘草　防风

[26]千金苇茎汤(《备急千金要方》)苇茎　薏苡仁　冬瓜仁　桃仁

[27]小半夏汤(《金匮要略》)半夏　生姜

[28]小青龙汤(《伤寒论》)麻黄　桂枝　芍药　甘草　干姜　细辛　半夏　五味子

[29]小建中汤(《伤寒论》)桂枝　芍药　甘草　生姜　大枣　饴糖

[30]小承气汤(《伤寒论》)大黄　厚朴　枳实

[31]小柴胡汤(《伤寒论》)柴胡　黄芩　半夏　人参　甘草　生姜　大枣

[32]小蓟饮子(《济生方》)生地黄　小蓟　滑石　通草　炒蒲黄　淡竹叶　藕节
当归　栀子　甘草

[33]小活络丹(《和剂局方》)制南星　制川乌　制草乌　地龙　乳香　没药　蜜糖

[34]三甲复脉汤(《温病条辨》)炙甘草　地黄　白芍　牡蛎　麦冬　阿胶　麻仁
鳖甲　龟板

[35]大青龙汤(《伤寒论》)麻黄　桂枝　杏仁　炙甘草　石膏　生姜　大枣

[36]大宝风珠(《温病条辨》)白芍　阿胶　龟板　地黄　麻仁　五味子　牡蛎
麦冬　炙甘草　鳖甲　鸡子黄

[37]三妙丸(《医学正传》)苍术　黄柏　牛膝　共研细末　面糊为丸

[38]下乳涌泉散(《清太医院配方》)当归　川芎　天花粉　白芍　生地　柴胡　青皮
漏芦　桔梗　通草　白芷　穿山甲　甘草　王不留行

[39]三黄石膏汤(《证治准绳》)黄连　黄柏　栀子　玄参　黄芩　知母　石膏　甘草

四画

[40]天王补心丹(《摄生秘剖》)人参　玄参　丹参　茯苓　五味子　远志　桔梗
当归身　天冬　麦冬　柏子仁　酸枣仁　生地　辰砂

[41]天麻钩藤饮(《杂病证治新义》)天麻　钩藤　生石决明　牛膝　桑寄生　杜仲
栀子　黄芩　益母草　朱茯神　夜交藤

[42]无比山药丸(《太平惠民和剂局方》)山药　肉苁蓉　干地黄　山茱萸　茯神
菟丝子　五味子　赤石脂　巴戟天　泽泻　杜仲　牛膝

[43]木香顺气散(《沈氏尊生书》)木香　青皮　橘皮　甘草　枳壳　川朴　乌药
香附　苍术　砂仁　桂心　川芎

[44]止嗽散(《医学心悟》)荆芥　桔梗　甘草　白前　陈皮　百部　紫菀　茯苓
猪苓　泽泻　砂仁　干姜　姜黄　人参　白术　炙甘草

[45]五皮散(《华氏中藏经》)桑白皮　橘皮　生姜皮　大腹皮　茯苓皮

[46]五苓散(《伤寒论》)桂枝　白术　茯苓　猪苓　泽泻

[47]五味消毒饮(《医宗金鉴》)金银花　野菊花　蒲公英　紫花地丁　紫背天葵

[48]五磨饮子(《医方集解》)乌药　沉香　槟榔　枳实　木香

[49]不换金正气散(《太平惠民和剂局方》)厚朴　藿香　甘草　半夏　苍术　陈皮
生姜　大枣

[50]六君子汤(《校注妇人良方》)人参　炙甘草　茯苓　白术　陈皮　制半　生姜
大枣

[51]六味地黄丸(《小儿药证直诀》)熟地　山药　茯苓　丹皮　泽泻　山茱萸

[52]六磨汤(《证治准绳》)沉香　木香　槟榔　乌药　枳实　大黄

[53]化痰通络汤(《临床中医内科学》)茯苓　半夏　生白术　天麻　胆南星　天竺黄
紫丹参　香附　酒大黄

[54]月华丸(《医学心悟》)天冬　麦冬　生地　熟地　山药　百部　沙参　川贝母
茯苓　阿胶　三七　獭肝　菊花　桑叶

[55]丹栀逍遥散(《医统》)当归　白芍药　白术　柴胡　茯苓　甘草　煨姜　薄荷
丹皮　栀子

[56]少腹逐瘀汤(《医林改错》)小茴香　干姜　延胡索　没药　当归　川芎　肉桂
赤芍　蒲黄　五灵脂

[57]止痛如神方(《医宗金鉴》)秦艽　桃仁　皂角　熟大黄　炒苍术　防风　黄柏
当归尾　泽兰　槟榔

[58]止带方(《世补斋》)茯苓　猪苓　泽泻　赤芍　丹皮　茵陈　黄柏　栀子　牛膝
车前子

[59]内补丸(《女科切要》)鹿茸　肉桂　菟丝子　黄芪　白蒺藜　沙菀蒺藜
肉苁蓉　桑螵蛸　制附子　紫菀茸

[60]丹溪治湿痰方(《丹溪心法》)苍术　白术　半夏　茯苓　滑石　香附　川芎
当归

[61]乌头汤(《金匮要略》)麻黄　芍药　黄芪　炙甘草　制川乌

[62]木防己汤(《金匮要略》)木防己　石膏　桂枝　人参

[63]牛蒡解肌汤(《疡科心得集》)牛蒡子　薄荷　荆芥　连翘　栀子　丹皮　石斛
玄参　夏枯草

五画

[64]玉女煎(《景岳全书》)石膏　熟地黄　麦冬　知母　牛膝

[65]玉屏风散(《丹溪心法》)黄芪　白术　防风

[66]石韦散(《证治汇补》)石韦　冬葵子　瞿麦　滑石　车前子

[67]龙胆泻肝汤(《兰室秘藏》)龙胆草　泽泻　木通　车前子　当归　柴胡
生地黄(近代方有黄芩、栀子)

[68] 左归丸(《景岳全书》)熟地　山药　山茱萸　菟丝子　枸杞　牛膝　鹿角胶　龟板胶

[69] 左归饮(《景岳全书》)熟地　山茱萸　枸杞　山药　茯苓　甘草

[70] 右归丸(《景岳全书》)熟地　山药　山茱萸　枸杞　杜仲　菟丝子　附子　肉桂　当归　鹿角胶

[71] 甘麦大枣汤(《金匮要略》)甘草　浮小麦　大枣

[72] 甘露消毒丹(《温热经纬》)滑石　茵陈　黄芩　石菖蒲　川贝母　木通　藿香　射干　连翘　薄荷　白蔻仁

[73] 四君子汤(《太平惠民和剂局方》)党参　白术　茯苓　甘草

[74] 四味回阳饮(《景岳全书》)人参　制附子　炮姜　炙甘草

[75] 四物汤(《太平惠民和剂局方》)当归　白芍药　川芎　熟地

[76] 四神丸(《证治准绳》)补骨脂　肉豆蔻　吴茱萸　五味子　生姜　大枣

[77] 四逆散(《伤寒论》)柴胡　白芍药　枳壳　甘草

[78] 圣愈汤(《医宗金鉴》)熟地　白芍　川芎　人参　当归　黄芪

[79] 生脉散(《内外伤辨惑论》)人参　麦冬　五味子

[80] 失笑散(《太平惠民和剂局方》)五灵脂　蒲黄

[81] 白头翁汤(《伤寒论》)白头翁　秦皮　黄连　黄柏

[82] 白虎汤(《伤寒论》)知母　石膏　粳米　甘草

[83] 白虎加人参汤(《伤寒论》)知母　石膏　甘草　粳米　人参

[84] 半夏白术天麻汤(《医学心悟》)半夏　白术　天麻　陈皮　茯苓　甘草　生姜　大枣

[85] 半夏厚朴汤(《金匮要略》)半夏　厚朴　紫苏　茯苓　生姜

[86] 归脾汤(《济生方》)人参　黄芪　白术　茯神　酸枣仁　龙眼肉　木香　炙甘草　当归　远志　生姜　大枣

[87] 加味二妙散(《丹溪心法》)黄柏　苍术　当归　牛膝　防己　萆薢　龟板

[88] 加味四君子汤(《三因极一病证方论》)人参　茯苓　白术　炙甘草　黄芪　白扁豆

[89] 加味桔梗汤(《医学心悟》)桔梗　甘草　贝母　橘红　银花　苡仁　葶苈子　白及

[90] 加味清胃散(《张氏医通》)生地　丹皮　当归　黄连　连翘　犀角　升麻　生甘草

[91] 石斛夜光丸(《原机启微》)天冬　麦冬　人参　熟地　生地　牛膝　杏仁　枸杞　草决明　川芎　犀角　白蒺藜　羚羊角　枳壳　石斛　五味子　青葙子　甘草　防风　肉苁蓉　黄连

[92] 右归饮(《景岳全书》)熟地　山药　山茱萸　枸杞　甘草　杜仲　肉桂　制附子

[93] 四妙勇安汤(清·《验方新编》)玄参　当归　金银花　甘草

［94］四物消风饮（《医宗金鉴》）生地　当归　荆芥　防风　赤芍　川芎　白鲜皮
蝉蜕　薄荷　独活　柴胡　红枣

［95］仙方活命饮（《医宗金鉴》）穿山甲　皂角刺　当归尾　甘草　金银花　赤芍
乳香　没药　天花粉　陈皮　防风　贝母　白芷

［96］加味五苓散（《类证治裁》）猪苓　茯苓　白术　泽泻　茴香　肉桂　共研粗末

［97］石决明散（《普济方》）石决明　草决明　羌活　栀子　大黄　荆芥　木贼
青葙子　芍药　麦冬

［98］加味地黄丸（《原机启微》）生地　熟地　枳壳　牛膝　当归身　羌活　杏仁
防风

［99］仙方活命饮（《校注妇人良方》）金银花　穿山甲　皂刺　天花粉　防风　陈皮
赤芍　贝母　乳香　没药　归梢　白芷　甘草

［100］生化汤（《傅青主女科》）当归　川芎　桃仁　炮姜　炙甘草

［101］白术散（《全生指迷方》）白术　茯苓　大腹皮　生姜皮　陈皮

［102］加味圣愈汤（《医宗金鉴》）当归　白芍　川芎　熟地　人参　黄芪　杜仲　续断
砂仁

［103］加味阿胶汤（《医宗金鉴》）阿胶　艾叶　生地　白芍　当归　杜仲　白术
黑栀子　侧柏叶　黄芩

［104］加味二陈汤（《医宗金鉴》）法半夏　茯苓　陈皮　甘草　黄芩　黄连　薄荷
生姜

［105］白虎加桂枝汤（《金匮要略》）知母　甘草　石膏　粳米　桂枝

［106］加味温胆汤（《医宗金鉴》）陈皮　法半夏　茯苓　甘草　枳实　竹茹　黄芩
黄连　麦冬　芦根　生姜

［107］生脉饮（散）（《内外伤辨惑论》）人参　麦冬　五味子

六画

［108］百合固金丸（《医方集解》）生地　熟地　麦冬　贝母　百合　当归　炒芍药
甘草　玄参　桔梗

［109］会厌逐瘀汤（《医林改错》）桃仁　红花　甘草　桔梗　生地　当归　玄参　柴胡
枳壳　赤芍

［110］地榆散（验方）地榆　茜根　黄芩　黄连　栀子　茯苓

［111］芎芷石膏汤（《医宗金鉴》）川芎　白芷　石膏　菊花　藁本　羌活

［112］芍药汤（《素问病机气宜保命集》）黄芩　芍药　炙甘草　黄连　大黄　槟榔
当归　木香　肉桂

［113］芍药甘草汤（《伤寒论》）白芍药　炙甘草

［114］如金解毒散（《景岳全书》）桔梗　甘草　黄芩　黄连　黄柏　栀子

［115］至宝丹（《太平惠民和剂局方》）朱砂　麝香　安息香　金银箔　犀角　牛黄
琥珀　雄黄　玳瑁　龙脑

[116] 安宫牛黄丸(《温病条辨》)牛黄　郁金　犀角　黄连　朱砂　冰片　珍珠　栀子
雄黄　黄芩　麝香　金箔衣

[117] 安神定志丸(《医学心悟》)茯苓　茯神　远志　人参　石菖蒲　龙齿

[118] 当归四逆汤(《伤寒论》)当归　桂枝　芍药　细辛　甘草　通草　大枣

[119] 竹叶石膏汤(《伤寒论》)竹叶　石膏　麦冬　人参　半夏　粳米　炙甘草

[120] 血府逐瘀汤(《医林改错》)当归　生地黄　桃仁　红花　枳壳　赤芍药　柴胡
甘草　桔梗　川芎　牛膝

[121] 舟车丸(《景岳全书》)甘遂　芫花　大戟　大黄　牵牛子　木香　青皮　陈皮
轻粉　槟榔

[122] 导痰汤(《校注妇人良方》)半夏　陈皮　枳实　茯苓　甘草　制南星　生姜

[123] 防己黄芪汤(《金匮要略》)防己　白术　黄芪　甘草　生姜　大枣

[124] 当归饮子(《外科正宗》)当归　川芎　白芍　生地　防风　白蒺藜　荆芥
何首乌　黄芪　甘草

[125] 阳和汤(《外科全生集》)熟地黄　白芥子　炮姜炭　麻黄　甘草　肉桂　鹿角胶
(烊化冲服)

[126] 托里消毒散(《外科正宗》)人参　川芎　白芍　黄芪　当归　白术　茯苓
金银花　白芷　甘草　皂角针　桔梗

[127] 托里消毒散(《医宗金鉴》)黄芪　皂角刺　金银花　连翘　炙甘草　桔梗　陈皮
白芷　川芎　当归　白芍　白术　茯苓　党参

[128] 当归芍药汤(经验方)当归　白术　赤芍　茯苓　泽泻　黄芩　辛荑花　白菊花
干地龙　甘草　薄荷　川芎

[129] 耳聋左慈丸(《广温热论》)熟地　山药　山萸肉　牡丹皮　泽泻　茯苓　五味子
磁石

[130] 当归鸡血藤汤(经验方)当归　熟地　桂圆肉　白芍　丹参　鸡血藤

[131] 托里消毒饮(《外科理例》)人参　黄芪　当归　川芎　芍药　白术　茯苓　白芷
金银花　甘草

七画

[132] 麦门冬汤(《金匮要略》)麦冬　人参　半夏　甘草　粳米　大枣

[133] 苏合香丸(《太平惠民和剂局方》)白术　青木香　犀角　香附　朱砂　诃子
檀香　安息香　沉香　麝香　丁香　荜茇　苏合香油　薰陆香　冰片

[134] 杞菊地黄丸(《医级》)枸杞　菊花　熟地　山茱萸　山药　泽泻　丹皮　茯苓

[135] 连理汤(《张氏医通》)人参　白术　干姜　炙甘草　黄连　茯苓

[136] 吴茱萸汤(《伤寒论》)吴茱萸　人参　生姜　大枣

[137] 沉香散(《金匮翼》)沉香　石韦　滑石　当归　橘皮　白芍　冬葵子　甘草
王不留行

[138] 沙参麦冬汤(《温病条辨》)沙参　麦冬　玉竹　桑叶　生甘草　天花粉　生扁豆

[139]沙参清肺汤(验方)北沙参　生黄芪　太子参　合欢皮　白及　生甘草　桔梗　薏苡仁　冬瓜仁

[140]补天大造丸(《医学心悟》)人参　白术　当归　枣仁　炙黄芪　远志　白芍　山药　茯苓　枸杞　紫河车　龟板　鹿角　熟地

[141]补中益气汤(《脾胃论》)人参　黄芪　白术　甘草　当归　陈皮　升麻　柴胡

[142]补虚汤(《圣济总录》)黄芪　茯苓　甘草　五味子　干姜　半夏　厚朴　陈皮

[143]补阳还五汤(《医林改错》)当归尾　川芎　黄芪　桃仁　地龙　赤芍　红花

[144]补肝汤(《医宗金鉴》)当归　白芍　川芎　熟地　酸枣仁　木瓜　炙甘草

[145]补肺汤(《永类钤方》)人参　黄芪　熟地　五味子　紫菀　桑白皮

[146]附子理中丸(《太平惠民和剂局方》)炮附子　人参　白术　炮姜　炙甘草

[147]补肾壮筋汤(《外伤补要》)熟地　当归　牛膝　山萸肉　茯苓　续断　杜仲　白芍药　青皮　五加皮

[148]附子泻心汤(《伤寒论》)大黄　黄连　黄芩　附子

[149]防风秦艽汤(《医宗金鉴》)防风　秦艽　当归　川芎　连翘　槟榔　栀子　甘草　地榆　枳壳　生地　白芍　槐角

[150]寿胎丸(《医学衷中参西录》)菟丝子　续断　桑寄生　阿胶

[151]两地汤(《傅青主女科》)生地　玄参　白芍　麦冬　阿胶　地骨皮

[152]完带汤(《傅青主女科》)白术　山药　人参　白芍　苍术　车前子　甘草　陈皮　柴胡　黑芥穗

[153]附桂八味丸(汤)(《金匮要略》)熟地　山茱萸　牡丹皮　泽泻　茯苓　山药　炮附子　肉桂心

[154]苍耳子散(《医方集解》)白芷　薄荷　辛荑花　苍耳子

[155]辛夷散(《三因极一病证方论》)辛夷花　细辛　川椒　干姜　川芎　吴茱萸　附子　皂角　肉桂

[156]附子理中汤(《三因方》)附子　人参　干姜　白术　炙甘草

[157]杏苏散(《温病条辨》)杏仁　苏叶　橘皮　半夏　桔梗　枳壳　前胡　茯苓　甘草　大枣　生姜

[158]补肾地黄丸(《医宗金鉴》)熟地　山茱萸　炒山药　茯苓　牛膝　牡丹皮　泽泻　鹿茸

[159]龟鹿二仙膏(《医便》)鹿角　龟板　枸杞　人参

[160]补气健脾汤(《不知医必要》)高丽参　黄芪　川芎　白芷　白扁豆　丁香　肉桂　山药　炙甘草　龙眼肉　炒莲仁

八画

[161]苓桂术甘汤(《金匮要略》)茯苓　桂枝　白术　甘草

[162]虎潜丸(《丹溪心法》)龟扳　黄柏　知母　熟地　白芍　锁阳　陈皮　虎骨　干姜

[163]泻心汤(《金匮要略》)大黄　黄芩　黄连

[164]泻白散(《小儿药证直诀》)桑白皮　地骨皮　生甘草　粳米

[165]羌活胜湿汤(《内外伤辨惑论》)羌活　独活　川芎　蔓荆子　甘草　防风　藁本

[166]定喘汤(《摄生众妙方》)白果　麻黄　桑白皮　款冬花　半夏　杏仁　苏子　黄芩　甘草

[167]知柏地黄丸(《医宗金鉴》)知母　黄柏　熟地　山萸肉　山药　茯苓　丹皮　泽泻

[168]金铃子散(《素问病机气宜保命集》)金铃子　延胡索

[169]金匮肾气丸(《金匮要略》)桂枝　附子　熟地　山萸肉　山药　茯苓　丹皮　泽泻

[170]金锁固精丸(《医方集解》)沙苑　蒺藜　芡实　莲须　龙骨　牡蛎　莲肉

[171]参附汤(《校注妇人良方》)人参　熟附子　姜　枣

[172]参苓白术散(《太平惠民和剂局方》)人参　茯苓　白术　桔梗　山药　甘草　白扁豆　莲子肉　砂仁　薏苡仁

[173]参蛤散(《普济方》)人参　蛤蚧

[174]青蒿鳖甲汤(《温病条辨》)青蒿　鳖甲　生地黄　知母　丹皮

[175]肥儿丸(《医宗金鉴》)人参　茯苓　白术　黄连　胡黄连　使君子　神曲　麦芽　山楂　芦荟　甘草

[176]枇杷清肺饮(《医宗金鉴》)人参　枇杷叶　甘草　黄连　桑白皮　黄柏

[177]参附汤(《世医得效方》)党参　熟附子

[178]明目地黄丸(《审视瑶函》)熟地　生地　山萸肉　山药　泽泻　茯神　牡丹皮　柴胡　当归　五味子

[179]固冲汤(《医学衷中参西录》)白术　黄芪　煅龙骨　煅牡蛎　山茱萸　白芍　海螵蛸　茜草根　棕榈炭　五倍子

[180]固阴煎(《景岳全书》)人参　熟地　山药　山茱萸　远志　炙甘草　五味子　菟丝子

九画

[181]荆防败毒散(《外科理例》)荆芥　防风　羌活　独活　柴胡　前胡　川芎　枳壳　茯苓　桔梗　甘草

[182]茵陈术附汤(《医学心悟》)茵陈蒿　白术　附子　干姜　炙甘草　肉桂

[183]茵陈四苓汤(验方)茵陈　猪苓　茯苓　泽泻　白术

[184]茵陈蒿汤(《伤寒论》)茵陈蒿　栀子　大黄

[185]茜根散(《景岳全书》)茜草根　黄芩　阿胶　侧柏叶　生地黄　甘草

[186]胃苓汤(《丹溪心法》)苍术　厚朴　陈皮　甘草　生姜　大枣　桂枝　白术　泽泻　茯苓　猪苓

[187]济川煎(《景岳全书》)当归　牛膝　肉苁蓉　泽泻　升麻　枳壳

[188]济生肾气丸(《济生方》)熟地　山药　山茱萸　丹皮　茯苓　泽泻　炮附子　肉桂　牛膝　车前子

[198]养心汤(《证治准绳》)黄芪　茯苓　茯神　当归　川芎　炙甘草　半夏曲　柏子仁　酸枣仁　远志　五味子　人参　肉桂

[190]香砂六君子汤(《时方歌括》)木香　砂仁　陈皮　半夏　党参　白术　茯苓　甘草

[191]复元活血汤(《医学发明》)柴胡　天花粉　当归　红花　甘草　穿山甲　大黄　桃仁

[192]顺气导痰汤(验方)半夏　陈皮　茯苓　甘草　生姜　胆星　枳实　木香　香附

[193]保元汤(《博爱心鉴》)人参　黄芪　肉桂　甘草　生姜

[194]保和丸(《丹溪心法》)神曲　山楂　茯苓　半夏　陈皮　连翘　莱菔子

[195]活血止痛汤(《伤科大成》)当归　川芎　乳香　苏木　红花　没药　地鳖虫　三七　赤芍　陈皮　落得打　紫荆藤

[196]养胃增液汤(验方)石斛　乌梅　北沙参　玉竹　甘草　白芍

[197]活血散瘀汤(《医宗金鉴》)当归尾　赤芍　桃仁(去皮尖)　大黄(酒炒)　川芎　苏木　丹皮　枳壳　瓜蒌仁　槟榔

[198]活血散瘀汤(《外科正宗》)川芎　当归　防风　赤芍　苏木　红花　黄芩　炒枳壳　皂角刺　连翘　天花粉　生大黄

[199]荆防四物汤(《医宗金鉴》)当归　白芍　川芎　地黄　荆芥　防风

[200]保阴煎(《景岳全书》)生地　熟地　白芍　山药　续断　黄芩　黄柏　甘草

[201]养精种玉汤(《傅青主女科》)熟地　山茱萸　白芍　当归

[202]宫外孕Ⅰ号方(山西医学院附属第一医院)赤芍　丹参　桃仁

[203]宫外孕Ⅱ号方(山西医学院附属第一医院)赤芍　丹参　桃仁　三棱　莪术

十画

[204]秦艽鳖甲散(《卫生宝鉴》)地骨皮　柴胡　秦艽　知母　当归　鳖甲　青蒿　乌梅

[205]真人养脏汤(《太平惠民和剂局方》)诃子　罂粟壳　肉豆蔻　白术　人参　木香　肉桂　炙甘草　当归　白芍

[206]真武汤(《伤寒论》)炮附子　白术　茯苓　芍药　生姜

[207]桂枝汤(《伤寒论》)桂枝　芍药　生姜　炙甘草　大枣

[208]桂枝甘草龙骨牡蛎汤(《伤寒论》)桂枝　炙甘草　煅龙骨　煅牡蛎

[209]桂枝茯苓丸(《金匮要略》)桂枝　茯苓　丹皮　桃仁　芍药

[210]桃花汤(《伤寒论》)赤石脂　干姜　粳米

[211]桃仁红花煎(《素庵医案》)丹参　赤芍　桃仁　红花　制香附　延胡索　青皮　当归　川芎　生地

[212]桃红四物汤(《医宗金鉴》)当归　白芍　川芎　熟地　桃仁　红花

[213]桃核承气汤(《伤寒论》)桃仁　大黄　桂枝　甘草　芒硝

[214]栝蒌薤白半夏汤(《金匮要略》)栝蒌　薤白　白酒　半夏

[215]柴胡疏肝散(《景岳全书》)陈皮　柴胡　枳壳　芍药　炙甘草　香附　川芎

[216]凉膈散(《太平惠民和剂局方》)川大黄　朴硝　甘草　栀子仁　薄荷　黄芩
连翘　竹叶　蜂蜜

[217]润肠丸(《沈氏尊生书》)当归　生地　麻仁　桃仁　枳壳

[218]涤痰汤(《济生方》)制半夏　制南星　陈皮　枳实　茯苓　人参　石菖蒲　竹茹
甘草　生姜

[219]射干麻黄汤(《金匮要略》)射干　麻黄　细辛　紫菀　款冬花　半夏　五味子
生姜　大枣

[220]逍遥散(《太平惠民和剂局方》)柴胡　白术　白芍　当归　茯苓　炙甘草　薄荷
煨姜

[221]通窍活血汤(《医林改错》)赤芍　川芎　桃仁　红花　麝香　老葱　鲜姜　大枣
酒

[222]桑白皮汤(《景岳全书》)桑白皮　半夏　苏子　杏仁　贝母　黄芩　黄连　栀子
生姜

[223]桑杏汤(《温病条辨》)桑叶　杏仁　沙参　浙贝母　豆豉　栀子　梨皮

[224]桑菊饮(《温病条辨》)桑叶　菊花　连翘　薄荷　桔梗　杏仁　芦根　甘草

[225]桑螵蛸散(《本草衍义》)桑螵蛸　远志　菖蒲　龙骨　人参　茯神　当归　龟板

[226]都气丸(《医宗己任编》)熟地　山药　山萸肉　丹皮　泽泻　五味子　茯苓

[227]真武汤(《伤寒论》)附子　白术　茯苓　白芍　生姜

[228]柴胡葛根汤(《外科正宗》)柴胡　天花粉　葛根　黄芩　桔梗　连翘　牛蒡子
石膏　甘草　升麻

[229]柴胡清肝汤(《医宗金鉴》)生地　当归　白芍　川芎　柴胡　黄芩　栀子
天花粉　防风　牛蒡子　连翘　甘草

[230]逍遥蒌贝散(经验方)柴胡　当归　白芍　茯苓　白术　瓜蒌　贝母　半夏
南星　生牡蛎　山慈姑

[231]凉血地黄汤(《外科大成》)细生地　当归尾　地榆　槐角　黄连　天花粉
生甘草　升麻　赤芍　枳壳　黄芩　荆芥

[232]消风散(《外科正宗》)当归　生地　防风　蝉蜕　知母　苦参　胡麻　荆芥
苍术　牛蒡子　石膏　甘草　木通

[233]海藻玉壶汤(《医宗金鉴》)海藻　陈皮　贝母　连翘　昆布　半夏(制)　青皮
独活　川芎　当归　甘草　海带

[234]养血当归地黄汤(《济生拔萃》)当归　川芎　熟地　芍药　藁本　防风　白芷
细辛

[235]泰山磐石散(《景岳全书》)人参　黄芪　当归　续断　黄芩　川芎　白芍　熟地

白术 炙甘草 砂仁 糯米

[236]调肝汤(《傅青主女科》)山药 阿胶 当归 白芍 山茱萸 巴戟 甘草

[237]通乳丹(《傅青主女科》)人参 黄芪 当归 麦冬 木通 桔梗 猪蹄

[238]养阴清肺汤(《重楼玉钥》)生地 麦冬 白芍 牡丹皮 贝母 玄参 薄荷 甘草

[239]柴胡桂枝干姜汤(《伤寒论》)柴胡 桂枝 干姜 天花粉 黄芩 牡蛎 甘草

[240]透脓散(《外科正宗》)生黄芪 山甲(炒) 川芎 当归 皂角刺

[241]健脾方(《医方集解》)人参 白术 陈皮 麦芽 山楂 枳实 神曲

[242]消乳丸(《证治准绳》)香附 神曲 麦芽 陈皮 砂仁 炙甘草

<h3 style="text-align:center">十一画</h3>

[243]黄土汤(《金匮要略》)灶心黄土 甘草 干地黄 白术 炮附子 阿胶 黄芩

[244]黄连阿胶汤(《伤寒论》)黄连 阿胶 黄芩 鸡子黄 芍药

[245]黄连解毒汤(《外台秘要》)黄连 黄柏 黄芩 栀子

[246]黄连温胆汤(《备急千金要方》)半夏 陈皮 茯苓 甘草 枳实 竹茹 黄连 大枣

[247]黄芩泻白散(《伤寒太白》)黄芩 桑白皮 地骨皮 粳米 甘草

[248]黄芪汤(《金匮翼》)黄芪 陈皮 火麻仁 白蜜

[249]黄芪建中汤(《金匮要略》)黄芪 白芍 桂枝 炙甘草 生姜 大枣 饴糖

[250]麻子仁丸(《伤寒论》)麻子仁 芍药 枳实 大黄 厚朴 杏仁

[251]麻杏石甘汤(《伤寒论》)麻黄 杏仁 石膏 炙甘草

[252]麻黄汤(《伤寒论》)麻黄 桂枝 杏仁 炙甘草

[253]麻黄连翘赤小豆汤(《伤寒论》)麻黄 杏仁 生梓白皮 连翘 赤小豆 甘草 生姜 大枣

[354]羚羊钩藤汤(重订《通俗伤寒论》)羚羊角 桑叶 川贝 鲜生地 钩藤 菊花 白芍药 生甘草 鲜竹茹 茯神

[255]清肺饮(《证治汇补》)茯苓 黄芩 桑白皮 麦冬 车前子 栀子 木通 泽泻

[256]清胃散(《兰室秘藏》)当归 生地黄 牡丹皮 升麻 黄连

[257]清骨散(《证治准绳》)银柴胡 胡黄连 秦艽 鳖甲 地骨皮 青蒿 知母 甘草

[258]清燥救肺汤(《医门法律》)桑叶 石膏 杏仁 甘草 麦冬 人参 阿胶 炒胡麻仁 炙枇杷叶

[259]银翘散(《温病条辨》)金银花 连翘 豆豉 牛蒡子 薄荷 荆芥穗 桔梗 生甘草 竹叶 鲜芦根

[260]黄芩清肺饮(《证治准绳》)黄芩 栀子

[261]黄芪桂枝五物汤(《伤寒论》)黄芪 芍药 桂枝 通草 炙甘草 细辛 大枣

[262]清营汤(《温病条辨》)犀角(磨粉冲服)生地 玄参 竹叶心 金银花 连翘

黄连　丹参　麦冬

[263]清暑汤(《外科全生集》)连翘　天花粉　赤芍　甘草　滑石　车前子　金银花
泽泻　淡竹叶

[264]凉血地黄汤(《脾胃论》)黄柏　知母　青皮　槐子　熟地黄　当归

[265]凉膈清肠散(汤)(《证治准绳》)生地　当归　芍药　升麻　防风　荆芥　黄芩
黄连　香附　川芎　甘草

[266]清经散(《傅青主女科》)丹皮　地骨皮　白芍　熟地　青蒿　茯苓　黄柏

[267]清热固经汤(《简明中医妇科学》)地骨皮　生地　炙龟板　牡蛎粉　阿胶
焦栀子　地榆　黄芩　藕节　棕榈炭　甘草

[268]清营汤(《温病条辨》)水牛角　生地　玄参　竹叶心　麦冬　丹参　黄连　连翘
金银花

[269]黄芪桂枝五物汤(《金匮要略》)黄芪　桂枝　芍药　生姜　大枣

[270]清咽下痰汤(验方)玄参　桔梗　甘草　牛蒡子　贝母　瓜蒌　射干　荆芥
马兜铃

[271]清热泻脾散(《医宗金鉴》)栀子　石膏　黄芩　黄连　生地　赤苓　灯心草

[272]清解透表汤(验方)西河柳　蝉蜕　葛根　升麻　紫草根　桑叶　菊花　甘草
牛蒡子　银花　连翘

[273]黄芩滑石汤(《温病条辨》)黄芩　滑石　通草　茯苓　猪苓　大腹皮　白豆蔻

[274]黄芩汤(《医宗金鉴》)黄芩　甘草　麦冬　桑白皮　栀子　连翘　赤芍　桔梗
薄荷　荆芥穗

[275]银花甘草汤(《外科十法》)鲜金银花　甘草

十二画

[276]葛根芩连汤(《伤寒论》)葛根　黄芩　黄连　炙甘草

[277]葶苈大枣泻肺汤(《金匮要略》)葶苈子　大枣

[278]越婢加半夏汤(《金匮要略》)麻黄　石膏　生姜　大枣　甘草　半夏

[279]越鞠丸(《丹溪心法》)川芎　苍术　香附　炒栀子　神曲

[280]紫雪丹(《外台秘要》)滑石　石膏　寒水石　磁石　羚羊角　青木香　犀角
沉香　丁香　升麻　玄参　甘草　朴硝　朱砂　麝香　黄金　硝石

[281]黑锡丹(《太平惠民和剂局方》)黑锡　硫黄　川楝子　胡芦巴　木香　炮附子
肉豆蔻　阳起石　沉香　茴香　肉桂　补骨脂

[282]痛泻要方(《景岳全书》)白术　白芍　防风　炒陈皮

[283]温胆汤(《三因极一病证方论》)半夏　橘皮　甘草　枳实　竹茹　生姜　茯苓
大枣

[284]温脾汤(《备急千金要方》)附子　人参　大黄　甘草　干姜

[285]滋水清肝饮(《医宗己任编》)熟地　山茱萸　茯苓　归身　山药　丹皮　泽泻
白芍　柴胡　栀子　酸枣仁

[286]滋生青阳汤(《医醇賸义》)生地　石决明　磁石　石斛　丹皮　白芍　甘菊
薄荷　柴胡　天麻　桑叶

[287]犀角地黄汤(《备急千金要方》)犀角　生地　丹皮　芍药

[288]犀角散(《备急千金要方》)犀角　黄连　升麻　栀子　茵陈

[289]疏凿饮子(《济生方》)商陆　泽泻　赤小豆　椒目　木通　茯苓皮　大腹皮
槟榔　生姜　羌活　秦艽

[290]舒筋活血汤(《伤科补要》)羌活　防风　荆芥　独活　当归　续断　青皮　牛膝
五加皮　杜仲　红花　枳壳

[291]普济消毒饮(《东垣试效方》)黄芩　黄连　连翘　玄参　板蓝根　马勃　牛蒡子
僵蚕　升麻　柴胡　陈皮　桔梗　甘草　人参　薄荷

[292]滋阴除湿汤(《外科正宗》)川芎　当归　白芍　熟地　柴胡　陈皮　黄芩　知母
贝母　泽泻　地骨皮　甘草　生姜

[293]温经汤(《妇人大全良方》)人参　当归　川芎　白芍　肉桂　莪术　丹皮　甘草
牛膝

[294]温胞饮(《傅青主女科》)巴戟天　补骨脂　菟丝子　肉桂　附子　杜仲　白术
山药　芡实　人参

[295]疏风清热汤(经验方)荆芥　防风　牛蒡子　甘草　金银花　连翘　桑白皮
赤芍　桔梗　黄芩　天花粉　玄参　浙贝母

[296]阑尾化瘀汤(天津南开医院方)生大黄　川楝子　元胡　木香　桃仁　丹皮
金银花　蒲公英

[297]阑尾清化汤(天津南开医院方)生大黄　金银花　蒲公英　桃仁　赤芍　丹皮
生薏苡仁　川楝子

[298]阑尾清解汤(天津南开医院方)生大黄　金银花　蒲公英　败酱草　丹皮
生薏苡仁　川楝子

十三画

[299]新加香薷饮(《温病条辨》)香薷　鲜扁豆花　厚朴　金银花　连翘

[300]解毒活血汤(《医林改错》)连翘　葛根　柴胡　枳壳　当归　赤芍　生地　红花
桃仁　甘草

十四画以上

[301]膈下逐瘀汤(《医林改错》)五灵脂　当归　川芎　桃仁　丹皮　赤芍　乌药
延胡索　甘草　香附　红花　枳壳

[302]增液汤(《温病条辨》)玄参　麦冬　生地

[303]增液承气汤(《温病条辨》)大黄　芒硝　玄参　麦冬　生地黄

[304]蠲痹汤(《百一选方》)羌活　姜黄　当归　赤芍　黄芪　防风　炙甘草　生姜

[305]螵蛸丸(《类证治裁》)桑螵蛸(炙)　鹿茸(酥炙)　炙黄芪　煅牡蛎　赤石脂
人参　研末　山药糊丸

[306]薏苡仁汤(《类证治裁》)薏苡仁　苍术　羌活　独活　防风　川乌　麻黄　桂枝　当归　川芎　生姜　甘草

[307]黛蛤散(验方)青黛　海蛤壳

[308]藿香正气散(《太平惠民和剂局方》)藿香　紫苏　白芷　桔梗　白术　厚朴　半夏曲　大腹皮　茯苓　橘皮　甘草　大枣　生姜

[309]镇肝熄风汤(《医学衷中参西录》)牛膝　生龙骨　生白芍　天冬　生麦芽　代赭石　生牡蛎　玄参　川楝子　茵陈蒿　甘草　生龟板　中成药

[310]小儿金丹片:朱砂　橘红　贝母　胆南星　前胡　玄参　半夏　大青叶　木通　桔梗　荆芥穗　羌活　西河柳　地黄　枳壳　赤芍　钩藤　葛根　牛蒡子　天麻　甘草　防风　冰片　人工牛黄　羚羊角粉　薄荷脑

[311]牛黄清心丸:牛黄　犀角　羚羊角　黄芩　白蔹　桔梗　杏仁　肉桂　蒲黄　柴胡　防风　人参　茯苓　白术　甘草　干姜　红枣　山药　当归　白芍　川芎　麦冬　阿胶　神曲　大豆卷　麝香　雄黄　冰片　朱砂